Pflanzenalchemie

Pflanzen

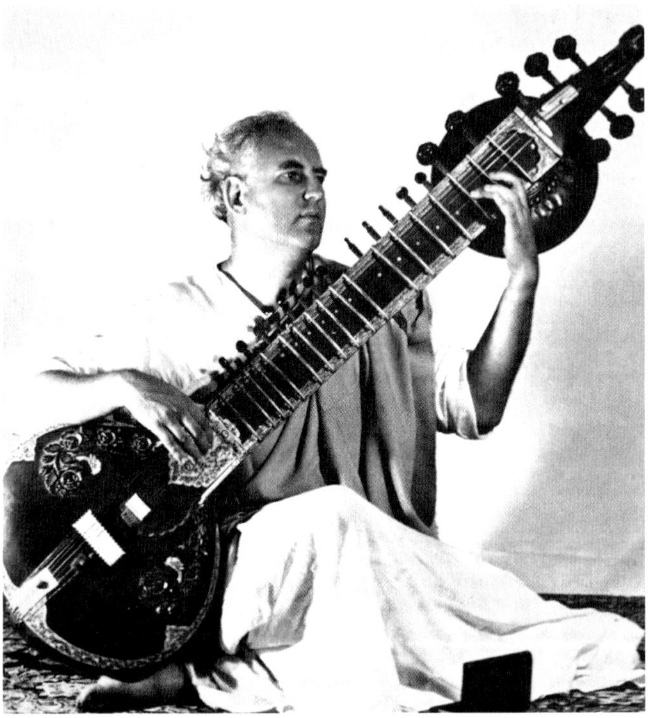

Manfred M. Junius

alchemie

Ein praktisches Handbuch

Traditionelle Phytotherapie und Spagyrik

Heilkräftige Essenzen, Tinkturen und Elixiere selbst zubereiten

Herausgegeben von Olaf Rippe

at VERLAG

Allen Brüdern und Schwestern in der Kunst,
der kleinen Familie, der großen Familie.

Die Herausgabe dieses Buches wurde unterstützt von den Firmen Aurora Pharma, meta Fackler, Spagyrik Pharma, Spagyros und Soluna.

Vollständig überarbeitete, aktualisierte und ergänzte Ausgabe des © 1982 unter demselben Titel im Ansata-Verlag, Interlaken, erschienenen Werks, basierend auf der vom Autor selbst vorgenommenen und erweiterten Übersetzung des von ihm ursprünglich © 1979 bei Edizioni Mediterranee, Rom, auf Italienisch herausgegebenen Buches »Alchimia verde. La preparazione alchemica delle sostanze vegetali«.

4. Auflage, 2024

AT Verlag AG, Aarau und München
Umschlagbild: Paul Struck, © Helga Thun Hohenstein
Bildbearbeitung: Vogt-Schild Druck, Derendingen
Druck und Bindearbeiten: Firmengruppe Appl, aprinta druck, Wemding
Printed in Germany

ISBN 978-3-03800-893-4

Dieses Buch ist auch als E-Book erhältlich.

www.at-verlag.ch

Der AT Verlag wird vom Bundesamt für Kultur für die Jahre 2021–2025 unterstützt.

Inhalt

Das Licht der Natur

Vorwort des Herausgebers Olaf Rippe zur Neuauflage

> *»Alle Erkenntnis der Welt, die wir Menschen auf Erden besitzen, stammt nur aus dem Lichte der Natur. Dieses Licht der Natur reicht vom Sichtbaren zum Unsichtbaren und ist hier so wunderbar wie dort. Im Lichte der Natur ist das Unsichtbare sichtbar.«*
>
> *Paracelsus*

Bücher haben eine Geschichte wie wir Menschen, und nur wenige entgehen dem Schicksal des Vergessens. Damit Bücher in unserem Gedächtnis bleiben, müssen sie entweder von einer bedeutenden Persönlichkeit stammen, oder sie befassen sich mit einem besonderen Inhalt, dem eine gewisse Zeitlosigkeit eigen ist, oder das Thema trifft den Nerv der Zeit. Bei dem vorliegenden Buch über die Pflanzenalchemie finden wir alle drei Gesichtspunkte vereint.

Der Autor Manfred Junius, der 2004 überraschend verstorben ist, war ein Botschafter der Kulturen. Als multilinguales Genie bereiste er die Welt und erforschte die Geistestraditionen von Orient und Okzident. Er lebte unter anderem in Deutschland, Italien, Indien und Australien, aber sein eigentliches Zuhause war überall dort, wo Menschen sich trafen, um miteinander schöpferisch tätig zu sein. Seine große Leidenschaft galt der Musik, und seine enorme Begabung machte ihn zum Meister der indischen Klassik. Von dort ist der Weg zur Alchemie nur ein Katzensprung. Töne wirken transformierend auf Körper, Seele und Geist ein, und genau dies will auch die Alchemie – dies durfte ich bei unserem ersten Treffen selbst erfahren.

Als ich Manfred Junius vor vielen Jahren in der Firma Soluna in Donauwörth kennenlernen durfte, erwartete ich ein tolles Seminar in Alchemie und Tipps vom Meister für die Praxis. Doch diese Erwartung wurde enttäuscht, dafür wurde ich um eine tiefe Erfahrung reicher. Anstelle der Laborarbeit spielte er für uns indische Musik und erläuterte deren Wirkung auf den Energiekörper. Selten hat mich eine Erfahrung so berührt, und tatsächlich erlebte ich eine direkte Resonanz, die ich als körperlich entgiftend, seelisch läuternd und als geistig belebend beschreiben möchte. Gerne hätte ich mehr Zeit mit dem Meister verbracht, doch leider verstarb er kurz darauf. Wie so oft gehen Wünsche aber doch irgendwie in Erfüllung, und zwölf Jahre nach seinem Tod machte mir der AT Verlag den Vorschlag, sein Buch »Pflanzenalchemie« neu herauszugeben.

Schon kurz nach Erscheinen 1980 hatte das Werk den Rang eines Klassikers. Nahezu alle, die sich seitdem mit Alchemie und Spagyrik befasst haben, wurden von diesem Buch inspiriert, auch mir ist es so gegangen. Was das Buch besonders auszeichnet, ist die Verknüpfung von Philosophie und Praxis, aber auch die Verbindung von Hermetik, Astrologie, Alchemie und Ethik, die nach Paracelsus, dem großen Vorbild aller Alchemisten, die vier Säulen der Heilkunst bilden.

Alchemisten sind Sinnsuchende, sie suchen nach dem geistigen Band, das diese Welt im Innersten zusammenhält. Sie betrachten die Natur und damit auch den Menschen auf mystische Weise. Sie studieren das Wesen der Elemente und das Wirken der Gestirne – entsprechend widmet Junius wesentliche Teile im Buch den philosophischen Grundlagen und der Astrologie. Im Mittelpunkt steht jedoch die Laborarbeit. Durch diese hat der Alchemist Anteil an der Göttlichkeit der Schöpfung, und letztendlich ist sein Streben nicht Gold, sondern die Liebe, von der Paracelsus meinte, sie wäre die höchste Arznei. Spätestens seit den Zeiten des Paracelsus geht es in der Alchemie jedoch ebenso um die Herstellung von hochwirksamen Arzneimitteln, die man als Spagyrik bezeichnet.

Die Vorgehensweise der Spagyrik hat sich im Laufe der Jahrhunderte nur wenig geändert. Blättert man in historischen Texten, findet man ganz ähnliche Beschreibungen wie bei Junius, wenn man sie denn versteht, denn die alten Texte sind meistens sehr kryptisch und dementsprechend heute kaum mehr verständlich. Diesem Problem sah sich zweifellos auch Junius gegenüber, und deshalb ist sein Buch in weiten Teilen der gelungene Versuch, für uns die alten Texte zu entschlüsseln. Außerdem hatte er in dieser Hinsicht sicher gute Lehrer, ohne die es in der Alchemie nicht geht.

Immer wieder verwies er auf die Aktualität des Themas, indem er Herstellungsverfahren spagyrisch orientierter Pharmafirmen erwähnte. Da sich in den letzten vierzig Jahren enorm viel geändert hat, wurde dieser Aspekt in der aktuellen Neubearbeitung des Werks nochmals vertieft. Die Naturheilkunde erfreut sich einer stetig wachsenden Nachfrage, und ganz besonders gilt dies für spagyrische Präparate. Es erschien mir daher sinnvoll, die Besonderheiten mancher Firmen, die nach den in Junius' Buch geschilderten Prinzipien arbeiten, eingehender darzustellen.

Der Zeitgeist verlangt nach einer neuen Betrachtung der Heilkunde – weg von einer reinen Methodik, hin zu einem Weg, in dem Philosophie und Heilkunst wieder miteinander verbunden sind. Das macht dieses Buch hoch aktuell, denn genau darum ist es Junius gegangen. In der ayurvedischen Medizin Indiens, mit der er sich intensiv befasste, kam es nie zu diesem Bruch, der bei uns in etwa mit der Renaissance einsetzte. Daher verwies er oft auf deren Heilwege, um die westliche Alchemie zu verdeutlichen. Es ist in diesem Zusammenhang bemerkenswert, wie viele Europäer zunächst den Weg über die östlichen Weisheiten gingen, um irgendwann festzustellen, dass ein vergleichbarer Schatz auch in unserer Kultur zu finden ist; auch mir selbst ist es so ergangen. Doch was heute weite Kreise zieht, war vor fast vierzig Jahren, als sein Buch erschien, noch weitgehend im Anfangsstadium. Insofern war sein Buch auch ein Stück Pionierarbeit.

Bei einer Neuauflage muss dies alles natürlich berücksichtigt werden. Ein schlichter Nachdruck ohne jede Änderung würde dem Zeitgeist nicht mehr entsprechen. Bei der Überarbeitung wurde dennoch größter Wert darauf gelegt, den Originaltext möglichst unverändert zu übernehmen. Wo es zum besseren Verständnis sinnvoll erschien und um die Aktualität zu unterstreichen, wurden jedoch einige Textpassagen neu strukturiert und mit Kommentaren und erklärenden Zusätzen versehen, auch ein Index darf heute nicht mehr fehlen. Eine wesentliche Neuerung ist zudem die umfassende Neubebilderung des Buches, da Alchemie eine bildhafte Symbolsprache ist; dementsprechend war auch ein zeitgemäßes neues Layout nötig.

In diesem Zusammenhang möchte ich Urs Hunziker vom AT Verlag danken, dass er diese Neuauflage möglich gemacht hat, ebenso den Firmen, die mir Bildmaterial zur Verfügung gestellt und die Arbeit als Sponsor unterstützt haben. Wir verdanken es nicht zuletzt diesen Firmen, dass die Alchemie heute so lebendig ist. Mein besonderer Dank gilt Dr. Ricarda Fackler, Karin Proeller, Helga Thun-Hohenstein, Patrick Baumann, Dr. Renato Kaiser und Hannes Richter für ihre Unterstützung.

Bedanken möchte ich mich besonders bei Susanne Fischer-Rizzi für ihre Beiträge. Sie hat Manfred Junius nicht nur gut gekannt, sondern hält mit ihrer Arbeit auch sein Lebenswerk auf besondere Weise lebendig.

Mein größter Dank gilt jedoch Manfred Junius selbst, der uns alle mit seinem Buch reich beschenkt hat, für die Ehre, die mir mit dessen Überarbeitung zuteil wurde.

Olaf Rippe, Ostern 2016

Die Renaissance der Alchemie

Geleitwort von Susanne Fischer-Rizzi

»Die Alchemie ist die Kunst der Suchenden.«

Manfred Junius

Dieses Buch erschien 1979 erstmals im italienischen Verlag Edizioni Mediterranee, 1982, vor fast 35 Jahren, folgte die deutsche Ausgabe im Schweizer Ansata Verlag. Nun liegt das Werk in einer überarbeiteten Neuauflage vor.

Mir scheint, gerade zur richtigen Zeit. Die Alchemie erlebt heute eine Renaissance. Viele, die sich mit Heilpflanzen, Naturheilkunde, Spagyrik und Traditioneller Europäischer Heilkunde beschäftigen, suchen nach einem verständlichen und anwendbaren Weg zur Alchemie. Dieses Buch ist von einem bedeutenden Alchemisten unserer Zeit verfasst, der mit Hingabe und Leidenschaft sein kostbares Wissen teilt – ein Glücksfall. Es ist ein praktischer Führer für die hermetische Kunst und eignet sich sehr gut für das selbstständige Arbeiten. Die Leserinnen und Leser werden in diesem Standardwerk nicht nur in die wichtigsten Grundkenntnisse der Alchemie und in die praktische alchemistische Laborarbeit eingeweiht, sondern finden auch leicht nachvollziehbare Rezepte zur Herstellung von heilkräftigen Essenzen, Tinkturen und Elixieren. Mit den Zuordnungen zu den Gestirnen, durch die Verbindung von Laborarbeit mit den Rhythmen der Planeten, wird die praktische alchemistische Arbeit in einen würdevollen kosmischen Zusammenhang gestellt. Selbst für weiterreichende, komplexe alchemistische Arbeiten wie das »Circulatum Minus des Urbigerus«, den »Pflanzenstein« und das »Pflanzenmagisterium des Paracelsus« vermittelt der Autor ein tiefes Verständnis, erläutert die Hintergründe und gibt praktische Anleitungen.

Ich besitze ein Exemplar der Ausgabe von 1982 mit einer Widmung des Autors. Manfred wünschte mir darin ganz herzlich alles Gute auf meinem alchemistischen Weg. Er fügte ein Zitat aus dem Rigveda hinzu: »Lasst edle Gedanken von allen Seiten zu uns kommen.« Wenn ich heute diese Zeilen lese, steht er wieder vor meinem geistigen Auge: ein großer, stattlicher Mann mit einer starken, lebendigen Präsenz. Eine Aura von Liebenswürdigkeit umgab ihn, man fühlte sich angenommen und vertraute ihm als Lehrer und Freund. Viele empfanden seine Nähe als heilend.

Was mich an Manfred besonders beeindruckte, war seine gelebte und authentische Bescheidenheit – ungewöhnlich für einen Menschen mit einem so enormen Wissen. Er beherrschte vierzehn Sprachen, war Professor für indische Musik, Doktor der Ayurvedamedizin und Experte in vielen weiteren Bereichen. Er war ein Suchender, ganz im Sinne der alchemistischen Tradition, bewegt von den Fragen nach dem Sinn des Lebens, nach den Geheimnissen der Natur, dem Wunsch nach Erkenntnis.

Nachdem er in Deutschland Pharmakologie studiert hatte, ging er mit dreiundzwanzig Jahren nach Indien. Sein Interesse an indischer Musik und Tanz war in ihm als jungem Mann in Spanien geweckt worden. Als Achtzehnjähriger reiste er in dieses Land »auf der Suche nach dem verlorenen Orient innerhalb Europas«. Er tanzte drei Jahre lang als Mitglied des Spanischen Nationalballetts. Danach studierte er in London den nordindischen Tanz Kathak. Doch im Grunde suchte er nach den Wurzeln dieses Tanzes, nach dem Orient, den er in Spanien nicht gefunden hatte, und verließ deswegen Europa. Es zog ihn nach Indien. Dort sollte er die Hälfte seines Lebens verbringen.

Er studierte zunächst an der von Rabindranath Tagore gegründeten Vishva-Bharati-Universität und setzte seine Studien der indischen Musik achtzehn Jahre lang an verschiedenen Orten fort. Er saß als Schüler zu Füßen vieler großer Meister wie Ravi Shankar, Pandit Gopal Das und Ustad Asad Ali Khan. Es wurde ihm der Professorentitel für klassische indische Musik verliehen, und man feierte ihn in Indien als »fremdländischen Magier indischer Musik«. Gleichzeitig interessierte sich Manfred Junius auch für Alchemie und fand in Italien in seinem Freund und Lehrer Augusto Pancaldi, der in der italienischen Schweiz lebte, einen Meister, der ihn in die Geheimnisse der Alchemie einweihte. Die Alchemie und der Wunsch, heilen zu können, führte ihn weiter zur Ayurvedamedizin, die Alchemie und Heilkunst verbindet. Mit über fünfzig Jahren nahm er dazu ein Studium an der Universität in Poona auf und wurde in diesem Fach selbst Dozent an dieser Universität.

In allen Bereichen – Musik, Tanz, Alchemie, hinduistische Kultur, Heilkunst, Philosophie – fand er tiefes Wissen und Weisheit, erkannte die göttlichen, heiligen Gesetze und konnte wie kaum ein anderer Querverbindungen in diesen Bereichen ziehen. Er war ein »uomo universale«, wie in der italienischen Renaissance ein Universalgenie bezeichnet wurde, ein kosmopolitischer Mensch, der auch als spiritueller Lehrer viele Menschen inspirierte. In Indien wurde ihm der ehrenvolle Titel »Acharya« verliehen, die Bezeichnung eines hinduistischen religiösen Lehrers, der durch sein Verhalten anderen ein Beispiel ist.

Manfred Junius gab in Seminaren weltweit sein Wissen über Alchemie, Musik, Medizin, Astrologie weiter und inspirierte viele Menschen. Er erzählte uns, seinen Schülerinnen und Schülern, während der Laborarbeit oft spannende Geschichten aus der Alchemie. Er schöpfte dabei aus seinem reichhaltigen Wissen und seinen vielen Reisen auf der Suche nach Erkenntnis. Er nahm uns mit nach Spanien, zu den ersten Alchemisten in Europa, nach Indien zu den Alchemisten, die sich ganz dem Heilen verschrieben hatten, und brachte uns beeindruckende Persönlichkeiten der europäischen Alchemie wie Paracelsus näher. Von Junius hörte ich zum ersten Mal vom Leben und Wirken der Alchemistinnen in Alexandria, vom »Opus mulierum«, der alchemistischen Kunst der Frauen. Er inspirierte mich, dieser Spur zu folgen, meinen alchemistischen Weg mit ihrem zu verbinden. Ich folgte seinem Rat, woraus unter anderem eine Wanderausstellung über die Alchemistinnen der Geschichte, »Opus mulierum, die vergessene Kunst der Frauen«, entstanden ist.

Doch Manfred Junius wirkte nicht nur als Alchemist. Als begnadeter Musiker begeisterte er mit seiner Sitar und der Surbahar, der großen Schwester der Sitar, und gab zahlreiche Konzerte in Europa und Australien. Während unserer alchemistischen Arbeit spielte er oft oder gab davor oder danach Konzerte in einer nahegelegenen Stadt. Wer seiner Musik lauschte, konnte die »Alchemie der Musik«, die »Transformation durch Töne«, erleben.

Manfred Junius siedelte 1979 nach Australien über und gründete dort gemeinsam mit Dr. Krishna Kumar Australerba Laboratories, eine Firma, die spagyrische und ayurvedische Präparate herstellt. Als Logo der Firma diente ein Bild aus einem alchemistischen Buch, das Manfred Junius besonders am Herzen lag: ein Holzschnitt aus dem 1618 erschienenen Werk von Michael Maier »Atalanta Fugiens«, das einen Alchemisten zeigt, der auf der Suche nach Erkenntnis mit wachen Sinnen den Spuren der Göttin Natura folgt. Manfred Junius schreibt in seinem Buch dazu: »Die alten Meister empfehlen, stets der Natur zu folgen und diese die Arbeit von selbst tun zu lassen.« So inspirierte er seine Schülerinnen und Schüler zur genauen Beobachtung der Natur, zu einem tieferen Verständnis ihrer Weisheit, um Erkenntnis zu erlangen und als Schutz vor menschlicher Hybris.

2004 verstorben, hat Manfred Junius als Lehrer in den Bereichen Alchemie, Ayurveda und klassische indische Musik eine großes Lücke hinterlassen.

Sein Wirken in der Alchemie und in der Musik sah Junius immer auch als inneren Wachstumsprozess, ganz in der Tradition der Alchemie: wie außen so innen, wie oben so unten. Sie diente ihm zur Vervollkommnung der Persönlichkeit, zur inneren Reinigung, zu edlen Gedanken, wie er es in seiner Widmung in meinem Exemplar des Buches schrieb. Dies verlieh ihm seine besonders berührende Bescheidenheit und seine starke heilende Ausstrahlung.

Ich wünsche dem Buch, dass es in diesem Geist weiter wirkt und noch viele Leserinnen und Leser inspiriert.

Susanne Fischer-Rizzi

Vorwort von Manfred Junius zur deutschen Erstausgabe

Die Neubewertung natürlicher Heilmethoden in unserer Zeit führte zu einem ständig wachsenden Interesse an Heilpflanzen und deren klassischen – und damit auch den spagyrischen – Aufbereitungsmethoden. Die Spagyrik[1] im Reich der Heilpflanzen besteht in der Anwendung alchemistischer bzw. als parachemisch zu bezeichnender Erkenntnisse und Methoden bei der Aufbereitung von Tinkturen, Essenzen und anderen Erzeugnissen aus den uns zur Verfügung stehenden Heilpflanzen. Das vorliegende Werk möchte dem Leser diese Methoden näherbringen.

Ich habe versucht, die Spagyrik ganzheitlich darzustellen. Ohne Kenntnis der Vorstellungswelt und der Hintergründe des spagyrischen Denkens wäre eine nur praktische Methodologie unvollständig. Die wichtigsten spagyrischen Aufbereitungsmethoden werden einzeln besprochen, entsprechende wichtige Textstellen sind im Original zitiert. Das Werk will zugleich als spagyrisches Experimentierbuch zur Praxis anregen. Es liegt in der Natur des behandelten Gebietes, dass ein derartiges Buch niemals vollständig sein kann, auch ist eine gewisse Uneinheitlichkeit schwer zu vermeiden. Das weite Gebiet der Spagyrik bietet sich eher wie ein Mosaik dar, das sich erst langsam durch die Mitarbeit des Lesers vervollständigt.

Es wird davon ausgegangen, dass der Leser grundlegende Kenntnisse der Heilpflanzenkunde besitzt bzw. bereit ist, sich diese zu erwerben. Aus diesem Grund handelt das vorliegende Werk nicht einzelne Heilpflanzen ab. Verschiedene ausgezeichnete Werke über dieses Gebiet sind leicht zu beschaffen, die Bibliografie enthält Hinweise dazu.

Grundsätzlich enthalten spagyrische Aufbereitungen die Heilkräfte der jeweils verwendeten Pflanzen, und zwar integral oder partiell. Durch bestimmte, der Spagyrik eigene Verfahren können diese Kräfte insgesamt oder auch einzeln weiter potenziert werden.

Die hermetische Terminologie befremdet den Nicht Eingeweihten oft und kann leicht zu Missverständnissen führen; wir müssen uns daher mit der »Übersetzung« der oft sehr dramatischen und stets bildhaften Sprache vertraut machen, obgleich sie dadurch viel von ihrer Schönheit und Suggestivität verliert. Wer in einem Fachgeschäft für Laborbedarf einen Vorschlag für zweckmäßige Geräte zur »Extraktion der philosophischen Prinzipien aus Pflanzen« bekommen möchte oder nach einem geeigneten »Helm für Geister« fragt, wird einen ratlosen Blick ernten, es sei denn, der Verkäufer besäße selbst Kenntnisse der Spagyrik. Ein eingeweihter Spagyriker dagegen würde den Wunsch sofort verstehen und entsprechende Vorschläge machen können, denn hinter den zunächst absurd anmutenden Worten verbergen sich klare Begriffe.

1 Man findet in der Literatur unterschiedliche Schreibweisen: Spagyrik oder Spagirik, ebenso Alchemie, Alchimie und Alchymie. Junius bevorzugte die im Text verwendeten Schreibweisen »Spagyrik« und »Alchemie«. (Anm. d. Hrsg.)

Die Klassifizierung der Pflanzen nach den sieben alten Planeten kann bei modernen Astrologen Reformbedürfnisse wecken. Die moderne astrologische Forschung berücksichtigt auch die Transsaturnier und eventuell noch andere Einflüsse und Rhythmen. Aus Respekt gegenüber der klassischen Tradition habe ich mich bewusst auf die Siebenheit beschränkt. Außerdem muss zwischen den sieben planetarischen Prinzipien als solchen und deren Planeten unterschieden werden.

Die Parachemie ist der Öffentlichkeit in unserer Zeit immer mehr zugänglich geworden und wird heute in vielen Ländern praktiziert. Arzneien der führenden spagyrisch arbeitenden pharmazeutischen Industrie wie auch einzelner guter Spagyriker helfen Menschen in aller Welt.

Besonderen Dank schulde ich meinem Freund und Lehrer Augusto Pancaldi, Ascona; weiter Professor Dr. Krishna Kumar, vormals an der kalabresischen Staatsuniversität, später General Manager der Australerba Laboratorien in Adelaide, sowie dem führenden ayurvedischen Arzt Dr. Bhagwan Dash, Neu-Delhi, ebenfalls einer meiner hochverehrten Lehrer.

Spagyria und Spagyrik – die Geheimnisse der alten Meister

»Darum so lern Alchimiam, die sonst Spagyria heißt,
die lernt das Falsch scheiden vom Gerechten.«
Paracelsus

In dem Wort Spagyria verbergen sich zwei griechische Wörter: *spáō,* »herausziehen, trennen, teilen«, und *ageírō,* »sammeln, verbinden, zusammenfügen, vereinigen«. Diese beiden Begriffe bilden die Grundlage jeder echten alchemischen Arbeit, daher der oft zitierte Satz: »Solve et coagula, et habebis magisterium!« (»Löse und binde, und du wirst das Magisterium haben!«) Ein Magisterium (Meisterstück) ist eine alchemisch erhöhte Aufbereitung, die stets aus einem Ganzen bereitet wird, zum Beispiel einer Heilpflanze. Die Aufarbeitung verlangt zunächst die Trennung bestimmter Bestandteile, danach werden sie gereinigt und wieder zusammengefügt.

Die alchemische Arbeit vollzieht sich stets in drei Stufen:

1. Die Trennung (Separation)
2. Die Reinigung (Purifikation)
3. Die Wiedervereinigung (Kohobation oder chymische Hochzeit)

Diese Arbeiten führen nach Ansicht der Spagyriker zu einer Erhöhung und Freilegung bestimmter Heilkräfte der Ausgangssubstanz.

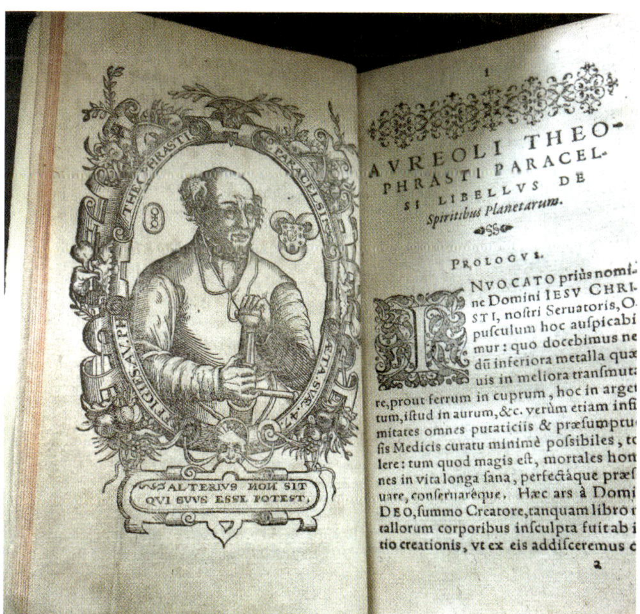

Theophrastus Bombastus von Hohenheim, besser bekannt als Paracelsus, gilt als der Großmeister der Alchemie. Lateinischer Paracelsus-Auswahlband des Gerald Dorn (Basel 1584) mit Kupferstich-Porträt und dem Motto des Paracelsus: »Alterius non sit qui suus esse potest« (»Keines anderen Knecht sei, wer sein eigener Herr sein kann«). (Museum Villach, Foto Olaf Rippe)

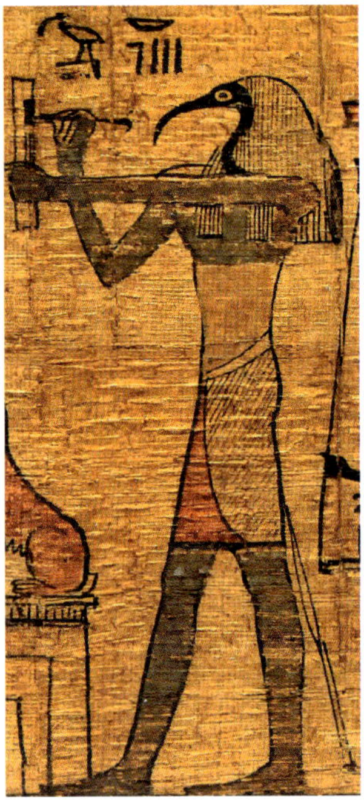

Der ägyptische Gott Thot wurde als Schriftgott, Erfinder der Alchemie, Seelengeleiter durch die Unterwelt und Initiationsgottheit verehrt. (Totenbuch, Detail, Ägyptische Sammlung, München, Foto Olaf Rippe)

Die Spagyrik ist die Anwendung alchemischer Arbeitsweisen zur Produktion von Heilmitteln. Wenn wir hören, dass der berühmte Arzt Theophrastus Bombastus von Hohenheim, besser bekannt als Paracelsus (1493–1541), einen großen Teil seiner Arzneien nach spagyrischen Methoden aufbereitete, so müssen wir darunter eine sehr hohe Stufe der hermetischen Kunst verstehen. Diese hat wenig gemein mit der Vulgäralchemie, die oft verächtlich als »Goldmacherkunst« bezeichnet wird.

Die Anfänge dieser echten hermetischen Kunst liegen bis heute im Dunkeln. Wir wissen, dass die hermetisch-spagyrische Aufbereitungsweise vielen alten Kulturen bekannt war. Bedeutende Beiträge zur alchemischen Medizin finden wir zum Beispiel im alten China[2], in Indien und bei den alten Ägyptern.[3] Zwischen der altindischen und der altchinesischen Alchemie bestehen viele Parallelen. In Indien sind alchemische Aufbereitungen ein Teil der südindischen Siddha-Medizin, der ayurvedischen Medizin wie auch der später durch die Muslime nach Indien gekommenen Unānī-Medizin, die eine Weiterentwicklung der altgriechischen Medizin darstellt.

Die Alchemie der westlichen Schulen fußt hauptsächlich auf der ägyptischen Tradition. Im alten Ägypten wurde die Hermetik in den Tempeln von Memphis und Theben gelehrt. Aus den Schriften des Zosimos von Panopolis (Akhmim, 300 n. Chr.) lernen wir, dass die Alchemie im alten Ägypten unter der Aufsicht der Könige und Priester ausgeübt wurde und dass Veröffentlichungen von Geheimnissen dieser Kunst gegen das Gesetz waren[4]. Die hermetische Kunst wurde ausschließlich durch mündliche Überlieferung gelehrt. Die Araber waren die Hauptvermittler der theoretischen und praktischen Alchemie an die Europäer, die sie dann mit der christlichen Tradition verschmolzen (berühmte Vertreter waren beispielsweise Geber, um 721 bis 815 n. Chr., oder Rhazes, um 860 bis 930 n. Chr.).

Unter den historisch zugänglichen europäischen Quellen sind besonders die Schriften des Paracelsus zu nennen. Bevor die viel älteren indischen und chinesischen Quellen im Westen bekannt wurden, bildeten die paracelsischen Schriften die frühesten sicher datierbaren Informationen. Frühere Texte, einschließlich vieler orientalischer, sind unsicher in der Datierung und die Autoren schwer fassbar. Die ganze alchemische Gedankenwelt ist stark bildhaft und mythologisch unterbaut, das moderne geschichtliche Denken, das der Europäer so hoch bewertet, fehlt

2 Siehe O. S. Johnson: A Study in Chinese Alchemy, Shanghai 1928, und Ko Hung: The Nei P'ien of Ko Hung. Alchemy, Medicine and Religion in the China of A. D. 320, Übersetzung Prof. J. R. Ware.

3 Die ägyptische Alchemie wurde in westlichen Ländern zur bekanntesten Überlieferung, sodass die Alchemie nach dem Gott Thot, besser bekannt als Hermes Trismegistos, der Dreifach Große Hermes, auch schlechthin als hermetische Kunst bezeichnet wurde.

4 Vgl. E. J. Holmyard: Alchemy, S. 26, und M. Berthelot: Collection des Anciens Alchimistes Grecs.

ihr weitgehend. Es darf uns daher nicht wundern, wenn viele Alchemisten in westlichen Ländern sich fortwährend auf Paracelsus berufen.

Paracelsus sagt in seinem Buch »Paragranum«: »Das dritte Fundament, auf welchem die Medizin beruht, ist die Alchemie. Wenn der Arzt in dieser nicht gute Fähigkeiten und Erfahrung hat, ist seine Kunst vergebens.«[5]

Doch wodurch unterscheiden sich nun eigentlich pflanzlich spagyrische Heilmittel von nicht spagyrischen? Gewöhnliche Tinkturen, Aufgüsse, Dekokte usw. nutzen die Heilkräfte der Pflanzen, aus denen sie bereitet werden, nur zum Teil aus. Bei diesen Zubereitungen steht die Wirkstoffidee im Vordergrund. Die spagyrische Aufbereitung »schließt die Pflanzen auf« und legt durch ihr eigenes Verfahren höhere Heilkräfte frei. Sie ist im Prinzip synergistisch und weniger an einzelnen pharmakologisch aktiven Prinzipien interessiert.

Man kann der Methodik der Spagyrik nicht gerecht werden, wenn man sie nach den Maßstäben der analytischen Chemie oder Pharmakologie misst, selbst wenn diese Wissenschaften auf ihre Art einen Teil der Wirkungen spagyrischer Heilmittel erklären können. So wie die Homöopathie ihre eigenen Erkenntnisse, Erfahrungen und Gesetze hat, die mit den bisher bekannten chemisch analytischen Kenntnissen allein nicht fassbar sind, besteht auch die Spagyrik auf ihren eigenen Maßstäben, für die sie ihre eigenen Vorstellungen und Symbole hat. Bei vielen dieser Vorstellungen und Begriffe handelt es sich um Analogien, die sich aber in der Praxis als äußerst wertvoll erweisen.

Wir dürfen die Spagyrik und die Alchemie als Ganzes nicht nur als eine Vorstufe der späteren wissenschaftlichen Chemie betrachten, es handelt sich eher um eine andere Betrachtungsweise der Natur und ihrer Kräfte. Seit die moderne Chemie und die westliche Medizin, spätestens seit Virchow, einen völligen Bruch mit den chemischen und medizinischen Künsten der Vergangenheit vollzog, blieben ihnen viele Erkenntnisse der Spagyrik verschlossen.

Es besteht ein ähnliches Verhältnis zwischen Chemie und Alchemie wie zwischen Neurophysiologie und Akupunktur. Dr. med. Felix Mann, Präsident der Medical Acupuncture Society, der sich seit vielen Jahren um eine im westlichen Sinne wissenschaftliche Aufklärung der Akupunktur bemüht hat, sagt in einem seiner Werke: »Was ich geschrieben habe, mag dem Leser den Eindruck vermitteln, dass der Akupunktur wenig übrig bleibt, da ich praktisch die ganze traditionelle Theorie auseinandergenommen habe. Das ist weit gefehlt, denn ich praktiziere ausschließlich Akupunktur während neunzig Prozent meiner Zeit, und ich würde das nicht tun, wenn ich durch sie nicht bessere Ergebnisse als mithilfe der Praxis westlicher Medizin in Fällen entsprechender Krankheiten oder Funktionsstörungen erreichen würde. Natürlich gibt es viele

5 In seinem 1530 verfassten Buch »Paragranum« nannte Paracelsus vier Säulen, auf denen die Medizin beruhen sollte: »Den Grund, auf den ich baue und aus dem meine Schriften hervorgehen, setze ich auf vier Säulen, nämlich die Philosophie, die Astrologie, die Alchemie und die Tugend.« Unter Philosophie verstand er die Liebe zur Schöpfung, die Kenntnis von den Signaturen und den unsichtbaren, geistigen Kräften, die das Leben und die besonderen Eigenschaften bewirken. Diese Urkraft ist nach hermetischer Vorstellung die göttliche Trinität, die als unsichtbare Quintessenz die »vier Mütter des Lebens«, die Elemente Feuer, Erde, Wasser und Luft, beseelt. Die Astrologie beschreibt die Wirkung dieser unsichtbaren Kräfte in der sichtbaren Welt durch das Wirken der Planetenintelligenzien. Hierdurch ergeben sich die Korrespondenzen zwischen Kosmos, Natur und Mensch. Die Alchemie verbindet diese zwei Säulen, indem man durch spagyrische Verfahren das Geistartige in den Substanzen heilend zur Wirkung bringen kann. Doch Paracelsus nannte noch eine Säule der Medizin, dies ist die »Virtus« oder die Tugend des Heilers, ohne die alles andere auf Sand gebaut wäre. (Anm. d. Hrsg.)

Krankheiten, für die die westliche Medizin besser ist als die Akupunktur. Die Quintessenz ist, dass ich versuche, Akupunktur mit Prinzipien westlicher Physiologie, Anatomie und Medizin zu verbinden. In einigen Fällen erklärt die chinesische Theorie die Phänomene besser als die westliche Theorie, und daher behandle ich den Patienten entsprechend. Ich versuche meinen Standpunkt in beiden Lagern zu halten, denn vieles ist der westlichen Physiologie unbekannt, was in bestimmter Weise besser mithilfe der chinesischen Tradition erklärbar ist.«[6]

Wir fallen leicht in Versuchung, das gesamte alchemische Wissen der Vergangenheit mit den Maßstäben des gegenwärtigen Standes der Wissenschaften des Westens zu beurteilen. Das führt zu einer Entstellung bzw. zu einer unvollständigen Erkenntnis echter spagyrischer Zusammenhänge.

Die Analyse kann nie zu einer vollständigen Erkenntnis führen, denn das Ganze ist stets mehr als die Summe seiner Teile. Deshalb haben zum Beispiel auch die analytischen Untersuchungen alter italienischer Meistergeigen nie das Geheimnis der berühmten Geigenbauer von Cremona entschleiern können. Die ganze wissenschaftliche Untersuchung des alten Geigenbaus, einschließlich der Analyse der berühmten Lacke, konnte nie zu einer neuen Höhe der Geigenbaukunst führen, da sie lediglich das »Solve« vollzog, aber nicht das »Coagula«. Die Qualität der Meisterinstrumente Stradivaris und des Guarneri del Gesu blieb bis heute unerreichbar. Nach dem »Geheimnis« der Meister von Cremona gefragt, sagte ein berühmter italienischer Geigenbauer der Gegenwart, der ein altes Instrument buchstäblich zu neuem Leben erwecken konnte, ebenso klar wie lapidar: »Es gibt da keine Geheimnisse im Sinne von Tricks, wie Sie vielleicht denken. Die ›Geheimnisse‹ bestehen in der echten Erkenntnis der Naturgesetze und ihrer Hintergründe, welche die alten Meister besser verstanden als wir heute.« Ähnlich verhält es sich mit der Spagyrik. Der Spagyriker soll »im Lichte der Natur stehen«, um noch einmal mit Paracelsus zu sprechen.

Ein Zitat aus dem Ṛg Veda soll in diesem Zusammenhang noch angeführt sein: »Die Struktur reinen Wissens – Ausdruck des Veda – ist in dem unsterblichen Feld transzendentalen Bewusstseins enthalten, in welchem alle Impulse schöpferischer Intelligenz (oder die Naturgesetze), welche für die Organisation der ganzen Schöpfung verantwortlich sind, ihren Sitz haben.«[7] Und dazu schließlich noch ein Ausspruch eines indischen Gurus unserer Zeit, Maharishi Mahesh Yogi: »Wissen ist in Bewusstsein strukturiert.«

Mit Recht bewundern wir die erstaunliche Höhe metallurgischen Wissens im alten Indien und im alten China. Die Bhaṣmas der indischen Ayurvedamedizin, die chemisch gesehen Metalloxide sind, haben sich in alter wie in neuer Zeit als ausgezeichnete Heilmittel erwiesen.[8] So zeigt zum Beispiel das »Lohā-Bhaṣma«, ein besonders hergestelltes Eisenoxid, keine der bekannten Nebenwirkungen vieler westlicher Eisenpräparate, also weder Verstopfung noch Magenbeschwerden; es geht rasch in das Blut über und erhöht den Hämoglobingehalt schnell, während viele westliche Eisenpräparate, selbst wenn diese intravenös gespritzt werden, zu Magenbeschwerden und anderen Nebenwirkungen führen können. Diese ayurvedischen Bhaṣmas werden durch Kalzinierung

6 Felix Mann: Acupuncture. The Ancient Chinese Art of Healing and How its Works Scientifically, New York 1962.

7 Ṛg Veda 1, 164.39.

8 Vgl. Ch. G. Thakkur: Ayurveda. Die indische Heil- und Lebenskunst, Freiburg 1977, S. 224ff.

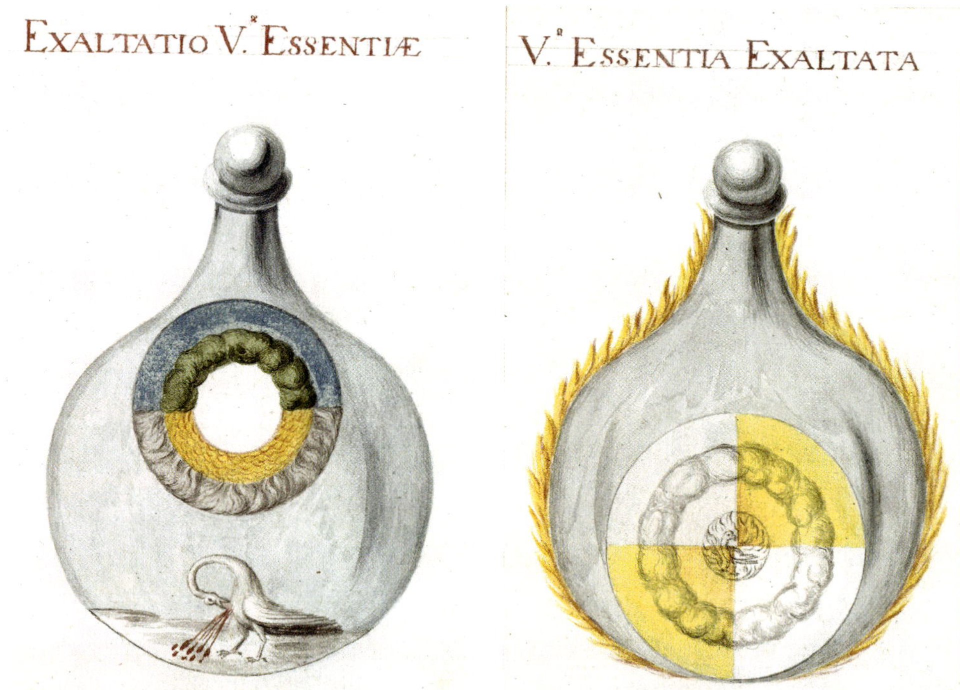

In der ersten Abbildung erkennen wir einen hermetisch verschlossenen Kolben, in dem vier Aggregatzustände und ein Pelikan angedeutet sind. Die Erhöhung wird in dem Pelikan genannten alchemistischen Gefäß (siehe auch Seite 168) vollzogen, das heißt in einem Rückflusssystem. Die zweite Abbildung zeigt die erhöhte Essenz, das Flüchtige (weiß) ist zugleich oben und unten und rechts und links, ebenso das Fixe (dunkel). In der Mitte des Kreises befindet sich der aus dem Feuer wiederaufsteigende Phönix, während die den Kolben umgebende Flammenaura die nun befreite Energie in Form von Strahlung andeutet. Die Aggregatzustände sind hier vereinigt, der »Wolkenkreis« läuft hindurch. Beide Bilder entstammen dem Manuskript aus dem 18. Jahrhundert »Sapientia veterum philosophorum sive doctrina eorundem de summa et universali medicina« (Französische Nationalbibliothek, Paris).

(einen Ascheprozess, auf den wir später eingehend zurückkommen werden) von Metallen und anschließendes Eintauchen in Pflanzensäfte hergestellt. Dieser Prozess wird viele Male wiederholt, bis das Präparat den erwünschten Zustand hat.

Alchemisten sprechen gelegentlich von Erhöhung (Exaltatio) der Grundsubstanzen. Spagyriker sind der Ansicht, dass diese Erhöhungen bestimmte Energien freilegen. Betrachten wir einmal die beiden Reproduktionen aus dem Manuskript »Sapientia veterum philosophorum sive doctrina eorundem de summa et universali medicina«, ein Manuskript des 18. Jahrhunderts, das sich in Paris befindet.[9]

Um zu dieser Freilegung höherer Energien zu kommen, bedarf es der alchemistischen Kunst. Hören wir, was Paracelsus in dem Buch »Paragranum« dazu sagt: »Da die Natur äußerst subtil und durchdringend in ihren Manifestationen ist, kann sie ohne die Kunst nicht gebraucht werden. In der Tat produziert sie nichts, was in sich perfekt ist, sondern der Mensch muss es perfekt machen, und diese Perfektionierung wird Alchemie genannt (...). Und da die Medizin

9 Bibliothèque de l'Arsenal, Paris, Ms. 974.

nicht ohne die Teilnahme des Himmels handeln darf, muss sie mit dieser handeln. Daher musst du sie behandeln, um sie von der Erde zu befreien; da diese nicht vom Himmel regiert wird, muss sie in der Bereitung der Arznei entfernt werden. Wenn du die Medizin von der Erde geschieden hast, gehorcht sie dem Willen der Sterne, das heißt, sie wird von diesen geleitet werden.« Wenn Paracelsus hier von Erde spricht, bedeutet dies hier alles, was unrein ist und unnötigen Ballast bildet. Eine alchemistische Weisheit lautet: *Alchimia est separatio puri ab impuro* (»Alchemie ist die Trennung des Reinen vom Unreinen«). Wir dürfen das Wort Erde hier nicht mit dem Element Erde verwechseln, da die Elemente in der spagyrischen Arbeit gereinigt werden.

Während bei der Bereitung einfacher Tinkturen die Pflanzenrückstände nach dem Auszug weggeworfen werden, enthalten pflanzliche spagyrische Aufbereitungen stets die durch Veraschung und anschließende Kalzinierung des Pflanzenrückstands gewonnenen Salze. Diese sind teilweise wasserlöslich und werden aus dem Kalziniergut mit destilliertem Wasser ausgezogen. Durch Abdampfen des Wassers können sie sichtbar gemacht werden. Die nicht wasserlöslichen Salze werden meistens (aber nicht immer!) als »Caput mortuum« (Totenkopf) oder »verdammte Erde« verworfen, während die wasserlöslichen als »Sal salis« (Salz des Salzes) in die Aufbereitung eingehen. Die Erfahrung hat gezeigt, dass diese Salze große Heilwirkungen haben und daher auch oft für sich allein gebraucht werden.

Wie alle alchemistischen Aufbereitungsmethoden betrachtet die Spagyrik die sogenannten drei philosophischen Prinzipien, auch »Essentiale« genannt, als die wesentlichen Träger der Heilkräfte. Diese drei Essentiale werden als »Merkur« (Quecksilber), »Sulphur« (Schwefel) und »Sal« (Salz) bezeichnet. Sie sind nicht mit der in der heutigen Chemie üblichen Bedeutung dieser Wörter zu verwechseln. Es handelt sich lediglich um Decknamen. Durch besondere Verfahren, die wir später kennenlernen werden, können diese Essentiale aus der jeweils verwendeten Spezies herausgelöst werden (Separation). Anschließend werden sie gereinigt (Purifikation) und zuletzt wieder vereinigt (Kohobation oder chymische Hochzeit).

Für lange Zeit widmete sich die moderne westliche Pharmakologie der Erforschung einzelner aktiver Stoffe, die aus den Spezies extrahiert wurden. Sie vollzog das »Solve«, aber nur in seltenen Fällen das »Coagula«. Trotzdem haben diese modernen Untersuchungen durchaus ihren Wert. Sie ermöglichten zum Beispiel die genaue Feststellung kritischer Mengen bestimmter Substanzen, ihr spezifisches Gewicht sowie viele weitere genaue qualitativ-quantitative Experimente.

Durch die Pionierarbeit der Ernährungswissenschaftler und der Heilpraktiker, die den völligen Bruch mit der Vergangenheit nicht vollzogen hatten, sondern an der Tradition anknüpften, gewann die ganzheitliche Verarbeitung und Verabreichung von pflanzlichen Heilmitteln wieder an Boden. Wenn auch einige Wissenschaftler bis heute am äußersten Spezialistentum festhalten und daher vielfach den großen Gesamtüberblick verloren haben, ist doch die Wissenschaft als Ganzes auf dem Weg zu einer neuen integralen Perspektive. Dazu könnten viele Zitate angeführt werden, hier nur einige wenige: »Unsere tägliche Erfahrung bis ins kleinste Detail scheint so sehr in die groß angelegten Züge des Universums eingegliedert zu sein, dass es praktisch unmöglich ist, die zwei als getrennt zu betrachten.«[10] Die moderne Physik lehrt uns, dass der

10 F. Hoyle: Frontiers of Astronomy, London 1970, S. 304.

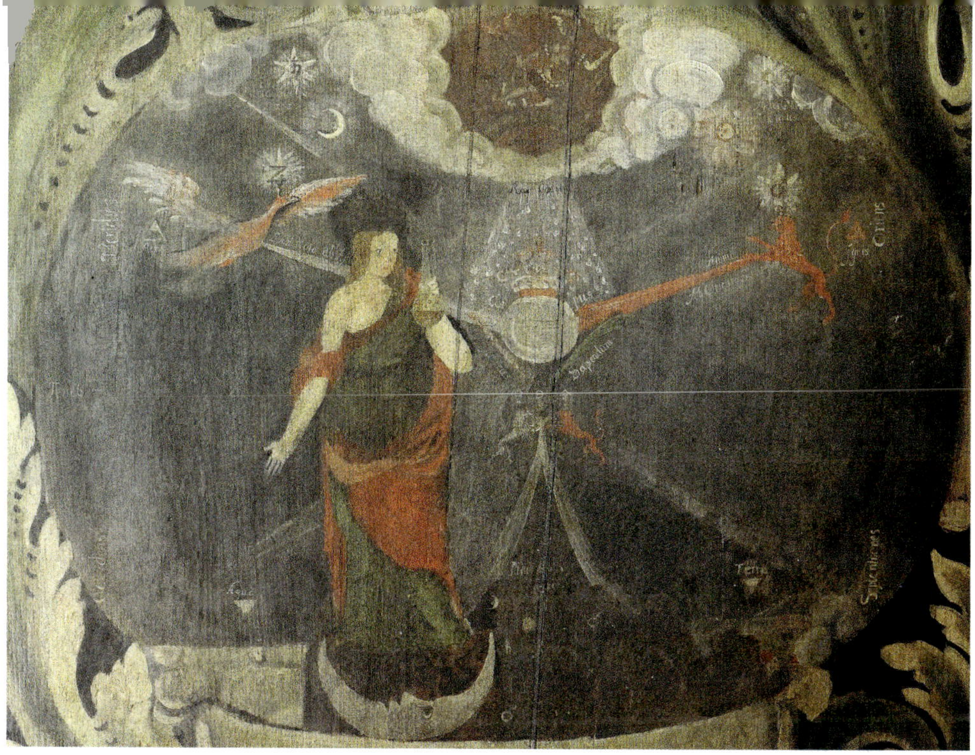

Das Große Werk: Die Jungfrau Alchemia bzw. Maria als Eingeweihte auf der Mondsichel bildet das Zentrum des Tafelbildes. Über ihr schwebt Hermes/Merkur, Schirmgottheit der Alchemie. Im Zentrum sieht man den alchemistischen Prozess, umgeben von den Elementen mit der Zusammenführung von Merkur (Adler; Luft und Wasser) und Sulphur (Löwe; Feuer und Erde) zur gekrönten Tinktur. Die Planeten sieht man im oberen Bildteil und spiegelbildlich auch im unteren Bereich. (Detail eines Tafelbildes aus der Amtsstube des Klosters Lorch, 17. Jahrhundert, Foto Olaf Rippe)

»Grundstoff« des Universums ein Energiefluss in Feldern ist, von welchen die Materie lediglich eine Manifestation darstellt. Schon Einstein sagte: »Das Feld ist die einzige Wirklichkeit.«[11] – »Es war nicht möglich, die Gesetze der Quantentheorie zu formulieren, ohne sich auf Bewusstsein zu beziehen.«[12]

Die genaue Präzisierung biochemischer Vorgänge stellt sich nicht nur als ein chemisches, sondern oft auch als ein »alchemisches« bzw. als kernchemisches Problem dar. Um die subtile und subtilste Wirkung bestimmter Substanzen zu verstehen bzw. zu versuchen, diese zu verstehen, müssen wir uns mit dem Begriff der Transmutation[13] vertraut machen.

Beginnen möchte ich mit einer persönlichen Erfahrung. Als ich als junger Student einer indischen Universität gezwungen war, in der Mensa zu essen, bereiteten mir einige Speisen zunächst Schwierigkeiten, besonders der Brauch, Zitrusfrüchte, vor allem Grapefruits, mit größeren Mengen Salz zu essen. Selbst Fruchtsaftgetränke wurden oft gesalzen serviert. Abgesehen von dem allgegenwärtigen Tee war das typische Sommergetränk das vielgeliebte »Nimbū-Pānī«, ein Gemisch aus Zitronensaft, Brunnenwasser und Salz. Langsam gewöhnte ich mich an viele andersgeartete Vorstellungen von Ernährung, unter anderem auch an die Gewohnheit, in der halben Papayafrucht stets zwei kleine Kerne mitserviert zu bekommen, statt die Frucht ohne

11 M. Capek: The Philosophical Impact of Contemporary Physics, Princeton 1961, S. 319.

12 F. Capra: The Tao of Physics, London 1978, S. 318.

13 Lateinisch *transmutatio,* »Verwandlung«. Paracelsus bezeichnete den Stoffwechsel als »innere Alchemie«. (Anm. d. Hrsg.)

Kerne zu essen. Als ich nach dem Grund dieser Angewohnheiten fragte, entwickelte sich etwa folgendes Gespräch:

»Warum finden wir immer diese zwei Kerne in der Papayafrucht, haben sie irgendeine symbolische Bedeutung?«

»Die zwei Kerne sind gut für deine Gesundheit. Sie enthalten Substanzen, die während der Verarbeitung der Nahrung günstig auf das Verdauungssystem wirken. Iss die Kerne stets mit der Frucht. Wir haben unsere eigene traditionelle Medizin und eine genaue Ernährungslehre; sie beruht auf Einsichten, die sich in vieler Hinsicht von eurer westlichen Medizin unterscheiden. Nimm zum Beispiel unsere ayurvedische Medizin: Das Wort ›Ayurveda‹ bedeutet Wissenschaft vom Leben. Die ayurvedische Medizin ist eines der erfolgreichsten Heilsysteme mit einer genauen Ernährungslehre und einer hoch entwickelten vorbeugenden Medizin. Eines ihrer Ziele ist, den Organismus widerstandsfähig zu machen. Wo eure Ärzte mit Antibiotika vorgehen, oft auch in Fällen, wo diese nicht nötig wären, würde der ayurvedische Arzt eher auf eine Intensivierung der Abwehrkräfte zielen. Er erreicht diese durch Wiederherstellung des Gleichgewichts der Kräfte im Organismus. Es ist wie bei den Kampfsportarten: Wer im Gleichgewicht ist, steht sicher. Wo Stabilität aus dem Gleichgewicht gerät, entsteht Anfälligkeit, wie beim Judo. Damit will ich nichts gegen eure Medizin sagen, die in der Chirurgie und der Technologie ausgezeichnet ist. Es hat eben jedes System seinen Platz, und keines ist in sich ganz vollständig. Oder nimm die Unānī-Medizin. Das Wort «Unānī» bedeutet »griechisch« oder eigentlich »ionisch«. Dieses System ist eurer klassischen Medizin verwandt, Hippokrates und anderen. Die Muslime brachten dieses System in unser Land.

Es gibt viele Vorgänge in unserem Organismus, und ich bitte dich, das Wort Organismus jetzt in einem viel weiteren Sinne zu verstehen, als du vielleicht gewohnt bist und den die offizielle westliche Medizin nicht kennt. Die Prāṇa-Energie des Atems und die Nādīs zum Beispiel sind der westlichen Medizin unbekannt, ebenso die Meridiane der chinesischen Medizin. Atem ist nicht nur Sauerstoffaufnahme, es sind da noch ganz andere Energien und Energieumwandlungen im Spiel. Mein Vater ist ein Vaidya [ayurvedischer Arzt] in Allahabad. Du wirst sehen, dass es nicht mehr lange dauern wird, bis ayurvedische Medizin auch an unseren modernen Universitäten gelehrt wird.»[14]

»Das mag so sein. Aber vielleicht könntest du mir erklären, warum das Obst und die Limonade hier immer gesalzen werden. Mir wird immer wieder geraten, hier in Indien viel zu trinken, da wir bei der Hitze viel Flüssigkeit durch die Haut verdunsten. Soll das Salz das Wasser im Körper binden? Oder die mit der Flüssigkeit verlorenen Salze ersetzen?«

»Es ist nicht ganz so einfach. Wir können bestimmte lebenswichtige Salze nicht einfach durch Kochsalz ersetzen, auch nicht durch natürliches Meersalz. Das Salz bringt eine gewisse Frische. Es schützt dich vor Erschöpfung bei großer Hitze. Weizen zum Beispiel ist seiner Natur nach kühl und süß, und sein Verdauungsprodukt ist süß. Diese Büffelmilch hier ist fett und kühl. Nach dem Ayurveda gibt es acht verschiedene Arten von Honig, zum Beispiel frischen süßen

14 Inzwischen hat sich diese Prognose erfüllt. Ayurvedische Medizin wird an mehreren indischen Universitäten gelehrt. Die Gujarat Ayurved University widmet ihr gesamtes Lehrprogramm ausschließlich diesem Fach. Daneben bestehen viele eigene ayurvedische Colleges und Institute.

Honig, zusammenziehenden Honig, leichten und kalten Honig usw. Diese Frucht hier, die Papaya, ist süß, schwer, appetitanregend und reduziert Pitta. Was Pitta [eigentlich Galle] bedeutet, erkläre ich dir bei Gelegenheit.«

»Aber wie kann ich mich mit diesem scharfen Salz im Körper frisch fühlen?«

»Es verursacht viele Wirkungen im Organismus. Beschäftige dich einmal mit der indischen Ernährungslehre und der Medizin. Ich rate dir mit gutem Gewissen, dich an unsere Ess- und Trinksitten zu gewöhnen.«

Das war ein guter Rat. Während meines halben Lebens in Indien war ich nie ernsthaft krank, was auf eine gesunde, den indischen Verhältnissen und dem Ayurveda angepassten Lebensweise zurückzuführen sein dürfte.

Für den häufigen Gebrauch des Salzes konnte ich lange Zeit keine völlig befriedigende Erklärung finden. Die oft gehörte Behauptung, dass es sich lediglich um einen Ersatz durch Ausscheidung verlorener Salze und Substanzen handle, befriedigte mich schon deshalb nicht, weil Meersalz keineswegs alle physiologisch notwendigen Salze und Spurenelemente enthält. Erst das Studium der Alchemie, genauer gesagt, der biologischen Transmutationen, konnte einiges Licht auf das Problem werfen. Darüber nun einige Worte mehr.

Als der Biologe Dr. L. C. Kervran sich 1959 auf einer offiziellen Mission in der Sahara befand, beobachtete er, dass diejenigen Techniker und Arbeiter, die selbst bei enormen Temperaturen und intensiver Arbeit vor Hitzschlag und Erschöpfung bewahrt blieben, alle größere Mengen Meersalz einnahmen, meistens in Form von Tabletten. (Diese Tabletten wurden in Indien während der Kolonialzeit auch an die britischen Streitkräfte verteilt.) Wiederholte Untersuchungen Kervrans, die auch von anderen Forschern bestätigt wurden, erwiesen, dass der Schweiß der Arbeiter nach Einnahme der Salztabletten einen sehr hohen Prozentsatz von Kalium enthielt. Kochsalz ist jedoch Natriumchlorid, nicht Kaliumchlorid. Wo war das Natrium geblieben? Es hatte sich im Organismus in Kalium verwandelt und konnte später im Schweiß in den bereits erwähnten hohen Mengen nachgewiesen werden. Dieser Prozess verbraucht Kalorien. Wir erinnern uns: »Das Salz bringt eine gewisse Frische, es schützt dich vor Erschöpfung bei großer Hitze …«, daher die kühlende Wirkung, ein endothermer Prozess.
Kervran formulierte diesen Prozess wie folgt:

$$ {}^{23}_{11}\mathrm{Na} + {}^{16}_{8}0 - {}^{39}_{19}\mathrm{K}. $$

Diese Formel stellt die substanzielle Seite des Vorgangs dar, der Energiefaktor ist darin nicht erkennbar.

Derartige kernchemische Formeln – wir können sie auch als »alchemische« oder »parachemische« Formeln bezeichnen – sind noch nicht sehr lange in Gebrauch. Die alten Meister gebrauchten andere Symbole, darunter oft sehr eindrucksvolle hochdramatische Bilder, zum Beispiel Drachen mit und ohne Flügel, rote und grüne Löwen, Schlangen, Raben, Adler, Kröten, Salamander, Blumen, Bäume, Ketten, Götter und Göttinnen. Wir sind heute gewohnt, viele parachemische Prozesse in kernchemischen Formeln auszudrücken, die den alten Meistern natürlich unbekannt waren. Wir sollten aber nicht übersehen, dass die konkrete und bildhafte Sprache der

Alten nicht nur von großer Schönheit ist, sondern auch sehr suggestiv und genau. C. G. Jung, den die Sprache alchemischer Traktate zunächst verwirrte, wies später nach fortgeschrittenen Studien auf die außerordentliche Kohärenz und Präzision alchemischer Begriffe und Formulierungen hin, allerdings stets vom Standpunkt des Psychologen; die praktische Alchemie blieb ihm verschlossen.

Es ist noch nicht lange her, dass die offizielle Chemie die Möglichkeit einer Elementeumwandlung leugnete; eben aus diesem Grund sprach sie von Grundstoffen. Durch die neuere Forschung wurde die Chemie gezwungen, ihre Formulierungen zu ändern, denn die Möglichkeit der Transmutation eines Elementes in ein anderes wurde experimentell beweisbar.

Transmutation – die Kunst der Verwandlung

Transmutation bedeutet die Umwandlung eines Elementes in ein anderes. Ein radioaktives Element transmutiert ständig, die Atome senden Partikel aus, dadurch wandelt sich die Zahl der Protonen, und ein neues Element formiert sich. Dieser Prozess setzt sich so lange fort, bis sich ein stabiles Element bildet, zum Beispiel Blei. Die Wissenschaft unterscheidet drei Arten von Kernumwandlungen: Fission, Fusion und Transmutation.

Bei der Fission (Teilung) teilt sich ein Kern in zwei Kerne, bei der Fusion (Zusammenfügung) verbinden sich zwei oder mehrere Kerne zu einem schwereren Kern. (Auch hier gilt der berühmte Satz: Solve et coagula, et habebis magisterium.) Bei einer Transmutation (Umwandlung) zerfällt ein radioaktives Element durch regelmäßige Emission von Partikeln. Jedes Element kann radioaktiv gemacht werden durch Bombardierung mit Alphapartikeln oder Neutronen. Das Element verwandelt sich auf diese Weise in ein radioaktives »Isotop«.

In der Alchemie ist der Begriff Transmutation einfach mit jeder Elementenumwandlung identisch.

In klassischen alchemischen Texten ist auch das Wort »Projektion« zu finden. Die Umwandlung einer Materie wird nach alchemischer Methode eingeleitet, indem man ein bestimmtes aktives Prinzip darauf wirft, das heißt »projiziert«. In diesem Sinne kann man auch die Beschießung einer Materie mit beschleunigten Teilchen, welche eine Transmutation verursachen, als eine moderne Form der Projektion bezeichnen. Da die umgewandelte Materie die Farbe wechselt, spricht man in der klassischen Alchemie auch von »Tingierung« (von lateinisch *tingere, tinctus*).

Ernest Rutherford war der erste Wissenschaftler, dem eine künstliche Elementenumwandlung im modernen wissenschaftlichen Sinne im Laboratorium gelang. Mithilfe eines Heliumkerns (eines Alphapartikels) verwandelte er einen Stickstoffkern in ein Sauerstoff-Isotop und Wasserstoff nach der Formel:

$$^{14}_{7}\mathrm{N} + {}^{4}_{2}\mathrm{He} \rightarrow {}^{17}_{8}0 + {}^{1}_{1}\mathrm{H}.$$

Wissenschaftliche Erkenntnis und Formulierung der Transmutation führten zu einer Wandlung des Elemente-Begriffs. »Element« im modernen Sinne bedeutet eine reine Substanz, deren konstituierende Atome alle von der gleichen Art sind. Elemente sind homogene Systeme konstanter, nicht variabler Zusammensetzung, die mit chemischen Mitteln nicht zerteilt werden können.

Wir werden später sehen, dass der Elemente-Begriff der Alchemie völlig anders ist und eher einem Zustand gleicht, da die Alchemie keine Stabilität der in der freien Natur vorkommenden Materie anerkennt. Nichts außer dem Wandel ist stabil in der Natur, die selbst eine sich ständig vollziehende Alchemie darstellt.

Ein chemisches Element ist also ein aus gleichen Atomen zusammengesetzter Körper. Jedes dieser Atome besteht aus einem Kern mit der gleichen Anzahl Protonen bzw. auch Neutronen und einem »Orbit« (Umkreis) oder »Mantel« von »kreisenden« Elektronen, deren Zahl mit der der Protonen identisch ist. Dieses auf Ernest Rutherford und Niels Bohr zurückgehende Atommodell hat aufgrund seiner Anschaulichkeit bis heute überleben können, wenigstens unter Chemikern, während die Physiker sich besonders für die noch winzigeren Bausteine der Materie interessieren und diese vorläufig als »Elementarteilchen« bezeichnen. In der modernen Kernphysik erfahren die Begriffe der Elementarteilchen Wandlungen, die oft an die Grenze unserer Vorstellungsmöglichkeiten rühren.

Bleiben wir im Augenblick bei unserem bereits etwas altmodischen Protonen-Elektronen-Neutronen-Modell. Protonen weisen eine positive Ladung auf, Elektronen eine negative, Neutronen sind neutral. Wenn ein Atom im Kern mehr Neutronen als die Zahl der Protonen aufweist, ist das Atomgewicht höher, ein solches Atom wird als »Isotop« bezeichnet. Isotope sind Atome gleichen chemischen Verhaltens, aber mit höherem Atomgewicht durch die Anwesenheit von Neutronen. Auf diese Weise existieren zum Beispiel die schweren Wasserstoffe. Der »normale« Wasserstoff, Atomgewicht 1,008, besteht aus einem Proton und einem Elektron; Deuterium, Atomgewicht 2,016, hat ein Neutron dazu; das noch schwerere Tritium, Atomgewicht 3,024 hat zwei Neutronen zusätzlich.

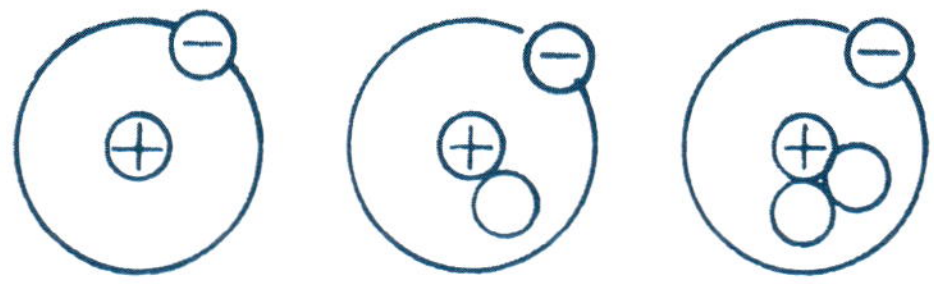

Wasserstoff Deuterium Tritium

In unseren oben erwähnten Formeln bedeutet die obere Zahl, Massenzahl genannt, die Summe der Zahl der Protonen und Neutronen (falls solche vorhanden sind), während die untere die Zahl der Elektronen darstellt. Wir können jetzt leicht Kervrans Formel der Umwandlung von Natrium in Kalium verstehen: Der Kern des Natrium-Isotops mit 11 Protonen und 12 Neutronen verschmilzt mit dem Sauerstoffkern, der aus 8 Protonen und 8 Neutronen besteht. Die Elektronen werden ebenfalls addiert. Das Ergebnis ist ein neues Atom mit einem Kern, bestehend aus 19 Protonen (11 + 8) und 20 Neutronen (12 + 8), um welchen 19 Elektronen (11 + 8) kreisen, das ist ein Kalium-Isotop.

Dass diese Art von Transmutation, der viele Wissenschaftler immer noch skeptisch gegenüberstehen, eine gewisse Wärmeregulierung des Organismus darstellt, scheinen auch andere Beobachtungen zu bestätigen. Der Kaliumgehalt im menschlichen Urin steigt im Verhältnis zum Natriumgehalt beträchtlich in tropischem Klima, besonders bei körperlicher Arbeit.

Signaturenlehre – was ist das?

»Ihr wisset durch die Kunst der Signatur, dass jedes Ding nach dem, aus dem es ist und zu dem es gehört, gezeichnet wird, damit es immer gleich gefunden werde, wie es die Kunst der Signatur anzeigt, die der Arzt kennen soll.« (Paracelsus)

Die Signaturenlehre ist ein uralter Weg der Heilmittelerkenntnis. Paracelsus gilt als Pionier der Verknüpfung dieser Anschauung mit einer modernen analytischen Betrachtungsweise, nach dem Prinzip der Analogie. Demnach hat jede Substanz innere und äußere Merkmale, von denen man auf eine mögliche Heilwirkung schließen kann.

Um diese Methode sinnvoll anzuwenden, sollte man sie als Hinweise verstehen, die eine Bestätigung durch das Experiment erfordern. Als mögliche Signaturen dienen zunächst alle sinnlich wahrnehmbaren Phänomene wie Form, Gestalt, Farbe, Geschmack oder Geruch einer Pflanze, aber auch der Wachstumsort, die Vergesellschaftung mit anderen Pflanzen, der Bezug zu den Rhythmen der Tageszeit oder Jahreszeit spielen eine Rolle. Ferner berücksichtigte man ebenso die Bedeutung des Namens und natürlich auch die traditionellen Verwendungsformen oder die Verknüpfung mit Göttern und Mythen. (Text und Grafik v. Hrsg.)

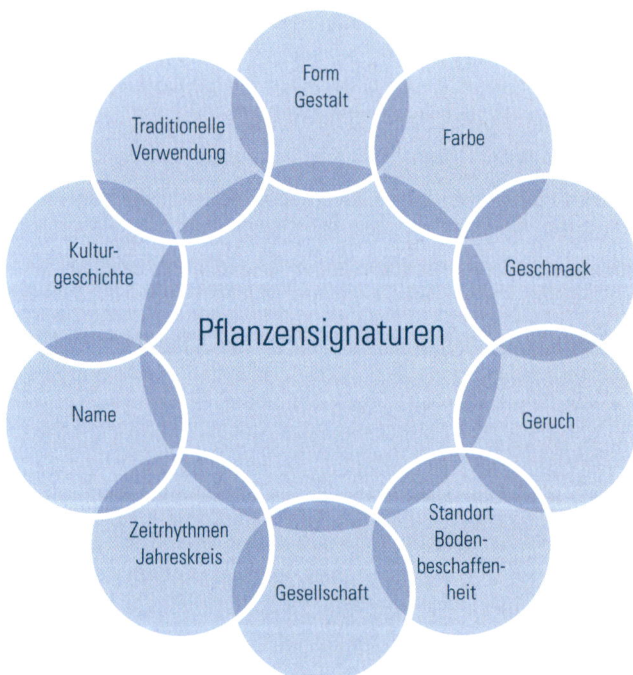

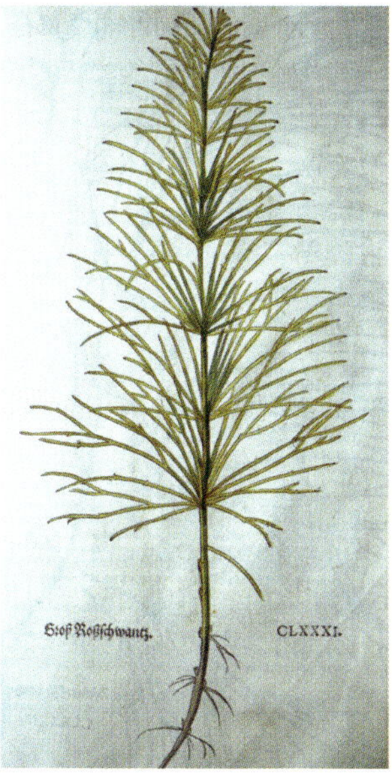

Der Schachtelhalm erinnert in seinem Aufbau an die Wirbelsäule. (Handkolorierter Holzschnitt aus dem Kräuterbuch des Leonhard Fuchs, 1543)

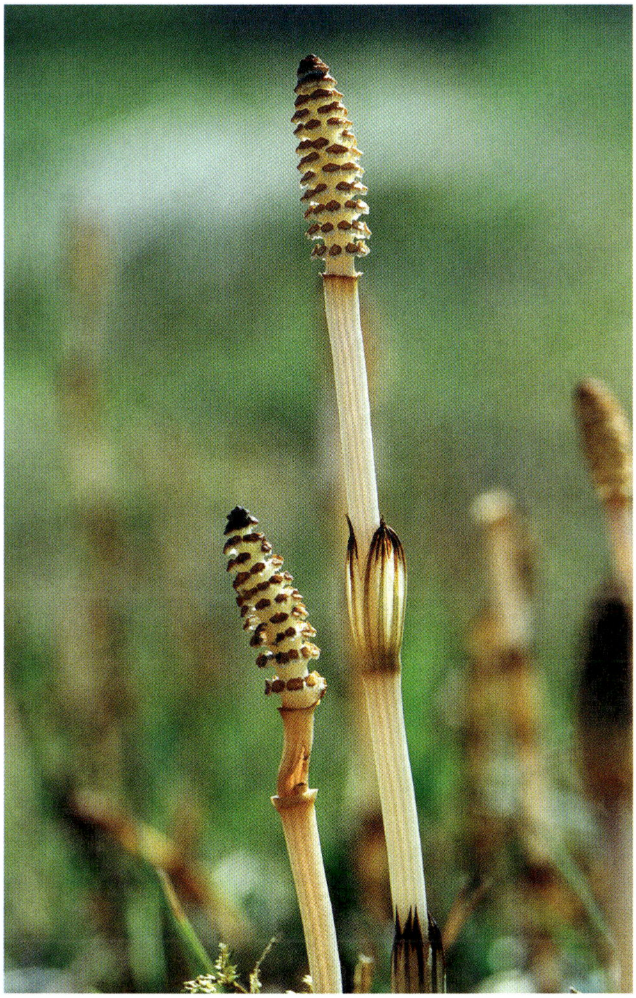

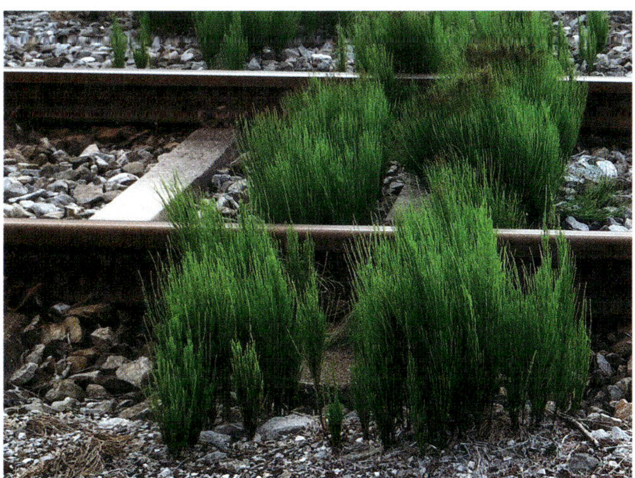

Sporentrieb des Ackerschachtelhalms im Frühjahr (oben) – die Kieselsäure ist hier besonders gut löslich.

Schachtelhalm ist extrem genügsam und regeneriert als Bodenverbesserer die ausgelaugte Erde. Als Heilmittel wirkt er regenerierend auf das Gewebe und vermittelt Struktur, Festigkeit und die Fähigkeit zur Abgrenzung. (Fotos Olaf Rippe)

Ein anschauliches Beispiel für eine biologische Transmutation bietet der Schachtelhalm. Nach der klassischen Signaturenlehre (siehe Seite 26 und 124ff.) wird der Acker-Schachtelhalm *(Equisetum arvense)* als besonders vom Saturn beherrschte Pflanze betrachtet. Dieser Planet regiert unter anderen Organen besonders das Knochensystem und die mineralischen Prozesse im Organismus. Schachtelhalm hat eine korrigierende Wirkung im Falle einer Entmineralisierung der Knochen und wirkt allgemein strukturierend. Schachtelhalm korrigiert und erhält das organische Calciumgleichgewicht. Diese Fähigkeit beruht besonders auf der Transmutation von Silizium in Calcium.

Die wichtigsten im Ackerschachtelhalm enthaltenen Substanzen sind: Kieselsäure in großen Mengen, Schachtelhalmsäure (eine der Spezies eigene Säure mit diuretischer Wirkung), Equisetonin (ein Saponin), Schleimsäure, Apfelsäure, Oxalsäure, Eisen, Magnesium, Mangan, Kalium, Natrium, Aluminium, Calzium, Phosphor, Glucoside, Antivitamin (in den Sporen; das Antivitamin hat die Fähigkeit, das Vitamin B1 ›Thiamin‹ zu zersetzen), Dimethylsulphon, Vitamin C (in der frischen Pflanze), Phytostearin, Harz, eine Substanz, die das Koagulieren verhindert und auf dem Saft der Pflanze schwimmt, eine koagulierende Substanz im Satz des Saftes, eine noch nicht genau definierte Base und Equisetin, ein Alkaloid, durch einen Pilz *(Ustilago equiseti)* verursacht, welcher der Pflanze die typischen braunen Flecken verleiht. Falls der Gehalt von Equisetin vermieden werden soll, muss die Pflanze vor dem Befall geerntet werden. Junge Pflanzen enthalten weniger Kieselsäure als ausgewachsene, die jüngeren Pflanzen enthalten jedoch mehr lösliche Kieselsäure als die älteren, wobei zu berücksichtigen ist, dass die lösliche Kieselsäure den größeren Heilwert hat.

Die quantitative Analyse einer Schachtelhalm-Spezies stellt sich nach Auskunft der Firma Staufen Pharma wie folgt dar:[15] Kieselsäure: 62,11, Chlor: 0,70, Schwefelsäure: 4,67, Phosphorsäure: 2,12, Schwefel: 4,03, Kohlensäure: 0,59, Kalium: 2,88, Natrium: 0,67, Magnesium: 1,53, Calcium: 15,40, Eisen: 2,19.

Beeindruckend ist der hohe Gehalt an Kieselsäure, der praktisch das Vierfache des Calciumgehalts darstellt. Wie ist nun die stark ausgleichende Wirkung des Calciumgehalts im Organismus zu erklären? Nach Kervran wird der Calciumgehalt des Organismus besonders durch die Transmutationsprozesse aufrechterhalten. Hier folgen die entsprechenden Formeln:

$$1.\ {}^{39}_{19}\mathrm{K} + {}^{1}_{1}\mathrm{H} = {}^{40}_{20}\mathrm{Ca}.$$

$$2.\ {}^{24}_{12}\mathrm{Mg} + {}^{16}_{8}0 = {}^{40}_{20}\mathrm{Ca}.$$

$$3.\ {}^{28}_{14}\mathrm{Si} + {}^{12}_{6}\mathrm{C} = {}^{40}_{20}\mathrm{Ca}.$$

Die letzte dieser Formeln erklärt den Prozess. Interessant in diesem Zusammenhang ist eine Bemerkung des amerikanischen Ernährungswissenschaftlers Dr. Paavo Airola im Zusammen-

15 Spagyrische Arzneimittellehre, Staufen Pharma, Göppingen 1953, S. 112.

hang mit Osteoporosis[16]: Abnorme Porosität der Knochen älterer Menschen beruht gewöhnlich auf mangelhafter Ernährung, besonders Mangel an Vitaminen und Mineralen. Längere Behandlung mit Cortison kann auch zu Osteoporosis führen, da diese zu einer Reduzierung der Calcium-Aufnahme durch die Eingeweide führt und auch die Knochensubstanzbildung blockiert. Dr. Airola bemerkt, dass nach der Ansicht Dr. L. C. Kervrans die Verabreichung von calciumreicher Nahrung oder zusätzlichen Calciums in Fällen von Osteoporosis, Calciummangel oder Entcalzifizierung nicht empfehlenswert ist. Kervran schlägt stattdessen die Zuführung von organischer Kieselsäure, Magnesium und Kalium als einen wirkungsvolleren Weg vor, um den Mineralhaushalt zu verbessern und den Knochen und Geweben Calcium zuzuführen. Durch den Prozess der biologischen Transmutation wird das Silizium der Kieselsäure im Körper in leicht assimilierbares Calcium verwandelt. Kervran empfiehlt besonders Schachtelhalmtee[17].

Kervran bemerkt in seiner bekannten Arbeit über biologische Transmutation, dass organische Kieselsäure für den Menschen empfehlenswert ist, da mineralische Kieselsäure die entgegengesetzte Wirkung hat: sie entcalcifiziert.[18]

Diese Hinweise sollen für den Augenblick genügen. Dem interessierten Leser seien die in der Bibliografie erwähnten Schriften Kervrans und Vitofranceschis empfohlen.

Im Zusammenhang mit einer Neubewertung der Transmutationsmöglichkeiten sei noch das viel besprochene Experiment der Gesellschaft für Schwerionenforschung in Darmstadt erwähnt. 1977 wurde dort eine Scheibe aus Uran mit Uranionen beschossen, die auf eine Energie von 1,8 Milliarden Elektronenvolt beschleunigt worden waren. Bei diesen Energien kommt es noch nicht zu einer völligen Verschmelzung zweier Urankerne, sondern es werden nur wenige Protonen und Neutronen zwischen den Kernen ausgetauscht. Mit wachsender Energie der Projektile nimmt dieser Austausch zu, und in der nachfolgenden (radiochemischen) Analyse wurde die Anwesenheit von Gold bestätigt. Wenn sich einer der beiden Urankerne in einen Goldkern umwandelt, so geht der Reaktionspartner in einen Kern des Elementes 105 über. (Uran hat die Ordnungszahl 92, Gold 79; der Unterschied beträgt 13; 92 + 13 = 105.) Derartige Elemente sind jedoch instabil und zerfallen rasch durch Kernspaltung.

Die klassischen Meister der Alchemie bedienten sich nicht dieser enorm hohen momentanen Energien, sondern äußerst subtiler Energien wie der des menschlichen Organismus, die sich wie viele alchemische Prozesse mit unendlicher Langsamkeit vollziehen. Arbeiten über viele Jahre und selbst Jahrzehnte sind keine Seltenheit. Viele Wissenschaftler bestehen darauf, dass Transmutationen nur mit riesigem Energieaufwand möglich sind, sich dann allerdings mit großer Schnelle vollziehen. Warum sollte es nicht möglich sein, Transmutationen mit niedrigeren Energien, aber mit größerem Zeitaufwand zu erzielen? Ist es vielleicht wie beim Flaschenzug: entweder viel Kraftaufwand und wenig Zeit oder wenig Kraftaufwand und viel Zeit? Außerdem, wie kann man die entsprechenden Energien messen? Besonders, wenn diese nicht einmal bekannt sind!

16 Paavo Airola: How to Get Well, Phoenix, Arizona 1974, S. 140.

17 Um die Kieselsäure zu lösen, muss man Schachtelhalm mindestens 20 Minuten kochen. (Anm. d. Hrsg.)

18 Louis Kervran: Biological Transmutations, Brooklyn, N. Y. 1972, S. 46.

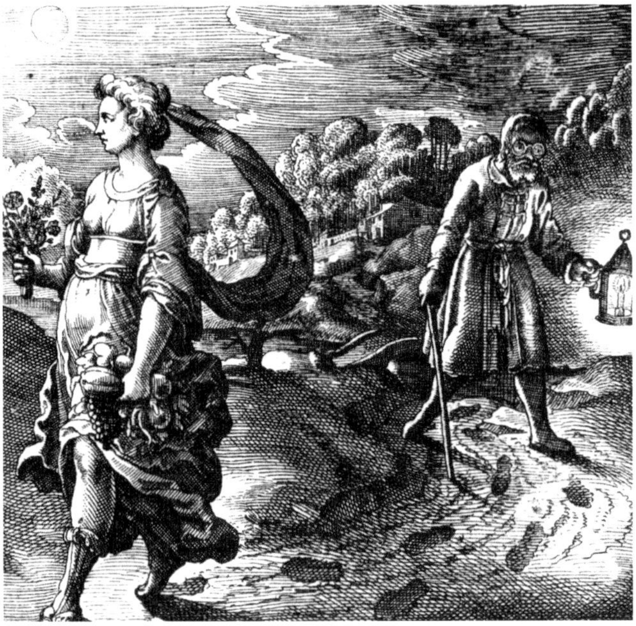

Der Adept folgt der Natur. Der Stich aus Michael Maiers berühmtem Werk »Atalanta Fugiens« deutet an, dass der Alchemist den Schritten der Natur folgen muss und ihre Wege beleuchten soll. »Für denjenigen, der sich mit Alchimie befasst, können die Natur, der Verstand, die Erfahrung und das Lesen Wegweiser, Stab, Brille und Laterne sein. Die Natur muss des Künstlers Anführerin sein; die Vernunft ist der Stab, auf den er sich stützt, um nicht dummen Irrtümern zu verfallen; die Erfahrung ist die Brille, die dem Künstler ermöglicht, Wahres von Unwahrem zu unterscheiden, wie sie dem Kurzsichtigen erlaubt, in die Ferne zu sehen. Das Lesen muss dem Intellekt wie ein helles Licht sein, wenn nicht, so werden düstere Wolken der Unklarheit obsiegen.« (Nach Stanislas Klossowski De Rola, The Golden Game, 1988)

Die alten Meister empfehlen, stets der Natur nachzufolgen und diese die Arbeit von selbst tun zu lassen, wie der Bauer. Die Nähe der Alchemie zum Ackerbau ist oft betont worden, und es gab Alchemisten, die sich den lateinischen Beinamen Agricola (= Bauer) zulegten.

Es ist wichtig für uns festzuhalten, dass die Möglichkeit der Transmutation eine wissenschaftlich bewiesene Tatsache ist und keineswegs ein Fantasieprodukt; der Streit geht um die Mittel, nicht um die Tatsache als solche. Transmutationen ermöglichten überhaupt erst die Erscheinung der ganzen Materie. Aus dem ursprünglich aus dem Urknall hervorgegangenen Wasserstoff entwickelten sich nach Ansicht der Wissenschaft in etwa sieben Milliarden Jahren mit der Geburt und dem Tod von Generationen von Sternen immer schwerere Elemente. Wenn wir von der Materie als aus dem Urknall gefrorenes Licht sprechen, können wir auch sagen: »In principio erat hydrogenium« (im Anfang war der Wasserstoff), der nach Ansicht der Parachemie die am meisten wärmeverwandte Substanz ist.

Kehren wir nun zur Spagyrik zurück. Wesentlich für eine gelungene Transmutation sind die Qualität der Ausgangssubstanzen, das geeignete Auszugsmedium und der geeignete Zeitpunkt, denn alles hat »seine Zeit«; die Griechen nannten die Gunst der Stunde *kairos* (griechisch Καιρός).

Zur Aufbereitung spagyrischer Heilmittel verwendet man am besten nur gesunde Heilpflanzen, die ohne künstliche Düngung gewachsen sind. Ebenso verwendet man am besten möglichst reines Quellwasser. Außerdem beachtet der Spagyriker häufig die Planetenstellungen und die Planeten als sogenannte Stundenregenten (hierzu später mehr).

Noch einmal sei in diesem Zusammenhang Paracelsus zitiert: »So muss deine Medizin ihre Früchte tragen wie der Sommer die seinen. Ihr müsst wissen, dass der Sommer dieses mit Hilfe der Gestirne tut, nicht ohne diese. Wenn die Gestirne fähig sind, dieses zu tun, müsst ihr wissen, wie die Medizin auf solche Weise bereitet wird und dass sie von den Gestirnen regiert wird. Denn es sind diese, welche die Arbeit des Arztes vervollständigen. Und da diese handeln, muss die Arzney nach ihren Einflüssen verstanden, klassifiziert und justiert werden (...). Daher muss man verstehen, dass die Medizin in den Gestirnen bereitet werden muss und dass die Gestirne die Medizin werden.» (Buch »Paragranum«)

Mit dem allmählichen Vormarsch des Materialismus und der sich durchsetzenden Vorstellung des statischen Elementebegriffs in der offiziellen Chemie verlor die Alchemie immer mehr an Boden, obgleich sie im 17. Jahrhundert noch weithin blühte. Wirklich erloschen ist die alchemistische Glut jedoch zu keinem Zeitpunkt.

Im 19. Jahrhundert begann der deutsche Arzt Dr. med. et phil. Carl Friedrich Zimpel (1800–1878) eine neue Produktion spagyrischer Heilmittel. Dieser weitgereiste und gelehrte Mann war ursprünglich Ingenieur. Er widmete sich spät dem Studium der Heilkunst und erwarb den Doktorgrad der Philosophie und der Medizin. Er wurde mit der Preußischen Goldmedaille für Kunst und Wissenschaft ausgezeichnet und war Ehrenmitglied der Mineralogischen Gesellschaft der Universität Jena. 1849 ließ er sich in London als homöopathischer Arzt nieder. Zimpel widmete sich intensiv dem Studium der Werke des Paracelsus und jenem des Apothekers und Alchemisten Johann Rudolph Glauber. Allmählich entwickelte er eine bedeutende Produktion, bekannt unter dem Namen Müller Göppingen mit der Spezialabteilung Staufen Pharma, eine hochstehende, international bekannte Produktionsfirma, deren Erzeugnisse heute in vielen Ländern der Welt zu haben sind.[19]

Inzwischen führten auch die Forschungen Carl Gustav Jungs zu einer Neubewertung alchemistischer Texte und Anschauungen aus der Sicht des Psychologen. Jung erkannte in der alchemistischen Überlieferung ein philosophisches System von großer Kohärenz und Überzeugungskraft. Inzwischen wurden viele klassische Texte neu gedruckt, wobei die Einstellung der Herausgeber stark schwankt. Zu haben sind zum Beispiel die Werke von Paracelsus, Basilius Valentinus, Glauber, Van Helmont, Andreas Libavius u. a.

1921 gründete Alexander von Bernus das Soluna Laboratorium, ehemals Stift Neuburg in Heidelberg. Nach einem kurzen Aufenthalt in Stuttgart siedelte das Institut in das Schloss Donaumünster in Donauwörth über. Alexander von Bernus' Buch »Alchymie und Heilkunst« sei jedem Leser wärmstens empfohlen. Das Soluna Laboratorium produziert nach wie vor eine große Anzahl spagyrischer Heilmittel.

Das Phönix Laboratorium in Bondorf, das nach paracelsischer Methode eine Reihe zuverlässiger Heilmittel produziert, und die Firma Naturwaren GmbH Dr. rer. nat. Peter Theiss in Homburg müssen ebenfalls in diesem Zusammenhang erwähnt werden.

In Salt Lake City, Utah, gründete Frater Albertus (Dr. Albert Riedel) das jetzige Paracelsus College, das aus der Paracelsus Research Society hervorging. Frater Albertus gehört zu den be-

19 Leider wurde Staufen-Pharma Ende 2015 aus wirtschaftlichen Gründen geschlossen. Erfreulich ist, dass die Herstellung der spagyrischen Heilmittel nach Zimpel und wohl auch einiger Spezialitäten von Müller Göppingen von anderen Firmen weitergeführt wird. Die anderen Präparate, vor allem homöopathische Einzelmittel und Nosoden, kann man weitgehend über die österreichische Firma Spagyra beziehen. Firmen die in der Tradition von Zimpel arbeiten sind z. B. Aurora Pharma (Schweiz), Phylak (Deutschland), Spagyra (Österreich), Spagyros (Schweiz) oder Spagyrik-Pharma (Österreich). (Anm. d. Hrsg.)

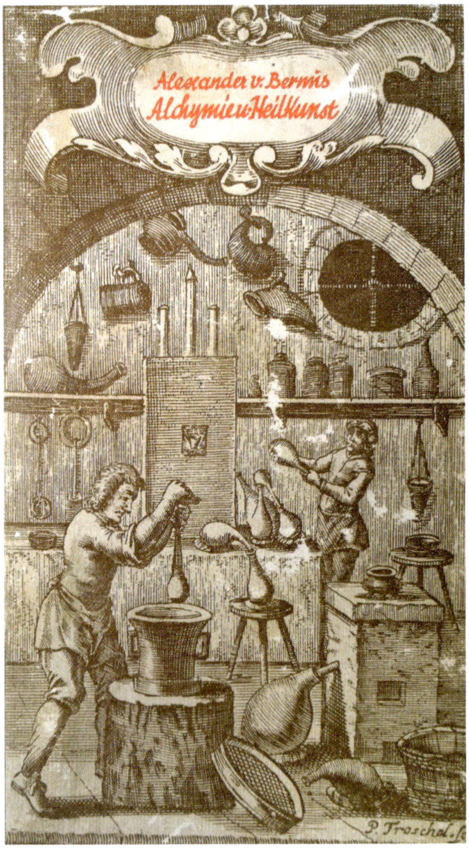

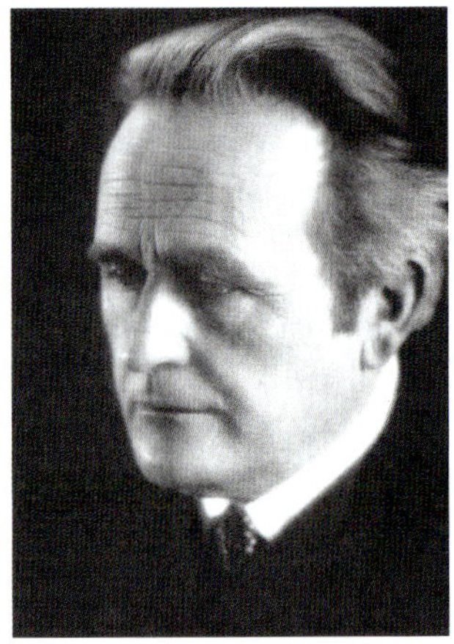

Der Dichter und Alchemist Alexander von Bernus (1880–1965), Begründer des Laboratoriums Soluna.

»Alchemie und Heilkunst« von Alexander von Bernus gehört zu den Schlüsseltexten der modernen Alchemie. Ausgabe von 1936.

kanntesten Vertretern der Alchemie in unserer Zeit. Seine Kurse in vielen Ländern ermöglichten einer großen Zahl von Teilnehmern einen ersten Zugang zur Alchemie, auch wenn einige von diesen später vorzogen, allein weiterzuarbeiten.[20]

In der Schweiz wirkt mein Freund und Lehrer, Augusto Pancaldi. Seine Schüler arbeiten in der Stille in mehreren Ländern weiter.

In Australien sind mehrere Alchemisten emsig am Werk. Hier, wo die Natur mit ihrem großen Reichtum an Gold und Mineralien den Weg so deutlich vorgezeichnet hat, wird sich noch vieles entwickeln, nicht zuletzt durch das Zusammenströmen der Überlieferung vieler Kulturen aus Ost und West. Die Firma Windmill in Victoria produziert spagyrische Erzeugnisse, ebenfalls Australerba in Adelaide mit ihren hochwertigen integralen Kräuterelixieren, die als praktische Kräutertees angeboten werden.[21] Dazu kommt eine Serie beliebter Kräuterweine sowie eine Reihe herzhafter Kräuterhonige, die den altitalienischen Melliti entsprechen. Die auch bei Kindern sehr beliebten Honige sind hochwertige Honigarten aus der weiten, sonnenbeschienenen

20 Einer seiner Schüler, Josef Lüthi (1935–2004), gründete die Schweizer Firma Aurora Pharma, die bis heute Produkte nach den Vorstellungen von Frater Albertus herstellt. (Anm. d. Hrsg.)

21 Manfred Junius war einer der Firmengründer. Die Firma existiert noch heute und stellt die Originalrezepturen nach Junius her. Siehe www.australerba.com.au. (Anm. d. Hrsg.)

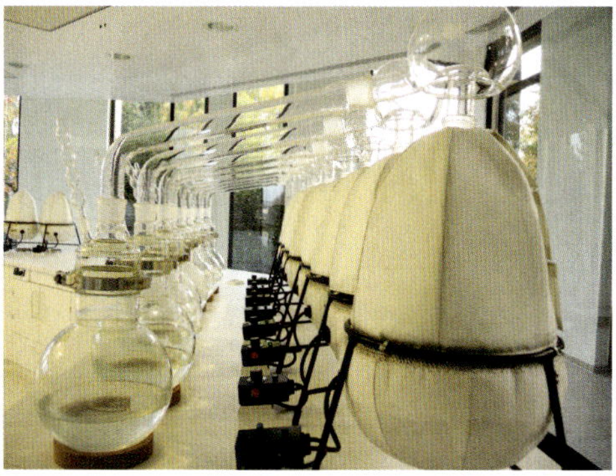

Inzwischen ist die Firma Soluna aus dem Schloss in Tapfheim, Donaumünster, in das neue Firmengebäude in Donauwörth gezogen. Blick in den Destillationsraum. Die Destillation erfolgt unter Luftkühlung; der Raum ist oktogonal angelegt, was einen vergeistigten Prozess unterstützt.

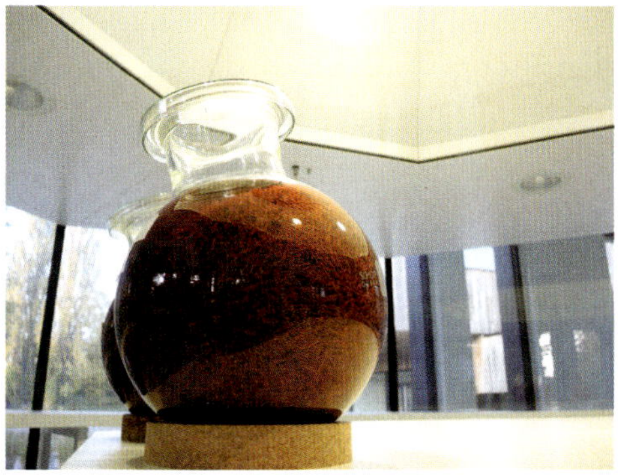

Ansatz einer Safrantinktur, eine Zutat zum Solunat Nr. 17 (früher Sanguisol). Das Mittel soll bei Melancholie das Blut mit der Energie der Sonne anreichern.

Landschaft Australiens, angereichert durch spagyrische Kräuterzubereitungen. Australerba wirkte bahnbrechend mit ihren Produkten, die heute auf dem ganzen Kontinent zu haben sind.

Es bestehen viele verschiedene Aufbereitungsmethoden spagyrischer Heilmittel. Mit einer großen Zahl davon werden wir uns in dem vorliegenden Werk beschäftigen. Einige sind relativ einfach, andere äußerst kompliziert. Darüber hinaus soll der Leser zum eigenen Forschen und Experimentieren und zum Studium der klassischen Texte angeregt werden.

Es geht heute darum, den Schatz der Spagyrik auf seine Wirkungsweise zu überprüfen und ihn von falschen Ansprüchen zu befreien. Nicht alles in den Tausenden von Traktaten der Alchemie ist echt. Auch liegen oft echten Prozessen falsche Vorstellungen zugrunde, aber vielfach sind die falschen Vorstellungen auch auf Seiten der Schulwissenschaft. Die Überlieferung und die Heilmittel zu prüfen, mit neuen Denkansätzen an die weitere Forschung zu gehen, das Echte der Überlieferung zu respektieren und das Falsche davon zu scheiden, das sind die Gebote der Stunde. Auch in diesem Sinne sollte die spagyrische Arbeit, wie Paracelsus sagt, eine Kunst sein, die das Falsche vom Gerechten scheidet.

Die Ratschläge des Basilius Valentinus

In einem der Schlüsseltexte der Alchemie von Basilius Valentinus heißt es: »In solcher meiner Betrachtung aber habe ich eigentlich befunden fünff Stücke, so am vornehmsten sind, und so da allen Suchenden der Weißheit und Kunstliebenden zu erforschen obliegt. Als da ist erstlich, die Anruffung zu Gott: Zum andern, die Betrachtung des Wesens: Zum dritten, die wahre unverfälschte Bereitung: Zum vierten, den Gebrauch: Und zum fünften, die Nutzbarkeit. Solche fünff Stücke nun muss ein jeder Chymicus und wahrer Alchymist wissen zu consideriren und zu erkennen. Dann sonsten ohne das kann er nicht vollkommen seyn, noch vollkommen für einen wahren Spagirum erkannt werden« (aus dem »Triumphwagen des Antimonii«).

Das Studium und die Praxis der Alchemie gründen sich auf Bescheidenheit, Geduld, Ernsthaftigkeit und Entschlusskraft. Die höhere alchemische Praxis kann nur durch persönliche Anweisungen eines qualifizierten Lehrers vermittelt werden. Wer die klassischen Texte ohne eine entsprechende Vorbereitung und Ergänzung liest, wird wenig oder nichts verstehen. Wie die Musik kann die alchemische Kunst nicht allein aus Büchern erlernt werden. Im Grunde wird die Alchemie stets eine Kunst bleiben, die auf persönlicher Einweihung aufbaut.

Über die Person des Basilius Valentinus wissen wir wenig. Nach seinen eigenen Angaben war er ein Benediktinermönch. Unter seinen chymischen Schriften befinden sich die besonders wichtigen Werke »Die zwölf Schlüssel der hermetischen Philosophie« und der »Triumphwagen des Antimonii«. Ob Basilius ein Alchemist des 16. Jahrhunderts war, ob er früher gelebt hat oder ob es nur ein Pseudonym war, soll uns an dieser Stelle nicht beschäftigen. Wichtig ist zu wissen, dass es sich um eine unbestrittene Autorität der Alchemie handelt.

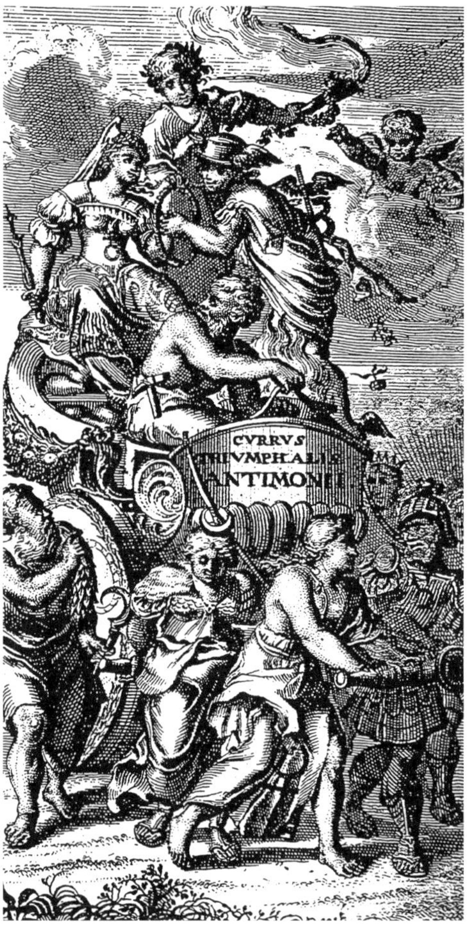

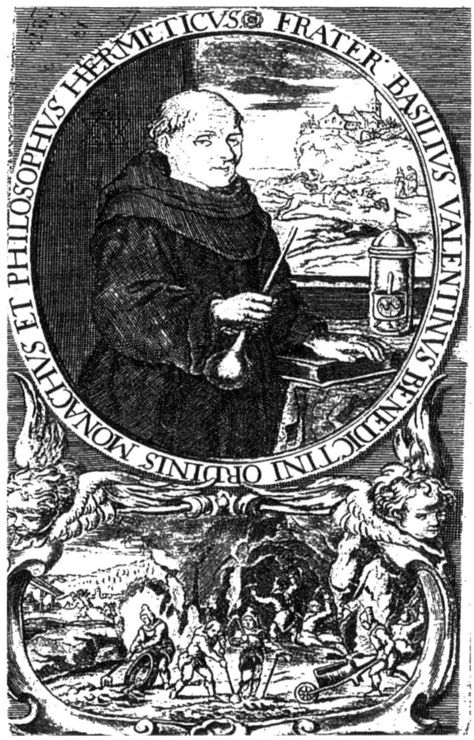

Basilius Valentinus. Frontispiz aus »Chymische Schriften. Zweiter Teil«, 1577.

»Triumphwagen des Antimon« von Basilius Valentinus. Titelkupfer, Ausgabe von 1727.

Wenden wir uns nun seinen fünf Ratschlägen zu:

Die Anrufung Gottes

Sie ist für jeden Spagyriker der Anfang und das Ende, das Alpha und das Omega jeder Absicht und jeder Handlung, und nichts wird jemals ohne sie begonnen. In den klassischen Texten sind uns einige dieser Gebete überliefert, die uns die jeweilige religiöse Haltung ihrer Verfasser erkennen lassen. Hier als Beispiel eine Invokation des Nicolas Flamel, der ein bedeutender französischer Alchemist des 14. und 15. Jahrhunderts war:

»Allmächtiger ewiger Gott, Vater des Lichts, von dem alle guten Dinge und alle vollendeten Gaben zu uns kommen. Ich bitte Dich um Deines unendlichen Erbarmens willen, lass mich Deine ewige Weisheit erkennen, jene, die Deinen Thron umgibt, die alles erschaffen und gemacht hat, die alles leitet und erhält. Schicke sie mir vom Himmel, Deinem Heiligtum, und vom Thron, Deinem Ruhm, dass sie in mich eingehe und in mir arbeite. [Denn] diese ist die Meisterin aller himmlischen und verborgenen Künste, welche das Wissen und die Einsicht in alle Dinge erschließt. Gib, dass sie mich in allen meinen Arbeiten begleitet, damit ich, durch ihren Geist gestärkt, die wahre Einsicht erhalte und ohne Irrtum in der edlen Kunst, der ich mein Leben geweiht habe, voranschreite in der Erforschung des wunderbaren Steins der Weisen, den Du vor der Welt verborgen hast, dessen Entdeckung Du aber Deinen Auserwählten gewährst. Dass ich dieses große Werk, welches ich auf dieser Erde zu vollenden berufen bin, glücklich beginne, fortsetze und vollende (und) dass ich mich immer daran erfreue. Darum bitte ich Dich durch Jesus Christus, den himmlischen Stein, Pfeiler des Wunderbaren, auf ewig begründet, welcher mit Dir bestimmt und herrscht. Amen.«

Nicolas Flamel bittet um die rechte Erleuchtung, um die rechte Erhöhung und Strukturierung seines Bewusstseins, um die ewige Weisheit, die den Grund des Seins bildet.

Und hier ein schlichtes Gebet des Paracelsus:

»O Heiliger Geist, weise mir, was ich nicht weiß, und lehre mich, was ich nicht kann, und gib mir, was ich nicht habe. Gib mir die meinigen fünf Sinne, dass Du, Heiliger Geist, wohnest drinnen; mit den sieben Gaben sollst Du mich begaben und soll Deinen göttlichen Frieden haben. O heiliger Geist! Lehre und weise mich, dass ich recht leben kann mit Gott und meinem Nächsten!«

Die Betrachtung des Wesens

»Dieser wahren Anruffung zu dem lieben Gott folget nun nach der Ordnung die Betrachtung eines jeden Dinges; das ist so viel gesagt, dass alles anfänglich wohl muss betrachtet werden, nemlich die Umstände eines jeden Dinges, was seine Materia und Form, woraus dasselbe seine Würckung überkommen, wodurch sie eingegossen und einverleibet, auch wie sie aus dem Siderischen empfangen, durch die Elementa gewürcket, und durch die drey anfahenden Dinge gebohren und förmlich gemacht werden.[22] Im gleichen wie eines jeden Dinges sein Leib wiederum

22 Alles Existierende hat also seinen Ursprung in der göttlichen Trinität, während die spezifischen Formen und Eigenschaften durch die Elemente und Gestirne vermittelt werden. (Anm. d. Hrsg.)

kann rücklich gemacht, das ist, resolviret werden in seine Primam Materiam, oder erstes Wesen, wie ich dann in den andern meinen Schriften dessen allbereit unterschiedlich gedacht habe, damit aus der ultima Materia die Prima Materia und aus der Prima Materia wiederum die ultima Materia werden kann.[23] (…)

Das ist nun Theoria, nemlich, was sichtbar und greifilich, auch ein zeitliches förmliches Wesen hat, auszugründen, wie ihm fortzuhelffen ist durch seine Zerlegung, dass ein jedes Corpus seinen Nutzen von sich geben kan, was in ihm ist, gut oder böse, Gifft oder Artzney, wie das Ungesunde von dem Gesunden zu scheiden ist, auch wie seine Anatomia anzustellen, und seine Zerstörung und Zerbrechung vorzunehmen, damit justo titulo ohne falsch und Sophisterey Purum ab Impuro [damit ist die richtige Art und Weise gemeint] kan geschieden und separiret werden, welche Scheidung nun geschehen kan durch vielerley Hand-Arbeit, vielerley Wege und Mittel, dero etliche in der Erfahrenheit gemein, etliche aber nicht gemein seynd: als da geschiehet durch Calciniren, Sublimiren, Reverberiren, Circuliren, Putreficiren, Digeriren, Destilliren, Cohobiren, Figiren, und dergleichen, welche Gradus allzumal nacheinander in der Arbeit erfunden, gelemet, ergründet, und offenbar gemacht werden, daraus beweißlich wird, was fix und unfüx, was weiß, schwartz, roth, blau oder grün ist, und so fortan: da anders der Künstler recht damit umgehet, und die Betrachtung wohl anlegen wird …«

Basilius fordert uns auf, die Materie und die Prozesse durchzumeditieren, bevor wir zur Handlung schreiten.

Die unverfälschte Bereitung

Auf die theoretische Betrachtung der Dinge folgt die praktische Aufbereitung, welche die rechte Einstellung, Hingabe und entsprechendes Können verlangt. Zur rechten Erkenntnis kommt nun die Handarbeit, auf diese Weise wird das geplante Werk zur Wirklichkeit.

»Wann nun die Betrachtung eines jeden Dinges recht ergründet worden, welches, wie zuvor ermeldet, anders nichts ist denn Theoria, so folget diesem nach die rechte wahre Bereitung, welche rechte wahre Bereitung durch die Hand-Arbeit muss vollzogen, und zu Werck gerichtet werden, damit etwas Thätliches und Würckliches hernach folgen möge. Aus der Bereitschaft kömmt her die Wissenschaft, nemlich eine solche Wissenschafft, daraus man allen Grund und Gelegenheiten der Artzneyen haben kan. Die Hand-Arbeit geschiehet durch eine fleißige Anwendung; Die Wissenschafft aber bringet sein Lob durch Erfahrung zum Unterscheid dieser beyder; dass eines vor dem andern in gewisser Tugend kann erkannt werden, ist Anatomia ihr aller Richter. Die Hand-Arbeit gibt zu Tage, wie alle Dinge können notoria, beweißlich und sichtbarlich gemacht und vorgestellt werden, die Wissenschafft aber gibt zu Tage Praxin, und den rechten wahren unverfälschten Grund, daraus ein rechter und wahrer Practicus werden kan, und ist anders nichts, denn eine Confirmation und Bestättigung, dass die Hand-Arbeit etwas Gutes offenbahret, und die verborgene geheime Natur heraussen bekannt und beweißlich gemacht hat zum Guten.«

23 Alles kann auf seinen geistigen Ursprung zurückgeführt werden. Prima Materia bezeichnet die »dunkle« Urmaterie, aus dem das eigentlich Stoffliche entstanden ist. »Ultima Materia« ist ein Synonym für den Stein der Weisen. (Anm. d. Hrsg.)

Der rechte Gebrauch

»Wann nun deine Bereitung geschehen, nemlich die Absonderung des Guten vom Bösen, welches durch die Aufschließung geschehen muss, so musst du demnach den Gebrauch in acht nehmen des Gewichts, dass du der Sachen nicht zu viel noch zu wenig thust, welches du in der Würckung kanst mercken und observiren, ob die Artzney zu stark oder zu gelinde, auch ob sie nützlich oder schädlich seyn wolte: welches dann ein Artzt zwar vorhin wissen soll, und dessen einen Grund haben, will er ihm nicht einen neuen Kirch-Hof zubereiten, mit Verlust und Verderb seiner Seelen, und mit Untergang seines guten Namens.«

Der Nutzen

Hier steht vor allem die Gretchenfrage nach der richtigen Dosis im Mittelpunkt.

»Nachdem die Würckung eingegangen ist, sich auszubreiten und auszutheilen in alle Glieder des Leibes, zu suchen den Gebrechen, darzu sie angeordnet und gebraucht wird, so folgt hernach endlich die Nutzbarkeit, als das letzte, das dadurch erkannt wird, was die Würckung Guts zur Nutzbarkeit bracht. Dann es kan wohl eine Sache oder Artzney würcken zum Schaden, und nicht zum Guten, welches der Krankheit eine Widerwärtigkeit, und mehr ein Gifft denn eine Artzney zur Gesundheit seyn würde. Darum so muss ein jeder mit Fleiß darauf wohl Achtung geben, wegen der Nutzbarkeit, dass solches gemercket und aufgeschrieben werde, damit dieselbe Nutzbarkeit nicht vergessen, sondern an andern auch könne gebrauchet werden.«

Vor jeder praktischen Arbeit muss die Theorie verstanden sein. Wir sind aufgefordert, die entsprechenden Texte wiederholt aufmerksam durchzulesen und über sie zu meditieren. »Ora,

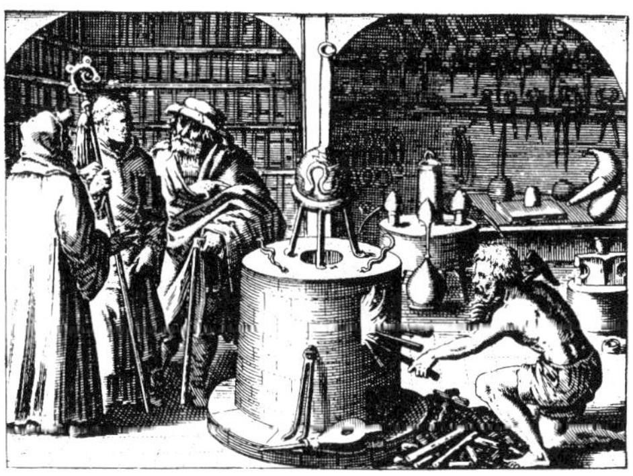

In der Schmiede des Gottes Vulcan. (Musaeum Hermeticum, Frankfurt 1678, Nachdruck Graz 1970)

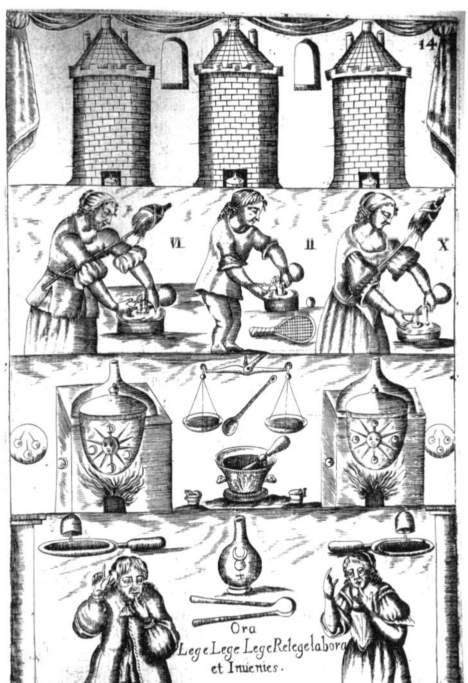

»Ora Lege Lege Lege Relege Labora et Invenies« – »Bete, lies, lies, lies, lies noch einmal, arbeite und du wirst finden« – heißt es im »Mutus liber«, dem »Stummen Buch« der Alchemie von 1677.

lege, lege, lege, relege, labora et invenies« (bete, lies, lies, lies, lies noch einmal, arbeite und du wirst finden). Dieser Satz steht auf der vierzehnten Tafel des »Stummen Buches«; dieses ist ganz in Form von Bildern verfasst und erschien 1677 in La Rochelle.

Betrachten wir nun zwei Stiche, um das bisher Gesagte besser zu verstehen.

Der Stich auf Seite 37 links soll zeigen, dass die Theorie (die Bibliothek) und die Praxis (das Laboratorium) miteinander Hand in Hand gehen müssen, um in der Alchemie Erfolg zu haben. Wir sehen drei Meister der hermetischen Kunst: den Benediktinermönch Basilius Valentinus, den Abt Cremerus von Westminster und den Engländer Thomas Norton, Autor des »Ordinall of Alchemy«. Der Letztgenannte deutet auf den Ofen, auf dem sich ein alchemischer Prozess vollzieht. In den Glaskolben erkennen wir eine geflügelte Schlange, Symbol einer flüchtigen korrosiven Substanz. Das Laboratorium ist symbolisch dargestellt als die Schmiede des Gottes Vulcan. Der Gott selbst dient den drei Meistern, indem er den Ofen mit Feuerholz versorgt.

Der zweite Stich (rechts) stammt aus der Sammlung »Amphitheatrum Sapientiae Aeternae« (»Schauplatz der ewigen allein wahren Weisheit«) des Arztes und Alchemisten Heinrich Khunrath (1560–1605). Der Zeichner dieses besonders schönen Stiches ist Hans Fredemann Vries, der Stecher ist Paulus van der Doost. Das Bild stellt das Motto Khunraths dar: Durchhaltend – Betend – Arbeitend. Links sehen wir ein Oratorium, eine Art Gebetszelt. Der Text auf der Tafel im Zelt bedeutet: »Sprecht nicht von Gott ohne das Licht«. Auf dem Tisch liegen Bücher, symbolische Zeichnungen und Schreibinstrumente. Rechts ist das Laboratorium. Die zwei Säulen tragen die Inschriften »Ratio« und »Experientia«, Vernunft und Erfahrung. Es findet gerade eine Destillation statt, die »Seele« und »Geist« voneinander trennt. Auf dem Ofen erkennen wir die Worte: »Festina lente« (Eile mit Weile). Die Tür in der Mitte des Bildes deutet das Ziel an; sie ist weit entfernt, und draußen ist es hell. Der Text auf dem Torbogen sagt: »Dormiens vigila« (wache im Schlaf). In der Mitte des Bildes sehen wir Musikinstrumente, Symbole der harmonischen Ordnung der Welt und der Kunst. Die Inschrift sagt: »Die heilige Musik verjagt die Sorgen und die bösen Geister, denn der Geist Gottes singt mit Freude im Herzen, wo die heilige Freude wohnt«.[24]

24 Die Beziehung zwischen Alchemie und Musik ist sehr eng. Viele Meister der Alchemie waren zugleich Musiker. Al Razi z. B. ist zugleich Autor einer Enzyklopädie der Musik, wenigstens wird ihm diese zugeschrieben. Die klassische indische Musik ist geradezu eine musikalische Alchemie, die auf Verwandlung des Bewusstseins des Hörers zielt. (»Ein Raga ist das, was den Geist färbt«, sagt ein immer wieder zitierter Spruch.) Der ganze Aufbau eines Ragas im Konzert vollzieht sich nach dem Grundsatz »Solve et coagula«. Der Raum der Oktave, in welcher der Raga verankert ist, wird in zwei Teile gespalten, Sthayi und Antara genannt. Diese werden in der Introduktion (Ālāpa) einzeln entwickelt. Der nachfolgende Sanchari (Herumwandern) fügt die durch das Solve gespaltenen und einzeln ausgearbeiteten Teile dann zusammen. Der Alapa ist weitgehend analytisch, einzelne Bestandteile werden nacheinander vorgeführt, um sie später wieder in das Ganze einzufügen. Die auf die Introduktion folgende Komposition (Bandish oder Gat) bringt das ganze Material dann in eine feste Form und kann mit der alchemischen Figierung verglichen werden. In ihrer Struktur vollzieht sich noch einmal kurz das »Solve«, um dann erneut zu einer Verschmelzung zu führen, die schließlich in einer lebhaften, sich daraus entwickelnden improvisorischen Ausschmückung gipfelt.

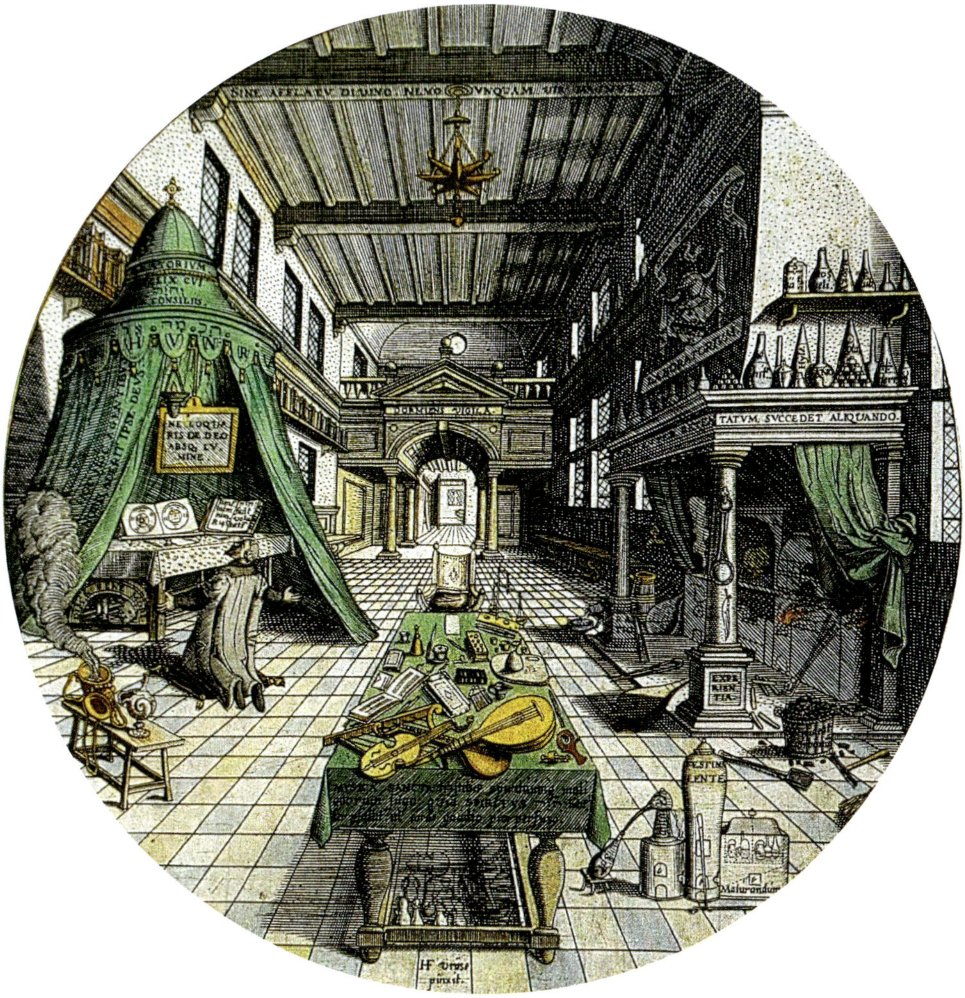

Heinrich Khunrath, »Amphitheatrum Sapientiae Aeternae« (»Schauplatz der ewigen allein wahren Weisheit«), 1595
(aus »Geheimnisse der Alchemie« von Manuel Bachmann und Thomas Hofmeier)

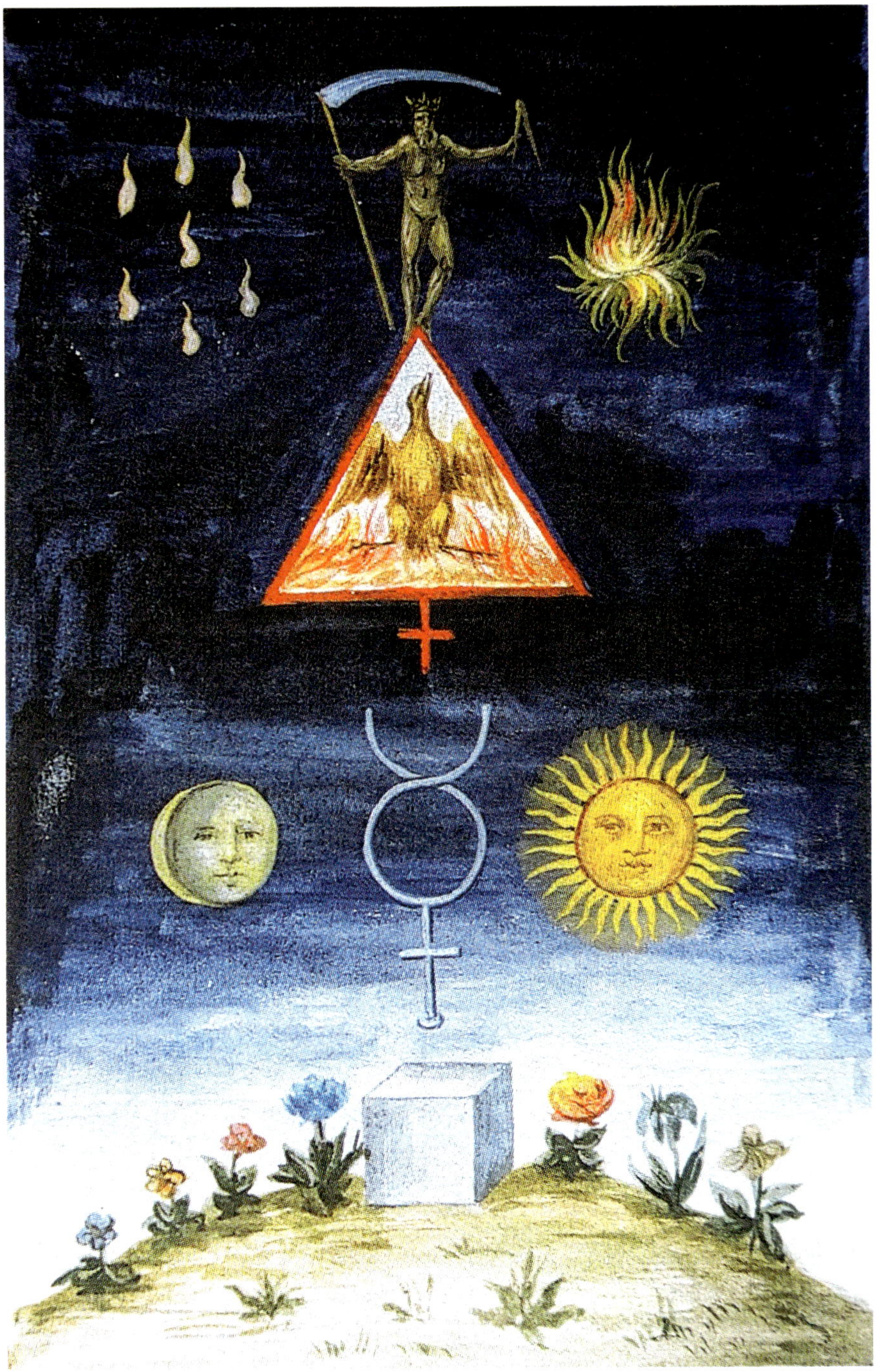

Das himmlische Sulphur als Phönix (auf ihm steht Chronos als göttlicher Baumeister mit Sense und Zirkel zwischen Wasser und Feuer als den Urpolaritäten), der Merkur als goldene Mitte zwischen Sonne (König, Vater) und Mond (Königin, Mutter) und das Salz als Würfel inmitten von sieben Blumen (sieben kosmische Prinzipien in der Natur). (»Recueil de manuscrits chymiques«, Handschrift um 1760, aus »Geheimnisse der Alchemie« von Manuel Bachmann und Thomas Hofmeier)

Die philosophischen Grundlagen der Alchemie

Die drei philosophischen Prinzipien, die vier Elemente und die Quintessenz

Die gesamte Manifestation der Materie wird nach alchemistischer Auffassung aufrechterhalten durch das Zusammenwirken von drei »philosophischen Prinzipien«, die auch als die »drei Essentialen« oder die »drei Substanzen« bezeichnet werden.[25] Der verschieden große Anteil der drei Substanzen in den unzähligen Darstellungsformen der Materie ist für deren Vielfalt verantwortlich. Die verschiedenen materiell vorhandenen Dinge werden daher manchmal auch als »Mixta« (Gemische) bezeichnet. Ein Metall zum Beispiel ist ein »Mixtum«, ebenso eine Pflanze. Auf diese Weise liegen jedem chemischen (nicht alchemischen) Element bestimmte Proportionsverhältnisse der drei Substanzen bzw. »philosophischen Prinzipien« oder »Essentialen« zugrunde.

Die drei philosophischen Prinzipien bilden eine Einheit in der Dreiheit, obgleich sie voneinander verschieden sind.

In der alchemistischen Terminologie werden diese Prinzipien bezeichnet als Sulphur oder Schwefel; Mercurius, Merkur oder Quecksilber; und Sal oder Salz. Diese Bezeichnungen sind nicht zu verwechseln mit deren üblicher Bedeutung in der Sprache der Chemie. Der alchemische Sulphur ist nicht das chemische Element Schwefel (S), ebenso darf das alchemische Quecksilber (Merkur) nicht als das Metall Quecksilber (Hg) angesehen werden. Es handelt sich überhaupt nicht um ein Metall, denn die Metalle sind selbst aus den drei philosophischen Prinzipien zusammengesetzt. Wenn Alchemisten von Schwefel und Quecksilber in den Metallen sprechen, so bedeutet das also nicht etwa, dass Metalle als Quecksilbersulfate angesehen werden.

25 Die Vorstellung der Trinität ist universell. Paracelsus meinte, dass Gott eine dreifache Natur habe; die vedische Religion kennt dies als Brahma, Vishnu und Shiva, in der altägyptischen Epoche waren es Isis, Osiris und Horus; auch Hermes Trismegistos ist der Dreifache an Weisheit – sein Wissen erstreckt sich von der Vergangenheit über die Gegenwart in die Zukunft und umfasst Körper, Seele und Geist. Das Christentum, das sich aus diesen Wurzeln entwickelt hat, nennt die Trinität Gott Vater, Sohn und Heiliger Geist. In den alten vorchristlichen Religionen gilt auch die Erdenmutter als dreifach, im Alpenraum sind es die drei Saligen, im Rheinland die drei Matronen; auch die Darstellung von Katharina, Barbara und Margarethe folgt dieser Idee.
Die Trinität bildet die geistige Urkraft des Seins. Diese Urkraft spiegelt sich in der sinnlich wahrnehmbaren Welt als Sal (Körper), Merkur (Geist) und Sulphur (Seele); die Mischungen dieser Drei führen zu den uns wahrnehmbaren unterschiedlichen Qualitäten in der stofflichen Welt. Die Brücke zwischen der göttlichen Trinität und unserer Welt wird durch die sieben kosmischen Grundkräfte, Sonne und Mond und die fünf Wandelplaneten, gebildet. Daraus ergeben sich die Korrespondenzen von Planet, Organ und Substanz (z. B. Sonne, Herz, Gold, Johanniskraut, Biene).
Auch in der Betrachtung des Menschen wird die Dreigliederung verwendet: Einteilung in Körper, Seele und Geist; Kapha, Pitta und Vata im Ayurveda; Stoffwechsel-Gliedmaßen-System, Rhythmisches System und Nerven-Sinnes-System in der anthroposophischen Medizin; Psora, Sykose und Lues als Diathesen in der Homöopathie; Astheniker, Athlet und Pykniker als Konstitution. (Anm. d. Hrsg.)

In der alchemischen Terminologie bedeutet:

☿ **Merkur (Quecksilber):** das Lebensprinzip bzw. die Lebenskraft, der Geist (im Sinne von »Lebensgeist«), Lebenswasser, ferner das Flüchtige, das Ätherische. In der indischen Überlieferung wird Merkur auch als Prāṇa bezeichnet. Merkur ist anonym und nicht bewusst. Er stellt das weibliche oder passive Prinzip dar.

🜍 **Sulphur (Schwefel):** die Seele, das Bewusstsein, als Atman oder Atma in der indischen Überlieferung bezeichnet, und zwar im Sinne von Jīvātman, das heißt individueller Seele (auch als zentraler Punkt des Bewusstseins bezeichnet), wie manchmal auch im Sinne des universellen Sulphurs, das heißt der »Weltseele« (Paramātman). Sulphur ist stets bewusst und nie anonym. In der indischen Sāṁkhya-Philosophie wird das Wort Prāṇa auch im Sinne von Seele gebraucht, aber das ist eine Besonderheit dieses philosophischen Systems. Weiterhin ist Sulphur das Feurige, Leuchtende, Brennende, das männliche oder aktive Prinzip.

🜔 **Sal (Salz):** das Feste, der Körper, die Materie im eigentlichen Sinne.

Aus dem eben Gesagten ist erkennbar, dass man die Bezeichnungen »Geist« und »Seele« hier in einem anderen Sinne gebraucht als zum Beispiel in der anthroposophischen Formulierung, wo der Geist das Bewusstsein bildet und die Seele als zwischen Geist und Körper lebend und vermittelnd betrachtet wird. Es handelt sich hier um einen Unterschied des Sprachgebrauchs und nicht unbedingt um ein weltanschauliches Problem. Die Bezeichnung »Lebensgeist« ist vielen in westlichen okkulten Überlieferungen geschulten Lesern durchaus ein vertrauter Begriff.

Der Geist (Merkur) im alchemistischen Sinne ist weiblich, anschmiegsam und formbar, kann aber auch korrosiv wirken. Arabische Kosmologen gebrauchen den Ausdruck Rûh (hebräisch: Ruah), was auch die Bewegung der Luft oder den lebendigen Atem (Sanskrit: Prāṇa) bedeutet. Das Wort ist verwandt mit dem arabischen Wort Rîḥ (Wind). Lebewesen atmen die Lebenskraft mit der Luft ein, damit sie die subtileren Körper bzw. Organe ernähren kann, daher die als Prāṇayāma bekannten indischen Atemtechniken.

Nach dem arabischen Philosophen und Arzt Averroes ist die Vitalkraft als eine Substanz im interstellaren Raum anwesend. Durch Atemprozesse kann sie assimiliert werden, um dann im Herzen in Leben verwandelt zu werden. Dies erinnert an die Vorstellung des Äthers im Weltenraum, in der indischen Überlieferung als Ākāśa (Raum oder Äther) bezeichnet.

Nach der chinesischen Auffassung wird Lebenskraft in viele weitere einzelne Lebenskräfte differenziert, die als verschiedene Formen von Chi bezeichnet werden. Diese wandeln sich ständig um, verbinden sich neu, streben zueinander und wieder auseinander und durchströmen in verschiedenen Formen die Organismen. Chi ist elastisch, formbar, anpassungsfähig. Durch das Atmen mischt sich nach chinesischer Auffassung die kosmische Energie mit den Energien, die der Lunge von der Milz her zugeführt werden. Diese zusammengesetzte Energie strömt dann in dem als »Lunge 1«[26] bekannten Punkt (Chungfu) in das Meridiansystem ein.

26 Der Punkt »Lunge 1« ist unterhalb des Schlüsselbeins, in der Grube am Oberarmgelenk gelegen. Weitere Punkte, die mit dem Chi in Verbindung stehen, sind z. B. die Punkte »Konzeptionsgefäß 17« in der Mitte des Brustbeins und der Bereich zwischen den Schulterblättern (»Inkarnationszone«), links und rechts der Wirbelsäule, sowie der Punkt »Niere 1«, der sich mittig auf der Fußsohle unterhalb des Fußballens befindet (»Wurzel-Fußchakra«). (Anm. d. Hrsg.)

Im Körper ist das Merkur-Prinzip besonders stark im Blut und im Samen wie auch im Atem und im Herzen wirksam. In der indischen Alchemie wird der Merkur auch als der Same des Gottes Shiva bezeichnet. Shiva, Gott als Schöpfer, Verwandler und Zerstörer, damit wieder Neues geschaffen werden kann, ist der Herr der Alchemie und Verursacher aller Transmutationen.

Der Sulphur, der Schwefel oder die Seele, ist das männliche Prinzip. Wird der Merkur auch gelegentlich als Mond, das Mondhafte oder Diana bezeichnet, so ist der Schwefel die Sonne, das Sonnenhafte, Apollo, die Urpotenz, das formgebende Prinzip, das Aktive, das Prinzip des »unsichtbaren Feuers« und auch der Liebe.

Betrachten wir nun einen Stich aus dem »Viridarium Chymicum«:

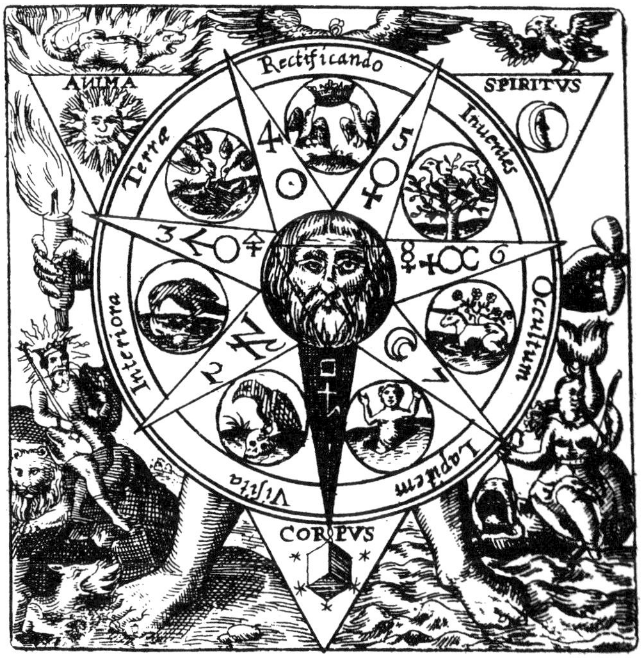

Der alchemistische Kosmos mit seinen Elementen, Planeten und Prozessen. (»Viridarium Chymicum«, Ausgabe Frankfurt 1624)

Das auf der Spitze stehende Dreieck stellt die drei philosophischen Prinzipien dar.

Rechts oben sehen wir die Inschrift »Spiritus«. Hier ist das Flüchtige (der die Schwingen öffnende Vogel). Wir erkennen auch den Mond, das weibliche Prinzip. Diese Ecke stellt den Merkur dar. Links oben erkennen wir die Inschrift »Anima«; wir sehen ebenfalls die Sonne, das männliche Prinzip, und einen Salamander, Symbol des Feurigen. Diese Ecke stellt den Sulphur dar. Sulphur und Merkur zusammen bilden das Gesetz der Polarität. In der unteren Spitze des Dreiecks sehen wir einen Würfel, das Symbol der Materie[27], der von Sternen umgeben ist. Die Sterne sind die gigantischen Laboratorien, in denen die Materie ausgearbeitet wird. Der Würfel bedeutet alles Körperliche und Materielle schlechthin. Da die Materie auf dem Zusam-

27 Die Materie wird wahlweise als Quadrat oder Würfel dargestellt (statische Form unter den platonischen Körpern, die auf der Vierzahl beruht, die wiederum mit der Materie in besonderer Beziehung steht) oder als gleichschenkliges Kreuz, meist von einem Kreis umgeben, als Swastika (Sonnenrad) oder als Reichsapfel (Kugel mit Kreuz). (Anm. d. Hrsg.)

menwirken polarisierter Kräfte beruht, ist sie neutral. Diese untere Ecke des Dreiecks stellt das Sal (Salz) dar.

In der rechten Hand des Alten auf der Sulphur-Seite sehen wir eine Fackel, die Feuer, Licht und Wärme symbolisiert. In der Linken hält der Alte eine Fischblase, Symbol des Schwebenden, Flüchtigen wie auch des Luftigen und des Luftdrucks. (Es handelt sich nicht etwa um eine Geldbörse, wie manchmal behauptet wird.) Der rechte Fuß des Alten steht auf der festen Erde, der linke im Wasser.[28] Auf der Sulphur-Seite sehen wir einen König mit einer Sonnenaura, der auf einem Löwen sitzt, Tierkreiszeichen der Sonne, und weiter unten sehen einen feuerspeienden Drachen. Auf der Merkurseite sehen wir Diana mit der auf ihrem Kopf ruhenden Mondsichel und dem Jagdbogen, die Göttin reitet auf einem Seeungeheuer.

Das Salz unten in der Mitte entsteht aus dem Zusammenwirken der beiden Prinzipien Schwefel und Quecksilber.[29] Alle Dinge und Wesen im Universum enthalten die drei philosophischen Prinzipien, sie sind die drei notwendigen »Substanzen«, die die materielle Verdichtung überhaupt erst möglich machen.

In modernerer Sicht können wir das Salz auch als Massenteilchen bezeichnen, Merkur oder Quecksilber entspricht der Wellenbewegung, während Sulphur oder Schwefel das Lichtquantum darstellt. Eine ebenfalls akzeptable Analogie würde die Entsprechung von Proton (Sulphur), Elektron (Merkur) und Neutron (Salz) darstellen. Alexander von Bernus bezeichnet in seinem Werk »Alchymie und Heilkunst« die negative Elektrizität, die als chemischer Körper atomistisch gegliedert ist, als den »Urstoff«.[30]

In seinem berühmten Buch der hieroglyphischen Figuren[31] bezeichnet Nicolas Flamel die Beziehung zwischen Sulphur und Merkur folgendermaßen: »... diese sind zwei Schlangen, die um den Caduceus oder Merkurstab befestigt sind, durch welchen Merkur seine große Kraft bezieht und sich nach Wunsch verwandelt ...«

Das Symbol des Schlangenstabes erscheint in vielen Überlieferungen, zum Beispiel als der Stab des Moses, als Äskulapstab, als die Wirbelsäule, umwunden von den beiden Kraftstromkanälen Iḍā und Piṅgalā in Yogadarstellungen oder als Skulptur oder malerische Darstellung in der indischen Kunst.

Die Nāḍīs (von der Wurzel *nad,* Bewegung) sind subtile Kanäle, durch welche die Lebensenergien strömen. Die gröberen Kanäle sind Nerven, Venen und Arterien, die auch der westlichen Medizin bekannt sind. Die subtileren Gefäße, durch welche die Prāṇa-Energie fließt, wie die Meridiane der chinesischen Medizin, haben dagegen bisher keine genaue Entsprechung in der modernen Medizin. Die in der Abbildung rechts oben dargestellten Nāḍīs mit den Kraftzentren

28 Die kalten Elemente Erde und Wasser haben ein Dreieck nach unten und sind mit der stofflichen Welt verbunden, im Gegensatz zu den warmen Elementen Feuer und Luft, die beide mit einem Dreieck nach oben dargestellt werden, als Symbol für die geistige Welt. Die Verbindung von beiden bildet das Hexagramm, das die Quintessenz symbolisiert. (Anm. d. Hrsg.)

29 Der Kreis in der Bildmitte enthält den aus sieben Worten bestehenden Satz: »Visita Interiora Terra, Rectificando Inveniens Occultum Lapidem« (Besuche das Innere der Erde, und Du wirst den verborgenen Stein finden). Abgekürzt ergeben die jeweils ersten Buchstaben das Wort VITRIOL, das in der Alchemie häufig als Synonym für den Stein der Weisen verwendet wird. Im zentralen Bereich sehen wir entsprechend die sieben kosmischen Grundkräfte; ganz unten Saturn und das Quadrat als Symbol für Sal. Die sieben runden Bilder sind allegorische Darstellungen alchemistischer Prozesse. (Anm. d. Hrsg.)

30 Alexander von Bernus, Alchymie und Heilkunst. Nürnberg 1972, S. 95/96.

31 Nicolas Flamel, Le Livre des Figures Hierogliphiques, Neudruck Paris 1971.

Die drei wichtigsten Yoga-Nāḍīs: der Energiekörper des Menschen im Ayurveda.

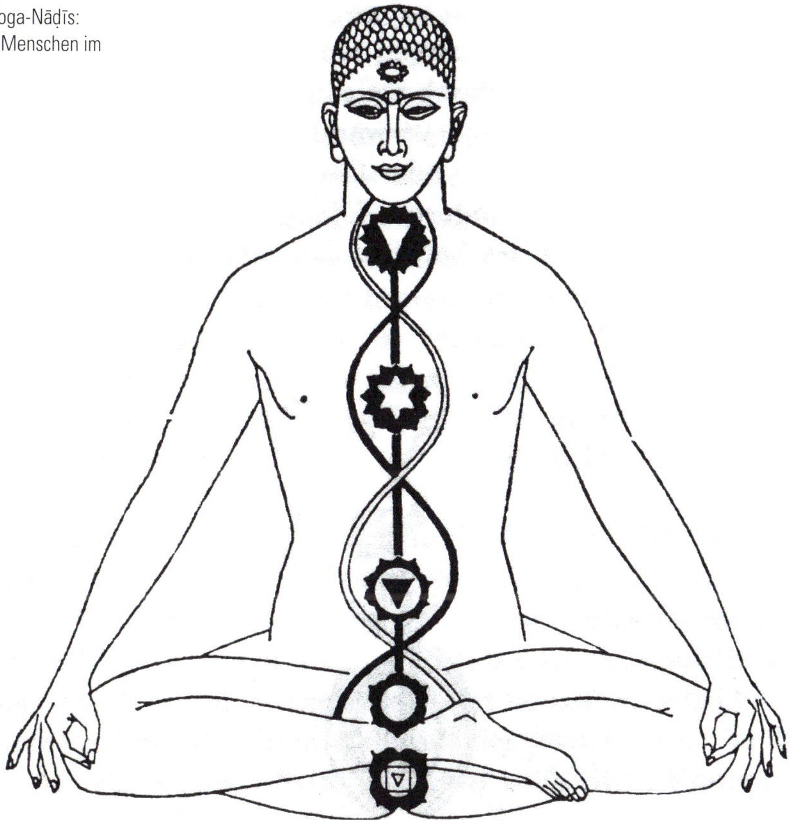

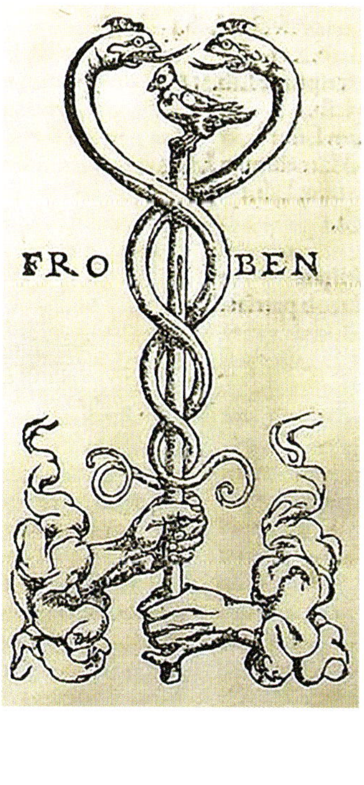

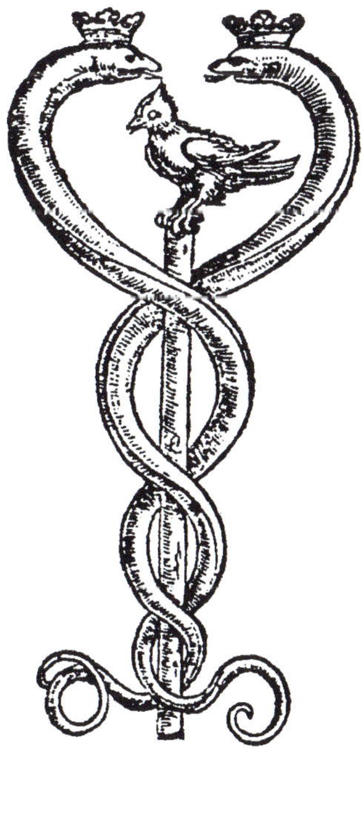

Der Merkurstab oder Caduceus nach einer Zeichnung von Hans Holbein dem Jüngeren. Das Bild diente dem Verleger der Werke des Paracelsus, Johann Froben (1460–1527), auch als Vorlage für sein Druckerzeichen. Die beiden Schlangen überkreuzen sich viermal (vier Elemente) und bilden dabei drei Bereiche (Trinität); an fünfter Stelle, im oberen Bereich, befindet sich die Taube (Quintessenz) zwischen den Schlangenköpfen. Die Schlangen verkörpern einerseits das duale Grundprinzip (Sonne und Mond), welches das Dritte hervorbringt, aber auch die Idee, dass alles Gift und Arznei zugleich ist, je nach Dosis und Aggregatszustand.

Name	Iḍā = rechtes Gehirn	Śuṣuṁnā = linkes Gehirn	Piṅgalā
Wesen	Mondenhaft «Verkörperung des Nektars»	Feuerhaft	Sonnenhaft
Temperatur	Kühlend		Erhitzend
Farbe	Blass	Feurig rot	Feurig rot
Geschlecht	Weißlich (Sakti-Rupa)		Männlich (Rudra-Rupa)
Lauf	Vom rechten Hoden zur linken Nasenöffnung	Im Innersten der Wirbelsäule	Vom linken Hoden zur rechten Nasenöffnung
Zugeordneter Fluss	Mondenhaft «Verkörperung des Nektars»	Mondenhaft «Verkörperung des Nektars»	Mondenhaft «Verkörperung des Nektars»

(Chakras) im zentralen Kanal werden als die wichtigsten Nāḍīs betrachtet; sie werden als Iḍā, Piṅgalā und Śuṣuṁnā bezeichnet. Hier eine Übersicht dieser Hauptnāḍīs:

Der Śuṣuṁnā-Kanal vereinigt in sich das Mondenhafte, das Sonnenhafte und das Feurige. Innerhalb des Śuṣuṁnā-Kanals befindet sich die leuchtende Vajrā-Nāḍī (auch Vajriṇī-Nāḍī genannt), und innerhalb von dieser läuft die blassfarbene Citrā oder Citriṇī-Nāḍī, ein mondenhafter Kanal, dessen Inneres auch Brahma-Nāḍī genannt wird.

Auf einer Rajasthani Miniaturmalerei des 18. Jahrhunderts sehen wir auf einem Altar das Lingam, das Zeugungsorgan des Gottes Shiva; zu beiden Seiten befinden sich die Schlangen, welche die Nāḍīs Iḍā und Piṅgalā symbolisieren. Die größere, vielköpfige Schlange kann als die Kundalinī (wörtlich »die Zusammengerollte«, das heißt die Schlangenkraft) erkannt werden, die nach ihrer Erweckung in der Wirbelsäule aufsteigt und nacheinander die Chakras (siehe Abbildung Seite 45 oben) erweckt. Wenn sie das höchste Chakra erreicht, entfaltet der Yogi zugleich die höchste Bewusstseinsstufe. Der Altar symbolisiert die Yoni, das weibliche Geschlechtsorgan. Der Dreizack mit dem Wimpel ist ein weiteres Symbol Shivas. Wir erkennen auch noch eine Glocke und verschiedene Pflanzen, darunter rechts unten die Tulsi-Pflanze *(Ocimum sanctum)*, eine Basilikumart, die in Indien besonders hoch geschätzt wird. Den Rahmen der Darstellungen bilden Quadrate von vier alchemischen Farben: Schwarz, Weiß, Rot und Gold, die Stadien des Großen Werkes entsprechen (Nigredo, Albedo, Rubedo und Projektion).

Zusammenfassend können wir sagen, dass wir im Universum überall drei Formen der Manifestation zugleich beobachten:

1. Die winzigen Bausteine der Atome, welche die Materie bilden, das Prinzip Sal.
2. Das Lebensprinzip, Prāṇa, das sich in einer Unzahl von Formen zu verwirklichen sucht, von den einfachsten Molekülen bis zu den kompliziertesten Strukturen; wir erkennen darin das Merkur-Prinzip.
3. Das Bewusstsein, die Intelligenz, das alles Lebendige leitet und formt; das ist die Seele, Jīvātman oder Átman, das Prinzip Schwefel.

In der Alchemie werden für die Trinität folgende Symbole benutzt:

☿ = Merkur
🜍 = Sulphur
⊖ = Salz

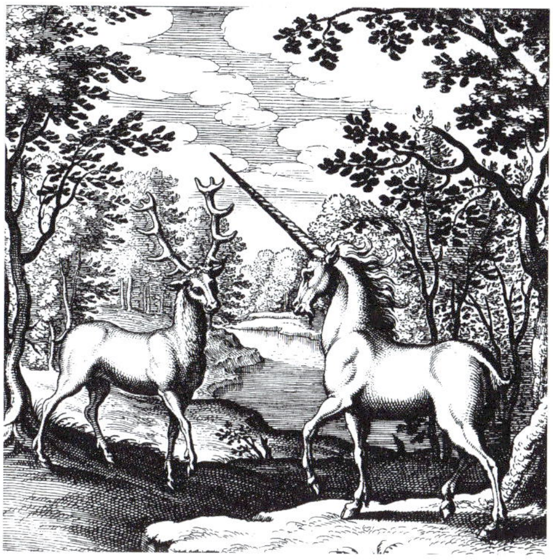

Mercurius als Hirsch und Sulphur als Einhorn begegnen sich im Wald (Salz). (Aus »De lapide philosophoric«, Lamsprinck 1625)

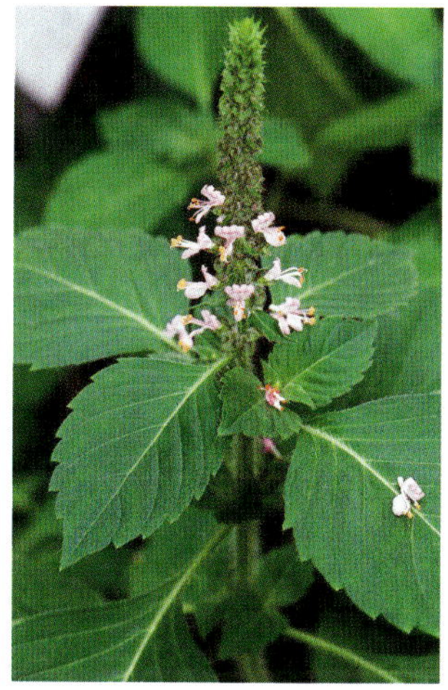

Heiliges Basilikum oder Tulsi *(Ocimum sanctum)* wird zur Anregung der Kundalini-Energie getrunken und geräuchert. (Foto Olaf Rippe)

Die drei philosophischen Prinzipien sind unseren Sinnen zugänglich in Form von Materie, die sich in den Zustandsformen fest, flüssig, gasförmig, strahlend oder ätherisch zeigt. Diese Erscheinungsformen werden als die vier Elemente betrachtet und als Erde, Wasser, Luft und Feuer bezeichnet, mit den Eigenschaften kalt, feucht, trocken und heiß.

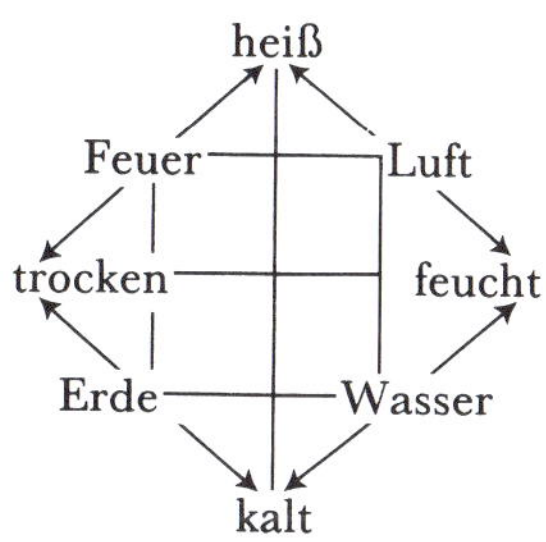

Aufgrund ihrer Doppeleigenschaften können sich die Elemente teilen und miteinander mischen. Zwei Elemente haben jeweils eine Eigenschaft gemeinsam, und jedes Element enthält in sich auch etwas von den übrigen drei. Feuer aus dem Wasserelement wäre zum Beispiel die Darstellung von Knallgas durch Trennung von Wasserstoff und Sauerstoff mithilfe der Elektrizität.

Die Elemente der Alchemie sind demnach keine Grundstoffe im Sinne der Chemie, sondern offenbaren sich als Zustandsformen der Materie. Sie werden durch folgende Symbole dargestellt:

△	= Feuer	🜁	= Luft
▽	= Wasser	🜃	= Erde

Zusammen bilden sie das Symbol ✡, auch als Salomos Siegel oder Davidstern bekannt.[32]

32 Das Hexagramm bildet sich, indem man die Elementendreiecke übereinanderlegt. Es ist mit der Zahl sechs verbunden. Die sechs Eckpunkte stehen in Beziehung zu kosmischen Grundkräften, mit der Sonne als Mittelpunkt (die drei unteren Zacken entsprechen den untersonnigen Prinzipien Mond, Merkur und Venus, die drei oberen Zacken den obersonnigen Mars, Jupiter und Saturn. (Anm. d. Hrsg.)

Das Element Feuer ist charakterisiert durch Aussendung von Licht und/oder Wärme, das Element Wasser ist der flüssige Zustand, das Element Luft ist gasförmig und flüchtig, und das Element Erde ist die konkrete, feste Beschaffenheit der Materie.

In der praktischen Laboralchemie werden je nach Art der jeweiligen Arbeit verschiedene Substanzen als die Elemente bezeichnet. Im »Opus Vini«, dem Werk mit dem Wein, zum Beispiel gilt der Alkohol als die Luft (da er flüchtig ist), das nach dessen Abdestillation verbleibende Phlegma als das Wasser, der nach der folgenden Abdestillation des Phlegmas verbleibende feste Rückstand ist die Erde, und die leuchtende Farbe des Weines, die durch besondere Handgriffe ausgezogen wird, ist das Feuer. Es kommt bei der Trennung der Elemente, die nie ganz vollständig vollzogen werden kann, stets darauf an zu erkennen, welche Substanzen als die Elemente angesehen werden. Die entsprechenden alchemistischen Texte machen das jeweils deutlich.

Wir können noch weiter über die Bedeutung der Elemente reflektieren.

🜂 **Das Feuer** bedeutet: Wärme, Ausdehnung, das Aktive, weiterhin das Schöpferische, das Reine, das Subtile, das Edle, das Tugendhafte, das Männliche, die Potenz, die Kraft, der Wille, die Großzügigkeit, der Altruismus, die Intuition.

🜁 **Die Luft**, welche dichter ist als das Feuer, aus dem sie präzipitiert, ist Vermittlerin zwischen dem Feuer und dem Wasser. Sie ist auch »Trägerin des Samens« und bedeutet im weiteren Sinne Weisheit, Klarheit, Sauberkeit, Intellekt, Vernunft, die Fähigkeit der Mitteilung und die Ausdehnung der Wesen.

🜄 **Das Wasser** ist das Ergebnis der Koagulation des Feuers und der Luft. Der Dampf verdichtet sich und wird zu Wasser. Das Wasser ist magnetisch und wird als Universalmenstruum bezeichnet, auch als »Mutter der Dinge«. Es ist entweder verdichtete Luft oder flüssige Erde; sein Charakter ist kalt und zusammenziehend. Es bedeutet im weiteren Sinne das Passive, das Absorbierende, das Durchdringende, das Leben, die Gefühle, die Liebe zur Natur und zur großen Familie. Es wirkt vermittelnd zwischen der Luft und der Erde.

🜃 **Die Erde** ist fest und trägt in besonders deutlicher Weise die anderen drei Elemente in sich. Wir finden darin das koagulierte Feuer, das koagulierte Wasser, die Luft und den verdichteten Dampf. Sie ist die »Mutter der Metalle«, der Mineralien, der Pflanzen und Tiere, daher wird sie auch als die »Große Schatzhalterin« bezeichnet. Sie ist die Mutter aller materiellen Dinge, die durch die Evolution das ewige Leben erreichen sollen, und durch die Unvollkommenheit der Dinge bringt sie die Erkenntnis dessen, was zur Vollendung noch fehlt.

Der Alchemist Johannes Isaac Hollandus[33] unterscheidet zwischen den beiden offenbaren Elementen Wasser und Erde und den beiden influierenden Elementen Luft und Feuer. Die Letzteren verbergen sich in den Erstgenannten, die Luft im Wasser und das Feuer in der Erde. Wasser und Erde sind fixe Elemente, beide werden durch auf der Spitze stehende (absteigende) Dreiecke dargestellt; Feuer und Luft sind flüchtig, sie werden durch nach oben weisende Dreiecke dargestellt. Auf dem auf Seite 43 besprochenen Stich sehen wir unten die fixen Elemente und oben die flüchtigen. Die übrigen Einzelheiten des Bildes beziehen sich weniger auf die Alchemie im Pflanzenreich, die auch als das »Kleine Werk« bezeichnet wird, als eher auf das

33 Johannes Isaacus Hollandus, Alchemist des 16./17. Jahrhunderts.

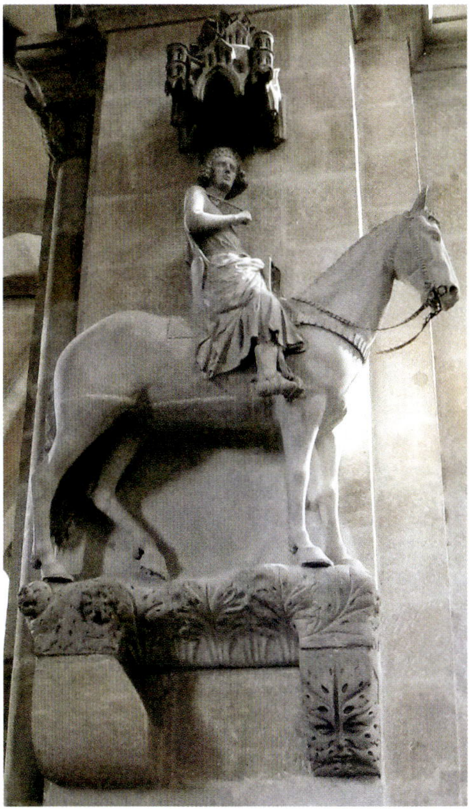 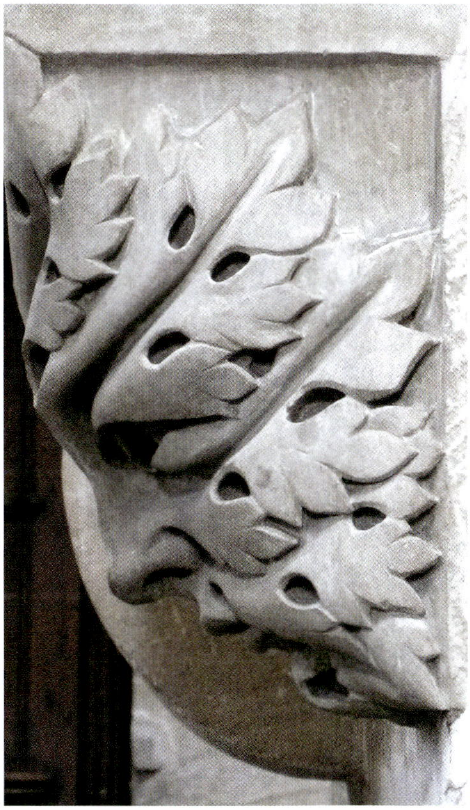

Der berühmte Bamberger Reiter aus dem 13. Jahrhundert ist eine Allegorie auf die vier Elemente und die Quintessenz: Der unbehauene Stein stellt das Element Erde und das Mineralreich dar, der Grüne Mann verkörpert das Wasser und die Pflanzenwelt, das Pferd steht für das Element Luft und die Tierwelt, der Reiter symbolisiert das Feuer und den Menschen. Die Quintessenz bildet als Kirche die Krone über dem Haupt des Menschen.
Rechts die beseelte Natur als Grüner Mann am Sockel des Bamberger Reiters. (Fotos Olaf Rippe)

»Große Werk«, die Arbeit mit Metallen und Mineralien, mit dem wir uns hier nicht beschäftigen wollen.

✡ **Die Quintessenz** ist als fünftes Wesen innerhalb der vier Elemente allgegenwärtig, ist jedoch keines der vier Elemente. Die Quinta Essentia wird als die ganze Schöpfung durchdringend angesehen. In gewissem Sinne kann sie mit dem Äther oder dem Raum (Ākāśa) der indischen Überlieferung verglichen werden. »Sie macht alles, und ohne sie kann nichts gemacht werden«, sagt Raimundus Lullus[34]. Sie ist die alles verbindende Kraft, der Grund, ohne welchen die Elemente tote Materie wären. Sie ist der geistige Kern aller Dinge und nach Paracelsus der Extrakt der Elemente, ihr unverderbliches ewiges Substratum. Als solches ist sie zugleich Ursprung und Ziel aller Evolution. Die Quinta Essentia ist die zusammenhaltende Kraft aller lebenden Wesen und aller existierenden Dinge. Sie wird auch bezeichnet als Mutter, Himmlisches Wasser, Universalgeist, Mercurius, Erdmutter, Mutter der Wässer, Nie versagende Quelle, Ozean,

34 Raimundus Lullus, ca. 1235–1315, katalanischer Alchemist und Mystiker.

Coelum, Substantia Coelestis, Spiritus Coelestis, Radix Substantialis, Seminarium Mundi, Himmlisches Menstruum, Clavis Philosophorum.

Das Freilegen der Quinta Essentia bzw. dessen, was jeweils als ihr Hauptträger angesehen wird, ist für viele spagyrische Aufbereitungen charakteristisch. Auf diese Weise werden manche Magisterien auch als »Die Quintessenz aus dem Wein« oder »Die Quintessenz aus dem Honig« bezeichnet.

In der Labor-Alchemie werden oft verschiedene Substanzen als Quinta Essentia bezeichnet, und ein oft gehörter Lehrsatz besagt, dass sie keines der vier Elemente ist, sondern sich als eins der drei philosophischen Prinzipien herausstellt. Insofern wird die Bezeichnung Quinta Essentia auch für bestimmte Substanzen wie zum Beispiel Weingeist oder auch für die später zu besprechenden Pflanzensteine gebraucht.

Vergegenwärtigen wir uns noch einmal das Gesamtschema.

1. **Ein Göttliches Prinzip**, das sich als Vereinigung der Prima Materia (ursprüngliche Materie) und der Prima Energia (ursprüngliche Energie) offenbart. Die beiden Prinzipien stellen eine Wirklichkeit dar und bilden die Grundlage der Schöpfung. (Siehe das Bildnis Shivas, Seite 58.) Dieser erste Teil des Schemas wird in der Alchemie auch gelegentlich einfach als Prima Materia bezeichnet.

2. **Die Polarität oder Zweiheit:** die Prinzipien Sulphur und Merkur als Gegensätze. Weiterhin auch der Gegensatz zwischen dem Fixen und dem Flüchtigen, das »Solve« und das »Coagula«, Sonne und Mond, Yang und Yin usw. (Siehe auch Abbildung Seite 53, Hermes Trismegistos mit

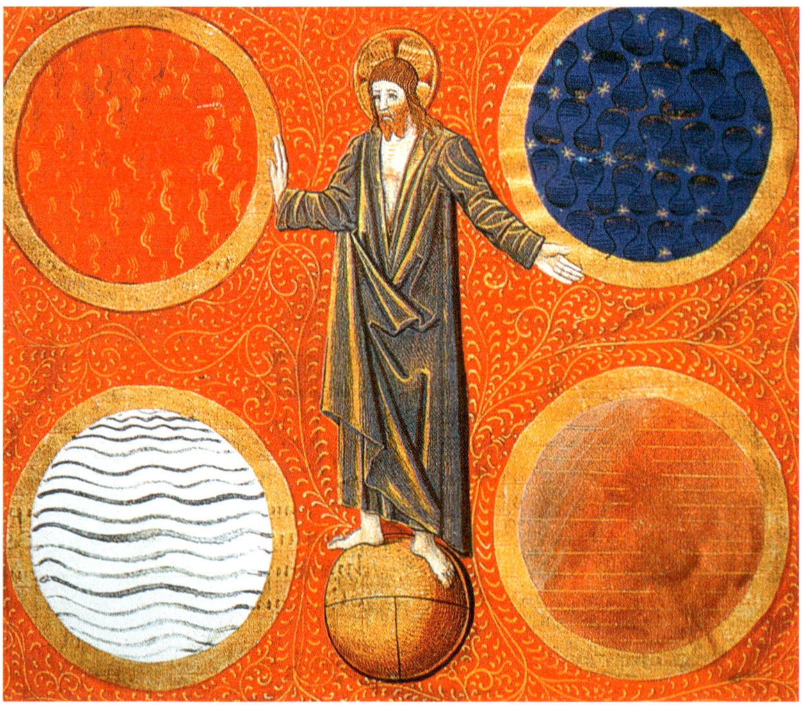

Jesus als Quintessenz inmitten der vier Elemente. (»De proprietatibus rerum«, 15. Jahrhundert)

Die Smaragdtafel des Hermes Trismegistos

Die »Tabula Smaragdina« (Smaragdtafel) ist nach alchemistischer Auffassung das Testament des Hermes Trismegistos. Er soll als Eingeweihter im alten Ägypten gelebt haben. Ob dies stimmt oder es sich um einen Titel, ähnlich wie Merlin oder Weleda, oder um eine symbolische Figur handelt, ist in der Alchemie nebensächlich – wesentlich ist der zeitlose Inhalt des Textes. Die Schriften sollen angeblich in der Cheopspyramide gefunden worden sein. Der Text gilt als eines der grundlegenden hermetischen Glaubensbekenntnisse. (Anm. d. Hrsg.)

Der Text lautet in der Übersetzung:

»Wahr ist und ohne Lüge gewiss und zuhöchst wahrhaftig, dass das Untere ist gleich dem Oberen, und das, was oben ist, ist gleich dem Unteren, zu vollbringen die Wunder eines einzigen [oder einigen] Dinges. Und so wie alle Dinge aus diesem entstanden sind durch das schöpferische Sein dieses Einen, so werden auch alle Dinge aus diesem einen Wesen nach Anordnung der Natur geboren.

Sein Vater ist die Sonne, der Mond seine Mutter, und der Wind trägt es in seinem Leibe aus. Die Erde nährt es. Dies ist die Kraft der ganzen Welt. Ohne Grenze ist seine Kraft, wenn sie sich der Erde zuwendet.

Trenne die Erde vom Feuer, das Feine vom Groben, sanft und voll Sorgfalt. Von der Erde steigt es zum Himmel empor und steigt wieder herab zur Erde, um die Kraft des Oberen und des Unteren in sich aufzunehmen. So wirst du den Ruhm der ganzen Welt erlangen, alle Dunkelheit wird von dir weichen.

Hier ist die Kraft der Kräfte, die alles Feine überwindet und in alles Grobe eindringt: So wurde die Welt erschaffen, davon kommen die wunderbaren Angleichungen, deren Wesen hier mitgeteilt ist.

Darum nennt man mich den dreimal großen [oder größten] Hermes, der ich die drei Teile der Weltphilosophie besitze. Es hat sich erfüllt, was ich über der Sonne Wirken gesagt habe.«

den beiden Prinzipien und dem Feuer. »Die Sonne ist sein Vater, der Mond seine Mutter … « sagt die Smaragdtafel.)

3. **Die Triade oder Dreiheit:** die drei philosophischen Prinzipien, das bedeutet die Dualität Sulphur und Merkur, zu dem das Prinzip Sal kommt.
4. **Die Quadruplizität oder Vierheit:** die Elemente Feuer, Wasser, Luft und Erde.
5. **Die Quintuplizität oder Fünfheit:** die vier Erscheinungsformen der Natur (Elemente) mit der Quinta Essentia.

In der hermetischen Philosophie wird die Natur als die Gesamtheit aller Wesen des Universums angesehen. Die Gesamtheit wird durch das Göttliche Prinzip belebt.

Hermetisches ABC[35]

§ 1

Die ächte Weisheit ist der Umfang aller reinen Wahrheiten, zur Erkenntnis Gottes, außer und in seinen Geschöpfen, von Ewigkeit, durch die von Ihm bestimmte Zeiten, bis in Ewigkeit.

§ 2

Alle sichtbaren und unsichtbaren, unzähligen, mannigfaltigen, geistigen und körperlichen, in Wesen, Mischung, Arten, Größe, Kräften, Eigenschaften, Bestimmung, Wirkung und Dauer so unterschiedenen Geschöpfe, mit allen Welten, leben, weben und schweben in ihrem unermesslichen und unbegreiflichen Ursprung, in dem unerforschlichen Geisteswesen, das wir Gott im höchsten Verstande nennen.

§ 3

Gott trägt alle seine Geschöpfe mit allen Welten in sich. Er umhüllt und erfüllt sie alle: Himmel, Sterne, Sonne, Planeten, die allgemeine Luft, alle Dunstkreise, unsere Meere, Wasser, Erde, ja alle einzelnen vernünftigen und unvernünftigen, lebendigen, beweglichen, wachsenden und ruhenden oder leblos scheinenden geistigen und körperlichen Geschöpfe.

§ 4

Gott hat alle seine Geschöpfe wunderbar, uns unbegreiflich, aus seinem eigenen Wesen stufenweise in sich erzeuget, das ist erschaffen. Er ist ihrer aller Ursprung (§ 2); aus Ihm haben sie alle ihr Wesen und sind geschaffen.

§ 5

Wie Er Himmel, Welten, Erde, ja was darin und darauf ist, umhüllt und erfüllt (§ 3), so erhält Er alle seine sowohl geistigen als materiellen Geschöpfe durch seinen beständigen Einfluss, durch seine stete Gegenwart; ja, so trägt Er sie alle in sich, in seinem allmächtigen, unbegränzten und übervollkommenen Geisteswesen (§ 2, 3). Er nähret sie väterlich und mütterlich, ein jedes nach seiner Bestimmung.

§ 6

Diese Bestimmung hat ihre Ordnung, Zweck, Zeit und Ziel, für ein jedes seiner Geschöpfe (§ 2). Von, durch, in und mit Ihm leben, weben, schweben, sind und bleiben sie, nach ihrem Urstoff ewig (§ 4).

§ 7

Alle ihre Veränderungen bewirkt Er mittel- und unmittelbar, in der Ordnung seiner Haushaltung, in und durch sich selbst, zu der für jedes bestimmten Frist; nach dem Zweck seiner Weisheit; zu seinem Wohlgefallen und zu ihrem Besten in Ewigkeit; nach unterschiedenen Stufen in der Veredelung; zu eines jeden unendlichen ewigen Zufriedenheit, Wohlseyn und bestimmten Vollkommenheit: Davon der Widerschall oder ihrer aller Äusserung und Gegenbewegung in göttlicher Ordnung nichts als Ruhm und Preis ihres Gottes, unter und in ihnen seyn wird, mit ewiger Glückseligkeit.

35 »Hermetisches A.B.C. deren ächten Weisen alter und neuer Zeiten vom Stein der Weisen. Ausgegeben von einem wahren Gott- und Menschenfreunde«, Band 1 und 2, Ansata, Schwarzenburg 1979.

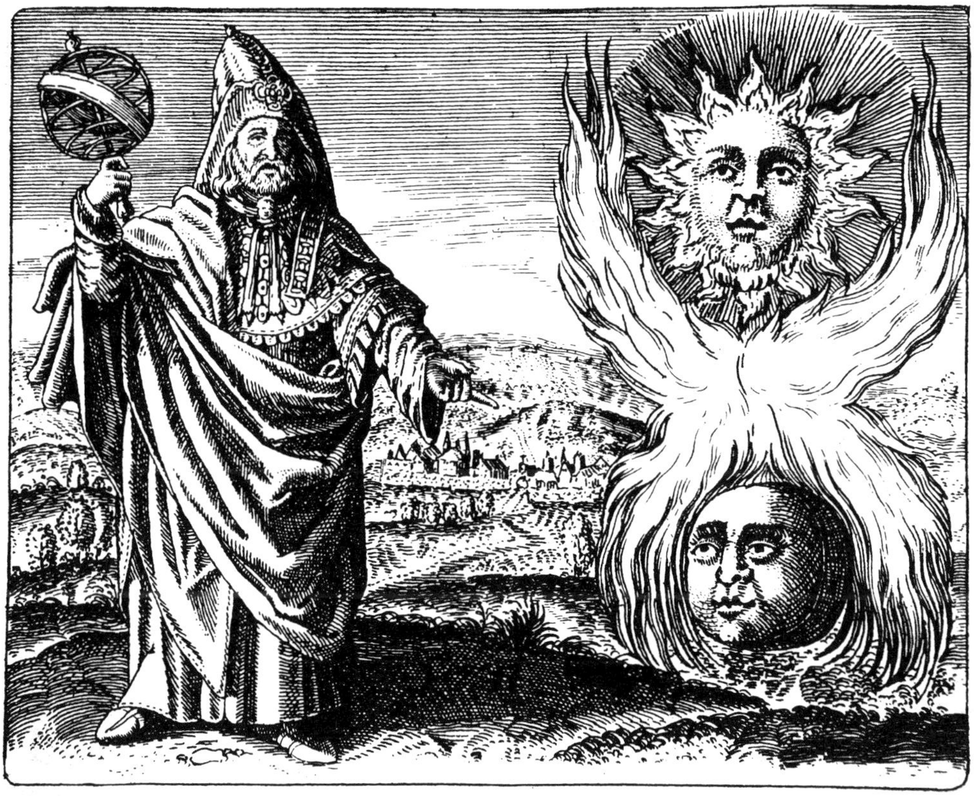

Hermes Trismegistos. In seiner Rechten hält er die Weltenkugel und mit seiner Linken zeigt er auf Sonne (Vater) und Mond (Mutter), die durch das Feuer als Drittes miteinander verbunden sind. (»Chymisches Lustgärtlein«, 1624)

Das Göttliche Prinzip teilt sich im Anfang in einen aktiven und einen passiven Teil: Prima Energia und Prima Materia, im Sanskrit Puruśa und Prakṛti genannt, Yang und Yin in der chinesischen Tradition, Sulphur und Merkur in der hermetischen Philosophie.[36]

Der ursprüngliche Merkur wird auch bezeichnet als Chaotisches Wasser, Wasser des Abgrunds, Göttliches Wasser, Ewiges Wasser, Silbernes Wasser, Ozean, Großes Meer der Philosophen, Wasser der Geister, Matrix, Ewige Quelle, Himmelswasser, Primordiales Humidum, Unbestimmtes Prinzip der Individuen, Philosophischer Basilisk, Weibliches Prinzip.

In seiner Funktion als Gegensatz zur ursprünglichen Energie, die auch durch den Punkt im Kreis ☉ dargestellt wird, wird der ursprüngliche Merkur auch oft einfach als Mond oder Diana bezeichnet und daher auch durch das Mondsymbol ☽ dargestellt.

Die ursprüngliche Energie ist das »Nicht erschaffene Feuer« oder das Innere Feuer. Sie wird auch als »Das Wort Gottes über den Wassern« bezeichnet oder als Drachenhaupt, Sonne, Urfeuer, Urkraft, Formendes Prinzip, Männliches Prinzip oder einfach als Schwefel. Ihr Symbol

36 In der kabbalistischen Tradition auch als Ain-Soph (Leere und Unendlichkeit) bezeichnet, aus dem Aur, das Licht entspringt. (Anm. d. Hrsg.)

ist der Punkt im Kreis ☉, der sich innerhalb der Prima Materia ◯ manifestiert. Das Symbol der Prima Materia ist zugleich das Symbol der Leere, des Nichts, das alles gebären kann.

Die Bibel beschreibt diesen Vorgang in folgenden Worten (Genesis 2, 3 und 4): »Und die Erde war wüst und leer, und es war finster auf der Tiefe; und der Geist Gottes schwebte auf dem Wasser [= Prima Materia ◯]. Und Gott sprach: Es werde Licht! Und es ward Licht ☉.« Das Licht wird innerhalb der Finsternis geboren. Die zwei Prinzipien stellen hier noch eine Einheit dar, das wird deutlich, wenn wir weiter lesen: »Und Gott sah, dass das Licht gut war. Da schied Gott das Licht von der Finsternis …« So entsteht die Polarität zwischen den Prinzipien.

· und ◯
Yang und Yin
🜍 und ☿

Schließlich erscheint am zweiten und dritten Schöpfungstag auch das Feste, das »Salz« und am vierten Schöpfungstag Sonne und Mond. Wir dürfen das ursprüngliche Licht des ersten Schöpfungstages nicht mit der Sonne und dem Mond des vierten Schöpfungstages verwechseln.

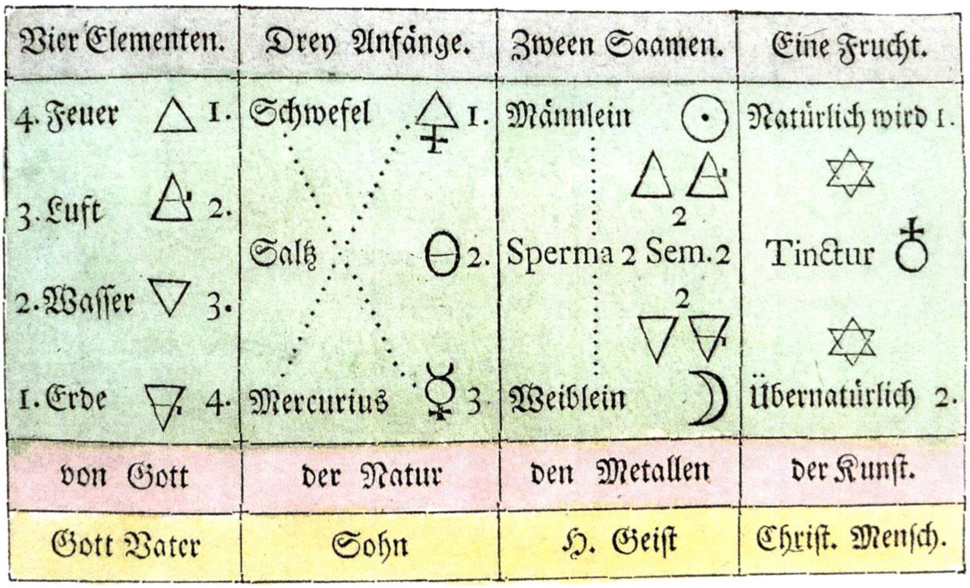

Vier Elementen.	Drey Anfänge.	Zween Saamen.	Eine Frucht.
4. Feuer △ 1. 3. Luft 🜁 2. 2. Wasser ▽ 3. 1. Erde 🜃 4.	Schwefel 🜍 1. Saltz 🜔 2. Mercurius ☿ 3.	Männlein ☉ △ 🜁 2 Sperma 2 Sem. 2 2 ▽ 🜄 Weiblein ☽	Natürlich wird 1. ✡ Tinctur ♁ ✡ Übernatürlich 2.
von Gott	der Natur	den Metallen	der Kunst.
Gott Vater	Sohn	H. Geist	Christ. Mensch.

Von der Wunder-Zahl Vier. »Wer dies Tafel recht versteht, sieht wie eins aus dem andern geht. Erstlich steckt alles in vierdter Zahl der Elementen überall, daraus die Drey Anfäng entspringen, welche zwey Geschlechter herfürbringen, Männlich, Weiblich, von Sonn und Mond, daraus wächset der Kayserliche Sohn: Dem auf der Welt gar nichts gleich, und übertrifft all Königreich.« (Aus »Einfältig ABC Büchlein für junge Schüler so sich fleissig üben in der Schule des H. Geistes«, Neuauflage Engel & Co. 2006)

Lassen wir Johannes Isaac Hollandus zu Wort kommen. In seinem Werk »Opera Vegetabilia«[37] schreibt er über die Schöpfung:

»Derowegen sey meinem Kinde bewusst, dass die erste Materie alles dessen, was in der Welt ist, ☿ gewesen sey; sintemahl das Wasser gewesen ist, eher noch die Zeit war, und der Geist des Herren ruhete darauf: Was ists aber für Wasser gewesen? War es Wolken-Wasser? Oder ein anders, das man gießen mocht? Nein, sondern es ist ein trucken, schleimicht Wasser gewesen, darein Gott seine Erde gesetzet, welches sein Sulphur war, also dass die Erde das Wasser coagulirte, und kamen daraus die vier Elementa, die in diesen zwey beschlossen waren durch das Gebot Gottes und seines allerhöchsten Willens, der ☿ solvirt den Sulphur, und der Sulphur coaguliret den ☿, und mögen diese beyde eins ohn das andere nicht seyn, dann der ☿ ist nimmermehr ohn den Sulphur, alldieweil er darein verwandelt wird. Dann die eigentlichste Natur des ☿ ist, dass er seinen Sulphur dissolvire und weiß mache, und die Natur des truckenen Sulphur purgiret und congeliret seinen ☿ und weil nun diese zwey, eins ohn das andere nicht seyn mögen, so können sie auch nicht ohn Salz seyn, als welches das Principal-Mittel ist, wodurch die Natur alle ihre Generation an allen Dingen der ganzen Welt verrichtet, so wohl in den Vegetabilien, Mineralien, als Animalien, welche meine Reden du wohl zum Verstande bringen wollest. Dann, wofern die Natur in ihrer Generation den ☿ nicht hätte, gleich in Beginnung der ursprünglichen Composition eines jedweden geschaffenen Dinges, so möcht sich solches in der natürlichen Feuchtigkeit nicht zusammen halten, welches eins der nöthigsten Stücke ist, ein Ding in seinem Wesen zu behalten, und hätte sie auch den Sulphur nicht, so möchten die feuchten Theile nicht congelirt werden: Desselbigen gleichen, dafern sie das Salz nicht hätte (welches ein Mittel ist, so sie beyde verknüpft und eins ins andere eingehend macht), so möcht sichs mit keinem Ding der Welt vermischen noch vereinigen, dann da wäre keine Scharfe, um einzugehen, oder es könnt sich mit keinem Ding vermengen. Sind also diese drey, nemlich ☿, 🜍 und Salz, keins ohn das andere; wo du eins von ihnen findest, da findest du sie alle drey, und ist kein geschaffen Ding der Welt, darinn du sie nicht findest, und aus diesen dreyen ist alles entsprossen, was in der Welt ist, sie sind auch in den vier Elementen also vermischet, dass sie eins sind in einem Leibe, das Salz aber verbirgt sich im allertiefsten der Elementen, alldieweil es solche mit seiner Schärfe und Truckene zusammenhalten muss, nichts destoweniger aber ists ein Geist und flüchtig; jedoch weil es im tiefsten der Mixtur stecket und vom fetten verbrennlichen Oel, woran es sich hält, bezwungen gehalten wird, dann das Salz liegt im verbrennlichen Oel, wie ein

37 Sammlung unterschiedlicher bewährter Chymischer Schriften, namentlich Joh. Isaaci Hollandi Hand der Philosophen, Opus Saturni, Opera Vegetabilia, Opus Minerale, Cabala, de Lapide Philosophico, Nebst einem Tractat von den Irrgängen derer Alchymisten, Auctoris incerti, neue und verbesserte Auflage, mit gehörigem Fleiße übersehen, und mit einem Verzeichnis derer in jeglichem Tractat befindlichen wichtigsten Materien vermehret, wie auch mit nöthigen Kupfern gezieret. Wien, Im Verlag bey Joh. Paul Krauß, Buchhändler 1773.

Dotter im Ey, und das verbrennliche Oel liegt im tieffsten der Elementen, wannenhero ich das verbrennliche Oel am letzten nebenst dem Salz und Fecibus von der Erden scheidet, und liegt das Salz begraben im Grunde der Erden und des verbrennlichen Oels, also kann es von der Erden nicht weg fliehen, als allein durch die Kraft des Feuers, oder aber die drey Geister, davon zuvor gesagt worden, müssen zuvor von der Mixtur der Elemente sich scheiden, welches die Seel aller Dinge ist, oder ihre Qu. Ess., welche die ganze Mixtur der Elementen zusammenhalten muss, und da solche ausgezogen wird, so scheidet sich diese Mixtur für sich selber von einander. Alsdann darf man das Salz nicht mit dem Feuer von der Erden trennen, sondern wann alle Elementen sich von den Fecibus scheiden, so scheidet sich das Salz mit, und dieses Salz ist den Unwissenden ein unbekannt Salz, weil es im tiefsten der Elementen stecket, daher müssen nothwendig alle diejenigen irren, so dieses Salz nicht kennen, dann ohne dieses Salz mag kein Ding der Welt beysammen bleiben, noch zusammen kommen.«

Zur Abrundung des Gesagten noch ein Auszug aus Georg von Wellings Werk »Opus Mago-Cabbalisticum et Theosophicum«[38]:

»§ 5 Moses lehret uns im 1. Cap. Genes., da er die Schöpfung dieser ganzen Welt, oder unsers Sonnen-Systematis, beschreibet, dass der allmächtige Gott im Anfange geschaffen habe Schamajim veeth haarez, das ist, die Himmeln, oder urständliche Wasser, und die Erde. Hier setzet Moses die Himmel, die geistlichen feurigen Wasser, zuerst, und solches nicht ohne gar sonderbare Ursachen; denn sie sind der von GOTT dem HERRN zuerst erschaffene Anfang aller Dinge, oder der Anfang der Anfänge, welcher nach seinem wahren Wesen uns fast unerforschlich ist, wie uns seine wundersame Benennung gnugsam zu erkennen giebet; denn Moses, oder vielmehr der Heilige Geist durch Mosen, nennet uns diese Ausdehnung Schamajim, welches ein zusammengesetzter Name ist, und von den ältesten Rabbinen, so da in der wahren Cabbala geübt und erfahren gewesen, beschrieben worden, dass es zusammengesetzt sey von Aesch und Majim, Feuer und Wasser. Dieses ist uns nun in Wahrheit, dem äußeren Buchstaben nach, eine ganz wunderbare und seltsame Mischung, und wie scheinet es mueglich zu sein, zwey so ganz widerwärtige Dinge so einträchtiglich zu vermischen? Welchesjedennoch eine ewige Wahrheit ist; nur dass dieses feurige Wasser, oder wässerige Feuer, ohne welches keine Creatur leben und erhalten werden mag, von sogar wenigen erkennet zu werden, mit Fleiße gesuchet wird. Dieses nun nach seiner ganzen Sphaera zu beschreiben, ist eben unser Vorhaben nicht; zudem gehöret auch wohl eine erfahrenere Feder zu solchen Göttlichen Geheimnissen als die unsere (…).«

38 »Herrn Georgii von Welling Opus Mago-Cabbalisticum et Theosophicum, darinnen der Ursprung, Natur, Eigenschaften und Gebrauch des Salzes, Schwefels und Mercurii, in dreyen Theilen beschrieben, und nebst sehr vielen sonderbaren mathematischen, theosophischen, magischen und mystischen Materien, auch die Erzeugung der Metallen und Mineralien, aus dem Grunde der Natur erwiesen wird; samt dem Haupt-Schlüssel des ganzen Werks, und vielen curieusen mago-cabbalistischen Figuren. Deme noch beygefüget: Ein Tractätlein von der Göttlichen Weisheit; und ein besonderer Anhang etlicher sehr rar- und kostbarer chymischer Piecen«, Frankfurt und Leipzig, Fleischerische Buchhandlung, 1784. Neudruck Stockholm 1971.

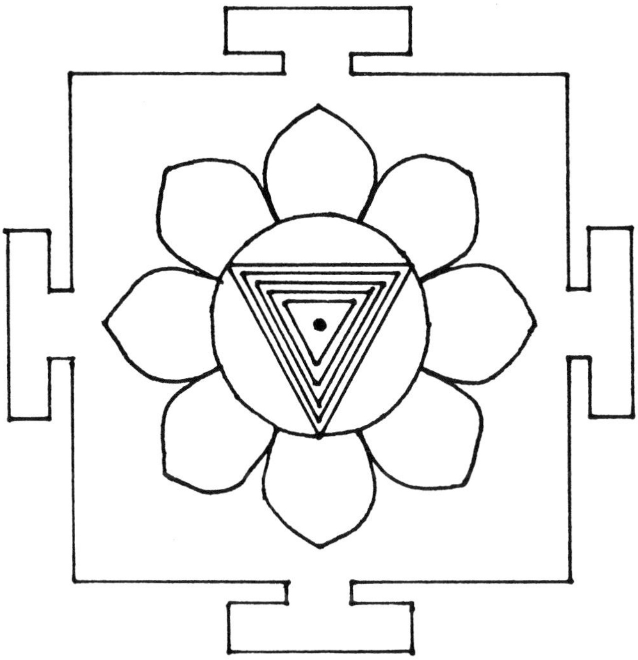

Kali Yantra[39]: Der Kreis stellt die Unwissenheit (Avidyā) dar. Die acht Blätter des Lotos bilden die Aspekte der Prakrti: Erde, Wasser, Feuer, Luft, Äther, Geist (Mānas), Intellekt (Buddhi) und Egoismus (Ahaṁkāra). Die fünf Dreiecke sind die fünf Jñānendriyas (Jñāna = Weisheit, Indriyas = Sinne); die fünf Karmendriyas (bewegende Organe) und die fünf Arten von Prāṇa (Lebenskraft); der Punkt (Bindu) in der Mitte ist das reine Bewusstsein.

Die ursprüngliche Energie ist unzerstörbar, aber wenn sie sich mit der Materie verbindet und mit dieser durch das Stadium der Verwesung geht, die das Reine vom Unreinen trennt, regt sie die gereinigten Komponenten zu einer neuen Materialisation an. Mit jeder Verwesung (Putrefactio) wird die Materie erhöht; so entstehen aus den Körpern des Mineralreiches die des Pflanzenreiches und aus diesen die des Tierreiches.

Dieser kosmische Prozess der Evolution, der Schöpfung und der Zerstörung, um wieder einer neuen Schöpfung Platz zu machen, fand in der Gestalt des indischen Naṭarāja, des Herrn des Tanzes (Seite 58), eine vollendete Darstellung. Der Gott Shiva als Herr des Tanzes stellt die dynamischen kosmischen Prozesse dar. Die rechte Seite Shivas ist männlich, die linke weiblich. Beide zusammen bilden ein einziges Wesen. Einer der Namen des Gottes ist Svayambhū, das aus sich selbst Seiende. In einer der rechten Hände sehen wir den Ḍamarū, eine Doppeltrommel in Form eines Stundenglases. Mit dieser Trommel leitet er die Schöpfung ein, indem er die Zeit und deren Abschnitte schafft. In einer der linken Hände hält er das Feuer, welches das Erschaffene nicht nur belebt, sondern auch zerstört, damit eine neue Schöpfung folgen kann. Durch das Feuer wird die Materie gereinigt und erhöht. Mit der anderen rechten Hand segnet er seine Schöpfung mit einer schützenden Geste, mit der anderen linken Hand deutet er auf seinen erhobenen Fuß, der die Erlösung symbolisiert. Der rechte Fuß steht auf einem liegenden Zwerg, dieser symbolisiert die bösen Kräfte, die der göttliche Tänzer beherrscht und kontrolliert. Im Haar des Naṭarāja, das in der Luft schwingt, befinden sich der Mond und der Fluss Ganges (Wasser).

39 Yantras sind rein geometrische Bilder zur Meditation über die Manifestionen des Göttlichen. Die Formen symbolisieren die Urenergie des Weiblichen (Shakti) und Männlichen (Shiva). Die Schöpfung ist Ausdruck ihrer ekstatischen Vereinigung. (Anm. d. Hrsg.)

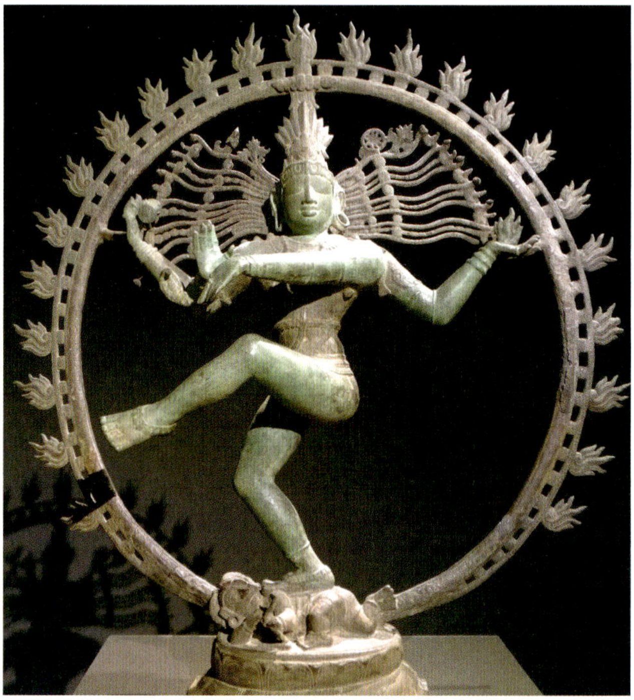

Shiva als Herr des Tanzes Naṭarāja und Ausdruck der Schöpfung und Zerstörung. (Rietberg-Museum, Zürich, Foto Olaf Rippe)

Die Bühne des Tanzes ist der Weltenraum (Ākāśa), angedeutet durch einen Kranz des kosmischen Feuers. Unterhalb des Ganzen sehen wir einen Quader, die Erde oder Materie, welche die Skulptur trägt. Auf diese Weise sind alle Elemente dargestellt.

Über all das mögest du, lieber Leser, liebe Leserin, einmal gründlich reflektieren. Vergegenwärtige dir ständig, dass die Bezeichnungen Feuer, Wasser, Luft, Erde, Quecksilber, Schwefel usw. nie im Sinne ihrer gewöhnlichen Bedeutung missverstanden werden dürfen. Dann werden auch Ansichten, die heute noch unter Chemiegeschichtlern vorkommen, wie zum Beispiel, dass die Alchemisten alle Metalle für Quecksilbersulfate hielten, von selbst berichtigt werden.

Intermezzo: Die Flüchtigmachung des Weinsteins

Die alten Meister hatten natürlich keine Vorstellungen im Sinne der heutigen wissenschaftlichen Chemie. Sie wussten zum Beispiel nicht, dass der kalzinierte Weinstein zum größten Teil aus Kaliumkarbonat besteht. Den Begriff Kaliumkarbonat gab es überhaupt nicht. Kaliumkarbonat kann auf verschiedene Weise dargestellt werden, zum Beispiel durch die Sublimation entfetteter Wolle oder durch Einäscherung von Pflanzen dem nachfolgenden Auszug des Salzes. Die chemische Formel ist die gleiche. Das wussten die Alchemisten nicht, es hätte sie vom Standpunkt ihrer Kunst auch wenig interessiert. Als viel wichtiger erschien ihnen die Möglichkeit, den kalzinierten Weinstein flüchtig zu machen. Sie verstanden es, diesen zu destillieren, um dann mit dem Destillat gewisse Krankheiten heilen zu können. So konnten sie damit beispielsweise Harnsäure im Körper lösen und ausführen. Die Destillation von Kaliumkarbonat, wie der Laugensalze überhaupt, ist aber nach Ansicht der wissenschaftlichen Chemie unmöglich; es muss sich bei der Flüchtigmachung des Weinsteins daher um eine Veränderung der chemischen Verbindung handeln. Das ist in der Tat der Fall, und an diesem nun zu besprechenden Missverständnis soll der Unterschied zwischen der chemischen und der alchemischen Auffassung dargestellt werden. Der Weinstein ist das Salz der Weinsäure. Weinsäure findet sich im freien Zustand und als Calcium- wie auch Kaliumsalz im Obst, also auch in Weintrauben. Da die Weinsäure zwei unsymmetrische Kohlenstoffatome besitzt, können wir sie in drei verschiedenen Formen vorfinden:

Als rechtsdrehend bezeichnen wir Stoffe, welche die Ebene des polarisierten Lichts im positiven Winkel verdrehen, linksdrehend bedeutet das Umgekehrte. Ein Gemisch aus der gleichen Zahl Moleküle beider Formen neutralisiert die Wirkung beider und wird daher als optisch inaktiv bezeichnet. Alle drei Formen der Weinsäure besitzen die gleiche Zahl Atome, lediglich die Lage der beiden zentralen Gruppen – OH – ist verschieden.

In freier Form in der Natur findet sich nur die rechtsdrehende Weinsäure, diese kann zwei verschiedene Kaliumsalze bilden, indem sie ein oder zwei Wasserstoffatome durch ein Kaliumatom ersetzt. Im ersten Fall haben wir den Ersatz eines Wasserstoffatoms durch ein Kaliumatom:

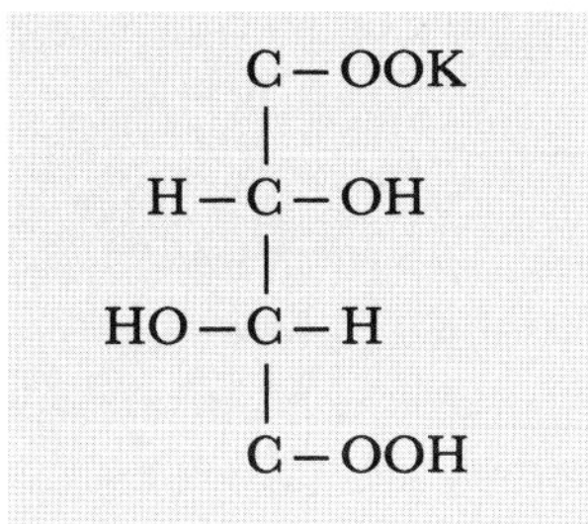

Das ist Kaliumbitartrat oder saures Kaliumtartrat, das rechtsdrehend ist. Im zweiten Fall haben wir den Ersatz von zwei Wasserstoffatomen durch zwei Kaliumatome:

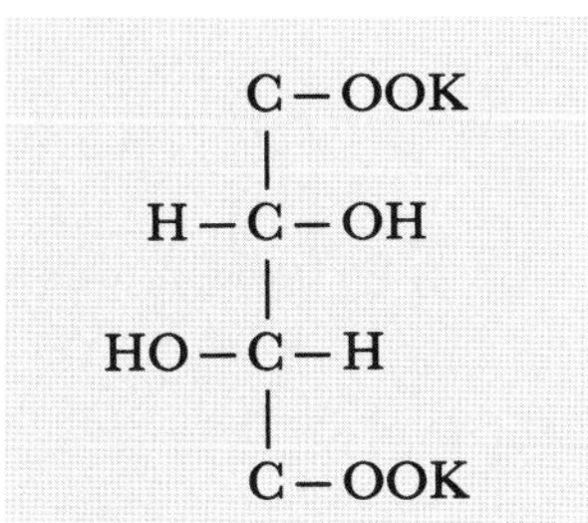

Diese Strukturformel ist als Kaliumtartrat erkennbar, dieses ist neutral und ebenfalls rechtsdrehend.

Nur das Erstgenannte dieser beiden Salze findet sich reichlich an den Wänden der Behälter, in denen der Most zu Wein vergoren wird. In der Alchemie wird dieses Salz als Tartarus crudus (roher Weinstein) bezeichnet. Der Tartarus crudus enthält neben saurem Kaliumtartrat auch Calciumtartrat.[40]

Durch eine Behandlung mit Feuer (Hitze), Kohle und Ton (die alten Meister empfehlen das Pulver von Dachziegeln) kann der Tartarus crudus »gereinigt« werden. Das Ergebnis ist Tartarus depuratus (gereinigter Weinstein), auch Cremor tartari genannt, welcher kein Calciumtartrat mehr enthält. Es handelt sich nämlich um etwa 99 Prozent saures Kaliumtartrat. Dieses ist unlöslich in Alkohol, aber zum Teil löslich in kochendem Wasser; in zwanzig Teilen Wasser kann ein Teil des Tartrats gelöst werden. Wird der Tartarus depuratus kalziniert, so bildet er eine schwarze kohleartige Masse. (Wegen der starken Rauchentwicklung wird die Kalzination besser unter einem Abzug oder im Freien vorgenommen.)

Dieser kalzinierte Weinstein ist nun nicht mehr saures Kaliumtartrat, sondern er ist alkalisch und hygroskopisch. Durch Lösen in Wasser, anschließendes Filtrieren und Verdampfen des Wassers können wir das reine weiße Salz sichtbar machen. Wir können diese Substanz, chemisch gesehen, nicht mehr als Weinstein bezeichnen. Für den Alchemisten ist das Ergebnis jedoch Tartarus depuratus calcinatus (gereinigter kalzinierter Weinstein), obgleich der Chemiker mit Recht vom Standpunkt seiner Wissenschaft behauptet, dass diese Substanz zwar aus Weinstein gemacht worden ist, mit dem ursprünglichen Weinstein aber nichts mehr gemein hat.

Nun machen wir noch einen weiteren Schritt vorwärts. Die Substanz wird noch einmal verändert durch die Flüchtigmachung. Es gibt verschiedene Wege, um diese zu erreichen, darunter die Kohobation mit rektifiziertem Weinessig, die häufig in alchemistischen Traktaten angegeben wird.[41] Es bestehen aber auch noch verschiedene andere Wege.

Nach Ansicht der Chemiker wird der ursprüngliche Weinstein auf diese Weise ständig in andere Stoffe verwandelt. Nur der Ausgangsstoff, dem wir durch unsere verschiedenen Behandlungen schließlich »Flügel verliehen haben«, verdient die Bezeichnung Weinstein im Sinne der Chemie, und dieser ist nicht flüchtig. Was den Rest betrifft, handelt es sich für den Chemiker um andere Substanzen. Natürlich hat der Chemiker vom Standpunkt seiner Wissenschaft aus Recht. Für den Alchemisten dagegen stellt sich der Weinstein in vier verschiedenen Formen dar:

- als Tartarus crudus,
- als Tartarus depuratus,
- als Tartarus depuratus calcinatus und
- als »flüchtiger Weinstein«.

Die Verwirrung beruht auf dem Gebrauch der Sprache und der damit verbundenen Begriffe.

40 Tartarus oder Tartaros bezeichnet im alten Griechenland die Unterwelt. Paracelsus gebrauchte den Begriff für die Erklärung von Stoffwechselerkrankungen, die mit Ablagerungen einhergehen, analog dem Bild des sich ablagernden Weinsteins im Weinfass. Zu den tartarischen Erkrankungen zählen z. B. alle Steinleiden, Arthrose, Gicht, Rheuma und Sklerose. Nach den Vorstellungen der Alchemie ist ein richtig zubereiteter Weinstein als Resolvens in der Lage, solche Ablagerungen aufzulösen (resolvieren = auflösen). Entsprechende Präparate zur Ausleitung und »Verjüngung des Blutes« sind z. B. das Solunat Nr. 18 von Soluna (früher Splenetik), Kalium aceticum comp. von Weleda oder Tartarus als spagyrische Essenz von Aurora Pharma. (Anm. d. Hrsg.)

41 Knorr von Rosenroth, Aufgang der Artzney Kunst; Ortus Medicinae des J. B. van Helmont, Neudruck München 1971, S. 346 und 352.

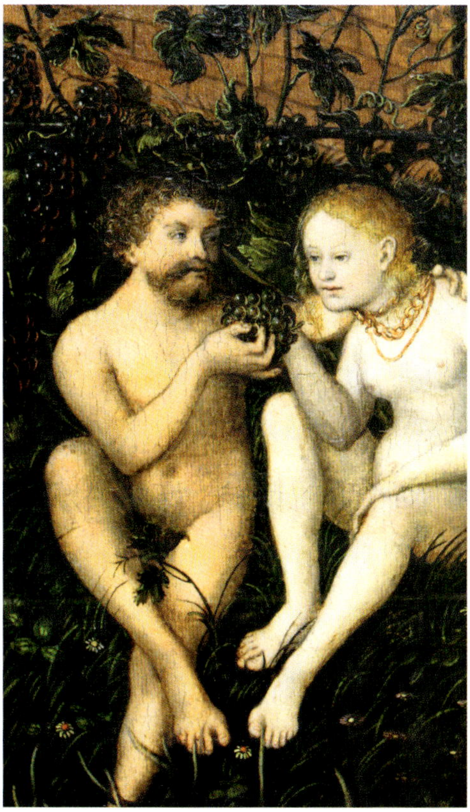

Wein als Liebes- und Lebenselixier. (Detail aus »Das Goldene Zeitalter« von Lucas Cranach d. Ä., 1472–1553, Alte Pinakothek, München)

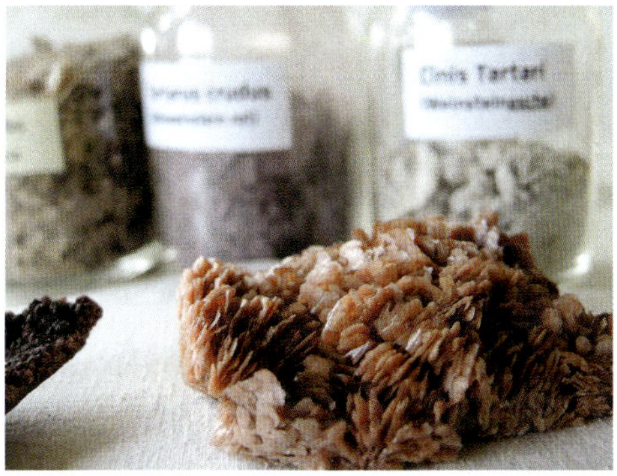

Roher Weinstein (Tartarus crudus). (Foto Olaf Rippe)

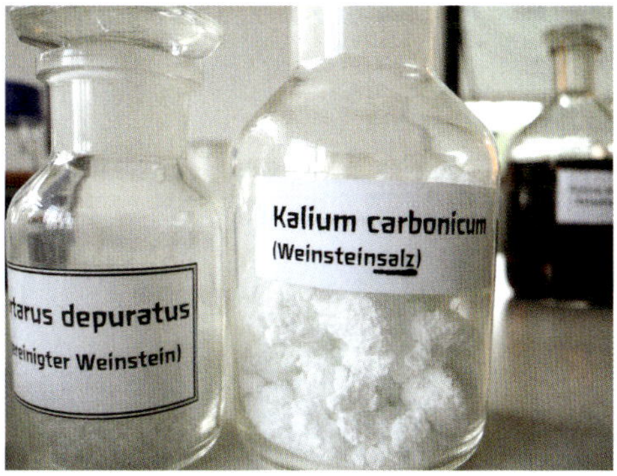

Gereinigter Weinstein und Weinsteinsalz. (Foto Olaf Rippe)

Derartige Beispiele finden sich häufig in der Alchemie. Auch der Streit um die Möglichkeit, aus Antimon mithilfe rektifizierten Essigs die Tinktur ausziehen zu können oder nicht, gehört hierher. Viele Alchemisten haben die entsprechenden Prozesse nachgearbeitet, wie sie im »Triumphwagen des Antimonii« des Basilius Valentinus beschrieben werden. Es handelt sich, genau genommen, um Tinkturen mithilfe des Antimons, denn das Antimon wirkt hier als Katalysator. Mit Recht bezeichnet daher eine amerikanische spagyrische Firma ihr entsprechendes Produkt als »Triacetic Antimonious Catalysate«. Das bedeutet aber noch lange nicht, dass die »Antimon-Tinkturen« (oder Tinkturen aus Antimon oder durch Antimon) nicht die Heilkräfte des Antimons in sich tragen.

Die echte Alchemie steht nicht im Widerspruch zur wissenschaftlichen Chemie, wenn sie richtig verstanden wird. Es handelt sich um zwei verschiedene Ebenen des Verstehens und des Arbeitens. Ein Ingenieur, der eine hydroelektrische Anlage baut, interessiert sich vor allem für die Wasserkraft, das heißt für die Nutzbarmachung der Schwerkraft, die auf das Wasser wirkt, denn diese treibt seine Turbinen an. Der Gärtner dagegen wird sich mehr für die Vitalkräfte des Wassers interessieren. Wir dürfen nicht die Ebenen miteinander verwechseln. Wie sagte doch

Basilius in seinen »fünf Stücken«: » ... zum vierten: den Gebrauch, und zum fünften: die Nutzbarkeit ...« Das sollten wir bedenken.

Nachdem wir uns nun etwas mit der Vorstellungswelt und den theoretischen Grundlagen beschäftigt haben, werden wir uns in den folgenden Kapiteln der Praxis zuwenden.

Merkur, Sulphur und Sal im Pflanzenreich

»Holz ist ein Körper. Wenn du es verbrennst, so ist das, was brennt, der Schwefel, der Rauch das Quecksilber (Merkur), und was zur Asche wird, ist Salz.« (Paracelsus)

In allen drei Reichen, dem Mineralreich, dem Pflanzenreich und dem Tierreich, ist auf der Ebene des Materiellen Merkur stets eine flüchtige Substanz, Sulphur eine ölige Substanz und Sal eine Substanz von fester Konsistenz. Genauer müssten wir sagen: die Träger des Merkur-Prinzips, des Sulphur-Prinzips und des Sal-Prinzips. Merkur selbst (Geist) ist unfassbar. Die Beziehung ist jedoch so eng, dass der Träger des Merkur-Prinzips in der Laboralchemie schlechthin als Merkur bezeichnet wird, ebenso die entsprechenden Substanzen als Sulphur beziehungsweise Sal.

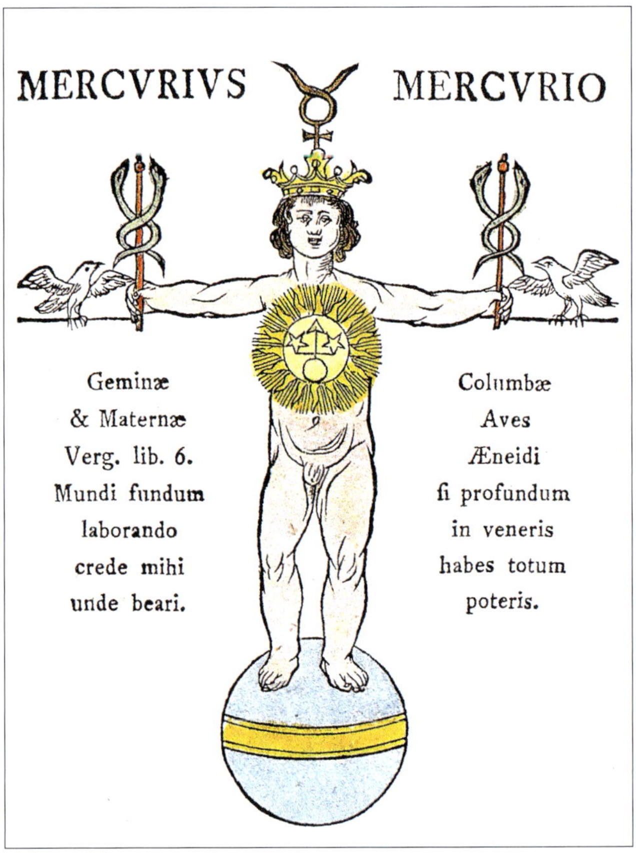

Mercurius – mit Tauben als Boten der geistigen Welt und Schlangen als Hüterin der Weisheit. (Aus »Einfältig ABC Büchlein für junge Schüler so sich fleissig üben in der Schule des H. Geistes«, Neuauflage Engel & Co., 2006)

Im Pflanzenreich ist der Äthylalkohol (Äthanol = C_2H_5OH) der Träger des Merkur-Prinzips. In einigen Traktaten wird der Äthylalkohol auch als das Element Luft bezeichnet oder sogar als die Quinta Essentia, das sind jedoch Ausnahmen, die den Leser nicht verwirren sollten. Im engeren Sinne betrachten wir stets den Äthylalkohol als den Merkur im Pflanzenreich.

Äthylalkohol kommt in der Natur nicht in freier Form vor, aber er kann mithilfe von Gärung und nachfolgender Destillation aus Pflanzen gewonnen werden. Während der Gärung wird die Pflanze zersetzt, der in ihr enthaltene Traubenzucker, an den das Merkur-Prinzip gebunden ist, ein Monosaccharid ($C_6H_{12}0_6$), wird in Äthylalkohol und Kohlenoxid verwandelt nach der Formel:

$$C_6H_{12}O_6 \rightarrow 2\ C_2H_5OH + 2\ CO_2$$

Die Gärung kommt zustande durch Hefen, lebende Mikroorganismen, die ein Zymase genanntes Ferment produzieren und den Zucker schließlich in Alkohol und Kohlendioxyd umsetzen.

Auch von den Polysacchariden Zellulose und Stärke können wir Alkohol bekommen, indem wir diese zersetzen. Sie bestehen beide aus Traubenzucker-Molekülen; wir können Zellulose und Stärke aber nicht direkt durch Hefen ersetzen.

Es gibt verschiedene Arten von Hefen, die Arten, die uns interessieren, sind die Bierhefe und die Weinhefe. Der Grad der Aktivität der Hefen hängt von der Temperatur der Umgebung ab. Die günstigste Temperatur zur Vergärung mit Weinhefe liegt bei etwa 20 bis 25 Grad Celsius. Während der Gärung bilden sich auch die sogenannten Fuselöle, die aus anderen Alkoholen und aus Zersetzungsprodukten von Eiweißstoffen bestehen. Da sie nicht Teil des Merkurs sind, müssen sie bei der Destillation des Alkohols entfernt werden. Während der Gärung steigt der Alkoholgehalt langsam an; wenn er etwa fünfzehn Prozent erreicht hat, wird die Aktivität der Hefen gehemmt und hört schließlich ganz auf. Voraussetzung ist, dass die zu vergärende Lösung eine genügend hohe Menge an Traubenzucker enthielt, um eine so hohe Prozentuale zu erreichen, andernfalls bleibt die erreichbare Alkoholmenge weit unter der eben erwähnten Ziffer. Das ist bei der Vergärung von Kräutern ohne Zusatz vollständig vergärbarer Zuckerarten der Fall. Wenn die Gärung beendet ist, wird der Alkohol abdestilliert und nachfolgend rektifiziert. Darüber später mehr.

Es ist wichtig für uns festzuhalten, dass das Merkur-Prinzip stets anonym ist, also nicht an die individuelle Pflanzenspezies gebunden erscheint. Durch das ganze Pflanzenreich ist der Äthylalkohol der Merkur-Träger, während der Sulphur und das Salz ausschließlich der jeweiligen Spezies zugehören. Wir können den Merkur im Pflanzenreich daher zu jeder Zeit »von außen« ersetzen, also zum Beispiel auch in der Apotheke kaufen. Und diesen reinen Äthylalkohol können wir in allen spagyrischen Aufbereitungen aus Pflanzen getrost als Merkur gebrauchen, da er nicht arteigen ist. Diese grundsätzliche Erkenntnis erklärt auch, warum manche Spagyriker ihren zu vergärenden Pflanzenansätzen vollständig vergärbare Zuckerarten zusetzen. Der anonyme Charakter des Merkurs erlaubt diesen Handgriff, solange der Merkur nur aus Stoffen pflanzlicher Herkunft gewonnen wird, denn im Pflanzenreich ist der Merkur stets der Gleiche. Wir

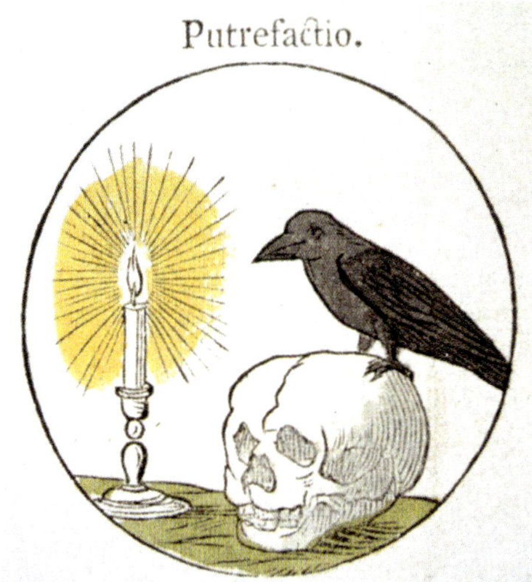

Der Rabe symbolisiert die Putrefactio – die Herstellung eines Gäransatzes, bei dem die Pflanze »getötet wird«, um im anschließenden Prozess »neu geboren« zu werden. (Aus »Einfältig ABC Büchlein für junge Schüler so sich fleissig üben in der Schule des H. Geistes«, Neuauflage Engel & Co., 2006)

sollten trotzdem nicht übersehen, dass der Weingeist als der vornehmste und beste Merkur-Träger angesehen wird und daher in der Pflanzenalchemie eine besondere Rolle spielt. Der Grund liegt in den Stoffen und Energien, die an den Äthylalkohol des Weines gebunden sind, insofern spielt die Herkunft doch eine Rolle. Es gibt eben doch Merkur und Merkur, so wie es Wasser und Wasser gibt. Außerdem ist es fast unmöglich, den Äthylalkohol ganz rein zu bekommen. Auch der sogenannte absolute oder reine Alkohol enthält geringe Mengen anderer Stoffe.

Äthylalkohol ist eine leicht brennbare, klare, farblose Flüssigkeit – Feuer, Wasser und Luft zugleich.

Der Sulphur erscheint im Pflanzenreich in zweifacher Gestalt, als flüchtiger und als fixer Sulphur. Die ätherischen Öle der Pflanzen stellen den flüchtigen Sulphur dar; den fixen Sulphur erhalten wir durch Eindampfen der vergorenen Flüssigkeit, nachdem wir den Merkur (Äthylalkohol) und den flüchtigen Sulphur (die ätherischen Öle) vorher bereits abdestilliert haben und die festen Bestandteile des Pflanzenrückstands ebenfalls durch Filtrieren entfernt wurden. Die Flüssigkeit wird mehr und mehr eingedampft, bis eine teer- beziehungsweise honigartige Masse zurückbleibt, die während des Eindampfens fast an Lava erinnert. Dieser »Honig« ist der fixe Sulphur. Auch Pflanzen ohne ätherische Öle besitzen demnach ihren Sulphur.

Setzen wir das Eindampfen des fixen Sulphurs fort, so bildet er schließlich eine harte schwarze Masse. Erhitzen wir noch länger, so verwandelt sich diese allmählich in eine graue oder grauweiße Asche. Die in dieser Asche enthaltenen Salze bilden das Salz des Sulphurs, auf das wir später zurückkommen werden. Die ätherischen Öle, der flüchtige Sulphur, sind komplexe Gemische vieler Substanzen. Während der Merkur im ganzen Pflanzenreich der Gleiche ist, variiert die Zusammensetzung der ätherischen Öle sehr stark von Pflanze zu Pflanze. Es ist eben dieser Sulphur, der jeder Pflanze ihre besondere Individualität verleiht. An ihrem Duft ist sie sofort erkennbar. Der Sulphur ist stets das eigentliche Individuelle, die Seele, ihre Essenz. Daher werden ätherische Öle auch als essenzielle Öle bezeichnet. Ein ganzes therapeutisches System, die Aromatherapie, beruht ausschließlich auf der Anwendung ätherischer Öle und deren Heilkräfte.

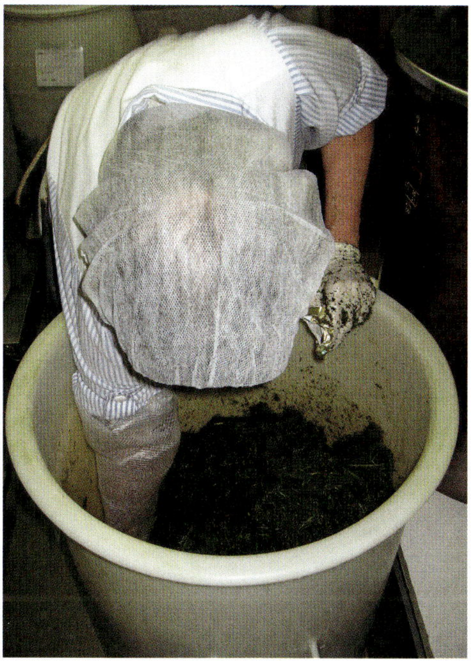

Gäransatz einer Pflanze. Hierbei entsteht Alkohol, der dann später abdestilliert wird.

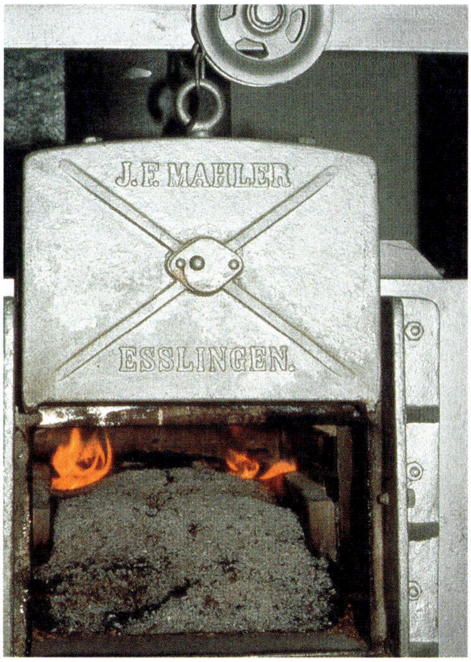

Ofen zur Aschegewinnung.

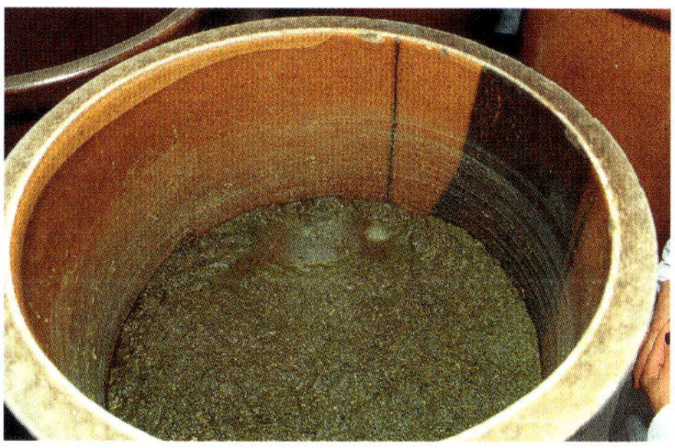

Gäransatz in der Reifungsphase.

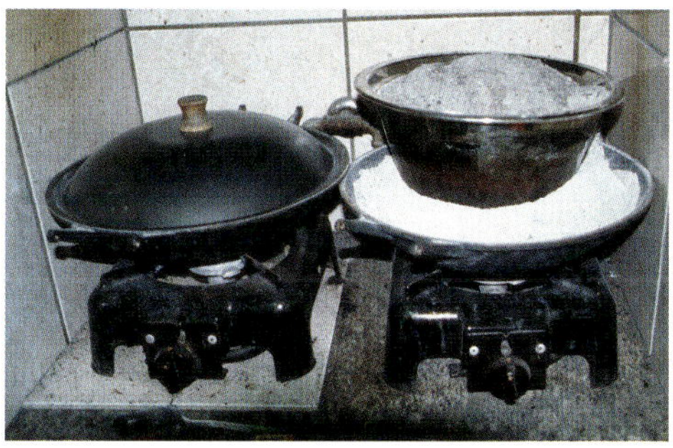

Aschegewinnung. (Aurora Pharma, alle anderen Staufen Pharma)

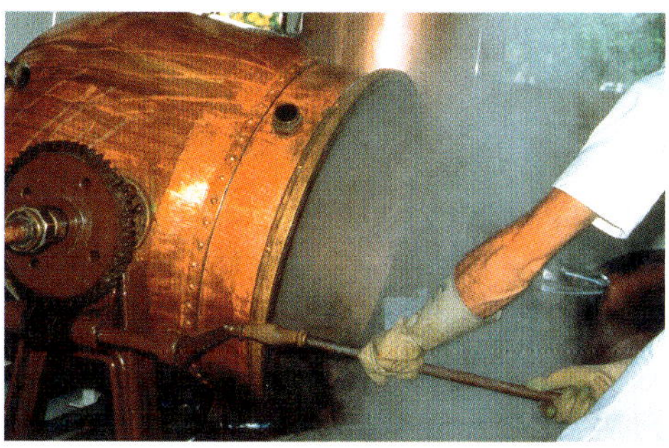

Entleeren der Destille nach der Wasserdampfdestillation. (Foto Staufen Pharma, alle anderen Olaf Rippe)

Der Gehalt an ätherischen Ölen der Pflanzen schwankt sehr stark mit den Umweltbedingungen. Durch geeignete Nachbarschaft der Pflanzen, zum Beispiel von Brennnesseln, kann er beträchtlich erhöht werden, bis zu zwanzig Prozent in Baldrian, über achtzig Prozent in Angelika, zehn bis zwanzig Prozent in Majoran, zehn Prozent in Salbei und Pfefferminze.[42] Ätherische Öle sind flüssig bei Raumtemperatur, brennen mit rußender Flamme, mischen sich mit fetten Ölen (lipophil), jedoch nicht mit Wasser, auf dem sie schwimmen, und sie sind flüchtig. Es handelt sich um stark aromatische Substanzen, die eine enge Verwandtschaft zum Wärme- und Feuerelement zeigen. Das ätherische Öl des Rosmarins zum Beispiel ist die wasserstoffreichste Verbindung im Pflanzenreich, und der Wasserstoff ist die am meisten wärmeverwandte Substanz im Universum. Der Dampf der ätherischen Öle ist farblos und durchsichtig. Er lässt Licht praktisch ungehindert durch, während er die Wärmestrahlen des Lichts absorbiert; kalt fällt das Licht aus dem Dampf aus. Ein derartiges Verhalten wird als Diathermie bezeichnet.

Die Dampfdestillation ist die beste Methode zur Gewinnung ätherischer Öle aus Pflanzen. Im nächsten Kapitel werden wir uns mit dieser Technik vertraut machen.

Ist Merkur der Geist und Sulphur die Seele, so ist Sal (Salz) der »Körper« der Pflanzen. Es ist weder flüchtig noch flüssig, sondern als einziges der philosophischen Prinzipien fest und unverbrennlich. Das Salz der Pflanzen kann mithilfe von Einäscherung und nachfolgender Kalzination (wörtlich Weißmachung) der Pflanzen beziehungsweise Pflanzenreste dargestellt werden.

Basilius beschreibt die Darstellung der Pflanzensalze so: »Wie aus allen Kräutern und Vegetabilien ihre Salia zu extrahiren sind. Nimm welch Kraut du willt, brenne es zu Aschen, mache eine Lauge davon mit warmem Wasser, die Lauge coagulire, so bleibt das Salz in fundo, das resolvire in Spiritu Vini. Die Feces, so sich setzen werden, thue weg, zeuch den Spiritum Vini ab per Destillationem, und resolvire es so ofter, biss das Saltz schon rein und klar, und keine Feces mehr setzet, so ist es fertig. Da man nun mit der Läuterung des Spiritus Vini recht umgehet, können alle Salia der Kräuter dahin bracht werden, so schön, klar und rein, dass sie in Crystallen durchsichtig anschiessen, wie ein klarer, geläuterter Salpeter.«[43]

Das auf diese Weise aufbereitete Salz enthält den »Körper« wie auch das Salz des fixen Sulphurs. Aus dieser Aufbereitung können weder der Merkur noch der Sulphur erlangt werden, da diese vor der Einäscherung extrahiert werden müssten. Wir können aber wohl nach der Abtrennung des Sulphurs und des Merkurs vom Pflanzenrest aus diesem Pflanzenrest das Salz bereiten. Um das Salz des Sulphurs (Teil der Seele) und den »Körper« nicht zu verwechseln, bezeichnet man das Erstere auch als Sal sulphuris (Salz des Schwefels) und das Letztere als Sal salis (Salz des Salzes). Jedes der beiden Salze kann in zwei Substanzen geteilt werden, ein Teil ist wasserlöslich, der andere Teil nicht.

Das Ausziehen der wasserlöslichen Salze geschieht wie folgt: Die kalzinierte Asche wird in ein Becherglas gegeben und mit der doppelten oder dreifachen Menge destillierten Wassers übergossen. Alles wird langsam erwärmt und umgerührt. Nun lösen sich die wasserlöslichen Salze auf, die wasserunlöslichen setzen sich ab. Die klare Flüssigkeit wird abgegossen und fil-

42 Helen Philbrick und Richard B. Gregg: Companion Plants, London 1976, S. 73.
43 Aus Alexander von Bernus, Alchymie und Heilkunst, Nürnberg 1972.

triert. Um die wasserlöslichen Salze restlos ausziehen zu können, muss der Prozess mehrmals wiederholt werden, bis Lackmuspapier keinen höheren ph-Wert mehr zeigt als den des benutzten destillierten Wassers. Schließlich wird die Salzlösung vorsichtig bei niedrigen Temperaturen (z. B. an der Sonne) abgedampft, und die weißen Salze bleiben zurück. Während des Abdampfens soll die Temperatur niedrig bleiben, andernfalls spritzt die Salzlösung heftig.

Falls die Lösung der Salze in destilliertem Wasser einen orangefarbenen Einschlag zeigt, war die Kalzinierung der Pflanzenreste nicht ausreichend. Die richtige Ausführung der Kalzinierung gehört zu den schwierigsten Verfahren der Alchemie; wir werden später eingehend darauf zurückkommen. Falls die erste Kalzinierung nicht ausreichte, muss das evaporierte Salz noch einmal kalziniert werden; danach wird es wieder in destilliertem Wasser gelöst, die Lösung erneut filtriert und das Wasser wieder verdunstet, bis das Salz trocken ist. Da das Salz stark hygroskopisch ist, wird es in luftdicht verschließbaren Glasbehältern aufbewahrt. Die wasserlöslichen Salze sind stets alkalisch.

Der bei der Filterung der Salzlösung verbliebene Rückstand wird auch als Caput mortuum (Totenkopf) bezeichnet. Um das Caput mortuum ganz rein zu bekommen, müssen wir es mit destilliertem Wasser viele Male auswaschen. Mit Lackmuspapier kann der ph-Wert geprüft werden. Die wasserlöslichen Salze bestehen, chemisch betrachtet, hauptsächlich aus Kaliumkarbonat und Natriumkarbonat. Bei etwa 900 Grad Celsius sind die Salze schmelzbar. Die nicht wasserlöslichen Salze (Caput mortuum) bestehen hauptsächlich aus Calcium, Silizium, Phosphor und Magnesium. Sie enthalten auch Spuren anderer Metalle. Um das Caput mortuum zu schmelzen, sind Temperaturen von über 1500 Grad nötig.

Das Caput mortuum ist nicht hygroskopisch und amorph, während die wasserlöslichen Salze bei genügender Reinheit schöne Kristalle bilden, besonders wenn diese durch wiederholtes Auflösen in destilliertem Wasser mit anschließender Filterung und Abdampfung der Lösung weiter gereinigt werden.

Praktische Hinweise zur Spagyrik

Der Auszug der drei philosophischen Prinzipien aus Pflanzen

Die Zerlegung einer Pflanze in die drei philosophischen Prinzipien oder Essentialen beginnt stets mit dem Auszug der ätherischen Öle, die den flüchtigen Teil des Sulphurs darstellen. Der Grund dafür ist, dass die ätherischen Öle in Alkohol löslich sind. Lassen wir die Pflanze durch eine Vergärung gehen, um den Merkur (Äthylalkohol) zu bekommen, so zieht dieser zwar die ätherischen Öle beim Entstehen *(in statu nascendi)* ebenfalls aus der Pflanze aus, die Bindung zwischen Sulphur (ätherische Öle) und Merkur (Äthylalkohol) ist in diesem Fall aber so eng, dass sie kaum jemals wieder ganz voneinander getrennt werden können. Selbst die kompliziertesten Fraktioniertechniken, einschließlich Gefrierverfahren, Destillationskolonnen, Zentrifugieren oder chemische Wege, würden nie zu einer vollständigen Trennung führen, zum mindesten nicht im alchemischen Sinne.

Eine andere Frage ist, ob die Trennung von Sulphur und Merkur, also der ätherischen Öle und des Äthylalkohols, in allen Fällen spagyrischer Aufbereitung notwendig oder erstrebenswert ist. Der Alkohol *in statu nascendi* (im Entstehen bei der Vergärung) löst nämlich in besonders sanfter Weise die ätherischen Öle aus einer Pflanze heraus und führt sie dann bei einer nachfolgenden Destillation mit über. Wenn wir diesen »sulphurischen Merkur« darstellen wollen, brauchen wir die ätherischen Öle vor der Vergärung nicht abzuziehen. Wir werden später bei der eingehenden Besprechung verschiedener Aufbereitungsmethoden sehen, dass das Destillieren des »sulphurischen Merkurs« in mehreren Fällen angewandt wird. Diese Art der Destillation muss mit einer gewissen Könnerschaft ausgeführt werden, wenn nicht ein großer Teil des flüchtigen Sulphurs verloren gehen soll.

Da es uns im Augenblick aber um die Zerlegung einer Pflanze in alle drei Prinzipien oder Essentiale geht, müssen wir mit dem Auszug des flüchtigen Sulphurs, der Seele, das heißt der ätherischen Öle, beginnen. Wir verstehen, warum die klassischen Anweisungen immer wieder darauf hinweisen. Bei Glauber heißt es etwa: »Als Erstes sollst du aber stets die Seele herausziehen« (...) »lasse zunächst deinen Schwefel herausfliegen und fange ihn wohl ein« (...) »nachdem nun Apollo erschienen ist«[44], das heißt, nachdem die ätherischen Öle (Sulphur, Seele = Apollo) abdestilliert worden sind. So und ähnlich lauten immer wieder die Hinweise. Beginnen wir also auf diese Weise.

44 Glauberus Concentratus, Leipzig und Breslau 1715, S. 7.

Blühende Kamille im Garten des Laboratoriums Soluna in Averara, Norditalien. (Foto Olaf Rippe)

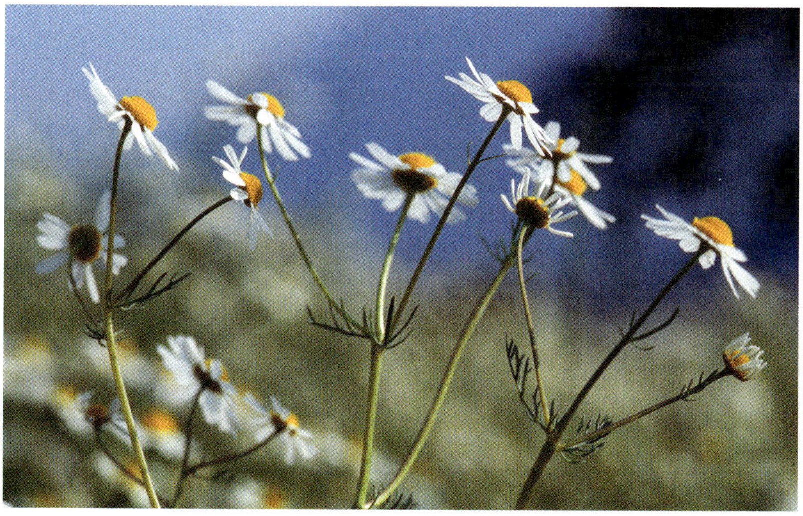

Der Auszug der ätherischen Öle, das heißt des flüchtigen Sulphurs

Eine große Zahl von Heilpflanzen enthält beträchtliche Mengen ätherischer Öle. Besonders reich an flüchtigem Sulphur ist die Familie der Lippenblütler *(Labiatae)*. In dieser, etwa dreitausend Spezies umfassenden Familie, die geradezu den Prototyp der Heilpflanzenfamilie darstellt – alle ihre Spezies sind heilkräftig –, finden wir unsere bekannten Lieblinge Rosmarin, Minzen, Basilikum, Melisse, die überall leicht zu beschaffen sind. Wenn wir die Pflanzen im eigenen Garten anbauen, können wir durch geeignete Nachbarschaft anderer Pflanzen den Gehalt an flüchtigem Sulphur beträchtlich erhöhen, zum Beispiel durch Zusammenpflanzen mit Brennnesseln.[45]

Rosmarin und Pfefferminze sind reich an ätherischen Ölen; beginnen wir also zweckmäßig mit einer dieser Pflanzen. Auf Pflanzenarten, die nur sehr wenig oder keinen flüchtigen Sulphur haben, kommen wir später zurück.

Es bestehen verschiedene Methoden des Auszugs ätherischer Öle aus Pflanzen. Die besonders in der Parfümherstellung bekannte Methode der Enfleurage besteht darin, dass die Pflanzen auf Paraffinplatten gedrückt werden. Die ätherischen Öle gehen in das Fett über, aus dem sie dann mit Alkohol herausgelöst werden können. Diese Methode interessiert uns hier weniger. Für unsere Laborarbeit besonders geeignet sind:

- Das Kochen der Pflanzen in Wasser mit gleichzeitiger Destillation von Wasserdampf und den Ölen, die dann auf dem Wasser schwimmen.
- Die Destillation mithilfe von Wasserdampf.
- Der Auszug mit einem sogenannten Ölabscheider, zweifellos die eleganteste und beste Methode.

Wir wollen alle drei Methoden kurz beschreiben.

45 Helen Philbrick und Richard B. Gregg, Companion Plants, London 1976, S. 73.

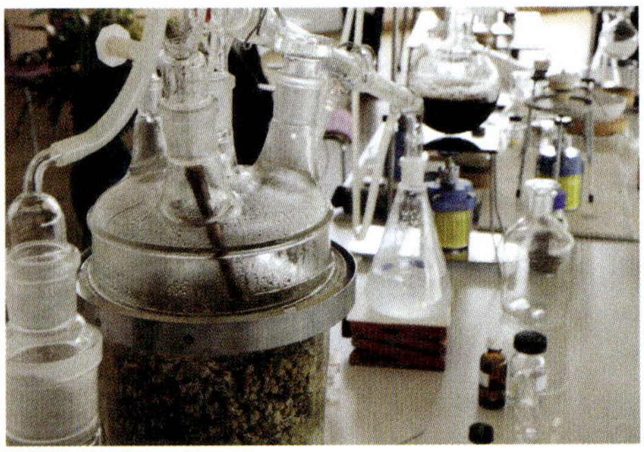

Anlage zur Wasserdampfdestillation. (Versuchslabor Weleda, Schwäbisch Gmünd, Foto Olaf Rippe)

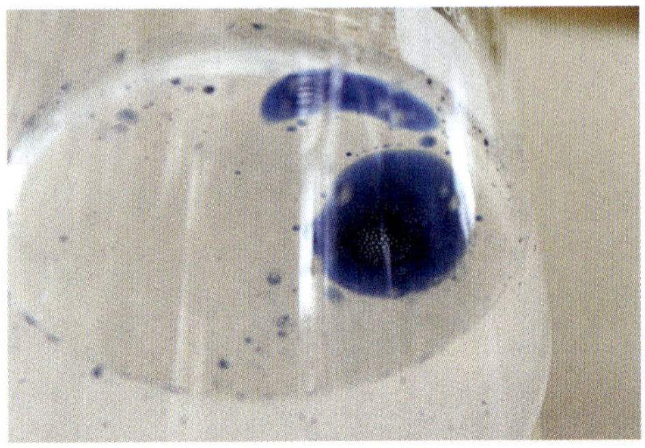

Das blaue ätherische Öl der Kamille schwimmt auf dem Wasser. (Versuchslabor Weleda AG, Foto Olaf Rippe)

Destillation durch Kochen in Wasser

Die Destillation ist eine Technik, durch die flüchtige Substanzen von nicht flüchtigen (fixen) getrennt werden können, oder auch verschiedene Flüssigkeiten voneinander, falls diese einen unterschiedlich hohen Siedepunkt haben. Im letzteren Falle sprechen wir von Fraktionierung.

Bei einer trockenen Destillation werden aus festen Substanzen durch Hitze flüchtige Bestandteile ausgezogen. Beispiele sind die Destillation von Kohle oder Holz oder auch von Wolle.

In einigen Fällen interessiert mehr das Destillat, in anderen der Rückstand. Während der Destillation von Flüssigkeiten werden diese durch Kochen in Dämpfe überführt, die dann in einem Kühler, durch den kaltes Wasser fließt, wieder in den flüssigen Zustand zurückversetzt werden, um schließlich als Destillat in einem Auffanggefäß (Vorlage) gesammelt zu werden.

Die klassischen Meister der Alchemie unterscheiden zwischen verschiedenen Arten der Destillation, von denen wir einige auf Seite 76ff. besprechen werden. Wir zerkleinern also unsere Pflanzen, füllen sie in einen genügend großen Glaskolben und geben Wasser hinzu, bis etwa ein Drittel oder die Hälfte des Kolbens mit Wasser gefüllt ist. Falls wir trockene Pflanzen benutzen, lassen wir diese wenigstens einen Tag einweichen, bei frischen Pflanzen können wir sofort mit dem Auszug beginnen. Über einen Destillieraufsatz verbinden wir den Kolben mit einem Kühler, zum Beispiel einem Liebig-Kühler, an dessen anderem Ende wir über einen Vakuumvorstoß (zum Ausgleich des Druckes) die Vorlage anschließen (Abbildung rechts).

Praktisch sind Destillieraufsätze, die man mit einem Thermometer versehen kann, das den Siedepunkt anzeigt. Besonders bei der Trennung von Flüssigkeiten ist die genaue Einhaltung der Temperaturen wichtig. Alle Geräte werden mit praktischen Klammern an einem Stativ befestigt.

Als Heizquelle kommen Gasbrenner, Kochplatten (bei Kolben mit flachem Boden) oder auch die praktischen elektrischen Heizmäntel in Frage.

Wer die Einrichtung eines Labors ernsthaft beabsichtigt, sollte die Anschaffung eines elektrischen Heizmantels erwägen. Dieser gestattet die Verwendung dickwandiger Rundkolben, die auch für die Destillation unter Vakuum geeignet sind. Die Heizmäntel sind oft mit thermostatischen Kontrollvorrichtungen versehen, die eine genaue Regelung der Temperaturen ermöglichen, außerdem gibt es einige Modelle mit praktischen Stativsäulen. Praktisch ist ebenfalls ein Wasserbad, Ölbad oder Sandbad.

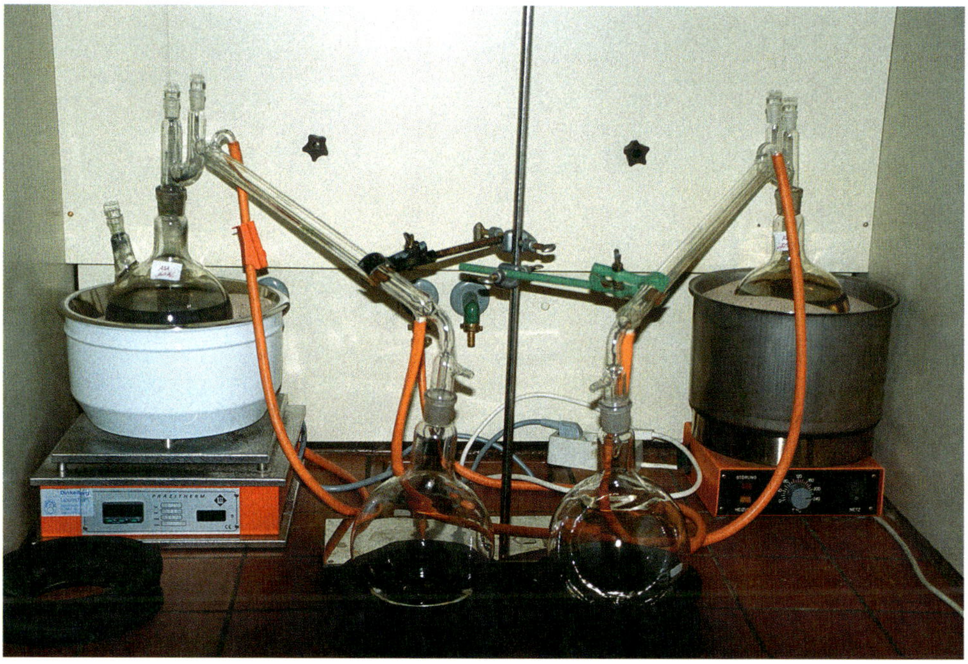

Destillation von Antimon im Sandbad. (Laboratorium Soluna, Donauwörth, Foto Olaf Rippe)

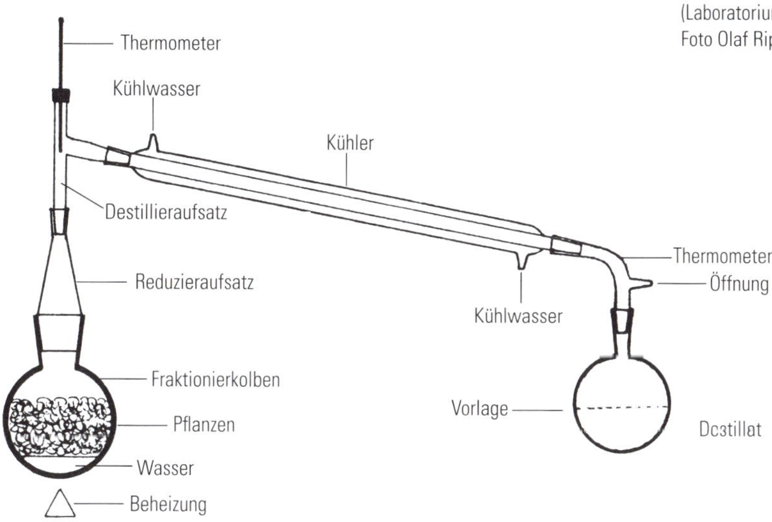

Auf einer Kochplatte erhitzen wir einen Topf mit Wasser, Öl oder Sand, je nach Erfordernis der Temperaturen, in den dann der Kolben bis zur Hälfte getaucht wird. Die Hitze der Kochplatte können wir recht genau einstellen, besonders wenn diese einen thermostatischen Regler hat. Es gibt auch Bäder im Fachhandel zu kaufen, die jedoch verhältnismäßig teuer sind.

Beim Zusammensetzen der Glasgeräte geben wir stets etwas Schlifffett auf die Glasschliffe, das garantiert nicht nur den dichten Verschluss, auch das spätere Auseinandernehmen der Geräte wird dadurch erleichtert.

Ist die Apparatur zusammengesetzt (Abbildung Seite 71 unten), lassen wir langsam Kühlwasser durch den Kühler fließen und beginnen die Beheizung bis zum Kochen. Der aufsteigende Dampf steigt nun in den Kühler, wo er kondensiert, um schließlich als Destillat in die Vorlage zu laufen. Dabei nimmt der Dampf die ätherischen Öle mit, die auf der Wasseroberfläche schwimmen.

Haben wir genügend Flüssigkeit hinüberdestilliert (Vorsicht: die Kräuter nicht anbrennen lassen!), geben wir das Destillat in einen Scheidetrichter (Abbildung Seite 73) und ziehen das Wasser durch den Abfluss unten ab. Das nachfolgende Öl fangen wir in einer kleinen, dicht schließenden Flasche auf. Falls noch nicht alles Öl aus den Pflanzen herausdestilliert wurde, gießen wir das verbliebene Wasser zurück in den Fraktionierkolben und destillieren noch einmal; das wiederholen wir so lange, bis kein Öl mehr kommt. Das Verfahren ist langsam und umständlich, aber auf diese Weise lässt sich der Auszug des flüchtigen Sulphurs mit einfachen Geräten vollziehen.

Ein gutes Fachgeschäft für Laborbedarf wird gerne die jeweils erforderlichen Geräte zusammenstellen.[46] Es ist empfehlenswert, sich für eine Schliffnorm zu entscheiden, zum Beispiel 29 / 32, damit alle Geräte ohne Reduzieraufsätze zueinander passen.

Vor jedem Experiment gehen wir alle Einzelheiten gedanklich genau durch und versichern uns, dass alles Notwendige zur Hand ist, damit uns keine Fehler unterlaufen. Erhitzen darf man nur, wenn für die Möglichkeit des Druckausgleichs gesorgt ist (der Destilliervorstoß muss eine Öffnung haben), sonst endet die Destillation unter der Zimmerdecke.[47]

Praktisch für Pflanzendestillationen sind Kolben mit weitem Hals, die das spätere Herausnehmen des Rückstands erleichtern. Allerdings machen sie die Verwendung eines Reduzieraufsatzes notwendig.

Destillation von ätherischen Ölen mithilfe von Wasserdampf

Den Wasserdampf erzeugen wir in einem Rund- oder Erlenmeyerkolben. Durch ein gebogenes Glas oder einen Plastikschlauch leiten wir den Dampf in einen Kolben mit zwei Hälsen, der die zerkleinerten Pflanzen enthält. Durchbohrte Gummistopfen sorgen für die Abdichtung. Mit diesem Kolben verbinden wir dann, wie vorher, Destillieraufsatz, Kühler, Vorstoß und Vorlage (siehe Abbildung Seite 73 oben rechts).

Falls sogenannte weithalsige Reaktionsgefäße zur Verfügung stehen, kann man durch einen geeigneten Siebeinsatz die Pflanzen oberhalb des Wasserspiegels halten (siehe Abbildung unten links).

46 Eine empfehlenswerte Adresse ist: Gaßner Glastechnik GmbH, Haderunstraße 4, 81375 München, www.gassner-glastechnik.de. Auch unter www.destillatio.eu gibt es Tipps zu Geräten. Aus rechtlichen Gründen darf eine Destillationsanlage in Deutschland nur mit Kolben bis zu einem halben Liter Fassungsvermögen betrieben werden (Österreich bis 2 Liter, Schweiz bis 3 Liter), sonst ist eine behördliche Genehmigung erforderlich. (Anm. d. Hrsg.)

47 Beim Destillieren von Flüssigkeiten sollte man, um den Siedeverzug einzuschränken, auf jeden Fall Siedesteine oder Siedeperlen verwenden, sonst kann der Kolben eventuell explodieren. Eine Erwärmung mit der Gefahr eines Siedeverzugs sollte generell immer mit Schutzkleidung erfolgen (Brille, Handschuhe usw.). Wenn die Zugabe von Siedesteinchen vergessen wurde, darf man dies nur nachholen, wenn man absolut sicher ist, dass der Siedepunkt noch nicht erreicht wurde – sonst Gerät ausschalten und abkühlen lassen. Zugabe von Siedesteinen in eine bereits überhitzte Flüssigkeit führt zu explosionsartigem Sieden. Zudem nimmt die Wirkung der Siedesteinchen mit der Zeit ab, weshalb man sich nicht auf sie verlassen sollte und daher bei jedem Erwärmungsvorgang neue Siedesteinchen erforderlich sind. (Anm. d. Hrsg.)

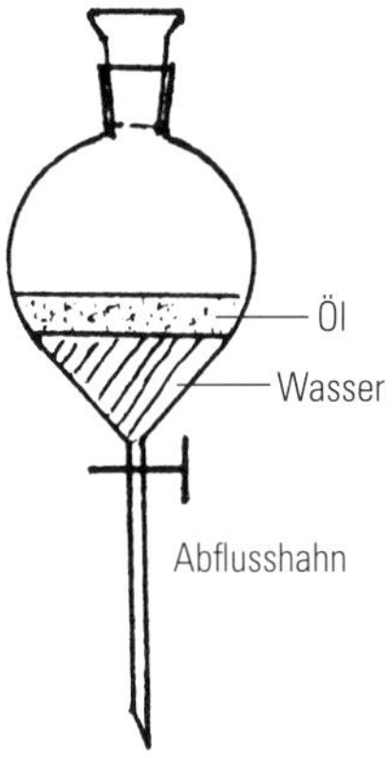

Scheidetrichter

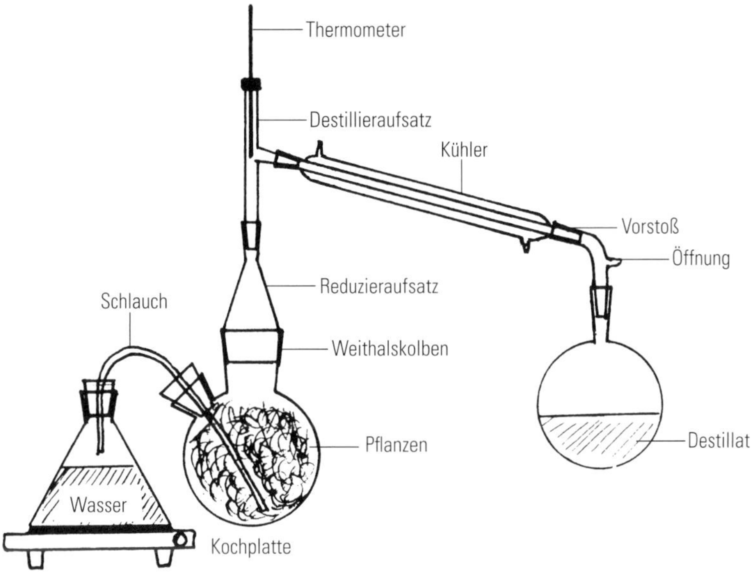

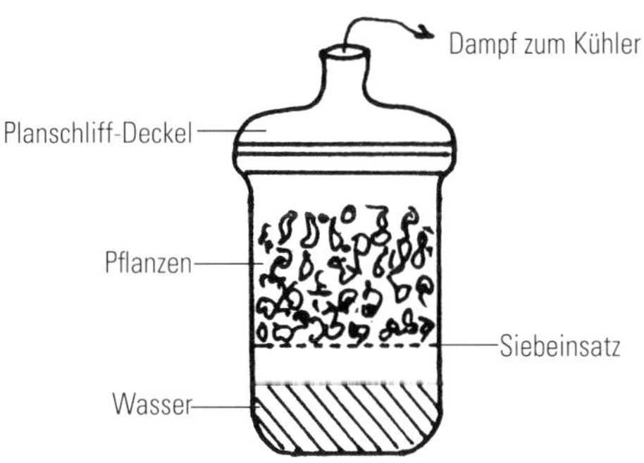

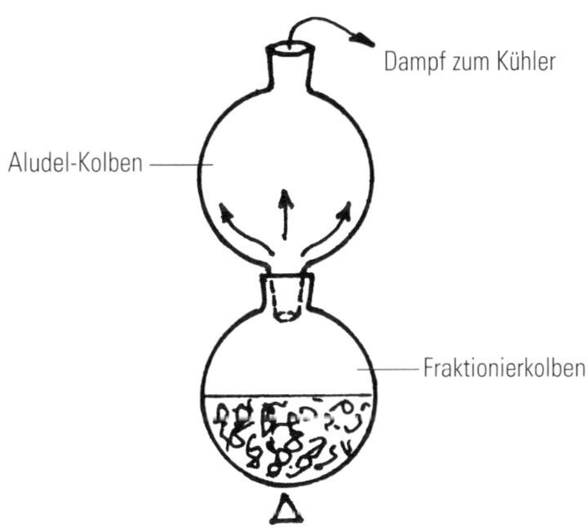

Eine weitere Möglichkeit ist die Verwendung eines Aludel-Kolbens (Abbildung oben), in dessen unteren Hals eine enge Glasspirale oder ein kleines Sieb gesetzt wird. Der untere Kolben enthält das Wasser.

Wer sich laufend mit der Destillation größerer Mengen ätherischer Öle beschäftigen will, sollte an dem Umbau eines großen Kochtopfes aus rostfreiem Stahl denken. Statt des Ventils wird ein entsprechender Anschluss eingesetzt, mit dem man die Glasgeräte verbinden kann. Es genügt ein durchbohrter Gummistopfen, den man nach Verbrauch leicht ersetzen kann. Beheizt wird mit einer Kochplatte.

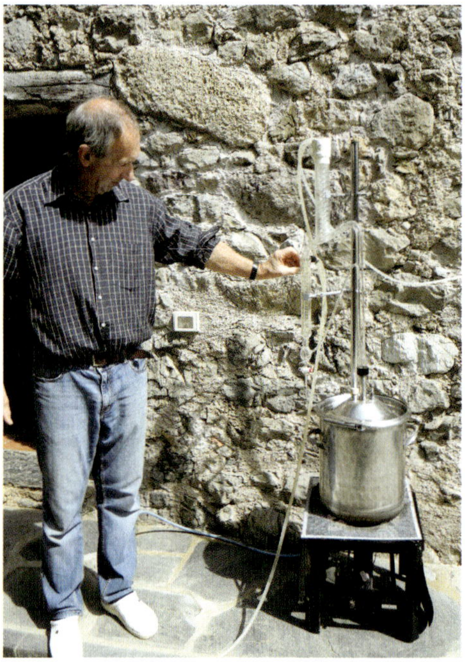

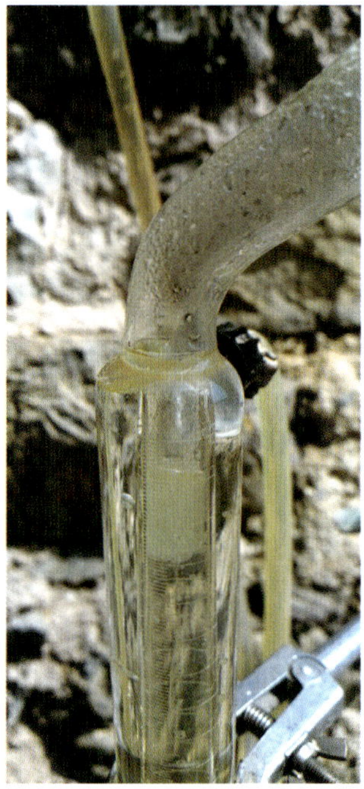

Destillationsanlage zur Gewinnung ätherischer Öle durch Wasserdampfdestillation mit Ölabscheidung.

Die etwas milchige Flüssigkeit ist das gewonnene ätherische Öl aus der Destillation von Salbei. (Laboratorium Soluna in Averara, Norditalien, Fotos Olaf Rippe)

Destillation von ätherischen Ölen mit Ölabscheider

Die Grundanlage ist die gleiche wie bereits besprochen, also entweder die Kochausrüstung oder die für Wasserdampfdestillation. Statt des Destillieraufsatzes setzen wir einen sogenannten Ölabscheider auf, auf diesen kommt der Kühler. Besonders geeignet ist ein Intensivkühler, der in verschiedenen Modellen erhältlich ist. Man kann entweder einen großräumigen Kühler aufsetzen (teuer!) oder auch zwei kleinere mithilfe eines Verteileraufsatzes. Der Kühler bleibt oben offen (Abbildung Seite 75). Der Dampf, der die ätherischen Öle mit sich führt, gelangt durch das Rohr A in den Kühler, wo er kondensiert. Die beiden Flüssigkeiten, Öl und Wasser, tropfen nun in das Rohr B. Das ätherische Öl ist leichter als das Wasser und schwimmt oben. Allmählich steigt der Flüssigkeitsspiegel parallel in den Rohren A und B. Wenn die Flüssigkeit den Punkt C erreicht, beginnt der Rückfluss des Wassers in den Fraktionierkolben, während die Ölmenge im Rohr B ständig zunimmt. Wenn die Temperatur einmal konstant eingestellt ist, kann die Apparatur über längere Zeit unbeaufsichtigt arbeiten. Ein Anbrennen ist nicht zu befürchten, da das Wasser ständig zurückfließt.

Falls die zu erwartende Ölmenge sehr groß ist, zieht man von Zeit zu Zeit das Öl durch den Abfluss D ab, andernfalls könnte über Punkt C ein Teil des Öls zurückfließen. Einige Ölabscheider haben aus diesem Grund ein bauchig erweitertes Rohr B (gestrichelte Linien).

Wenn die Menge des Öls nicht mehr zunimmt, schaltet man Beheizung und Wasserkühlung ab. Falls Beheizung und Kühlung nach Erreichung des Siedepunktes konstant eingestellt sind, kann man den Kühler oben verschließen. Auf diese Weise ist der ganze Kreislauf hermetisch abgeschlossen, und nichts kann in die Apparatur gelangen. Es ist jedoch auf die genaue Temperaturregelung zu achten. Unmittelbar nach Abstellen der Beheizung wird der Verschluss geöffnet, damit beim Abkühlen der Anlage der Druckausgleich stattfinden kann.

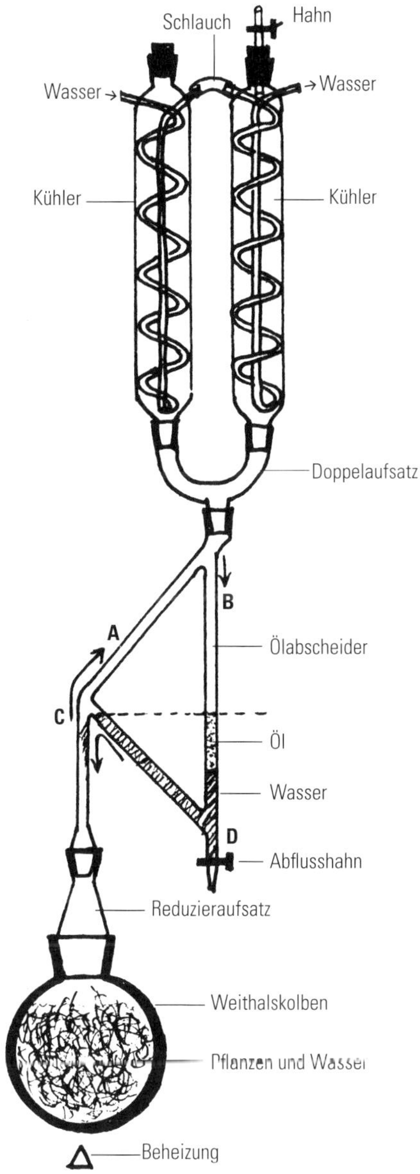

Erinnern wir uns noch einmal, dass wir die Öle aus frischen Pflanzen sofort ausziehen können, trockene Pflanzen werden einen oder mehrere Tage eingeweicht. Glauber empfiehlt bis zu drei oder vier Tage Einweichzeit. Auf keinen Fall dürfen aber die Pflanzen durch eine Gärung gehen (Vorsicht bei Sommertemperaturen!).

Noch raffinierter ist der Abzug der ätherischen Öle unter Vakuum. Über die obere Öffnung des Kühlers wird mithilfe einer geeigneten Pumpe ein Vakuum hergestellt. Der Siedepunkt sinkt dadurch beträchtlich, und der Abzug der ätherischen Öle vollzieht sich auf besonders schonende Weise. Von einer derartigen Anlage ist Gebrauch zu machen, wenn die ätherischen Öle Alkaloide enthalten (z. B. bei der Destillation von Baldrian), da Alkaloide auf hohe Temperaturen empfindlich reagieren und ihre Wirkung verlieren. Beim Baldrian zum Beispiel darf man nicht über 82 Grad Celsius gehen. Weitaus besser sind noch niedrigere Temperaturen.

Vorher versichere man sich, dass die Geräte für die Vakuumdestillation geeignet sind, andernfalls könnte eine Implosion erfolgen. Falls eine solche Gefahr nicht ganz auszuschließen ist, sind die Augen durch eine Laborbrille zu schützen.

Der Merkur

Die Darstellung des Merkurs erfolgt durch Separation und anschließende Rektifikation (Trennverfahren).

Die Separation

Nach dem Abzug der ätherischen Öle wird die verbliebene Pflanzensuppe einer Vergärung unterzogen. Alles wird in einen genügend großen Glaskolben gegeben (es ist Schaumentwicklung zu erwarten!) und eine genügende Menge Bier- oder Weinhefe zugesetzt (z. B. 25 Gramm auf 5 Liter Suppe). Auf den Kolben kommt ein Korken mit einem Gärröhrchen mit etwas Wasser oder Öl (Abbildung unten).

Falls kein genügend großer Kolben zur Verfügung steht, kann man auch in einem großen Einmachglas oder einem glasierten irdenen Gefäß vergären. Dann wird das Gefäß mit einem lose aufgelegten Tuch und einem Teller verschlossen.

Bei Raumtemperatur beginnt nun schnell die Vergärung. Früher oder später würde eine Vergärung auch ohne Hefezusatz einsetzen, besonders bei offenem Gefäß, da sich die notwendigen Mikroorganismen fast überall befinden. Durch das vorherige Kochen ist die Pflanzensuppe jedoch steril, der Zusatz von Hefe bringt die Gärung daher schneller in Gang. Zugleich schützt die Sterilität der Suppe vor fremden Hefen und Bakterien, wodurch sich ein eventueller Umschlag der Gärung vermeiden lässt.

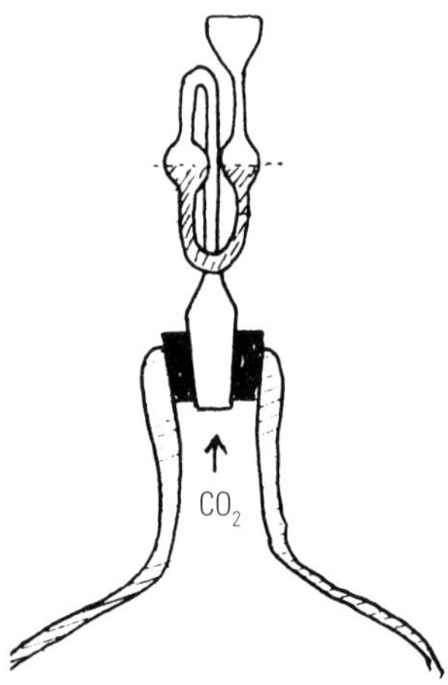

Es gibt verschiedene Arten der Gärung: milchsaure Gärung[48], essigsaure Gärung, buttersaure Gärung usw. Da wir uns hier nur für die alkoholische Gärung interessieren, ist der Verschluss mit einem Gärröhrchen besonders empfehlenswert. Das Eindringen anderer Organismen wird auf diese Weise ausgeschlossen, und ein Umschlag der Gärung ist nicht zu befürchten.

Um die Hefen zu nähren und um eine besonders lebhafte Gärung und einen hohen Alkoholgehalt zu erreichen,

48 Milchsaure Gärung: Milchsäure ist eine rein sulphurische Säure, die durch ihre Wirkung auf den Stoffwechsel und das Immunsystem zu den wertvollsten Lebensmittelinhaltsstoffen gehört; ein Beispiel dafür ist Sauerkraut, also durch Milchsäuregärung konservierter Weißkohl. Solche Nahrungsmittel wirken nachweislich lebensverlängernd und krebsfeindlich. (Anm. d. Hrsg.)

kann eine gewisse Menge vergärbaren Zuckers zugesetzt werden (bis zu 1 kg auf 5 Liter Suppe). Einige Pflanzen enthalten nur wenig Zucker. Dieser Eingriff ist erlaubt, da der Merkur im ganzen Pflanzenreich der Gleiche ist, allerdings soll der Zucker stets rein sein. Um nur geringe Mengen des Merkurs zu erzielen, kann man selbstverständlich auch ohne Zuckerzusatz vergären. Dazu sind aber große Pflanzenmengen notwendig. Glauber empfiehlt wenigstens 50 Pfund.[49]

Die Dauer der Vergärung schwankt stark von Pflanze zu Pflanze, auch die Temperatur spielt dabei eine Rolle. Sie ist beendet, wenn die Gasentwicklung aufhört und die Pflanzen zu Boden sinken.

Im Vergärungsgefäß finden wir die vier Elemente: Die Pflanzen zusammen mit dem Zucker bilden das Element Erde. Auch das Element Wasser ist vorhanden. Das Element Luft befreit sich in Form von Gas (Kohlendioxid). Das Feuerelement wird durch das Freiwerden von Wärmeenergie während der Gärung erkennbar.

In der Mitte dieser vier Elemente entsteht der Alkohol, der jedoch mit keinem der Elemente identisch ist. Dieser ist unser Merkur, der daher manchmal auch als Quinta Essentia bezeichnet wird. Ein oft gehörter alchemischer Lehrsatz lautet: Die Quinta Essentia ist keines von den Vieren (den vier Elementen), sondern stellt sich als eines der Drei (der drei philosophischen Prinzipien) heraus. Der Zucker (in den Pflanzen und der zugesetzte), das Feste oder Fixe, wird flüchtig (Gasentwicklung), das Lebensprinzip dagegen wird fix, indem es sich zu Alkohol verdichtet, daher auch die Bezeichnung »Aqua vitae« (Lebenswasser).

Der durch die Vergärung entstandene Alkohol wird nun abdestilliert und konzentriert (rektifiziert), dabei wird er vom Wasserüberschuss gereinigt.

Die Reinigung

Mithilfe der Destillation können wir Flüssigkeiten von festen Substanzen scheiden oder auch Flüssigkeiten voneinander, wenn diese verschiedene Siedepunkte haben. Der Siedepunkt bezeichnet die Temperatur, bei welcher eine Substanz aus dem flüssigen in den Dampfzustand übergeht.

Um zwei Flüssigkeiten mit verschiedenen Siedepunkten voneinander zu scheiden, genügt die konstante Einhaltung der Siedepunkttemperatur der niedriger siedenden Flüssigkeit. Auf diese Weise kann nur eine der beiden Flüssigkeiten verdampfen, während die andere im Fraktionierkolben verbleibt, wenigstens zum größten Teil. Ein Teil der höher siedenden Flüssigkeit wird jedoch bei der Verdampfung der niedrig siedenden mitgerissen. Die Trennung der beiden Flüssigkeiten muss daher mehrmals wiederholt werden. Je genauer die Temperatur eingehalten wird, umso besser gelingt die Trennung.

Wir beginnen die Reinigung des Merkurs mit der Trennung der Pflanzensuppe in einen festen und einen flüssigen Teil durch Filtrieren. Die festen Teile werden mit der Hand gut ausgedrückt, um die größtmögliche Flüssigkeitsmenge zu erhalten. Die verbleibenden Pflanzenreste werden dann auf einem Tuch oder feinen Netz an der Wärme getrocknet, dies ist auch an der Sonne möglich, da die flüchtigen Bestandteile aus den Pflanzen heraus sind. Sind die Pflanzen-

49 Vgl. dazu Seite 160ff. sowie die Anweisungen D. J. Schroeders zur Aufbereitung einer spagyrischen Essenz aus Wermut.

teile trocken, hebt man sie in einem geeigneten Behälter auf bis zur späteren Einäscherung und Kalzinierung, mit deren Hilfe man das philosophische Prinzip Sal erhält (siehe Seite 97). Die gefilterte alkoholische Flüssigkeit kommt in einen Fraktionierkolben, der dann mit der Destillationsanlage verbunden wird (Abbildung Seite 71 unten).

Um eine besonders gute Trennung von Wasser und Alkohol zu erreichen, werden auch bestimmte sogenannte Kolonnen benutzt. Unter diesen findet man einfache Glasrohre, die man mit kleinen Glasringen füllt, wie auch komplizierte Modelle (siehe Abbildung unten).

Da das Entweichen des Dampfes in diesen Kolonnen behindert wird, verdichtet sich der Dampf der Flüssigkeit mit dem höheren Siedepunkt, bevor er den Kühler erreicht. Einige Kolonnen haben einen Vakuummantel, um eine besonders einheitliche Erwärmung zu garantieren, bei Kolonnen ohne Vakuummantel ist das Ergebnis sehr von der Raumtemperatur abhängig.

Zweckmäßig ist eine Destillation im Wasserbad oder Ölbad, da auf diese Weise das Anbrennen der Pflanzen beziehungsweise das Ansetzen eines Ringes im Kolben verhindert wird. Bei der Destillation brennbarer Substanzen ist eine offene Hitzeflamme aus Sicherheitsgründen zu vermeiden.

Der Siedepunkt des Äthylalkohols liegt bei 78 Grad Celsius auf Meereshöhe, in höheren Lagen ist er etwas niedriger. Bei der ersten Abdestillation des Merkurs soll die Temperatur nicht über 85 Grad Celsius gehen. Wenn nichts mehr überkommt, ist die erste Destillation beendet. Der flüssige Rückstand im Fraktionierkolben wird aufbewahrt, aus diesem erhält man später den fixen Sulphur (siehe Seite 90).

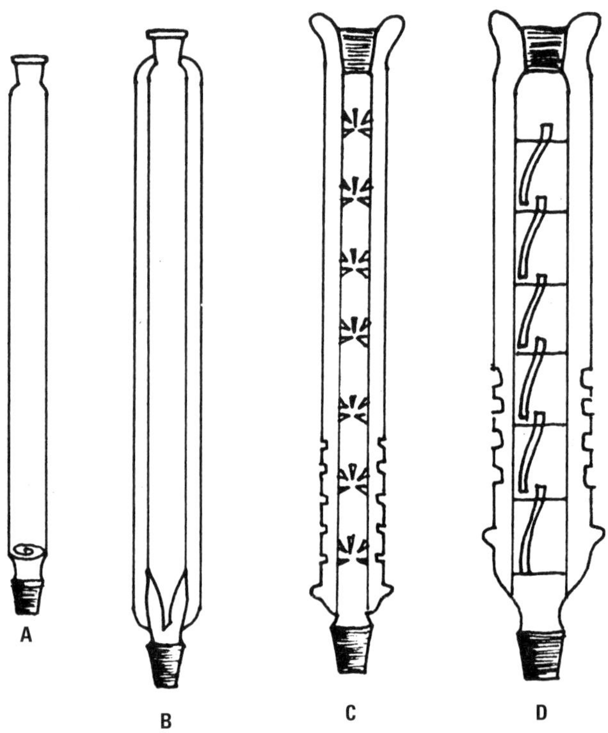

Zur Feststellung des Alkoholgehalts des Destillats dient ein Alkoholmeter. Dieses besteht aus einem an beiden Enden geschlossenen Glasrohr, dessen eines Ende durch ein Gewicht beschwert ist, das andere Ende zeigt eine geeichte Skala. Manche Alkoholmeter haben auch ein eingebautes Thermometer, da die Messung stets bei einer bestimmten Temperatur (= Dichte) zu erfolgen hat. Das Alkoholmeter schwimmt senkrecht in Mischungen aus Alkohol und Wasser. Da es auf eine bestimmte Temperatur geeicht ist, muss das Destillat auf diese Temperatur gebracht werden (durch Erwärmen oder Kühlen).

Das Destillat wird also in einen genügend großen Glaszylinder (Messzylinder) gegeben und der Alkoholmeter vorsichtig hineingetaucht, nachdem man sich vorher von der richtigen Temperatur überzeugt hat.

Das erste Destillat enthält noch eine große Menge Wasser wie auch einen geringen Teil anderer Alkohole und Unreinheiten, diese werden bei den nachfolgenden Destillationen beseitigt. Dabei kommt es auf die genaue Beobachtung und Einhaltung der Temperatur auf dem Thermometer an. Zunächst entfernt man den sogenannten Vorlauf, der bereits übergeht, bevor das Thermometer am Destillieraufsatz den Siedepunkt des Äthylalkohols zeigt, also 78 Grad Celsius. Die Stoffe des Vorlaufs sieden alle bei niedrigeren Temperaturen als der Äthylalkohol. Sobald das Thermometer auf 78 Grad steigt (bzw. den der Höhenlage des Laboratoriums entsprechenden Siedepunkt des Äthylalkohols zeigt), wechselt man die Vorlage aus und entfernt den Vorlauf.

Das restliche Wasser wie auch die sogenannten Fuselöle werden ebenfalls durch genaue Temperaturkontrolle zurückgehalten. Wasser wie Fuselöle sieden bei einer höheren Temperatur als Äthylalkohol; dazu wird die Anlage entsprechend reguliert.

Die Verwendung geeigneter Kolonnen erleichtert die Fraktionierung, das heißt die Abtrennung des Äthylalkohols von den übrigen Substanzen. Mit jeder Destillation wird das Destillat reiner. Nach etwa sieben Destillationen hat man einen hochprozentigen, sauberen Äthylalkohol erhalten, den Merkur. Einige der Unreinheiten können übrigens auch durch einen Kohlefilter entfernt werden. Das fortwährende Reinigen des Merkurs durch wiederholte Destillationen wird als Rektifikation bezeichnet.

Da Alkohol stark hygroskopisch[50] ist, wird man eine 100-prozentige Konzentration kaum erreichen. Durch Gefrierverfahren kann man das verbliebene Wasser weiterhin trennen, da Wasser bei 0 Grad Celsius, Äthylalkohol aber erst bei -114 Grad gefriert. In der Chemie werden noch andere Verfahren angewandt. Das verbliebene Wasser wird durch Zusatz einer gewissen Menge Calciumoxid (CaO) gebunden, dann wird erneut destilliert. Auch Natrium oder Magnesium werden in diesem Sinne verwendet. In der Alchemie sind derartige Techniken nicht erlaubt, da sie den Alkohol »mineralisieren«. (»Die Tränen der Diana ›Merkur‹ werden determiniert.«) Für unsere Zwecke ist der Weg der wiederholten Destillationen, eventuell mit einer Kolonne, völlig ausreichend. Der gereinigte Merkur (etwa 95-prozentiger Äthylalkohol) wird in einer dicht schließenden Flasche aufbewahrt.

50 Bezeichnet die Eigenschaft von Stoffen, Feuchtigkeit aus der Umgebung zu binden. (Anm. d. Hrsg.)

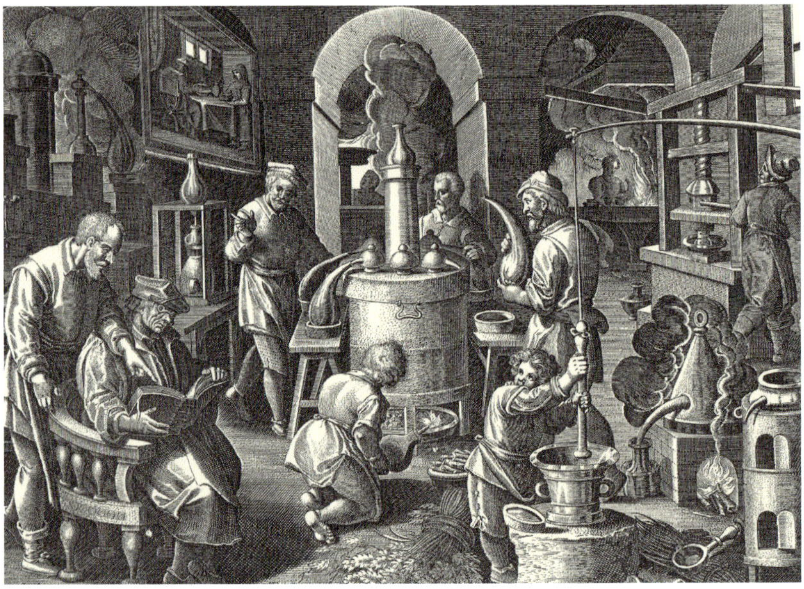

Alchemistisches Labor. (Theodor Galle nach Jan van der Straet (Stradanus), aus der Serie »Nova reperta«, ca. 1589 bis ca. 1593)

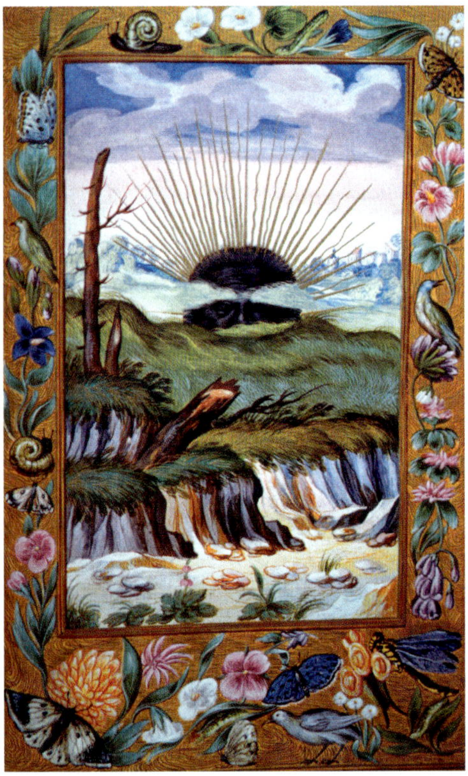

Die Schwarze Sonne symbolisiert die Putrefactio oder den Gärprozess, bei dem das Lebendige in einen Fäulnisprozess übergeht und stirbt. (Aus »Splendor solis«, 1677)

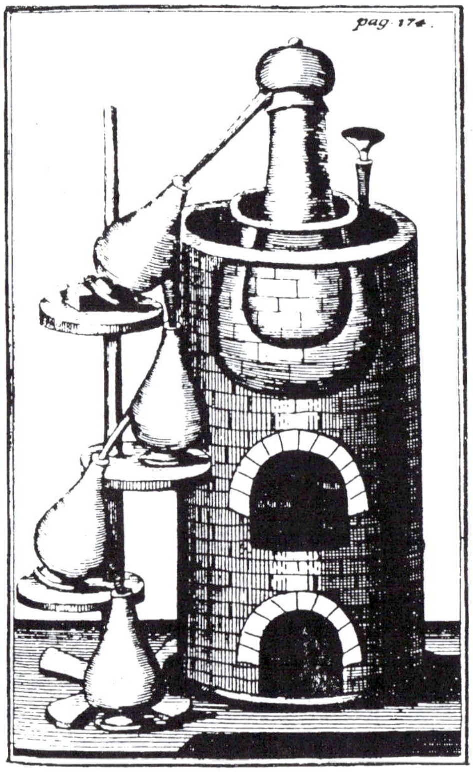

Klassische Fraktionieranlage, 16. Jahrhundert. (Aus Johannes Isaac Hollandus, »Opera Vegetabilia«, Wiener Auflage 1773)

Die klassischen Meister hatten die Kunst der Destillation bereits hoch entwickelt. Sie unterschieden zum Beispiel zwischen:

- *Destillatio per asceruum* (aufsteigende Destillation), welche die Dämpfe erst zum Aufsteigen zwang, bevor sich diese kondensierten.
- *Destillatio per desceruum* (absteigende Destillation), welche die Dämpfe ohne hohes Aufsteigen gleich abwärts führte.
- *Destillatio per latus* (seitliche Destillation), bei der die Dämpfe durch einen seitlich horizontal angebrachten Schnabel gingen, bevor sie kondensierten.
- *Destillatio per inclinationem* (abwärts geneigte Destillation), bei welcher der Schnabel, zum Beispiel einer Retorte, stark nach unten geneigt wurde.

Besonders erwähnt wird auch die *Destillatio per alembicum* (Destillation über den Helm). Auf die verschiedenen Helme kommen wir gleich zurück.

Betrachten wir einmal einige klassische Destillationsanlagen. Diese Anlage (Abbildung Seite 80 unten rechts), eine klassische Fraktionieranlage, besteht aus einem Ofen mit Wasserbad. Über den Helm mit langem Schnabel erreicht der Dampf die erste (oberste) Vorlage, in der ein Teil der Flüssigkeit mit dem höchsten Siedepunkt bereits kondensiert. Der restliche Dampf geht in die zweite, etwas tiefer liegende Vorlage, in der sich wieder ein Teil des Dampfes verdichtet. Während des Absteigens nimmt die Temperatur ständig ab.

Schließlich wird die Flüssigkeit mit dem niedrigsten Siedepunkt in der untersten Vorlage gesammelt. Würden wir ein Wasser-Alkohol-Gemisch in dieser Anlage destillieren, wäre der Wassergehalt in der obersten Vorlage am höchsten und der Alkoholgehalt am niedrigsten; in der untersten Vorlage wäre es umgekehrt. Durch Anpassen an die Verhältnisse der Außentemperatur und durch Regelung der Entfernung zwischen den Vorlagen und dem Ofen gelang den alten Meistern eine recht genaue gleichzeitige Fraktionierung.

Die Besonderheiten von Helm und Auffanggefäß in der Destillation

Von großer Bedeutung in der klassischen Destillation sind die sogenannten Helme. In diesen Aufsätzen konnten sich die Dämpfe vor ihrer Verdichtung stark ausdehnen. In der Sprache der modernen Physik würde man sagen: Der Abstand zwischen den Molekülen war maximal.

Betrachten wir einmal einige dieser Helme. Die verschiedenen Formen des Helms mit Schnabel, auch oft einfach Rostratus genannt, dienen zur Destillation und auch zur Fraktionierung; der Coecus (Blindhelm) wurde auch in der Rotation oder Circulation verwandt, wir kommen später darauf zurück. Weiter die Auffanggefäße oder Vorlagen, die sogenannten Accipientia (Rezipienten) und Tradentia (Überleitungs-Rezipienten) sowie Destillationsanlagen. Sämtliche folgenden Abbildungen stammen aus dem Werk »Alchymia« des Andreas Libavius (2. Auflage, Frankfurt 1606).

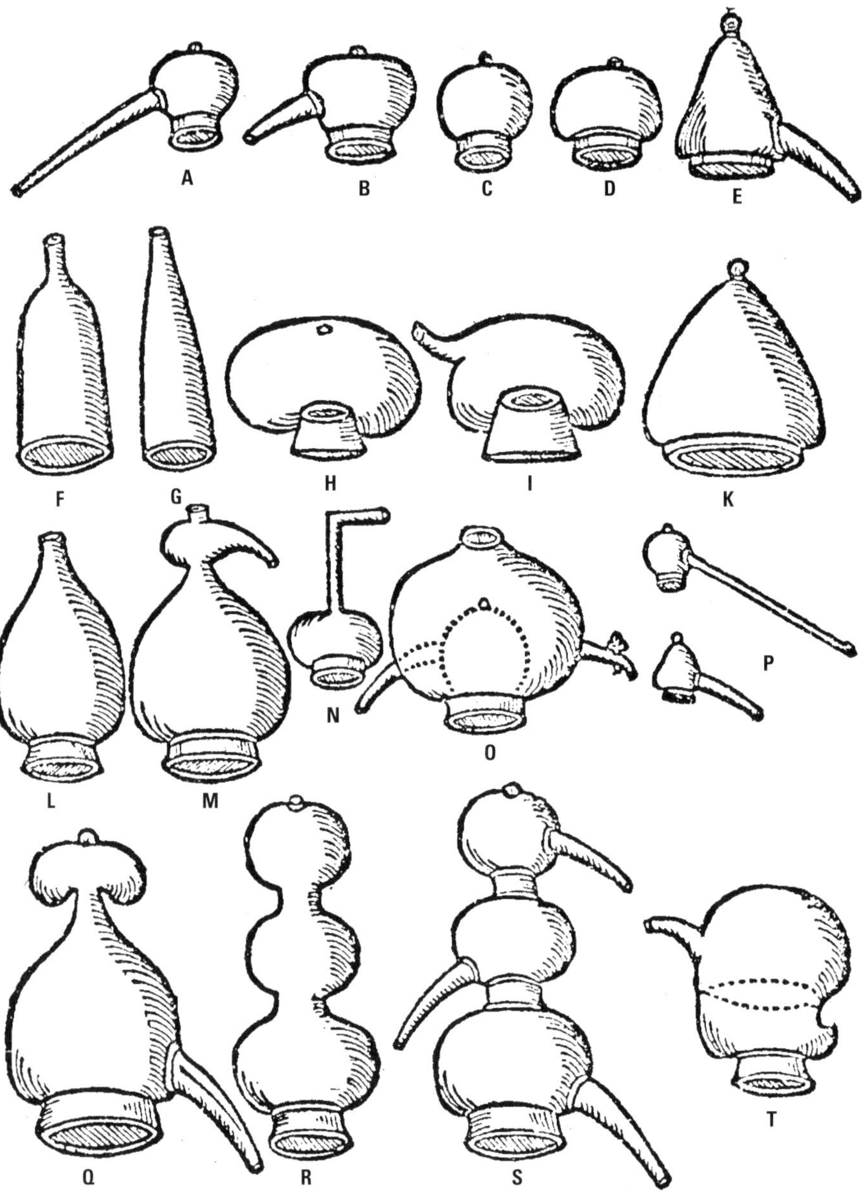

Verschiedene Helmaufsätze aus Andreas Libavius' Werk »Alchymia«, 2. Auflage, Frankfurt 1606.

A Alembicus rostri prolixi (Helm mit langem Schnabel)
B Helm mit kurzem Schnabel
C Sogenannter Blinder Helm
D Alembicus reductus (reduzierter Helm)
E Pileus (Hut) oder Campana (Glocke) mit Schnabel
F, G Helm für die Sublimation (das trockene Aufsublimieren)
H Alembicus reductus mit Loch
I Blinder Helm mit Tubulus, der das Hinzufügen oder Herausziehen von Substanz gestattet
K Campana (Glocke) ohne Schnabel oder mit Schnabel
L Sogenannte Tiara mit Rohranschluss
M Cydaris
N Operculum cum syringa (Helm mit Rohraufsatz)
O Refrigerium (Helm mit Wasserkühlung)
P Minuscoli (kleine Helme für kleine Destillationsgefäße)
Q Schnabelhelm mit angegossenem kleinen Blindhelm
R Coecus triplex (Dreifacher Blindhelm)
S Rostratus triplex (Dreifacher Schnabelhelm), ein Fraktioniergerät
T Ähnlicher Blindhelm wie I, der Tubus ist nach hinten gebogen

Hier einige Auffanggefäße (Collectoria), die man auch als Vorlagen bezeichnet.

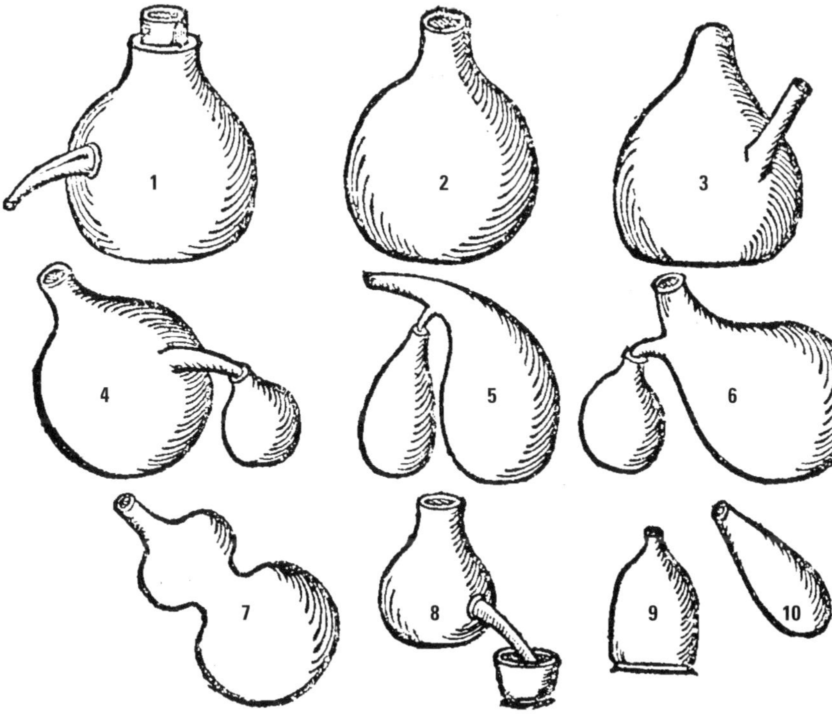

Verschiedene Auffanggefäße.

1 Kolben für die Geister, mit Schnabel
2 Einfacher Kolben
3 Excipulus coecus (Vorlage mit blindem Apex). In derartigen Kolben werden Dämpfe aufgefangen, die sich schwerlich niederschlagen.
4 Excipulus geminatus (Zwillingsrezipient)
5 Excipulus geminatus in länglicher Form
6 Excipulus geminatus in etwas anderer Form (vgl. Abbildung Seite 86 unten)
7 Biventer continuus (Doppelbauch), ein Auffanggefäß mit größerer Oberfläche zwecks Kühlung
8 Transmissionsvorlage
9, 10 Flaschenförmige Vorlagen

Die alten Meister unterschieden vier Stärken der Feuergrade.

- Grad 1 ist das Marienbad (Wasserbad).
- Grad 2 ist das Aschenbad.
- Grad 3 ist das Sandbad.
- Grad 4 ist das offene Feuer.

Im zweiten Feuergrad destillieren bedeutet also im Aschenbad destillieren. Die Temperaturen des Sandbads sind bedeutend höher als die des Marienbads. Das Aschenbad gestattet wegen seiner Porosität niedrige, aber konstante Temperaturen.

Auch bei Paracelsus findet man hierzu Beschreibungen: »Bei der Destillation sollen und müssen auch vier verschiedene Grade des Feuers betrachtet werden. Der erste Grad des Feuers bei der Destillation ist Balneum Mariae, das ist die Destillation im Wasser. Der zweite Grad des Feuers ist die Destillation in der Asche. Der dritte Grad des Feuers ist die Destillation im Sand, der vierte Grad des Feuers ist die Destillation in freiem Feuer« (Band III, Aschnerausgabe, Seite 279). Die

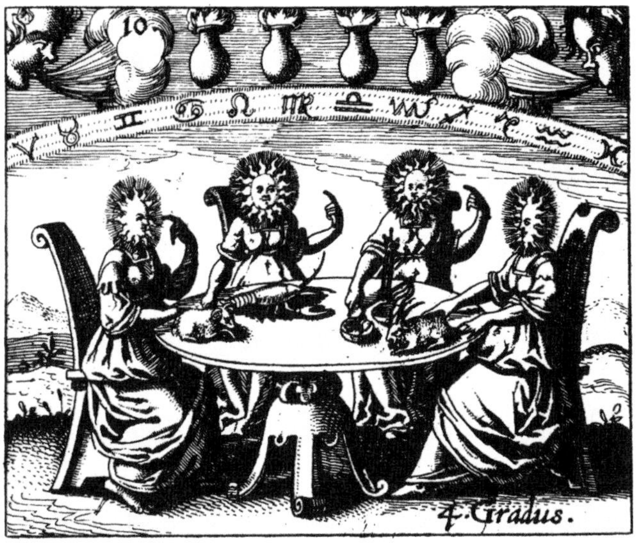

Die vier Wärmegrade in Analogie zu den kardinalen Sternzeichen Widder, Krebs, Waage und Steinbock: »Die Sonn laufft in eim Jahr herumb durch den ganzen Zodiacum: Und ernewert mit ihrem Schein all Kräutter / Bäum und Blümelein. Daher man dann die vier Gradus unser Arbeit erlernen muss: Welche dir dann ein Richtschnur sein unsr angenomnen Arbeit sein. Es ist der Widder / Krebs und Waag / und dann der Steinbock / wie ich sag: Erwehle unter diesen frey wer der Erst odr Ander sey.« (Aus dem »Chymischen Lustgärtlein«, 1624)

Auflistung beginnt mit dem sanftesten Hitzegrad und steigert sich dann. Der erste Grad wird angewendet für »Kräuter, Samen, Blumen und dgl.«, der zweite für »das Laub, die Blätter und Früchte etc.«, der dritte für »die Wurzeln, Äste und Schösslinge der Bäume«, der vierte schliesslich für »das Holz und seinesgleichen«. Je nach Empfindlichkeit des zu verarbeitenden Materials wird also eine andere Temperatur gewählt. (Anm. d. Hrsg.)

Im Folgenden einige Destillationsanlagen aus der »Alchymia« des Libavius.

Die folgende Abbildung zeigt ein Cinerarium oder Arenarium, eine Aschenbad- oder Sandbad-Anlage. A ist das eigentlich Sand- oder Aschenbad, in welches die Kolben gesetzt werden. Da Asche leicht umherfliegt, ist es abgedeckt, und nur die Hälse der Kolben schauen heraus. Auf diese sind Helme mit langen Schnäbeln gesetzt. Als Vorlagen dienen Kolben mit engem

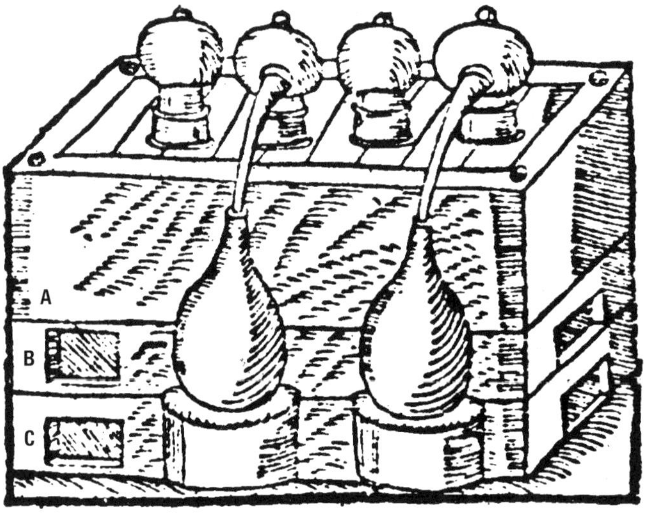

Sand- oder Aschebad.

Hals. Die kalte Luft besorgte die Kühlung. B ist das Hypocaustum, der Verbrennungsraum für das Heizmaterial. C ist der Aschenraum, in dem die Asche des Brennmaterials gesammelt wird.

Die Darstellung unten zeigt ein Destillatorium anguinum (Destillationsanlage mit Rohrschlangen). Es handelt sich um eine Wasserbad-Destillieranlage, deren erster Teil luftgekühlt ist, der zweite Teil ist luft- und wassergekühlt.

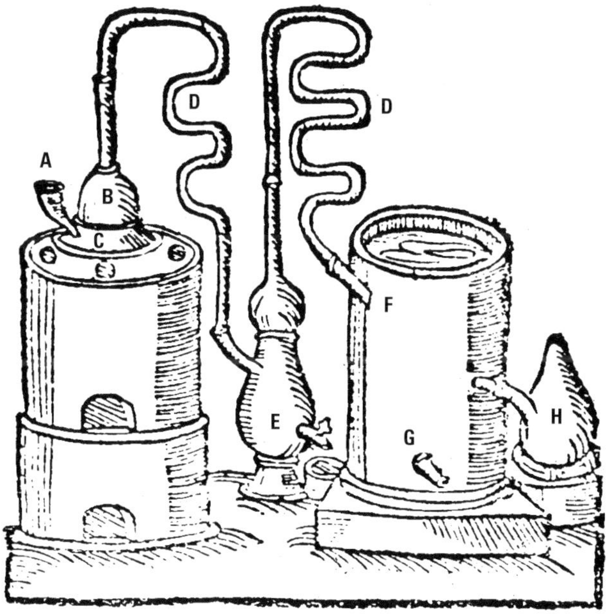

Destillationsanlage mit Rohrschlangen
A Rohr für die Wasserzugabe
B Helm mit Rohransatz
C Hals des Wasserkolbens (auch Wasserblase genannt)
D Serpentinae semicirculares (halbkreisförmige Schlangenwindungen)
E Sammelgefäß für die Flüssigkeit mit hohem Siedepunkt (wässrige Flüssigkeit)
F Eingang des Rohres in den Wassertank
G Schnabel zum Ablassen des Kühlwassers
H Blinde Vorlage

Die folgende Abbildung zeigt eine Stufa sicca (trockenen Ofen) mit besonders großen Helmen. Solche Öfen und Helme wurden auch zur Trockensublimation benutzt, falls kein besonderes Sublimatorium vorhanden war. Das vielbegehrte Sal armoniacum (Salz der Weisen, siehe Fussnote 58, Seite 94) konnte so aufgefangen werden. Der rechts dargestellte Ofen hat keine besondere Aschenkammer.

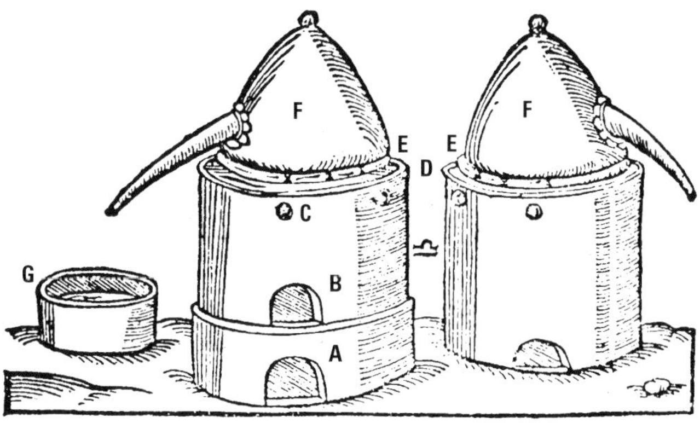

Spezieller Ofen zur Trockensublimation.
A Aschenkammer
B Hypocaustum (Verbrennungsraum)
C Luftlöcher zur Brandregelung
D Rand der Patine
E Rand des Helms
F Helm
G Patella

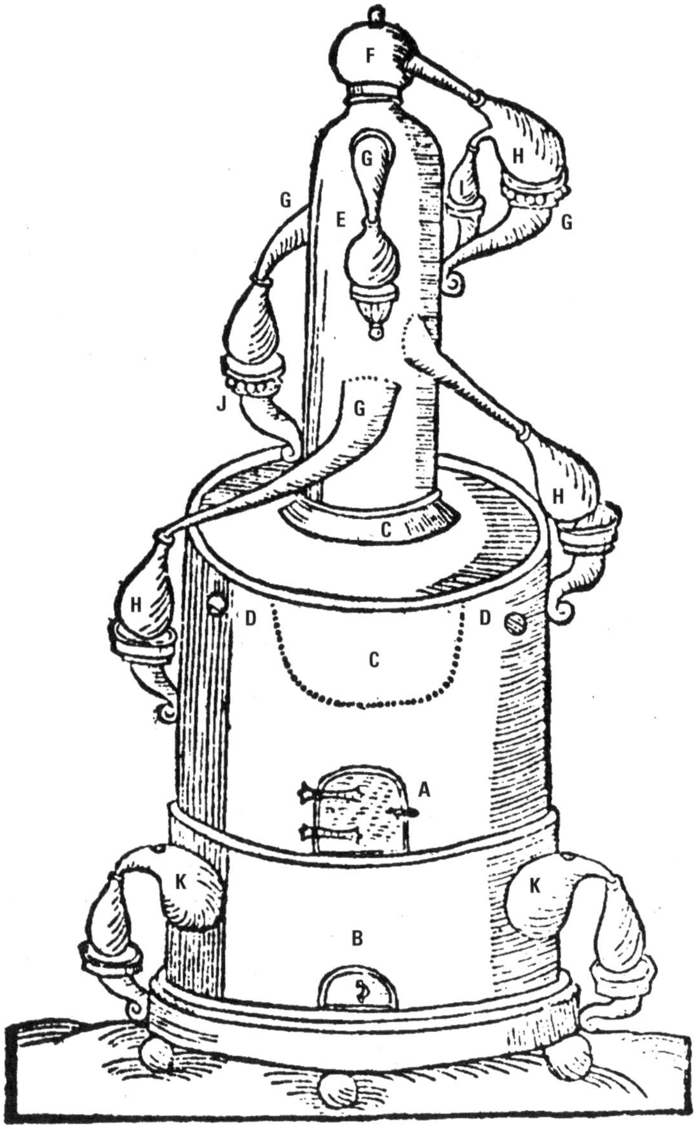

Sogenanntes Pentathlum, ein Vielzweckgerät.

A Hypocaustum (Verbrennungsraum für das Heizmaterial)
B Aschenraum
C Kolben (Blase) mit zu destillierendem Material
D Luftlöcher zur Regelung des Brandes
E Aufsatz mit vier Schnäbeln in verschiedenen Höhen
F Aufgesetzter Helm mit Schnabel für die geistigsten, das heißt die subtilsten Wässer
G Schnäbel in verschiedenen Höhen. Der oberste liefert das subtilere Wasser, der unterste das am wenigsten subtile.
H Auffangretorte für die Kondensierung der flüchtigen Geister, das heißt schwer koagulierbarer Dämpfe
I Vorlage zum Auffangen der koagulierten Flüssigkeit. H und I zusammen bilden einen Excipulus geminus.
J Halterungen für die Vorlagen.
K Rectificatoria (Rektifikationsgefäße)

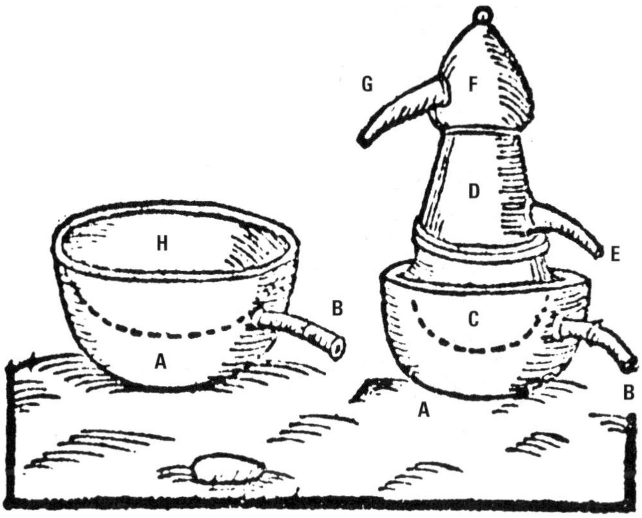

Einfache offene Fraktionieranlage, die in einen geeigneten Ofen eingesetzt werden konnte. Das Gerät hat unten einen Doppelkessel.

A Unterer Teil des Kessels für das Wasserbad
B Drehbares Rohr zum Ein- und Ablassen des Wassers
C Kolben (Blase) mit Schnabel **(E)**
D Unterer Helm mit Schnabel **(E)** für das weniger subtile Wasser
F Oberer Helm für das subtilere Wasser mit Schnabel **(G)**
H Einsatz zur Aufnahme des Kolbens (der Destillierblase)

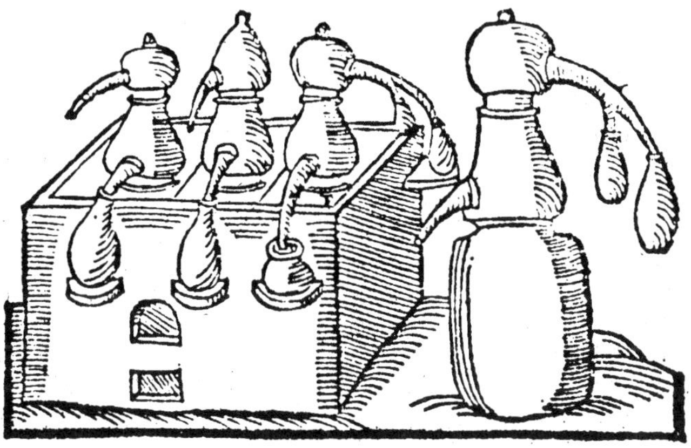

Sogenannter Abacus, ein Destillationstisch, der sowohl die Destillation mit direkter Feuerung wie auch verschiedene Bäder gestattet.

Die Schnäbel an den tiefsten Stellen der Kolben liefern die wässrigen, die Schnäbel der Helme die subtileren Destillate. Es sind verschiedene Arten von Helmen zu erkennen, darunter einer mit verzweigtem Schnabel. Im ersten Auffanggefäß verdichtet sich die wässrige Flüssigkeit, im zweiten die subtilere. Alle eben besprochenen Anlagen stellen Fraktioniergeräte in der einen oder anderen Form dar. Derartige Anlagen wurden nicht nur dazu benutzt, verschiedene Flüssigkeiten voneinander zu trennen, sondern auch zur Zerlegung einer Flüssigkeit in verschiedene »Elemente«.

Wasser ist nicht gleich Wasser

Nach Ansicht der Alchemisten gibt es verschiedene Arten von destilliertem Wasser. Während der Destillation teilt sich die Gesamtmenge des zu destillierenden Wassers in die vier Elemente. Die ersten 25 Prozent der Gesamtmenge, die in die Vorlage fließen, werden als das »Feuer des

Wassers« bezeichnet. Diese Menge stellt den subtilsten Teil des Wassers dar. Bei gleichzeitiger Destillation mit dem auf Seite 86 gezeigten Pentathlum würde man das Feuer des Wassers am oberen Schnabel (K) erwarten. Die zweiten 25 Prozent bilden die »Luft des Wassers«, die dritten 25 Prozent sind das »Wasser des Wassers« und die letzten 25 Prozent bilden die »Erde des Wassers«, die man bei der Benutzung des Pentathlums am untersten Schnabel zu erwarten hat. Ein Gerät wie das Pentathlum gestattet die gleichzeitige Fraktionierung. Man kann darin eine Wassermenge aber ebenfalls durch zeitlich aufeinanderfolgende Abtrennung der »Elemente« zerlegen. Dazu ist eine langsame Destillation notwendig, welche die einzelnen Elemente nacheinander austreten lässt. Die Zerlegung des Wassers erfolgt bei richtiger Feuerung automatisch, lediglich die genauen Mengen müssen eingehalten werden.

Die Zerlegung kann noch weiter fortgesetzt werden. Jedes der Elemente kann nun in die drei Essentialen zerlegt werden, das heißt in die drei philosophischen Prinzipien. Destilliert man 250 ml »Feuer des Wassers«, so erhält man zunächst ein Drittel (83,33 ml) »Merkur«, dann ein Drittel »Sulphur« und zum Schluss ein Drittel »Sal«. Setzt man die Zerlegung auch mit den übrigen »Elementen« fort, so erhält man schließlich vier verschiedene »Merkure« (aus jedem »Element« einen), vier verschiedene »Sulphure« und vier verschiedene »Salia«.[51]

Das Coagula (Zusammenfügen der getrennten Bestandteile) dieser Arbeit erfolgt nun so, dass zunächst alle Merkure zusammengegossen werden, dann alle Sulphure, und schließlich alle Salia. Schließlich werden dann noch die drei Essentialen wieder zusammengegossen, und zwar zunächst der Merkur in das Sal, dann der Sulphur in dieses Gemisch.[52]

Das folgende Schema zeigt noch einmal den Vorgang. Als Ausgangsmaterial wird Gewitterwasser empfohlen, das »das himmlische Feuer in sich trägt«.

A. 1 L Gewitterwasser wird fraktioniert in →	B.1	B.2	B.3	B.4	C.
	250 ml △ Dieses in ↓	250 ml 🜁 dieses in ↓	250 ml ▽ dieses in ↓	250 ml 🜃 dieses in ↓	Zusammengegossen:
	83.33 ml ☿	83.33 ml ☿	83.33 ml ☿	83.33 ml ☿	= 333.33 ml ☿
	83.33 ml 🜍	83.33 ml 🜍	83.33 ml 🜍	83.33 ml 🜍	= 333.33 ml 🜍
	83.33 ml ⊖	83.33 ml ⊖	83.33 ml ⊖	83.33 ml ⊖	= 333.33 ml ⊖

In das ⊖ wird nun zunächst der ☿ gegossen, dann der 🜍. (Das ⊖ wird belebt und beseelt.) Während des ganzen Vorgangs wird ausschließlich mit Wasser gearbeitet. Die oben beschrie-

51 Die Unterteilung in die Elemente und die drei Prinzipien entspricht der Zwölfzahl des Tierkreises; die zwölf Sternzeichen sind ebenfalls nach diesem Prinzip geordnet. (Anm. d. Hrsg.)

52 Die Firma Aurora Pharma (siehe Seite 98) destilliert nach diesen Vorgaben und trennt das Destillat in die vier Elemente, die gesondert weiterverarbeitet werden, um schließlich in der Chymischen Hochzeit vereint zu werden. (Anm. d. Hrsg.)

bene Arbeit ist die Darstellung eines sogenannten Archäus[53] aus dem Wasser. Somit hat man das innerste Wesen des Wassers aufgeschlossen. Die Qualität der Fraktionen des Wassers weicht etwas voneinander ab. Durch eine empfindliche Analyse kann das nachgewiesen werden.

Die moderne Wissenschaft belächelt derartige Experimente. Die Wasser-Alchemie ist jedoch ein besonderes Gebiet, dem viele der Alten sehr viel Zeit gewidmet haben. Die Kenntnis der Qualitäten verschiedener Wässer ist für viele Magisterien unerlässlich. Bei einigen wird Maientau[54] vorgeschrieben, bei anderen Gewitterwasser. Blitze verwandeln tatsächlich einen Teil des Stickstoffs der Luft in Stickstoffverbindungen, die dann mit dem Regen auf die Erde gelangen. Jeder Acker bekommt auf diese Weise eine gewisse Menge Düngemittel gratis.

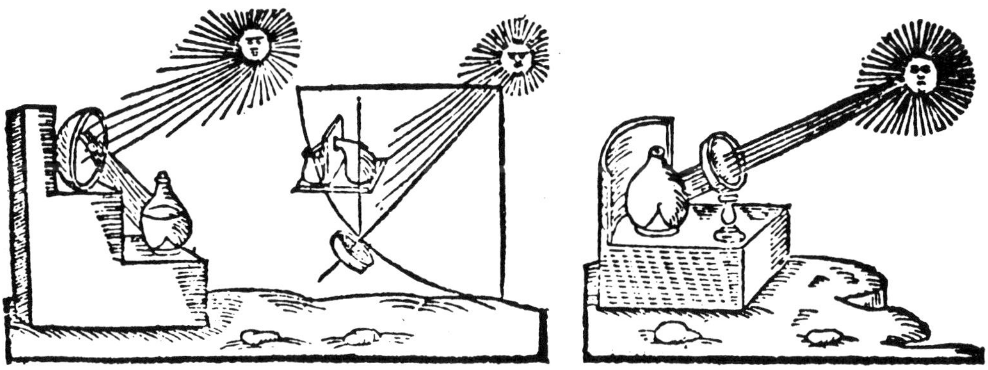

Im Licht der Sonne. Arbeit über Spiegel und Reflexion von Licht. (Aus Andreas Libavius, »Alchymia«, 2. Auflage, Frankfurt 1606)

Links sieht man einen verschlossenen Kolben, der Sonnenstrahlen ausgesetzt ist, die durch einen Hohlspiegel reflektiert werden. Es handelt sich um eine Zirkulation oder Digestion durch die Reflexion der Sonnenstrahlen. Rechts ist ein gleiches Gefäß. Hier fallen die Sonnenstrahlen durch eine Linse auf das Gefäß, wobei eine Exaltation durch Refraktion vor sich geht. In der Mitte eine Destillation durch Reflexion der Sonnenstrahlen. Bedenkt man, dass die alten Meister nicht einmal ein Thermometer zur Verfügung hatten, kann man ihre Destillierkunst nur bewundern, denn sehr schwierige Aufgaben gelangen ihnen mit diesen verhältnismäßig einfachen Anlagen. Durch Erfahrung hatten die Alten ein genaues Feingefühl entwickelt. Die Intuition und die genaue Beobachtung ersetzten das Messgerät. Zur gleichen Zeit bauten übrigens auch Stradivari

53 Dem Archäus (eigentlich der »inwendige Werckmeister«) werden große Wirkungen zugeschrieben. Ein Archäus kann sich verflüchtigen, aber nicht verderben. Ein auf die obige Weise aufbereitetes Wasser stellt die höchste und stabilste Form destillierten Wassers dar, das man nicht mehr weiter veredeln kann. Als Archäus im engeren Sinne bezeichnet man eine wirkende Ursache; Paracelsus verstand darunter die inwendige unsichtbare Kraft, durch die Transmutationen möglich werden. In der Anthroposophie ist dies der Bildekräfteleib, der mit dem Element Wasser verbunden ist. (Anm. d. Hrsg.)

54 Maientau wird mit einem Tuch gesammelt, das man auf eine morgendliche Wiese legt. Nachdem es sich mit Wasser vollgesogen hat, wringt man das Tuch aus, um das Wasser zu gewinnen. Zur Arbeit mit Wasser siehe auch die Werke von und über Viktor Schauberger, von Andreas Schulz, Inhaber der Firma Hagalis oder von Alexander Lauterwasser (Nomen est omen). (Anm. d. Hrsg.)

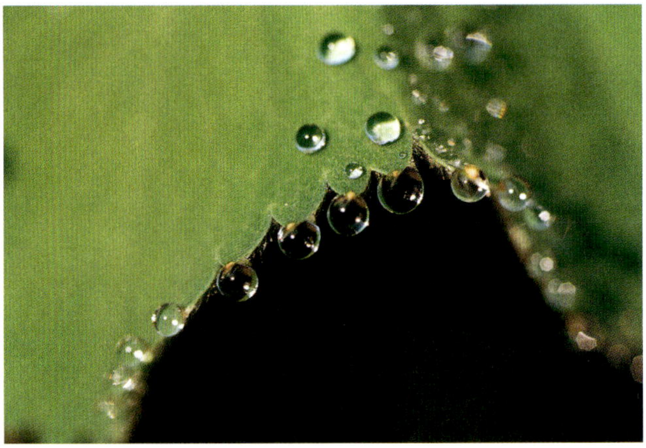

Alchemilla vulgaris, der Frauenmantel, hat nicht umsonst in der Namensgebung den Bezug zur Alchemie. Ein ganz besonderes Wasser ist sein Guttationstropfen. Der Frauenmantel nimmt die Umgebungsfeuchtigkeit in sich auf und schwitzt das Wasser durch Poren wieder aus – er ist also Vorbild für die Destillation. Dieses Wasser zeichnet sich durch eine ganz besondere Reinheit aus und ist außerdem vom Archäus der Pflanze durchdrungen. (Foto Margret Madejsky)

und Guarneri ihre meisterlichen Musikinstrumente mit sehr einfachen technischen Hilfsmitteln, aber mit größter Könnerschaft. Ihre Instrumente blieben bis heute unerreicht.

Ob die alten Meister die Vakuumdestillation kannten? Basilius Valentinus schreibt in seinem »Triumphwagen des Antimonii«: »... und destillire aus dem Bade der heiligen keuschen Jungfrauen Marien den Essig herunter, biß ein rothgelbes, trockenes Pulver dahinten bleibt«. Und an anderer Stelle: »Dieses aber sage ich, wann solche Extraction mit dem Essig ausgezogen, und der Essig im Frauen-Bad abdestilliret wird, und demnach das nachständige Pulver in loco humido resolviret wird ...«[55] Essig, dessen Siedepunkt bei 118 Grad Celsius liegt, soll im Wasserbad von 100 Grad destillierbar sein? Das ist nur unter Vakuum möglich. Vielleicht verstehen wir jetzt die Bedeutung der Fischblase in der Hand des Alten (siehe Abbildung Seite 43). Weitere Beweise haben wir nicht, und es wäre zwecklos, sich Spekulationen hinzugeben.

Der fixe Sulphur und sein Salz

Um den fixen Sulphur zu bekommen, muss die Pflanzensuppe, die nach der Abdestillation des Merkurs übrig bleibt, eingedampft werden. Auf diese Weise erhält man eine zähflüssige Masse, die je nach Grad des Eindampfens an Honig oder Pech erinnert. Dieser Honig ist der fixe pflanzliche Sulphur. Man verwendet ihn selten in dieser Form, weitaus häufiger ist der Gebrauch der Salze des Sulphurs.

Die Salze des Sulphurs, von denen einige wasserlöslich und die anderen wasserunlöslich sind, erhält man durch Veraschung und anschließende Kalzination des Honigs. Der Honig wird in eine Abdampfschale gegeben (eine Pyroflamschale ist bestens geeignet) und auf Gas oder einer elektrischen Kochplatte langsam erhitzt.[56]

55 »Theodori Kerckringii Doctoris Medici Anmerckungen über Basilii Valentini Triumphwagen des Antimonii«, Nürnberg 1724, Seite 138 und 206.

56 Auch diese Prozesse werden bei Aurora Pharma angewendet.

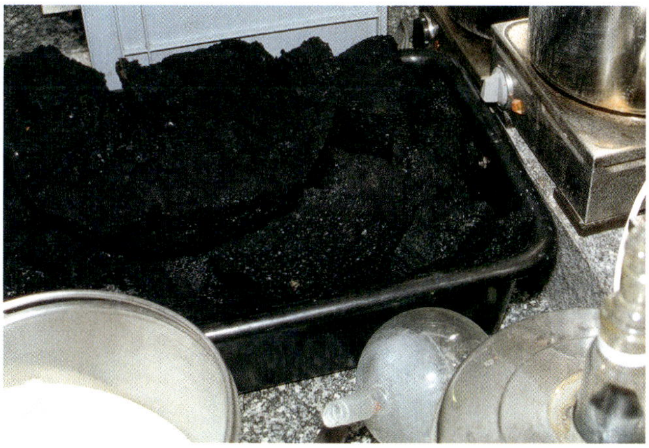

Kalzination des Pressrückstands bei Aurora Pharma. (Foto Olaf Rippe)

Ein interessant zu beobachtender Prozess setzt ein: Der Honig wird nach und nach dunkler, beginnt Blasen zu werfen und zu spritzen. Wie eine vulkanische Masse sieht der Inhalt der Schale aus. Eine starke Rauchentwicklung von beißendem Geruch beginnt, und gelbliche Dämpfe entströmen den an der Oberfläche platzenden Blasen. Immer träger wird die Masse, bis schließlich alles schwarz und hart ist. Das ganze Schauspiel erinnert sehr an vulkanische Tätigkeit, und man versteht nach dieser Beobachtung, warum die Masse als Sulphur (Schwefel) bezeichnet wird. Dann erhöht man die Temperatur der Beheizung, und allmählich verkohlt der pflanzliche Schwefel. Ist er ganz hart geworden, lässt er sich im Mörser zerstoßen. Der verkohlte fixe Sulphur wird nun kalziniert.

In der Sprache der Chemie bedeutet Kalzination die Zersetzung einer chemisch-organischen Verbindung durch Hitze unter Heraustreiben von Kohlendioxyd und Wasser. In der Sprache der Alchemie bedeutet Kalzination »weiß machen wie Kalk«. Das griechische Wort für Kalk ist *titanos*.

Das richtige Kalzinieren verlangt viel Feingefühl und Erfahrung; mehrere Fehler können dabei unterlaufen. Ist die Temperatur zu niedrig, geht die Kalzination nicht voran; bei zu hoher Temperatur schmelzen bestimmte Bestandteile des Kalziniergutes, auf dem Boden der Pyroflamschale ist dann ein metallisch anmutender, dunkler Fleck erkennbar. Eine lange Kalzination bei verhältnismäßig niedrigen Temperaturen (400–500 Grad Celsius) ist einer kurzen heftigen stets vorzuziehen. Bei etwa 900 Grad Celsius schmelzen die wasserlöslichen Salze, und die ganze Arbeit würde verderben. Oft wird mehrere Tage lang durchgehend kalziniert. Die schwarze Masse verwandelt sich so allmählich in eine grauweiße Asche. Die Kalzination ist, alchemisch gesehen, eine Reinigung und Pulverisierung mithilfe des Feuers.

Falls es geschehen sollte, dass durch Unachtsamkeit die Kalzinationstemperatur zu hoch wird und ein Teil der Salze schmilzt, lässt sich durch einen Kunstgriff die Situation doch noch retten. Dazu Isaac Hollandus[57]: »Sollte sich aber zutragen, dass du durch Verwahrlosung zu stark

57 »Sammlung unterschiedlich bewährter Chymischer Schriften, namentlich Joh. Isaaci Hollandi Hand der Philosophen, Opus Saturni, Opera Vegetabilia, Opus Minerale, Cabala, de Lapide Philosophico etc.«, Wien 1773, Seite 243.

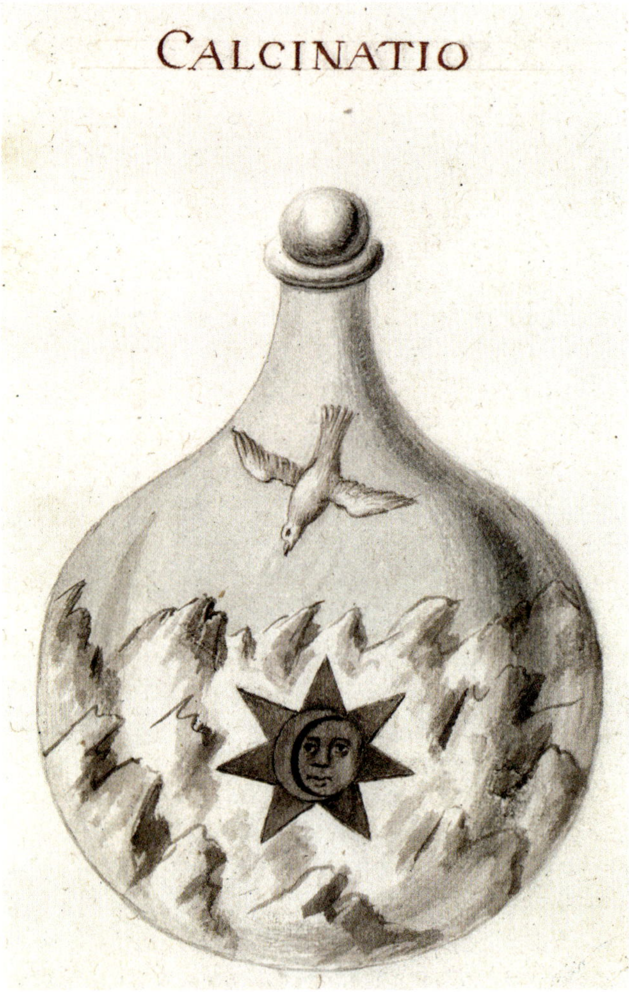

Calcinatio. (Aus »Sapientia veterum philosophorum sive doctrina eorundem de summa et universali medicina«, 18. Jahrhundert, Französische Nationalbibliothek, Paris)

feuertest, und dahero die Erde [das Kalziniergut] zum Fluss käme und Glas würde, so wäre dennoch dein Werk nicht allerdings verderbet, sondern du müsstest es ausnehmen, und es klein stoßen in einem eisern Mörsel, und folgends auf einem Stein mit destilliertem Essig ungreiffbar [ganz fein] reiben, thun es in eine steinerne Kanne, und giessen darauf destillirten Essig, und setzen es einen Tag und Nacht ins Balneum [Wasserbad], dann ausgenommen, und fallen lassen [die festen Teile sich absetzen lassen], und filtriret, und wieder Essig auf die Feces [den Filterrückstand] gegossen, umgerühret und wieder einen Tag ins Balneum gesetzt, dann wieder ausgenommen und filtriret, und alles beyeinander in eine Kann gethan, und wieder ins Balneum gesetzt, und den Essig abgezogen [im Wasserbad abdestilliert unter Vakuum], bis deine Erde trucken sey, so hast du deine Erde wieder aus den Fecibus, dann solvir sie wieder in deinem Wasser [destilliertem Wasser] 1 oder 2 mal, ob vielleicht noch Feces dabei wären.« Die »Feces« sind hier die wasserunlöslichen Salze, die zugleich mit der Korrektur der falschen Kalzination abgeschieden werden. Auf die Bedeutung des Wortes »Erde« in diesem Zusammenhang kommen wir

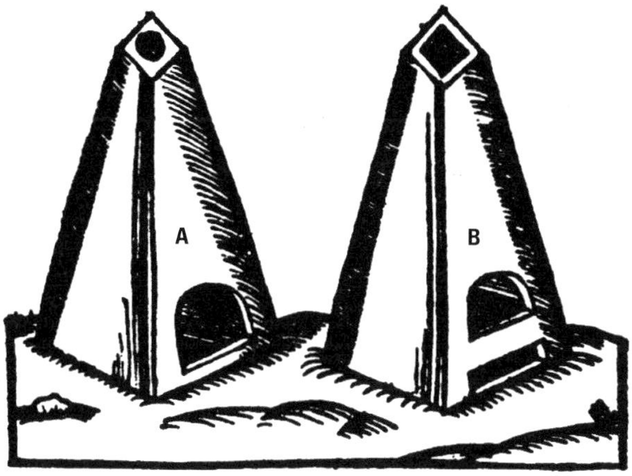

Einfache Kalzinieröfen, Modell B mit getrenntem Aschenfach unter dem Heizraum.

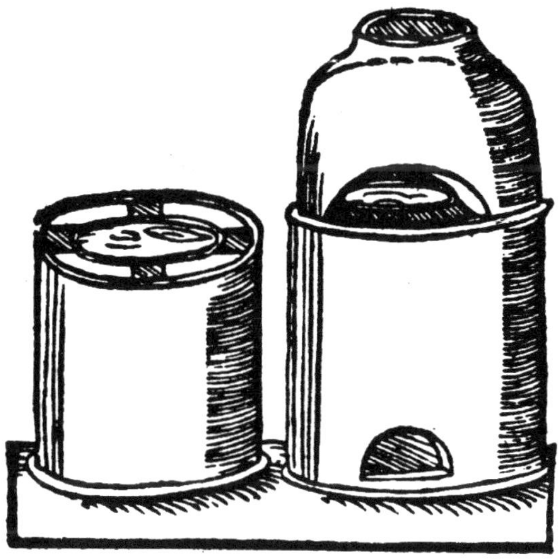

Runder Kalzinierofen.

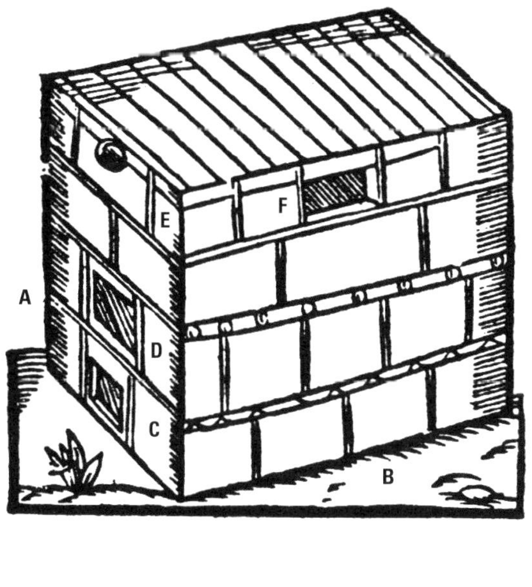

Gedeckter Kalzinierofen.
A Frontseite
B Seitenansicht
C Aschenfach
D Heizraum
E Kalzinierraum
F Zugang

(Alle Abbildungen aus Andreas Libavius, »Alchymia«, 2. Auflage, Frankfurt 1606)

später zurück. Wie ersichtlich, ist die eben erwähnte Korrektur nicht ganz einfach. Es lohnt sich also, bei der Kalzination auf die richtige Einhaltung der Temperatur zu achten.

Die Alten unterschieden zwischen der offenen und der geschlossenen Kalzination *(Calcinatio aperta und Calcinatio occlusa)*. Bei der offenen Kalzination gehen einige der flüchtigen Bestandteile verloren, darunter zum Beispiel das Sal armoniacum (Salmiak), das für einige Magisterien unerlässlich ist.[58]

Bei der geschlossenen Kalzination vollzieht sich der ganze Prozess hermetisch abgeschlossen. Die Alten vollzogen die geschlossene Kalzination innerhalb einer dicken Lehmkugel, die fest und allseits dicht sein musste. Es gab auch bestimmte Öfen, in denen man eine beheizte Kammer dicht abschließen konnte. In diesen Kammern wurden die Stoffe ohne Lehmumschlag kalziniert. In einer Lehmkugel legte man die Stoffe in das offene Feuer, damit sie von allen Seiten von Glut umgeben waren. Besonders günstig für diese Arbeit waren die sogenannten Reverberieröfen, bei denen die Flammen auch von oben über die Substanzen streichen konnten. Das Anheizen hatte allmählich zu erfolgen, und die Lehmkugel wie auch der Inhalt derselben mussten so trocken wie möglich sein.

In einem elektrischen Emaillierofen lässt sich eine geschlossene Kalzination gut durchführen, wenn man das Kalziniergut zwischen zwei gleichen, annähernd halbkugelförmigen Tontiegeln einschließt. Die flachen Ränder werden mit Ton oder Lehm verklebt oder mit einer starken Klammer oder Draht zusammengehalten.

Bei der offenen Kalzination wird die verkohlte Substanz gleichmäßig auf dem Boden des Pyroflamgefäßes ausgebreitet und von unten erhitzt, dabei wird der Inhalt der Schale langsam grauweiß. Die Kalzination dauert oft mehrere Tage, ein langsamer Oxidationsprozess findet statt. Man kann die Schale ruhig auf der Feuerung stehen lassen und die langsame Verfärbung beobachten. Wenn sich die weiße Farbe auch nach längerer Feuerung nicht mehr aufhellt, ist die Kalzination beendet. Die Beheizung wird abgeschaltet und das Kalziniergut erkalten gelassen. Nun haben wir die Salze des Sulphurs vor uns. Die Weißung lässt sich oft beschleunigen, indem die graue Asche mit destilliertem Wasser benetzt und dann erneut kalziniert wird.

Die beiden Salze des Sulphurs, das wasserlösliche und das wasserunlösliche, müssen nun voneinander getrennt werden. Dazu gießt man die etwa dreifache Menge destillierten Wassers über die weiße Asche und rührt um. Man kann sie leicht erwärmen oder das Ganze in mäßiger Wärme eine Nacht stehen lassen. Anschließend wird die Lösung gefiltert. Das Filtrat ist durchsichtig und nahezu farblos. Um alle wasserlöslichen Salze zu bekommen, muss das Filtrat mehrmals erneut mit destilliertem Wasser ausgewaschen und jedes Mal erneut gefiltert werden. Das Filtrat kommt jeweils zu der früher ausgezogenen Salzlösung.

58 Nach Hollandus verbindet das Sal armoniacum (= Salmiak) Substanzen miteinander, selbst wenn diese sich ihrem Wesen nach widerstreben: »dann ohne dieses Salz mag kein Ding der Welt beysammen bleiben, noch zusammenkommen«. Es ist als das »Geheime Salz der Weisen« eine der wichtigsten Ingredienzen bestimmter Aufbereitungen. Da Salmiak äußerst flüchtig ist, wird er symbolisch als Adler dargestellt. Zum Auffangen des Salmiaks dient eine »Adlerfalle«, ein System von Glasrohren, in welchen der Adler während der Destillation unterwegs stecken bleibt, das Sal armoniacum schlägt sich in Form von Kristallen an den Wänden der Rohre nieder.

Caput mortuum, Totenkopf, bezeichnet das unlösliche Salz. (Foto Olaf Rippe)

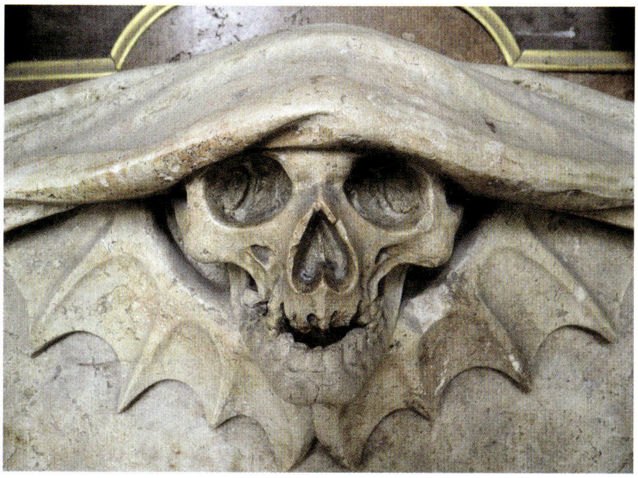

Eine praktisch restlose Extraktion erreicht man durch das weiter unten besprochene Soxhlet-Verfahren.

Im Filter bleiben schließlich die wasserunlöslichen Salze zurück, die auch als Caput mortuum (Totenkopf) bezeichnet und in vielen Magisterien nicht weiterverwendet werden.

Das die wasserlöslichen Salze enthaltende Filtrat wirkt korrosiv auf der Zunge. Es ist stark alkalisch; Lackmuspapier färbt sich bei Benetzung sofort intensiv blau.

Um die wasserlöslichen Salze sichtbar zu machen, wird nun die Salzlösung bei niedrigen Temperaturen langsam eingedampft, zum Beispiel an der Sonne oder (vor Staub geschützt) auf der Heizung. Bei zu hohen Temperaturen spritzt die Salzlösung leicht. Ist alles Wasser verdampft, findet sich auf dem Boden der Schale ein weißes Salz; dies ist das wasserlösliche Salz des Sulphurs, auch als das eigentliche Salz des Sulphurs bezeichnet. Das Salz ist stark hygroskopisch. An der offenen, feuchten Luft würde es in kurzer Zeit zerfließen; deshalb ist es zur Aufbewahrung in ein dicht schließendes Glas zu füllen.

Es kommt gelegentlich vor, dass die aus der kalzinierten Asche ausgezogene Salzlösung einen gelborangen Farbeinschlag zeigt, der bis in bräunliche Farbtöne spielen kann. In diesem Fall war die Dauer der Kalzination nicht ausreichend; das Salz muss nach dem Trocknen erneut kalziniert werden. Man löst es noch einmal in destilliertem Wasser auf, filtert und lässt dann das Wasser erneut abdampfen. Unter Umständen muss dieser Prozess mehrmals wiederholt werden. Schließlich erhält man ein reines, weißes Salz.

Um die wasserunlöslichen Salze ebenfalls zu reinigen, müssen sie so oft mit destilliertem Wasser ausgewaschen werden, bis Lackmuspapier keine alkalische Reaktion mehr zeigt, das heißt, das Lackmuspapier darf keinen höheren pH-Wert anzeigen als den des zum Auswaschen benutzten Wassers. Das wasserunlösliche Salz wird dann ebenfalls getrocknet; da dabei keine Spritzgefahr besteht, darf die Temperatur höher sein. Der Schmelzpunkt liegt so hoch (bei etwa 1600 Grad), dass ein unbeabsichtigtes Schmelzen kaum zu befürchten ist. Zum Schluss hat man ein hellgraues Pulver, das nicht hygroskopisch ist und einen kalkartigen Geschmack hat. Zur Aufbewahrung füllt man es in ein geeignetes Glas.

Zur Trennung der wasserlöslichen von den wasserunlöslichen Salzen kann auch ein Soxhlet-Extraktor benutzt werden (Abbildung unten). Die weiße kalzinierte Asche wird in eine Extraktionshülse aus Papier gefüllt, die dann in den Extraktionsraum (A) des Extraktors gesetzt wird. In dem Glaskolben unten befindet sich destilliertes Wasser. Auf den Extraktor wird ein (meist mitgelieferter) Kühler gesetzt, durch den Kühlwasser fließt. Der Kolben wird beheizt. Wenn die Temperatur des Wassers den Siedepunkt erreicht, steigt der Wasserdampf durch das Rohr B in den Kühler, wo er sofort kondensiert und als Wasser in die gefüllte Extraktionshülse tropft. Langsam steigt der Flüssigkeitsspiegel in der Extraktionskammer A; sobald er den Punkt D erreicht, erfolgt automatisch ein Rückfluss der Salzlösung über den Siphon D in den Kolben, und der ganze Prozess beginnt von neuem. Da nur das Wasser verdampft, wird der Inhalt der Extraktionshülse fortwährend ausgewaschen, und die Lösung im Kolben wird mit jedem Überlauf konzentrierter. Sind die Temperatur und der Lauf des Kühlwassers einmal eingestellt, kann man das Gerät über längere Zeit auch unbeaufsichtigt arbeiten lassen. Schließlich wird die im Kolben befindliche konzentrierte Lösung eingedampft, wie vorher beschrieben, um auf diese Weise die wasserlöslichen Salze des Sulphurs zu erhalten. Die wasserunlöslichen Salze sind in der Extraktionshülse verblieben. Die Hülse wird aus dem Extraktor genommen und der Inhalt zu einem hellgrauen Pulver getrocknet, dem Caput mortuum des Sulphurs.

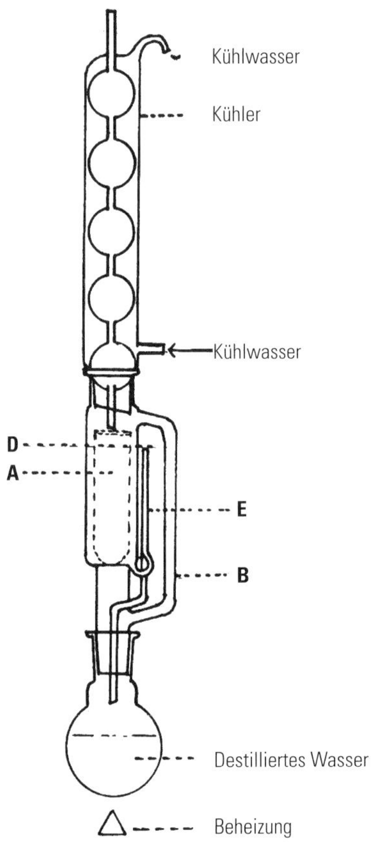

Soxhlet-Extraktor zur Trennung von löslichen und unlöslichen Salzen.

Das Sal

Das eigentliche Sal, auch Sal salis (Salz des Salzes) genannt, stellt das dritte philosophische Prinzip dar. Es wird aus dem verbliebenen festen Pflanzenrückstand gewonnen, weshalb es auch als das Salz des Körpers bezeichnet wird, während das Sal sulphuris (Salz des Schwefels) auch Salz der Seele genannt wird.

Die inzwischen trockenen Pflanzenreste werden zunächst in einer Pyroflamschale verascht und die Asche anschließend kalziniert. Danach trennt man die wasserlöslichen Salze von den wasserunlöslichen durch Auszug mit destilliertem Wasser (die Lösung wird filtriert, und die wasserlöslichen Salze werden durch vorsichtiges Abdampfen des Wassers dargestellt). Der Prozess ist der gleiche, wie bei der Herstellung der Salze des Sulphurs beschrieben: Man erhält wieder ein weißes, stark hygroskopisches Salz, das eigentliche Sal, und eine gewisse Menge hellgraues Caput mortuum. Beide Substanzen werden in verschlossenen Gläsern aufbewahrt.

Damit ist die Zerlegung der Pflanze in ihre drei philosophischen Prinzipien abgeschlossen, und die drei Essentialen der Pflanze in ihrer gereinigten Form sind gewonnen. Was haben wir erhalten?

☿ **Merkur**, einen hochprozentigen, sauberen Pflanzengeist, einen Alkohol, der flüchtig und farblos ist.

Merkur verbindet und vermittelt; sowohl Wasser wie auch ätherische Öle sind in Äthylalkohol löslich, während die ätherischen Öle auf Wasser schwimmen. Da der Merkur beide durchdringt, löst sich alles ineinander auf, wie sich Metalle (außer Eisen) in Quecksilber auflösen. Mit Quecksilber lassen sich Metalle amalgamieren. Der Äthylalkohol »amalgamiert« im Pflanzenreich, daher wird er als Merkur oder Quecksilber des Pflanzenreichs betrachtet.

🜍 **Sulphur**, der aus einem flüchtigen Teil und einem fixen (festen) Teil besteht.

Den flüchtigen Teil des Sulphurs bildet das ätherische Öl. Dieses Öl hat einen sofort erkennbaren intensiven Geruch, der für die Pflanze, aus der es stammt, charakteristisch ist. Das ätherische Öl ist sozusagen die »Essenz« oder die »Persönlichkeit« der betreffenden Pflanze. Das flüchtige ätherische Öl ist brennbar, es ist wärmeverwandt, was an der auf Seite 64/66 besprochenen Diathermie erkennbar ist.

Aus dem fixen Sulphur wurden die Salze des Sulphurs gewonnen: ein weißes, wasserlösliches Salz, das stark hygroskopisch und korrosiv auf der Zunge ist, und ein wasserunlösliches, hellgraues Salz, das Caput mortuum des fixen Sulphurs, das nicht hygroskopisch und von kalkartigem Geschmack ist.

Der fixe Sulphur ließe sich auch in Form des eingedampften »Honigs« aufbewahren. Dieser wird aber nur in wenigen Aufbereitungen benutzt. In einigen Magisterien ist er wichtig für die Flüchtigmachung des Sal salis, bei der Besprechung des Circulatum Minus (Seite 171) werden wir darauf zurückkommen.

⊖ **zweiteiliges Sal.** Wie beim Salz des Sulphurs haben wir ein wasserlösliches, das Sal salis, und ein wasserunlösliches Salz, das Caput mortuum des Sal, erhalten. Das wasserlösliche ist wie das des Sulphurs weiß, hygroskopisch und schmeckt korrosiv, das Caput mortuum des Sal ist hellgrau und schmeckt wie das des Sulphurs kalkartig.

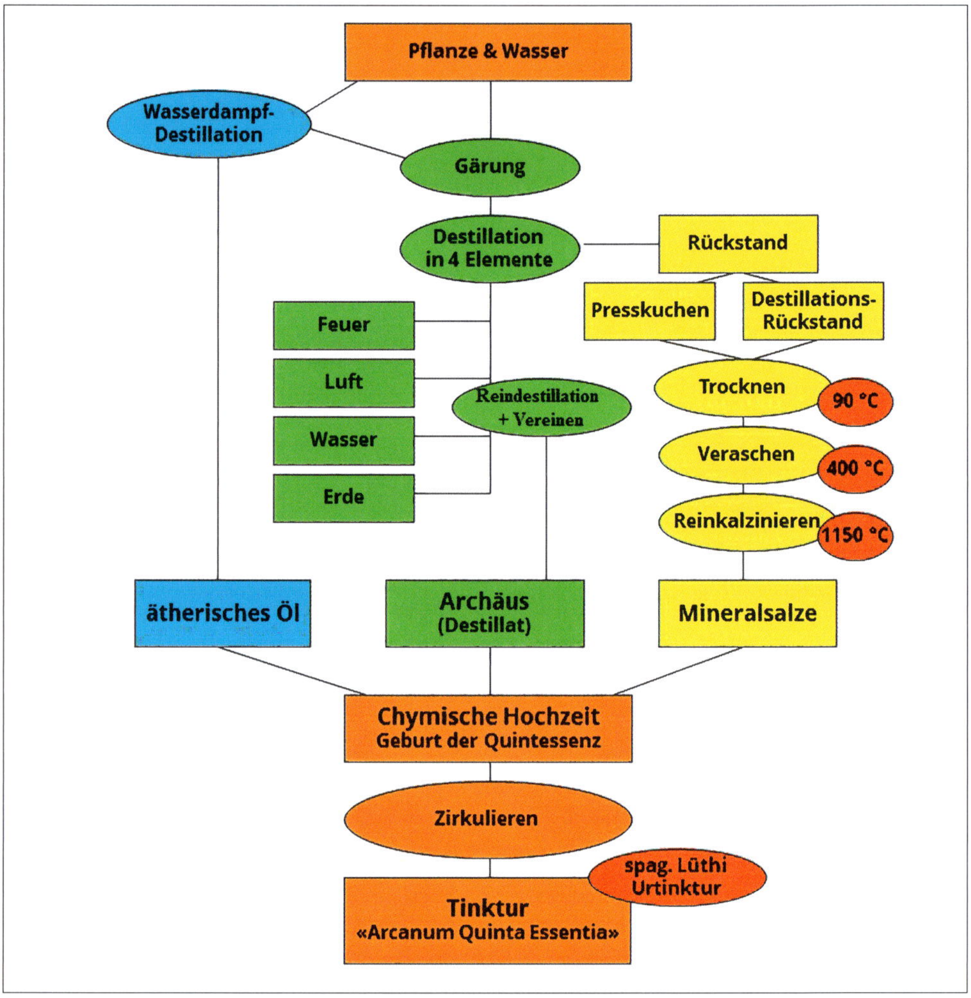

Der komplexe Herstellungsprozess der Pflanzenalchemie am Beispiel der Aurora Pharma AG (Schweiz, www.aurorapharma.com).

1. Gewinnung der ätherischen Öle durch Wasserdampf-destillation.
2. Der Rückstand wird mit Hefe und Zucker einer Gärung unterzogen (Putrefaktion).
3. Destillation des Gäransatzes (*separatio* = Trennung), bei der man den Alkohol vom Pflanzensaft (Gärflüssigkeit) und dem Pflanzenkörper (Gärrückstand) trennt.
4. Aus dem Destillationsprozess werden verschiedene Fraktionen gewonnen (alkoholisch, wässrig, sauer-wässrig, sauer), die man voneinander scheidet; sie entsprechen den vier Elementen.
5. Die einzelnen Fraktionen werden durch weitere Destillationen gereinigt *(purificatio)*, je nach Elementencharakter unterschiedlich oft; bei der sauren Phase (= Erde) auch unter Vakuum; bei der alkoholischen Fraktion, die dem Element Feuer entspricht, erfolgen mindestens drei Kohobationen.
6. Die gereinigten Fraktionen werden wieder vereint (Archeus, Träger der geistartigen Wirkkräfte).
7. Die Rückstände aus der Gärphase (Pflanzenkörper) und der Destillation (eingedickter Pflanzensaft) werden verascht, um die Salze abzutrennen. Aus dem Saft gewinnt man das Salz des Sulphurs, aus dem Körper das Salz des Salzes.
8. Die Salze werden ausgewaschen, um das unlösliche (Caput mortuum) vom löslichen Salz zu trennen, und bei 1150 Grad Celsius reinkalziniert.
9. Nun erfolgt die Vereinigung (*conjunctio)*, die »chymische Hochzeit«, indem man das ätherische Öl, das Destillat und das Salz vorsichtig vereint.
10. Nach der Vereinigung erfolgt eine Zirkulation in gemäßigter Hitze, ähnlich der im Misthaufen. Nach einer obligatorischen Reifephase kann die Quintessenz zur Therapie eingesetzt werden.

(Grafik Aurora Pharma, mit freundlicher Genehmigung)

Bei sauberem Arbeiten erhält man durch genaues Wiegen der erhaltenen Substanzen eine Vorstellung von den zu erwartenden Mengen der philosophischen Prinzipien einer Pflanze. Diese Mengen werden schriftlich festgehalten, um sie mit den Daten anderer Pflanzen zu vergleichen. Die zu erwartende Menge des Merkurs kann man allerdings nur feststellen, wenn man sie ohne Zuckerzusatz vergoren hat. Die Führung eines genauen Labor-Tagebuches ist für jeden praktizierenden Spagyriker Pflicht.

Das »Solve« ist hiermit vollzogen. Wie es nun mit der Wiedervereinigung, dem »Coagula«, steht, erfahren wir ab Seite 165.

Die Gestirne

»Das Gestirn wird geheilt durch das Gestirn.«
Paracelsus

Die Astrologie als Grundlage alchemistischer Arbeit

Paracelsus war der Ansicht, dass jeder Arzt zugleich Alchemist und Astrologe sein sollte: »Daher muss er die Medizin nach den Gestirnen beurteilen, um die höheren und die niederen Gestirne zu verstehen. So ist die Medizin ohne Wert, wenn sie nicht vom Himmel ist, sie muss vom Himmel sein (...). Zum Beispiel, alles was das Gehirn betrifft, wird dem Gehirn vom Mond zugeführt, was die Milz betrifft, fließt an jenen Ort mit den Mitteln des Saturn, alles was das Herz betrifft, wird diesem gebracht durch die Sonne. Auf diese Weise werden die Nieren von der Venus regiert, die Leber vom Jupiter, die Galle vom Mars.« (Paracelsus, Paragranum)

Was betrachtet Paracelsus als Astrologie? »Diese Wissenschaft lehrt und deutet nach dem ganzen Firmament, wie seine Beziehung zur Erde und zum Menschen ist, nach der ursprünglichen Ordnung, und welche die Beziehung zwischen dem Menschen, der Erde und den Gestirnen ist.» (Paracelsus, Hermetische Astronomie)

Die Astrologie ist eng mit der Alchemie verknüpft. Beide Wissenschaften arbeiten mit gemeinsamen Symbolen. So werden zum Beispiel in alchemistischen Texten die Planetenzeichen für die Metalle benutzt, ☉ für Gold, ☽ für Silber, ☿ für Quecksilber, ♀ für Kupfer, ♁ für Antimon, ♂ für Eisen, ♃ für Zinn, ♄ für Blei.

	☾	☿	♀	☉	♂	♃	♄	♁
Planet	Mond	Merkur	Venus	Sonne	Mars	Jupiter	Saturn	Erde
Metall	Silber	Quecksilber	Kupfer	Gold	Eisen	Zinn	Blei	Antimon
Arzneipflanze	Cactus grandiflorus	Ginkgo biloba	Ononis spinosa	Adonis vernalis	Echinacea purpurea	Taraxacum officinale	Equisetum arvense	Vitis vinifera
Organ bzw. Organsystem	Gehirn	Lunge	Niere	Herz	Galle	Leber	Milz	Blut
Eigenschaft	vegetative Funktionen fördernd	entstauend	entwässernd und entkrampfend	rhythmisierend	immunstimulierend, reinigend	organaufbauend, belebend	strukturierend, abgrenzend	Jungbrunnen bei chronischen Krankheiten

Beide Wissenschaften sehen hinter der geistig-seelisch-stofflichen Manifestation des Universums die Wirkung archetypischer Kräfte, welche die Grundlage der Ordnung (die »ursprüngliche Ordnung« des Paracelsus) des Universums bilden. Das »Solve« der Alchemie, welche die »Mixti« (alle Dinge im Universum, die aus mehr als einer Substanz zusammengesetzt sind) in einzelne Bestandteile zerlegt, weist viele Parallelen mit der analytischen Astrologie auf. Andererseits ist das »Coagula« der Alchemie stets die große Synthese. Sie fügt die einzelnen Bestandteile wieder in das Ganze ein, so wie die Astrologie letztlich eine ganzheitliche Schau darstellt. Sie betrachtet sowohl die einzelnen Organe und Kräfte des Menschen in ihrer Wechselwirkung zueinander wie auch den ganzen Menschen im Zusammenhang mit dem Kosmos. Niemand kann ernsthaft bezweifeln, dass ein Zusammenhang zwischen allen Einzeldingen im Universum besteht. Die Astrologie studiert diese Zusammenhänge, um sie der Erkenntnis und Vorausschau nutzbar zu machen; insofern hat die Astrologie manches mit der Meteorologie gemeinsam.

Zweifellos hat die Astrologie durch einige unzulängliche Vertreter viel von ihrer Würde verloren. Andererseits hat die moderne, kritische Forschung zahlreiche Zusammenhänge zwischen den Gestirnen und Vorgängen auf der Erde nachweisen können.

Dazu einige Beispiele:

Besonderes Aufsehen erregten die Studien zur »Mondpünktlichkeit« des Palolowurms, der Korallenfelsen der Samoa-, Fidschi-, Tonga- und Gilbertinseln bewohnt. Die Bewohner dieser Inseln rüsten zweimal im Jahr ihre Boote, um ein Schauspiel zu erleben, das sich mit astronomischer Pünktlichkeit wiederholt. Am Tag vor dem letzten Viertel des Mondes im Oktober und November lösen sich in den frühen Morgenstunden vor der Dämmerung die etwa 25 Zentimeter langen Hinterenden der Wurmleiber und schwärmen an die Meeresoberfläche, wo die Entleerung und Aufnahme der Keimstoffe erfolgt. Die riesigen Scharen der als Leckerbissen angesehenen Mollusken brauchen von den Fischern nur herausgeschöpft zu werden.

J. Goldborough Mayer beobachtete, dass die *Eunice furcata,* ein anderer Molluskentyp des Atlantischen Ozeans in der Nähe Floridas, die sexuelle Reife im Juli erreicht, wobei die Krise im ersten oder im letzten Mondviertel eintritt.

Während des Vollmonds erreichen die Eierstöcke der Seeigel im Mittelmeer ihre maximale Größe. Während der Jahre 1920 und 1921 widmete sich Henry Monroe Fox in Suez der Erforschung der lunaren Periodizität der Reproduktion des *Centrechinus setosus.*[59]

Bedeutsam sind ebenfalls die Experimente, die L. Kolisko im Zusammenhang mit der Samenkeimung wie auch mit der kapillardynamolitischen Untersuchung bestimmter Metallsalze und Planetenstellungen ausführte.[60] Die durch diese Methode enthaltenen Steigbilder weisen zur Zeit der Konjunktionen des den entsprechenden Salzen zugeordneten Planeten deutliche Änderungen im Vergleich zu den Steigbildern auf, die nicht während Konjunktionen entstanden sind. Die Ergebnisse dieser Untersuchungen sind von zweifacher Bedeutung: Nicht nur die Beziehung zwischen Planeten und Metallsalzen konnte so nachgewiesen werden, sondern die Ergebnisse beweisen zugleich, dass die Verbindung der Metalle mit bestimmten Planeten, wie sie

59 Henry Monroe Fox: Lunar Periodicity in the Reproduction of Centrechinus setosus, Royal Society of London, Series B, Vol. XVCm, Seite 523–550.

60 L. Kolisko: Sternenwirken in Erdenstoffen. Saturn und Blei, J. M. Voith GmbH., Heidenheim 1952.

von den Alten gelehrt wurde, richtig ist; denn die Veränderung der Steigbilder während der Konjunktionen beweist den Zusammenhang zwischen Blei und Saturn, zwischen Silber und Mond, Zinn und Jupiter sowie Gold und Sonne.

Mitte der 1950er Jahre begann der französische Statistiker Michel Gauquelin seine Sammlung von zehntausenden astrologischen Daten von Ärzten, Politikern, Sportlern, Künstlern und Angehörigen des Militärs mit dem Ziel, astrologische Ansätze zu widerlegen. Trotz seiner öffentlich bekannten negativen Einstellung der Astrologie gegenüber endete diese Untersuchung mit einem Bekenntnis positiver, statistisch beweisbarer, die Astrologie stützender Erkenntnisse.[61] Seine Untersuchungen stützten ebenfalls die von der Astrologie vertretene Ansicht, dass Vererbungsfaktoren aus dem Horoskop erkennbar sind: Er entdeckte statistisch bedeutsame Verbindungen zwischen astrologischen Stellungen von Eltern und deren Kindern.

Eine zu hohe Bewertung der Statistik allein mag im Zusammenhang mit der Vielschichtigkeit und den unendlichen Variationsmöglichkeiten der Planetenstellungen problematisch sein. Es wäre vermessen zu glauben, dass eine so differenzierte Betrachtung wie die astrologische nur auf Statistik beruht, denn jedes Horoskop gehört zu einer Einzelpersönlichkeit. Trotzdem haben statistische Untersuchungen in diesem Zusammenhang ihren Wert, wenigstens zum Teil.

Dr. Eugen Jonas, Leiter des von der tschechoslowakischen Regierung unterstützten Instituts zur Geburtenkontrolle, bewies, dass die Methode der astrologischen Geburtenkontrolle zu 97, 7 Prozent zuverlässig ist. Aufgrund der Mondstellung zur Zeit der Empfängnis entwickelte er zudem eine Methode, das Geschlecht des ungeborenen Kindes vorauszuerkennen.

John H. Nelson, Elektroingenieur des US-Elektronikkonzerns RCA, entdeckte, dass dann, wenn Planeten in 0-Grad-, 90-Grad- und 180-Grad-Winkeln zueinander stehen, die Gesundheit beeinträchtigende magnetische Stürme auftreten. Im Zusammenhang mit Messungen von Rundfunkstörungen wies er nach, dass störungsfreie Felder produziert werden, wenn Planeten Winkel von 60 Grad und 120 Grad bilden.

Prof. Helmut Berg, Universität Köln, entdeckte, dass in Zeiten magnetischer Störungen und von Sonnenausbrüchen für Lungenkrankheiten und Blutungen kritische Phasen herrschen.

Prof. H. Bertels, Berlin, fand, dass mikrobiotische Reaktionen, Wetterwechsel und chemische Reaktionen mit Sonnenausbrüchen zusammenhängen.

Prof. A. L. Tchijensky, Universität Moskau, und später Dr. Robert O. Becker vom Syracuse Veterans Hospital, entdeckten, dass historische Epidemien von Typhus, Cholera, Pocken und Pest zur Zeit eines Sonnenflecken-Maximums stattfanden.

Dr. Maki Takata, Toho-Universität Tokyo, konnte beweisen, dass die Zusammensetzung des menschlichen Blutes mit dem elfjährigen Sonnenfleckenrhythmus wechselt. Ein Wechsel findet ebenfalls während der täglichen Erdumdrehung statt, wobei der Sonnenaufgang besonders bedeutsam ist. »Der Mensch ist eine lebende Sonnenuhr.«

Dr. Abraham Hoffer, Universitätskrankenhaus in Saskatchewan, entdeckte, dass Neurotiker besonders intensive Erfahrungen im Januar und Juli haben, Depressive dagegen im März.

61 Michel Gauquelin: Science and Astrology, London 1969.

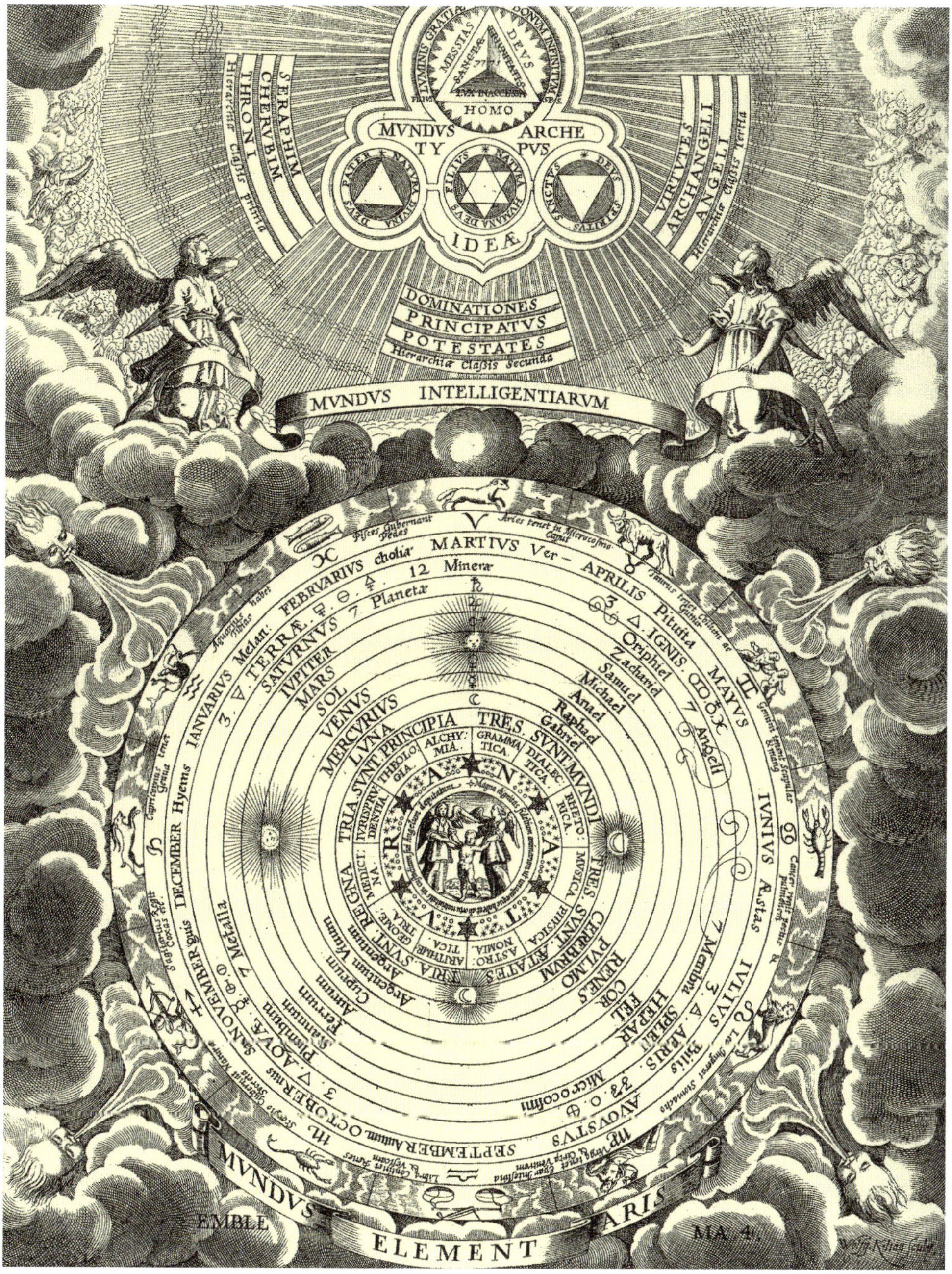

Hermetischer Kosmos. Der obere Bildteil zeigt das Göttliche als Polarität von Feuer und Wasser, umgeben von den himmlischen Heerscharen. Der untere Teil zeigt die »Goldene Kette« von Planet und Organ, Metall und Erzengel; Letzterer symbolisiert das Wirkspektrum des Metalls. (Malachias Geiger, 1651)

1970 begannen Jan Gerhard Toonder und John Anthony West den Versuch einer objektiven Beurteilung der Astrologie. Sie kamen nach Abschluss ihrer Untersuchungen zu folgendem Urteil: »Es wird immer schwieriger, den Eindruck zu vermeiden, dass in der Beurteilung der Astrologie Pythagoras, Plato, Plotinus, Ptolemaios, Thomas von Aquin, Albertus Magnus und Johannes Kepler Recht hatten, mindestens im Prinzip, während die gesamte moderne Wissenschaft im Unrecht ist.«[62]

Die Situation der Astrologie ist jener der Alchemie nicht unähnlich. Durch neue Forschungen werden viele der alten Ansichten bestätigt, wobei alte symbolische Vorstellungen oft durch moderne Begriffe ersetzt und in einem an diese Begriffe angepassten Sprachgebrauch abgehandelt werden. Ob das immer zur Klärung führt, ist eine andere Frage. Nach all dem Gesagten erscheint es natürlich, dass sich die Spagyrik eng an die kosmischen Rhythmen anlehnt.
Auch wenn die spagyrischen Aufbereitungen als solche heilkräftig sind, kann die Übereinstimmung mit den Gestirnen nach Ansicht der Überlieferung die Ergebnisse verbessern. Es ist wie beim Segeln: Auch mit wenig Wind geht es bei geschickter Handhabung voran, aber mit günstigerem Wind und dem entsprechenden Segel geht es besser.

Zudem besteht die Ansicht, dass durch absolute Ernsthaftigkeit und Hingabe »die Ebene oberhalb der Gestirne« erreicht werden kann. Paracelsus sagt, dass die höchste Form der Medizin die Liebe sei; durch sie könne die Medizin frei werden von Karma. Ein anderer unter Astrologen oft zitierter Satz sei in diesem Zusammenhang noch angeführt: »Die Weisen regieren die Sterne.«

Wenden wir uns nun den sieben Planeten der Alten wie auch den Tierkreiszeichen und der entsprechenden Ordnung der Heilpflanzen zu. Jenseits von Saturn, dem »Hüter der Schwelle«, beginnen die sogenannten Oktaven, zu denen Uranus, Neptun, Pluto und offiziell noch nicht entdeckte Planeten gehören.

Die Alten teilten die Planeten in »Wohltäter« und »Schädlinge« oder »Übeltäter«[63] ein, ebenso sprachen sie von »guten« und »schlechten« Aspekten[64]; die moderne Astrologie verwendet in diesem Zusammenhang eher die Bezeichnungen synthetische (harmonische) und analytische (herausfordernde) Aspekte.[65]

Über die Bedeutung der astrologischen Zuordnungen schrieb Agrippa von Nettesheim: »Wenn du von irgendeinem Teil der Welt oder einem Stern eine Kraft zu erhalten wünscht, und du wendest dasjenige an, was in einer Beziehung zu diesem Stern steht, wirst du seinen eigentümlichen Einfluss erlangen (...). Ebenso wenn du zu einer gewissen Gattung von Dingen oder

62 John A. West und Jan G. Toonder: True Case for Astrology, Penguin Books, Harmondsworth, Middlesex, England.

63 Als Wohltäter gelten Sonne, Venus (kleines Glück) und Jupiter (großes Glück), als Übeltäter Mars (kleines Unglück) und Saturn (großes Unglück); neutral bzw. passiv ist der Mond und ambivalent der Merkur – »gesellt er sich zum Guten, vermehrt er das Gute, gesellt er sich zum Bösen, vermehrt er das Böse«, heißt es bei Agrippa von Nettesheim. (Anm. d. Hrsg.)

64 Als günstige Aspekte gelten vor allem Sextil (60 Grad) und Trigon (120 Grad), als ungünstig vor allem Quadrat (90 Grad) und Opposition (180 Grad); die Konjunktion (0 Grad) ist ambivalent – wobei dies nicht der Beurteilung der Aspekte gerecht wird. Man kann auch vom Fluch der Trigone sprechen oder von den Herausforderungen und Hürden, an deren Bewältigung sich der Mensch bewährt und sich zu höchsten Höhen entwickelt. (Anm. d. Hrsg.)

65 Die aus der Teilung des Kreises durch zwei, vier und acht resultierenden Aspekte (180, 90, 45 und der Komplementärwinkel zu 45 also 135) nennt man die analytischen (Spannungswinkel), die aus der Teilung des Kreises durch 3 und 6 resultierenden Aspekte (120 und 60) die synthetischen. (Anm. d. Hrsg.)

Die Nützlichkeit der Astrologie

1. Zur Diagnose der zu behandelnden Krankheiten. Die medizinische Astrologie ist ein zu weites Gebiet, um an dieser Stelle abgehandelt zu werden. Dem Leser seien die in der Bibliografie angeführten Werke empfohlen.

2. Zur Klassifizierung der Heilpflanzen. Jede Heilpflanze besitzt die Kräfte bestimmter Planeten in stärkerem und anderer in geringerem Maße. Wie im menschlichen Organismus bestimmte Organe können bestimmte Pflanzenteile unter diesen, andere unter jenen Planeteneinfluss fallen, wobei jedoch ein oder zwei Planeten stets die ganze Pflanze beherrschen. Eine Spezies wird daher stets nach dem stärksten Einfluss klassifiziert. Man spricht in diesem Zusammenhang auch von Signaturenlehre. Die Bezeichnung Signaturenlehre wird auf zweifache Weise verstanden: 1. Paracelsus sagt: »Die Natur zeichnet ein jeglich Gewächs, so von ihr ausgeht, zu dem das es gut ist.« Ferner: »Und ist kein Ding in der Natur, das geschaffen oder geboren ist, es offenbart denn seine Gestalt auch äußerlich; denn das Innerliche arbeitet stets zur Offenbarung.« Da die Melisse herzförmige Blätter hat, soll sie daher ein Herzmittel sein. 2. Die Zuordnung bestimmter Pflanzen zu Planeten wird ebenfalls als Signaturenlehre bezeichnet, da die Planeten den Pflanzen das Signum verleihen.

3. Während der Aufbereitung der Tinkturen, Essenzen, Circulata usw., besonders zu Beginn der Arbeit, richtet sich der Spagyriker nach den planetarischen Rhythmen. Bestimmte Tierkreiszeichen und die diese beherrschenden Planeten werden mit bestimmten Arbeiten in Verbindung gesetzt. In einigen Fällen sind die Mondstellungen von Bedeutung (besonders bei der Pflanzenspagyrik), in anderen sind die sogenannten Planetenstunden wichtig, wieder zu anderen wird das genaue Horoskop des Augenblicks herangezogen.

4. Zur Bestimmung der günstigsten Zeit für die Verabreichung des Heilmittels.

zu einem einzelnen vieles gehörig anwendest, was zerstreut mit derselben Idee und demselben Stern unter sich übereinstimmt, so wird durch diese dergestalt richtig zubereitete Materie vermittelst der Weltseele eine besondere Gabe von der Idee mitgeteilt. Richtig zubereitet nenne ich hier das, was unter Beobachtung einer Harmonie zubereitet wird, die derjenigen gleich ist, welche der Materie eine gewisse Kraft verliehen hat.«

Bevor wir uns den Rhythmen zuwenden, folgt nun eine Übersicht der Planeten und ihrer Tierkreiszeichen mit den zugehörigen Organen, Pflanzen und Arbeiten.

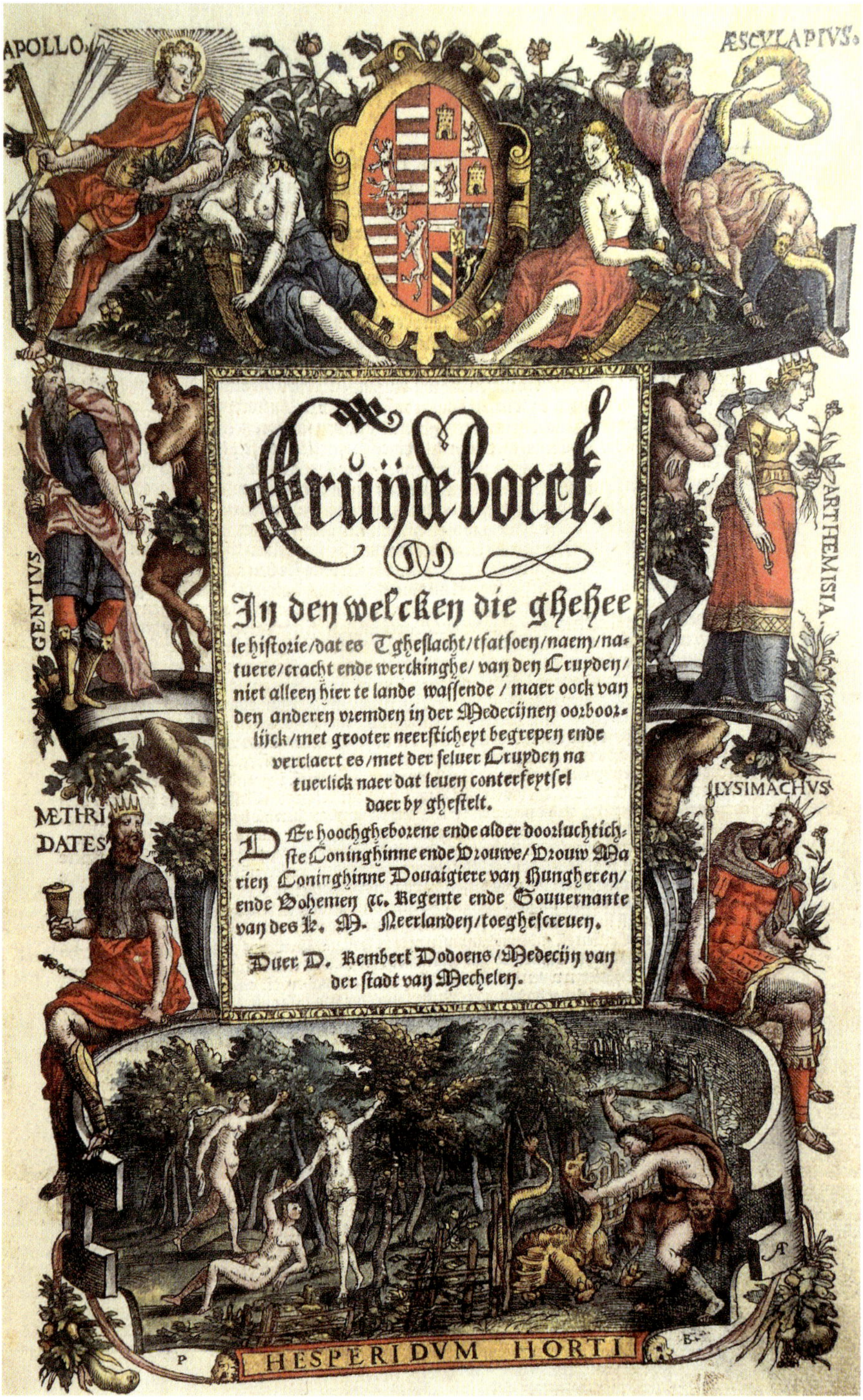

Cruydeboeck.

In den welcken die gheheele historie/dat es Tgheslacht/tfatsoen/naem/natuere/cracht ende werckinghe/ van den Cruyden/ niet alleen hier te lande wassende / maer oock van den anderen vremden in der Medecijnen oorboorlijck/met grooter neersticheyt begrepen ende verclaert es/met der seluer Cruyden na tuerlick naer dat leuen conterfeytsel daer by ghestelt.

Der hoochgheborene ende alder doorluchtichste Coninghinne ende Vrouwe/ Vrouw Marien Coninghinne Douaigiere van Hungheren/ ende Bohemen &c. Regente ende Gouuernante van des K. M. Neerlanden/toegheschreuen.

Duer D. Rembert Dodoens/Medecijn van der stadt van Mechelen.

Die Planetengottheiten wurden oft auf den Titelkupfern alter Kräuterbücher verwendet. (Flämisches Kräuterbuch »Cruydeboeck«, 1554)

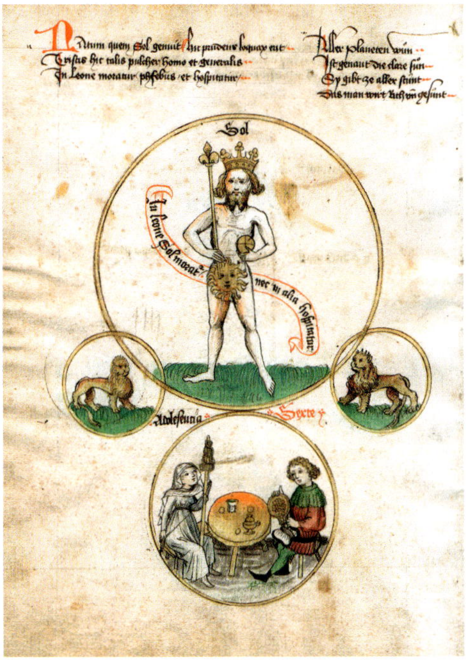

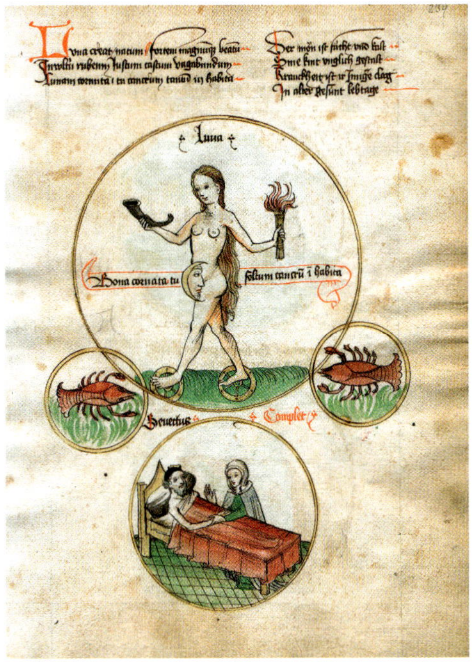

Planetenbilder. (Kolorierte Handschrift um 1450; Universitätsbibliothek Salzburg). Links Sternzeichen Löwe, rechts Krebs.

Heilpflanzen und ihr Bezug zu den Gestirnen[66]

Sonne ⊙

Als Mittelpunkt unseres Sonnensystems enthält die Sonne die Elemente, aus denen die Planeten gebildet wurden, in hoch ionisierter Form, im vierten Aggregatzustand der Materie.

Alles Leben wird durch die Aussendung von Licht und Wärme von der Sonne erhalten. Die Sonne erzeugt außerordentlich starke magnetische Felder. Nach den Ergebnissen der Pioneer-Expeditionen erreicht das magnetische Feld der Sonne die Plutobahn als Sonnenwind. Die einzelnen Planeten verwandeln die Sonnenenergie in Energieströme, die dann auf die Erde gelangen. Zum Beispiel wird die Sonnenenergie zum Teil durch die Elektrizität manifestiert, die durch den Planeten Uranus reflektierte Sonnenkraft ist.

Die Sonne regiert Geist und Willenskraft, Energie, Vitalität, Ganzheit und Selbstintegration, Herrschaft, Organisation, Kraft allgemein.

Physiologisch regiert die Sonne das Herz, den Kreislauf, das Rückgrat, Gesundheit und Vitalität allgemein und den Herz-Meridian der Akupunktur, ferner die Verteilung der Wärme

66 Die Zuordnungen zu Pflanzen sind je nach Autor sehr unterschiedlich. Historische Quellen sind oft wenig hilfreich; bei Paracelsus beispielsweise stehen nur wenige eindeutige Zuordnungen. Umfangreiche Listen findet man in den Magischen Werken von Agrippa von Nettesheim, in den späteren Auflagen des Kräuterbuchs von Albertus Magnus und vor allem im Kräuterbuch von Bartholomäus Carrichter und bei Leonhard Thurneysser in seinem Buch über Doldenblütler. Moderne Betrachtungen findet man auch in der anthroposophischen Literatur, hier besonders bei Wilhelm Pelikan oder in dem Buch »Kräuterkunde des Paracelsus« von Olaf Rippe und Margret Madejsky. Die Planetensignaturen auf Seite 108–125 stammen vom Herausgeber. (Anm. d. Hrsg.)

im Körper, die Thymusdrüse, den Pons Varolii (Funktion: Kontrolle des Atems) und die Augen (besonders das rechte des Mannes und das linke der Frau). Mit Saturn und den Zeichen Jungfrau und Skorpion regiert die Sonne die Milz. Die von der Milz verwandelten Energien werden zum Solarplexus geleitet, von wo sie sich über den ganzen Körper ausbreiten. (Vergleiche die Bedeutung und Funktion der Milz für den Energiehaushalt in der chinesischen Medizin.)

Das Image der Sonne ist männlich, bewusst und libidohaft.

Die mit der Sonne assoziierten Krankheiten sind organisch, konstitutionell und strukturell.

Das Metall der Sonne ist das Gold, das Tierkreiszeichen ist der Löwe.

Der zugehörige Duft ist Olibanum-Weihrauch, der Edelstein ist das Katzenauge (Chrysolith), nach indischer Auffassung auch der Rubin (auch andere leuchtend rote Steine wir der Granat sowie sonnengelbe Steine wie Bernstein, eigentlich ein fossiles Harz, oder der Hyazinth; Anm. d. Hrsg.).

Sonnenhafte Signaturen sind: Majestätische Gestalt (Alant, Engelwurz, Esche, Sonnenblume); harmonisch geformt. Es lassen sich fette Öle gewinnen (Olivenbaum, Sonnenblume); Harzbildung (Myrrhe, Weihrauch). Auch immergrüne Pflanzen (siehe Saturn; Lorbeer, Rosmarin). Würziger, warmer, balsamischer Geruch und Geschmack (Galgant, Gelbwurz, Kampfer, Muskatnuss, Gewürznelke, Walnuss, Zimt). Häufig gelbe bis orangefarbene Blüten, Säfte ebenfalls oft gelb (Johanniskraut, Ringelblume, Safran).

Als Zentralgestirn universell einsetzbar. Harmonisiert Rezepte. Gewürzpflanzen. Viele Geriatrika; Lebenselixiere bestehen aus Pflanzen von Sonne und Venus.

Pflanzen, die besonders der Sonne unterstehen:
Althaea officinalis, Eibisch (mit Mond und Venus)
Anagallis arvensis, Ackergauchheil (mit Jupiter, etwas Mars)
Angelica archangelica, Engelwurz (mit Venus, auch Jupiter)
Angelica sylvestris, Wald-Engelwurz, wilde Angelika (mit Venus)
Anthemis nobilis, Römische Kamille
Brassica alba, Weißer Senf
Brassica nigra, Schwarzer Senf
Calamus aromaticus (Acorus calamus), Kalmus
Calendula officinalis, Ringelblume (auch Venus)
Caryophyllus (Syzygium aromaticum), Gewürznelkenbaum
Centaurium erythraea (Centaurium umbellatum), Tausendgüldenkraut (mit Venus)
Chelidonium majus, Schöllkraut (mit Jupiter, etwas Mars)
Cinnamomum ceylanicum, Zimtblatt, Ceylonzimt
Citrus aurantium, Orangenbaum
Citrus bergamium, Bergamotte
Citrus limonum, Zitronenbaum
Dictamnus albus, Diptam
Drosera rotundifolia, Sonnentau (mit Merkur)

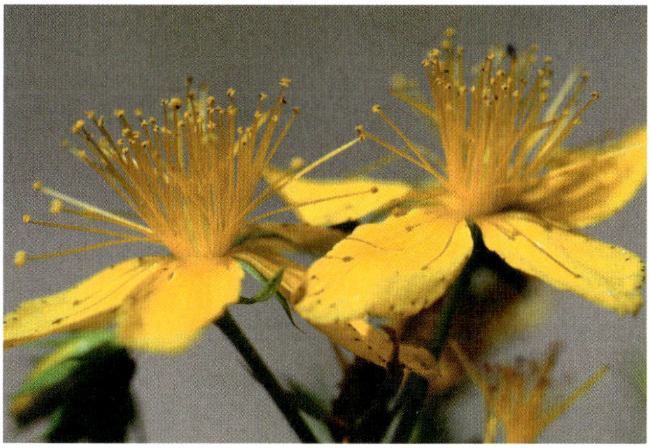

Als Sonnenpflanze wirkt das Johanniskraut stimmungsaufhellend, aber es stärkt auch die Abwehr und eignet sich sehr gut als Wundheilmittel. Die sich beim Zerreiben der Blüten zeigende rote Farbe weist als Sonnensignatur auf das hin. (Foto Olaf Rippe)

Echium vulgare, Natternkopf
Euphrasia officinalis, Augentrost
Fragaria vesca, Walderdbeere (mit Jupiter)
Fraxinus excelsior, Esche (mit Jupiter)
Gentiana lutea, Gelber Enzian (mit Jupiter)
Glechoma hederacea, Gundelrebe (mit Venus)
Helianthus annuus, Sonnenblume
Hypericum perforatum, Johanniskraut
Inula helenium, Alant
Juglans regia, Walnussbaum (mit Merkur)
Juniperus communis, Wacholder (mit Jupiter und Merkur)
Laurus nobilis, Lorbeer (mit Jupiter)
Matricaria chamomilla, Echte oder Deutsche Kamille (mit Venus)
Melissa officinalis, Zitronenmelisse (mit Jupiter)
Olea europaea, Ölbaum, Olivenbaum (mit Jupiter; oft unter Jupiter klassifiziert)
Oryza sativa, Reis
Paeonia officinalis, Pfingstrose (mit Venus)
Passiflora incarnata, Passionsblume (mit Merkur)
Piper spp., Pfeffer, weißer und schwarzer
Plantago lanceolata, Spitzwegerich (mit Merkur)
Plantago major, Breitwegerich (mit Venus)
Potentilla reptans, Fünffingerkraut
Rosmarinus officinalis, Rosmarin
Ruta graveolens, Weinraute
Viscum album, Mistel (mit Saturn und Mond)
Vitis vinifera, Weinstock (mit Jupiter)
Zedoaria (Curcuma zedoaria), Zitwer
Zingiber officinale, Ingwer

Die ganze Familie der Lippenblütler (Labiatae) ist wärme- und sonnenverwandt, ebenso besonders ätherische Öle, die den flüchtigen Sulphur (Apollo) darstellen.

Therapeutische Wirkungen der solaren Pflanzen: tonisierend, stimulierend, wärmend und schweißtreibend, Wirkung auf Kreislauf, Herz, Thymus, Milz, Augen.

Mond ☽

Der Mond ist der einzige Satellit der Erde. Er reflektiert das Licht und andere Energien der Sonne, die er sammelt und während eines synodischen Monats durch die zwölf Zeichen des Tierkreises trägt.

Der Mond beeinflusst durch Ebbe und Flut das Wasser auf der Erde: Neumond und Vollmond bewirken hohe Flut, während der Mondviertel bleibt die Flut niedriger.

Bei Vollmond erhöhen sich die Chancen von Blutungen und Geburten. Bei Neumond ist nächtliche Aktivität gering, bei Vollmond hoch.

Der Mond beeinflusst das Wachstum, die Fruchtbarkeit, die Empfängnis, das Unterbewusstsein, die Gefühle, Rhythmen, Instinkte, Reflexion, Passivität, Mütterlichkeit, Familie und Erbe.

Dem Mond unterstehen der Magen und die Speiseröhre, die Brüste, die Gebärmutter und die Eierstöcke, die Menstruation, die Flüssigkeiten im Körper (z. B. das Blutserum), die Harnblase, das Cerebellum, die Bauchspeicheldrüse, das Erinnerungsvermögen.

Der Mond steht in Beziehung zu den Augen (zum linken des Mannes und zum rechten der Frau), zum Gehirn, zum Speichel, zu den Säften der Drüsen, zur Sinnlichkeit, zur Schilddrüse (mit Merkur und dem Zeichen Skorpion), zu den Mandeln (mit dem Zeichen Stier), zum Tränen-Mechanismus und zur Umwandlung von Flüssigkeiten.

Das Image des Mondes ist weiblich, wechselhaft, mütterlich, familiär; helle und dunkle Züge sind vermischt, Wohlwollen und Mütterlichkeit einerseits, Wildheit und rohe Instinkte andererseits. Der Mond hat eine dunkle Seite.

Mit dem Mond assoziierte Erkrankungen sind periodisch verlaufende Krankheiten, unregelmäßige Mensis sowie Krankheiten der lunaren Organe. Bei Vollmond werden Epileptiker, Mondsüchtige wie auch hysterische und nervöse Menschen ungünstig beeinflusst.

Mondenhafte Metalle und Mineralien: Silber, Mondstein (Selenit), Perlen.

Duftstoffe: Melone, Jasmin (nach anderer Ansicht hat der Jasmin mehr Jupiter-Eigenschaften), Ysop, Mohn. Das Tierkreiszeichen ist der Krebs.

Lunare Signaturen sind: Feuchtpflanzen (Mädesüß, Kalmus); samenreiche Pflanzen, Ausbildung von Tochterpflanzen (Dachwurz, Keimzumpe); saftige und schleimige Pflanzen (Mistel), Milchsaft (Schlafmohn). Weiße bzw. weißgelbliche und weißrosa Blüten (Basilikum, Madonnenlilie, Silberkerze, Taubnessel); oft nachts blühend oder mit nächtlicher Geruchsentwicklung (Königin der Nacht, Nachtkerze); betäubender, muffiger und penetranter Geruch (Jasmin); weiße Rinde (Birke); Blätter weiß oder silbrig schimmernd (Weide, Beifuß).

Dem Mond unterstehen das Pflanzenwachstum und die Säfte. Mondpflanzen beruhigen, fördern den Schlaf, die Fruchtbarkeit und die Regeneration. Allgemein kühlend; besonders mit Venus kombinieren.

Pflanzen, die besonders dem Mond unterstehen:
Das ganze Pflanzenreich untersteht besonders dem Mond (Bezug zum Element Wasser): »In die Erde eindringend erhalte ich die Geschöpfe durch meine Kraft; indem ich zum Mond voller Säfte werde, nähre ich alle Pflanzen.« (Bhagavad Gitä, XV, 13)

Besonders stark mondenhaft sind:
Acanthus mollis, Akanthus (mit Jupiter)
Atriplex sylvestris, Melde
Bellis perennis, Gänseblümchen (mit Venus)
Brassica spp., Kohlarten
Cardamine pratense, Wiesenschaumkraut
Carica papaya, Melonen- oder Papayabaum
Cheiranthus cheiri, Goldlack (mit Sonne)
Cucumis sativus, Gurke
Cucurbita pepo, Kürbis
Curcuma longa, Gelbwurz (mit Sonne, Jupiter)
Galium aparine, Klebendes Labkraut, Klebkraut
Hieracium pilosella, Kleines Habichtskraut, Mausöhrlein
Hyssopus officinalis, Ysop (mit Jupiter)
Iris florentina, Florentiner Schwertlilie (mit Saturn)
Iris germanica, Deutsche Schwertlilie (mit Saturn)
Iris pallida, Blasse Schwertlilie (mit Saturn)
Lactuca sativa, Kopfsalat, Lattich
Lenticula palustris, Wasserlinse
Ligustrum vulgare, Liguster
Lilium album, Weiße Lilie
Lysimachia nummularia, Pfennigkraut
Myristica fragrans, Muskatbaum (mit Sonne)
Nasturtium officinale, Brunnenkresse (mit Merkur)
Nymphaea alba, Seerose
Papaver rhoeas, Klatschmohn (mit Saturn)
Papaver somniferum, Schlafmohn (mit Saturn)
Ruta lunaria, Mondraute
Salix spp., Weidenarten
Saxifraga spp., Steinbrech, Rossfenchel
Sedum acre, Scharfer Mauerpfeffer (mit Mars)
Sedum telephium, Wundkraut, Fetthenne

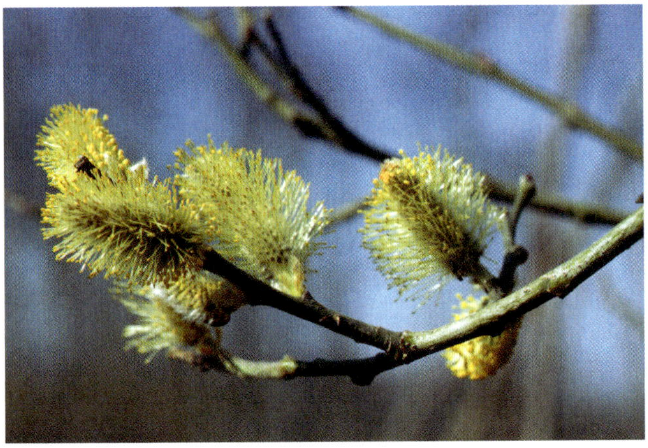

Typische Signaturen der Weide, die auf den Mond hinweisen, sind die silbrig glänzenden Blätter, der feuchte Standort und die kühlende, entzündungswidrige Wirkung auf die Säfte. Indikationen sind zum Beispiel Rheuma oder Darmdysbiose mit entzündlichen Veränderungen der Darmschleimhaut. (Foto Margret Madejsky)

Stellaria media, Vogelmiere, Hühnerbiss
Tilia spp., Linde (mit Venus)
Trapa natans, Wassernuss
Veronica officinalis, Ehrenpreis (mit Merkur)
Vinca minor, Immergrün (mit Saturn; Blüte Merkur)
Vitex agnus-castus, Mönchspfeffer

Therapeutische Wirkung der mondhaften Pflanzen: viele Nährpflanzen, umstimmend, kühlend, Feuchte bringend, enzymhaft und gärungsfördernd.

Merkur ☿

Von allen Planeten ist der Merkur der Sonne am nächsten. Im Horoskop kann er nie mehr als 28 Grad von der Sonne entfernt stehen, er ist daher nur als Morgen- oder Abendstern sichtbar. Das magnetische Feld des Merkurs ähnelt dem der Erde. Der Planet reflektiert das Licht der Sonne, infrarote Strahlen und Radiowellen wie der Mond.

Seine Umdrehungszeit beträgt 59,65 Tage (= zwei synodische Monate), seine Umlaufzeit um die Sonne 88 Tage (= drei synodische Monate).

Merkur ist der Vermittler, der Bote der Götter; bei den Römern galt er auch als der Gott des Handels.

Als Hermaphrodit steht er zwischen den polarisierten Geschlechtern, ambivalent und unzuverlässig, wenn männlich, trocken und kalt, wenn weiblich, feucht und kalt.

Als der ägyptische Hermes Trismegistos (Thot) gilt er als Erfinder von Sprache und Schrift und als Schutzherr der Heilkunst. Dem Merkur unterstehen der Intellekt, die Vermittlung und Übertragung, mentale und nervliche Prozesse, Rede und Schrift, Geschicklichkeit, Ambivalenz und die Verteilung der Energien.

Der Planet regiert das Nervensystem (mit Uranus), die Ohren, das Gehör, die Zunge, die Sprache, die Stimmorgane; besonders die Nerven der Arme, des Bauches, die zerebrospinalen Nerven des Gehirns (mit Mond), die Bronchien, die Atmung, die Koordination zwischen Körper und Geist, die Vernunft, die Füße, die Nerven der Geschlechts- und Harnorgane, der Schilddrüse, der Hände, der Beine und des Herzens, den Sehnerv, die unsichtbare »Nervenflüssigkeit«, die Bewegungsnerven, den Kehlkopf, die Lungen, die mentalen Fähigkeiten (mit Mond, Uranus und Neptun) und das Rückenmark. Das sonnenhafte Cerebrum (Gehirn) und das mondenhafte Cerebellum (Kleinhirn) sind durch den merkurischen Pons verbunden.

Sein Image hat Merkur als der Götterbote, Heiler und Vermittler, aber auch als der planetare Genius der Tricks. Symbole sind die geflügelten Sandalen und der Caduceus (Merkurstab mit den zwei Schlangen).

Die mit Merkur assoziierten Krankheiten sind hauptsächlich nervliche Störungen, jeweils mit den Organen zusammenhängend, die von den Tierkreiszeichen beherrscht werden, in welchen sich der Planet befindet. Da der Planet wandlungsfähig ist, hängt die Art der Störung sehr von den übrigen Planeten ab, zu denen Merkur in Verbindung steht.

Metall und Mineralien des Merkurs sind das Quecksilber, der Topas, der Opal, der Turmalin und der Peridot, nach Auffassung der Inder und Agrippas auch der Smaragd.

Merkurische Duftstoffe: Wermutarten, Narzissen, Anis, Petersilie. Seine Tierkreiszeichen sind Zwillinge und Jungfrau.

Merkurielle Signaturen sind: Aufrechte, schlanke Gestalt (Betonie, Lavendel), aber auch rhythmisch, gewunden und rankend (Bittersüß, Waldrebe). Ausgeprägtes Blattprinzip (Lungenkraut); lanzettförmige, gefiederte Blätter (Dill, Spitzwegerich). Blütenfarbe oft blau bis violett (Akelei, Teufelsabbiss), Komplementärfarben (Vergissmeinnicht), Schirmblüten (allgemein Doldenblütler), kleine Blüten (Schwalbenwurz); manche Merkurpflanzen zeigen auch bizarre Formen und Spiralformen (Akelei, Farne). Geruch ist oft flüchtig (Lavendel, Zitrusdüfte).

Merkur untersteht die Blatt- und Stängelausprägung sowie der Pollenflug. Merkurpflanzen aktivieren den Stoffwechsel. Gut zur Abrundung von Rezepten.

Pflanzen, die besonders dem Merkur unterstehen:
Adiantum capillus-veneris, Frauenhaar (allgemein Farnarten)
Akazienarten
Alliaria officinalis, Knoblauchsrauke
Anethum graveolens, Dill
Apium graveolens, Sellerie
Artemisia abrotanum, Eberraute
Artemisia absinthium, Wermut (mit Venus)
Avena sativa, Hafer (mit Jupiter)
Azaleenarten
Bryonia alba, Zaunrübe (mit Jupiter und Mars)
Calamintha montana, Bergminze, Steinminze
Calamintha arvensis, Ackerminze
Carum carvi, Kümmel
Cichorium endivia, Endivie (mit Saturn und Jupiter)

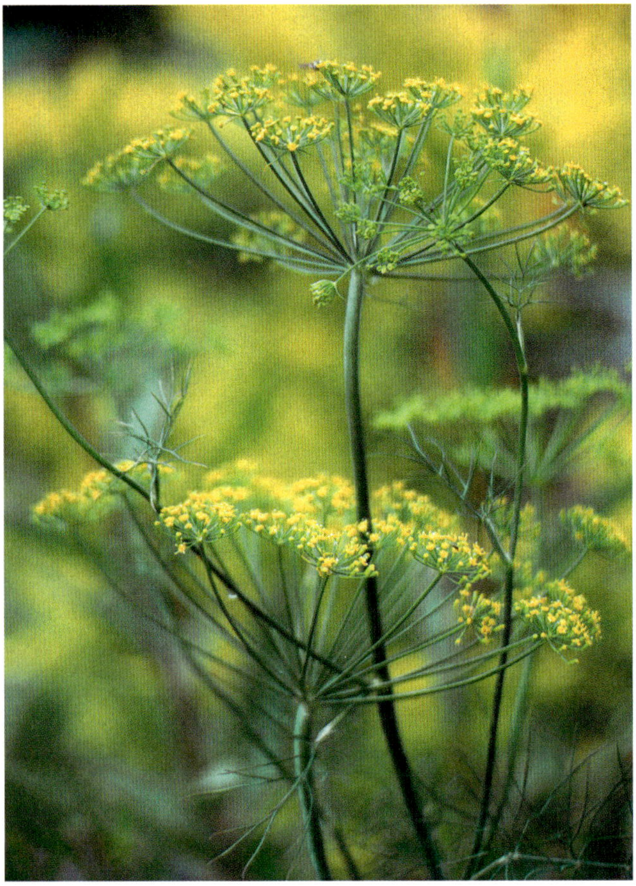

Die ganze Familie der Doldenblütler zeigt im filigranen Blütenaufbau den Merkur. Manche haben zudem auch sehr feingliedrige Blätter wie Dill oder hier der Fenchel, die man besonders bei Darmproblemen mit Blähungen und Dysbiose verwendet. Der Darm und die Verdauungsdrüsen unterstehen dem Merkurzeichen Jungfrau. (Foto Olaf Rippe)

Convallaria majalis, Maiglöckchen (mit Mond)
Corylus avellana, Haselnussbaum (mit Venus)
Cynoglossum officinale, Gewöhnliche Hundszunge (mit Jupiter)
Daucus carota, Karotte, Möhre
Digitalis purpurea, Roter Fingerhut (mit Venus und Saturn)
Foeniculum vulgare, Fenchel
Glycyrrhiza glabra, Süßholz
Inula helenium, Alant (mit Sonne)
Lavandula vera, Lavendel (mit Jupiter und Sonne)
Lonicera caprifolium, Geißblatt
Majorana hortensis, Majoran (mit Sonne)
Mandragora, Alraune (mit Saturn und Mond)
Marrubium vulgare, Weißer Andorn
Mercurialis annua, Einjähriges Bingelkraut
Mercurialis perennis, Ausdauerndes Bingelkraut
Morus alba, Maulbeerbaum

Myrtus communis, Myrte (mit Venus)
Origanum vulgare, Dost, Wilder Majoran (mit Sonne)
Parietaria officinalis, Glaskraut
Pastinaca sativa, Pastinak (mit Sonne)
Petroselinum hortense, Petersilie
Pimpinella anisum, Anis
Piper cubeba, Kubebenpfeffer
Satureja hortensis, Bohnenkraut (mit Mars und Venus)
Solanum dulcamara, Bittersüß
Strychnos nux-vomica, Brechnuss (mit Mars)
Teucrium scordium, Salbei, Gamander
Trifolium arvense, Mäuseklee, Hasenklee
Trifolium fibrinum, Fieberklee, Bitterklee (mit Mond)
Tussilago farfara, Huflattich (mit Jupiter)
Valeriana officinalis, Baldrian (mit Mond)

Typische Wirkungen merkurischer Heilkräuter sind: Umstimmung, Wirkungen auf das Gehirn und das Nervensystem und die Menstruation regulierende Wirkungen.

Venus ♀

Die Venus ist ungefähr gleich groß wie die Erde. Ihre weiteste Entfernung von der Sonne beträgt 47 Grad. Durch ihre dichte Kohlendioxyd-Atmosphäre reflektiert sie stark das Sonnenlicht; nach Sonne und Mond ist sie der hellste Himmelskörper.

Als einziger Planet rotiert sie in umgekehrter Richtung: Die Sonne geht auf der Venus im Westen auf und im Osten unter. Sichtbar ist die Venus als Morgen- oder Abendstern. Die eigentliche Venusoberfläche ist unter einem dichten Wolkenmantel verborgen, die Venus wird daher als Beherrscherin der okkulten Intelligenz betrachtet.

Als Ishtar oder Ashtaroth war Venus in Babylon die Göttin der geschlechtlichen Liebe, als Aphrodite bei den Griechen. Die Griechen unterschieden zwischen der gewöhnlichen und der himmlischen Aphrodite, die Erste beherrschte die Liebe zwischen Mann und Frau, die Zweite die gleichgeschlechtliche Liebe.

Bei den Hebräern, Phöniziern, Ägyptern und Indern ist die Venus männlich. Bei den Indern ist Venus (Sanskrit: Sukra) der Lehrer und Arzt der Titanen. Nach dem Mahabharata-Epos besitzt Sukra das Elixier der Unsterblichkeit, mit dem er Tote zu neuem Leben erwecken konnte, darunter seine Mutter und Kacha, einen Sohn des Brihaspati (Jupiter), der sich in Sukras Tochter Jayanti verliebt hatte. Der Planet Sukra hat nach indischer Überlieferung sechzehn Strahlen.

Venus steht in enger Beziehung zur Alchemie.

Der Planet regiert die Kunst, die Harmonie, Proportion, Zuneigung und die Fähigkeit, Einzeldinge in ein Ganzes zu integrieren und zwischen den Gegensätzen zu vermitteln (Zeichen Waage!). Die Tendenz der Venus ist wohliges Entspanntsein. Venus steht ebenfalls in enger Beziehung zur Musik.

Venus beherrscht die Metamorphose der Zellen, die Reproduktion und die Anreicherung der Substanzen, die Gewebebildung, die Auswahl und Umwandlung der Substanzen in den Zellen, die Erhaltung des Körpers, den Teint, die Entspannung des Gewebes, Gesicht, Wangen, Kinn, Oberlippe, Bauch, Kehle, Nieren, Nebenschilddrüsen, die vermittelnd und stabilisierend auf Muskeln, Nervenbildung und Nervenenergie wirken und durch ihr Hormon entscheidend den Kalkstoffwechsel beeinflussen; die Thymusdrüse, den Hörkanal, den venösen Kreislauf, das venöse Blut, die Venen des Magens, den Appetit, die Brüste, die Keimung, den Speisesaft (Chylus) in den Eingeweiden, die diuretischen und Erbrechen bewirkenden Prozesse, die Eustachische Röhre (Ohrtrompete), die Exosmose, die Gärung, die Befruchtung, die inneren Geschlechtsorgane, die Harmonie innerhalb der Systeme, die Eierstöcke, Samen, Samengefäße und Samenleiter, das Lymphsystem, den Bauchnabel, Hals, Nase, Geruchssinn, Gaumen und Rückgrat (mit Sonne, Merkur, Neptun und dem Zeichen Löwe).

Zum Image der Venus (Ishtar, Aphrodite, Sukra) wurde oben bereits einiges gesagt. Der Einfluss von Venus oder Jupiter an sich begünstigt keine Krankheiten, lediglich durch kritische Aspekte mit anderen Planeten kann dies geschehen – aber wenn, dann sorgt ihr günstiger Einfluss meistens für ein gutes Gelingen. Eine schlecht aspektierte Venus begünstigt Krankheiten der Gebärorgane und der Geschlechtsorgane wie auch der Nieren; auch Krankheiten, die durch Unmäßigkeit und Ausschweifungen begünstigt werden, sind venusisch.

Venusische Metalle und Mineralien: Kupfer, rosa Korallen, Jade, nach der indischen Überlieferung auch Diamanten.

Die Tierkreiszeichen sind Stier und Waage.

Venusische Düfte: Sandelholz, Styrax (Stier), Galbanum (Waage).

Venusische Signaturen sind: Allgemein harmonisch geformt (Dachwurz, Gänseblümchen, Linde). Rundliche und regelmäßig gezahnte, samtige Blätter (Betonie, Brennnessel, Frauenmantel, Melisse). Ungiftig; essbare Früchte (Apfel, Granatapfel, Kirsche). Üppige Blütenausbildung (Rose), Blütenfarbe von Weiß, Weißrosa bis Bunt (Rose, Stiefmütterchen, Storchschnabel); oft sinnlich betörender Duft (Rose).

Der Venus untersteht die Blütenbildung als solche. Venuspflanzen gelten als Wohltäter und harmonisieren Rezepte mit stark wirkenden und/oder giftigen Stoffen; daher viel verwenden.

Pflanzen, die besonders der Venus unterstehen:

Achillea millefolium, Schafgarbe
Ajuga reptans, Guldengünsel
Alchemilla vulgaris, Frauenmantel
Alkanna tinctoria, Schminkwurz (Rote Ochsenzunge)
Althaea officinalis, Eibisch (mit Sonne und Jupiter)
Aquilegia vulgaris, Akelei
Arctium lappa, Klette
Artemisia absinthium, Wermut (mit Merkur und Mars)
Artemisia vulgaris, Beifuß (mit Merkur und Mars)

Prototyp einer Venuspflanze ist die Rose. Duft und Schönheit der Blüte machen sie zu einem Attribut der Liebesgöttin Aphrodite. Ihre Stacheln allerdings deuten auf Mars hin. Daher symbolisiert sie auch das alchemistische Mysterium der »Chymischen Hochzeit«, der Vereinigung von Weiblich und Männlich. Die Rosenkreuzer sehen in ihr das Sinnbild der Tugend und Herzensgüte – hierbei ist wesentlich, dass die Rose veredelt werden muss, um in ihrer ganzen Schönheit zu erblühen, gleichsam wie der Adept sich einer Schulung zu unterziehen hat, um die höchsten Weihen zu erhalten. Im Rosengarten auf der Insel Mainau. (Foto Olaf Rippe)

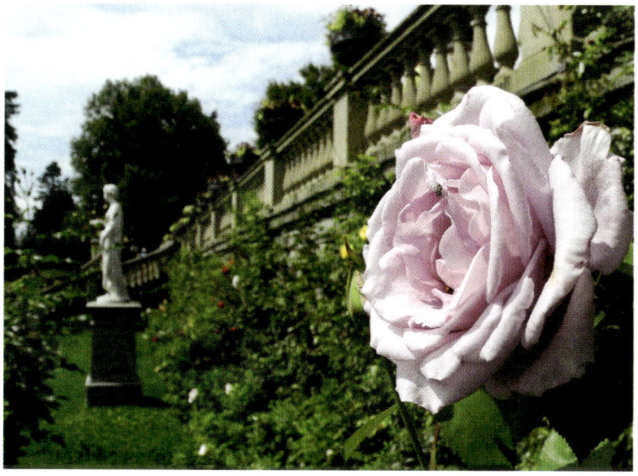

Betula pendula (B. verrucosa), Hängebirke, Weißbirke
Betula pubescens (B. alba), Moorbirke
Castanea sativa, Kastanie (mit Jupiter)
Cicer arietinum, Kichererbse
Cotyledon umbilicus, Nabelkraut
Cynara scolymus, Artischocke (mit Jupiter)
Digitalis purpurea, Roter Fingerhut (mit Merkur und Saturn)
Dipsacus sativus, Kardendistel
Fragaria vesca, Walderdbeere (mit Sonne und Jupiter)
Geranium robertianum, Ruprechtskraut (mit Mars)
Glechoma hederacea, Gundelrebe (mit Sonne)
Leonurus cardiaca, Herzgespann
Lithospermum minus, Kleine Meerhirse
Mentha spp., Minzenarten
Meum athamanthicum, Bärwurz
Nepeta cataria, Katzenminze
Orchis spp., Orchideenarten
Oxalis acetosella, Sauerklee
Persica vulgaris, Pfirsich
Phaseolus vulgaris, Buschbohne (mit Mond)
Primula officinalis, Frühlings-Schlüsselblume (mit Sonne)
Prunus cerasus, Sauerkirsche
Pyrus communis, Birne
Pyrus malus, Apfel (mit Sonne)
Rosa damascena, Damaszenerrose (Blüte; sonst mit Jupiter und Mars)
Rubus fruticosus, Brombeerstrauch (Frucht, Blätter; Strauch auch Mars)
Rumex acetosa, Sauerampfer

Sambucus nigra, Holunder (mit Saturn, Merkur)
Sanicula europaea, Sanikel (mit Merkur)
Saponaria officinalis, Seifenkraut
Senecio jacobaea, Jakobskreuzkraut
Senecio vulgaris, Gemeines Kreuzkraut
Solidago virgaurea, Wilde Goldrute
Thymus serpyllum, Wilder Thymian (mit Sonne)
Thymus vulgaris, Gartenthymian (mit Sonne)
Triticum sativum, Weizen (mit Jupiter)
Verbena officinalis, Eisenkraut (mit Mars und Sonne)
Viola odorata, Veilchen (mit Mond)

Therapeutische Wirkung venusischer Pflanzen: umstimmend, diuretisch, antinephritisch, erweichend, Erbrechen bewirkend, harmonisierend.

Mars ♂

Mars, der erste der äußeren Planeten, hat zwei Monde, Daimos und Phobos. Die rotorangefarbene Oberfläche des Planeten besteht hauptsächlich aus Eisen und Aluminium. In 687 Tagen umkreist Mars die Sonne, in 780 Tagen durchläuft er den Tierkreis.

Die Wirkung des Mars ist heftig, zentrifugal, beschleunigend und verstärkend. Mars ist das aktive Prinzip, die dynamische Energie. Gut angewendet sind die marsischen Kräfte konstruktiv, unkontrolliert bringen sie Zerstörung (daher häufig als Zuordnung bei Giftpflanzen zu finden).

Physiologisch regiert Mars das Muskelsystem, die roten Blutkörperchen, die Körperhitze und die Verbrennungsprozesse im Körper, die Geschlechtsorgane, die Nebennieren und mit Sonne und Jupiter die Blutbildung. Aus der Nahrung absorbiert er das Eisen, das er dem Blut zuleitet.

Sonne und Mars zusammen bringen Lebenskraft, Initiative und Mut. Mars hat auch Anteil an den Leberprozessen (mit Jupiter und den Zeichen Löwe, Waage, Skorpion, Schütze und Jungfrau).

Mars beeinflusst ebenfalls die Bewegungsnerven, die linke Gehirnhälfte, die Galle, das Fibrin im Blut, das Rektum und den Astralleib. Nach Paracelsus beherrscht Mars die Polarität zwischen dem Gehirnpol (Widder) und den Geschlechtsorganen (Skorpion), das heißt Anfang und Ende der Schlangenkraft.

Mars herrscht ferner über das Zwerchfell, das linke Ohr, die Entschlackungsprozesse, den Kopf und Kopfverletzungen, Entzündungen, operative Eingriffe.

Das Image des Mars ist männlich, aggressiv, kriegerisch, intensiv geschlechtlich und der sogenannte tierische Magnetismus.

Mit Mars assoziierte Krankheiten sind Entzündungen aller Art, Masern, Pocken, Scharlach, Typhus, hoher Blutdruck, akute Schmerzen, schnell verlaufende Fieberprozesse und Blutungen.

Marsische Metalle und Mineralien: Eisen, Stahl, Zinnober, Rubin, dunkelrote Korallen. Marsische Duftstoffe: Senf, Knoblauch, Zypresse, Schwefel.

Marshafte Signaturen sind: Ausbildung von Dornen, Stacheln und Brennhaaren (Berberitze, Brennnessel, Mahonie, Schlehe, Silberdistel, Weißdorn, Wacholder); hautreizende Stoffe (Giftsumach, Seidelbast); oft senfartig scharfer, beißender Geruch und Geschmack (Aronstab, Knoblauch, Meisterwurz, Schöllkraut, Zwiebel). Häufig rote Blüte oder Frucht (Aronstab, Maiglöckchen, Sonnenhut).

Marssignaturen wie Stacheln sind als Schutzsignatur zu verstehen. Einige Pflanzen wirken antibiotisch und antiviral (oft auch Mond, Sonne). Ergänzt Merkur, Saturn.

Pflanzen, die besonders dem Mars unterstehen:
Allium cepa, Küchenzwiebel
Allium sativum, Knoblauch
Aloe spp., Aloearten (mit Saturn)
Ananas sativus, Ananas
Anemone spp., Anemone
Artemisia absinthium, Wermut (mit Venus und Merkur)
Arum maculatum, Aronstab
Bellis perennis, Gänseblümchen (mit Mond)
Berberis vulgaris, Berberitze (mit Uranus)
Buxus sempervirens, Buchsbaum
Bryonia dioica, Rote Zaunrübe
Cassia obovata, Aleppo-Senna
Capsicum spp., Paprikapflanze, verschiedene Arten
Cnicus benedictus, Benediktenkraut, -distel
Cochlearia armoracia, Meerrettich
Coriandrum sativum, Koriander (mit Venus)
Crataegus oxyacantha, Weißdorn (mit Saturn und Venus)
Daphne mezereum, Seidelbast
Genista tinctoria, Färbeginster
Gentiana spp., Enzian (Gelber mit Jupiter)
Geranium robertianum, Ruprechtskraut (mit Venus)
Gratiola officinalis, Gottesgnadenkraut (mit Mond)
Helichrysum arenarium, Katzenpfötchen
Humulus lupulus, Hopfen
Juniperus sabina, Sadebaum
Lamium album, Weiße Taubnessel
Linum usatissimum, Leinen (mit Jupiter und Saturn)
Lonicera caprifolium, Geißblatt (mit Merkur)
Nepeta cataria, Katzenminze
Nicotiana tabacum, Tabak (mit Venus)
Ocimum basilicum, Basilikum (mit Jupiter)
Ononis spinosa, Hauhechel

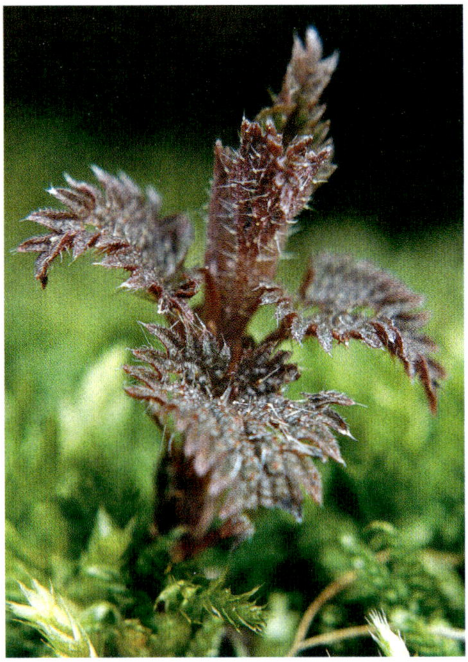

Der hohe Eisengehalt und die Wehrhaftigkeit der Brennnessel macht sie zu einer Marspflanze – hier als junger Trieb, der zudem noch die rostrote Farbe des Mars zeigt. Indikationen sind Anämie, Allergie, Willensschwäche, Prostataleiden und Anregung der Spermiogenese. (Foto Margret Madejsky)

Pinus spp., Kiefernarten (mit Saturn)
Potentilla erecta, Blutwurz (mit Sonne)
Quercus robur, Eiche (mit Jupiter)
Ranunculus sceleratus, Gifthahnenfuß (mit Venus)
Raphanus sativus, Schwarzer Rettich
Rheum palmatum, Chinesischer Rhabarber (mit Jupiter)
Rosa canina, Heckenrose (mit Jupiter)
Rubia tinctorum, Färberröte (mit Jupiter)
Sambucus ebulus, Zwergholunder
Scilla maritima, Meerzwiebel (mit Saturn)
Scrophularia nodosa, Knotige Braunwurz
Smilax utilis, Sarsaparille, Sarsaparillwurzel
Sinapis spp., Senfarten
Strychnos nux-vomica, Brechnuss
Urtica dioica, Große Brennnessel (mit Pluto und Venus)
Urtica urens, Kleine Brennnessel (mit Pluto)

Die therapeutischen Wirkungen marsischer Pflanzen sind: aphrodisisch, stimulierend, tonisch, blutbildend, auf die Blutgefäße wirkend.

Jupiter ♃

Die Umlaufbahn des Jupiters liegt jenseits des Asteroidengürtels. Der größte Planet unseres Sonnensystems besteht hauptsächlich aus Wasserstoff und Helium und enthält den größten Teil der Materie des Sonnensystems, die nicht zur Bildung der Sonne verbraucht wurde. Der Planet hat ein sehr starkes magnetisches Feld. Jupiters dreizehn Monde lassen den Planeten wie ein kleines Sonnensystem erscheinen.

Jupiter schenkt der Erde Energie. Besonders während der Konjunktion mit der Erde (alle 399 Tage) bringt der Sonnenwind Energien aus der Magnetsphäre des Planeten. Jupiter umkreist die Sonne in 11 Jahren und 315 Tagen. In weniger als 10 Stunden dreht er sich um seine eigene Achse.

Physiologisch regiert Jupiter die Leber, die Arterien und den Kreislauf, besonders die Arterien des Bauches und der Beine, die Anreicherung des Blutes durch Nahrungsaufnahme, das Fibrin im Blut (mit Mars und dem Zeichen Fische), die Fettpolster, die Nebennieren, Nahrungsaufnahme und Assimilation, Milz und Nieren, die Abwehrkräfte, die Kohlenhydrate, die Versorgung des Blutes mit Sauerstoff, Bildung und Vermehrung der Zellen, die Konservierung der Energie, die Verdauungsorgane, die Geschlechtsorgane und deren Venen, Füße, Schenkel und Gesäß, Lungen, Rippen, das rechte Ohr, das sanguinische Temperament, den Samen, den Zuckerhaushalt im Körper, die Erhaltung des Gewebes und die Zähne. Jupiters Einfluss auf den Hinterlappen der Hypophyse (Hirnanhangdrüse) reguliert den Flüssigkeitskreislauf und das Körperwachstum.

Sein Image hat Jupiter als der König der Götter, religiöser Lehrer (sein indischer Name ist Guru), Vater, Reichtum verschenkender Wohltäter, aber auch als sehr auf Befriedigung ausgerichteter Genießer.

Jovische Krankheiten: Alle Krankheiten, die auf Unmäßigkeit des Essens und Trinkens zurückgehen, schlechte Verdauung, zu viel Blutandrang, unsauberes Blut. Aus sich selbst verursacht Jupiter keine Krankheiten, lediglich schlechte Aspekte mit anderen Planeten begünstigen Krankheiten des Blutes, der Lungen, der Leber und indirekt auch des Herzens. Ein schlecht aspektierter Jupiter begünstigt Schlaganfälle, Abszesse, Krämpfe sowie unter Umständen krebsartige Prozesse aufgrund seiner Hyperexpansivität.

Jovische Metalle und Mineralien: Zinn, Lapislazuli, Amethyst, blauer Saphir, nach indischer Überlieferung gelber Saphir.

Jovische Duftstoffe: Benzoin, Nelken, Hyazinthen, Mastix, Veilchen.

Jupiterhafte Signaturen sind: Laubbäume (Eiche, Kastanie). Zähe Stängel, oft vierkantig (Eisenkraut, Wegwarte). Gerade, herrschaftliche Gestalt (ähnlich der Sonne; Artischocke, Gelber Enzian, Engelwurz). Essbare Früchte, vor allem Korn und Nüsse. Lichte Blütenfarben, von Gelb bis Tiefblau (Löwenzahn, Nelkenwurz, Ysop). Blätter glatt, ledrig (Kirschlorbeer, Lorbeer). Geschmack meist bitter-würzig (Kreuzblättriger Enzian, Tausendgüldenkraut). Geruch angenehm balsamisch (Zeder).

Höhere Oktave der Sonne; sein wohltätiger Einfluss (= großes Glück) zeigt sich auch in seinen Heilmitteln, die, ähnlich jenen der Sonne, als Universalmittel anzusehen sind.

Pflanzen, die besonders dem Jupiter unterstehen:

Acer spp., Ahorn
Aesculus hippocastanum, Rosskastanie (mit Venus)
Agrimonia eupatoria, Odermennig
Agropyron caninum, Hundsgras
Althaea officinalis, Eibisch (mit Sonne und Venus)
Anagallis arvensis, Ackergauchheil
Anthriscus cerefolium, Gartenkerbel
Arnica montana, Arnika (mit Sonne)
Asparagus officinalis, Spargel (mit Mond)
Avena sativa, Hafer (mit Merkur)
Betonica officinalis, Ziestkraut (mit Venus)
Borrago officinalis, Borretsch
Castanea sativa, Edelkastanie (mit Venus)
Centaurium umbellatum, Tausendgüldenkraut
Cetraria islandica, Isländisch Moos
Chelidonium majus, Schöllkraut (mit Sonne)
Cichorium endivia, Endivie
Cichorium intybus, Wegwarte
Dianthus cariophyllus, Nelke
Ficus carica, Feigenbaum (mit Venus)
Foeniculum vulgare, Fenchel (mit Merkur)
Fraxinus excelsior, Esche (mit Sonne)
Fraxinus ornus, Manna-Esche
Fumaria officinalis, Erdrauch
Gentiana lutea, Gelber Enzian (mit Sonne)
Glycyrrhiza glabra (Liquiritia officinalis), Süßholz (mit Merkur)
Hyoscyamus niger, Schwarzes Bilsenkraut (mit Saturn und Neptun)
Hyssopus officinalis, Ysop (mit Mond und Merkur)
Inula campana, Alant (mit Sonne)
Jasminum spp., Jasmin (mit Mond)
Juniperus communis, Wacholder (mit Sonne und Merkur)
Laurus nobilis, Lorbeer (mit Sonne)
Lavandula vera, Lavendel (mit Merkur und Sonne)
Linum usitatissimum, Lein (Flachs) (mit Saturn und Mars)
Marchantia polymorpha und spp., Lebermoosarten
Melilotus officinalis, Steinklee
Melissa officinalis, Melisse (mit Venus)
Mentha piperita, Pfefferminze (mit Venus)
Myristica fragrans, Muskatbaum (mit Mond)
Myrrha spp., Myrrhe (mit Sonne)

Jupiterhafte Pflanzen zeigen wie der Gelbe Enzian einen majestätischen Wuchs und große, gelappte Blätter. Auch die gelbe Farbe und der bittere Geschmack mit der Wirkung auf Leber und Galle zeigen die Planetenzuordnung.

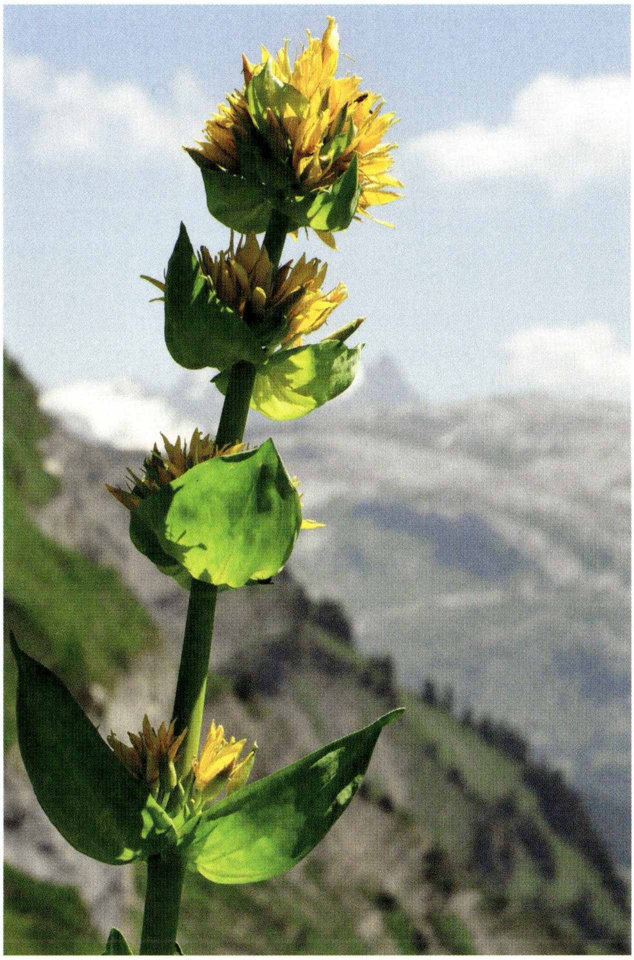

Ocimum basilicum, Basilikum (mit Mond, etwas Mars)
Olca curopaca, Ölbaum (mit Sonnc)
Panax ginseng, Ginseng
Pcuccdanum ostruthium, Mcistcrwurz
Pimpinella anisum, Anis (mit Merkur)
Pirus malus, Apfelbaum
Polypodium vulgare, Engelsüß
Populus spp., Pappelarten (mit Saturn und Sonne)
Potentilla reptans, Fünffingerkraut
Prunus armeniaca, Aprikosenbaum
Prunus dulcis, Mandelbaum (mit Sonne)
Pulmonaria officinalis, Lungenkraut (mit Merkur)
Quercus robur, Eiche (mit Mars)
Rosa canina, Heckenrose (mit Mars und Venus)

Rosa damascena, Damaszenerrose (mit Venus)
Rubia tinctorum, Färberröte
Rubus idaeus, Himbeere
Rumex acetosa, Sauerampfer
Saccharum officinalis, Zuckerrohr
Salvia officinalis, Salbei
Santalum album, Weißes Sandelholz (mit Venus)
Santalum rubrum, Rotes Sandelholz (mit Venus)
Sempervivum tectorum, Hauswurz (mit Venus)
Smyrnium olusatrum, Alexandrinische Petersilie
Solanum lycopersicum, Tomate
Symphytum officinale, Beinwell (mit Saturn)
Tanacetum vulgare, Rainfarn
Taraxacum officinale, Löwenzahn
Tilia europaea, Linde (mit Venus)
Tussilago farfara, Huflattich (mit Merkur)
Vaccinium myrtillus, Blaubeere
Verbascum thapsiforme, Großblumige Königskerze
Viscum album, Mistel (mit Sonne und Mond)
Vitis vinifera, Weinrebe (mit Sonne)

Die therapeutische Wirkung jovischer Pflanzen ist in erster Linie: belebend, antispasmodisch, balsamisch, erweichend, anthelmintisch (wurmabtötend), hepatisch und auf den Kreislauf wirkend.

Saturn ♄

Saturn, fast so groß wie Jupiter, unterscheidet sich von den anderen Planeten durch seine Ringe aus dünnen Schichten von Eispartikeln. Saturn ist kalt und trocken. Zehn Monde umkreisen den Planeten. In 29 Jahren und 167 Tagen umkreist er die Sonne.

Als Planet der Einschränkung, Begrenzung und Zusammenziehung ist er der Gegenspieler Jupiters, dessen Expansivität er im Gleichgewicht hält. In der alten Überlieferung hat Saturn das Image des »Unglücksplaneten«. Saturn gilt als der Planet des Schicksals, des Karmas, er ist der kosmische Buchführer. »Feindlich« ist sein Einfluss nur gegen unbeherrschte Menschen. Selbsterkenntnis und Disziplin sind Voraussetzung für die positive Verwertung der Saturn-Einflüsse. Auf undisziplinierte Menschen wirkt Saturn wie ein strafender Erzieher.

Saturn ist der Weise und Hüter der Schwelle zum Übersinnlichen. Mythologisch war er bei den Griechen der Gott der Zeit: Chronos, der alte Mann mit Sichel. Auch mit der Landwirtschaft ist er verbunden.

Saturn herrscht über das Alter und alle langsamen und chronischen Prozesse. Er beherrscht alle Alterungsprozesse, das Knochensystem, Zähne, Rückgrat (mit Sonne, Neptun und dem Zeichen Löwe), Verhärtungsprozesse, den Vorderlappen der Hypophyse (beschränkt und kontrolliert Wachstumsprozesse und Drüsensekretion), ferner Kristallisationsprozesse, die Hörorgane, die linke Vorkammer des Herzens (wenn sich Saturn im Löwen befindet), das Endocard, die Sterilität, die Harnblase, die Zusammensetzung des Blutes (Milzfunktion), die Blutzirkulation innerhalb des Gewebes, Gelenke, Waden, Knie, Halswirbel (Saturn im Stier), Absorbierung und Assimilation der Darmflüssigkeit, den Vagus-Nerv, die Mineralien im Blut, die Galle (mit Mars), Gedächtnis, die Milz (mit Sonne und dem Zeichen Jungfrau) und deren Abwehrregulation (Diathese) sowie alle zusammenziehenden Prozesse.

Mit Saturn assoziierte Krankheiten: Rheumatismus, Verhärtungen, Verkalkung, Melancholie und Depression, chronisch verlaufende Krankheiten, Lethargie, Frigidität, Eigenbrötlerei und Erkrankungen der saturnischen Organe.

Saturnische Metalle und Mineralien: Blei, Onyx, Chalzedon, schwarze Korallen, Magnetstein.

Saturnische Duftstoffe: Benzoe, Zypresse, Mohn, Harze, Quitte.

Saturnale Signaturen sind: Langlebige Pflanzen (Olivenbaum); Überdauern in Extremklima (Eisenhut, Flechten), gerne auf radiästhetisch gestörten Plätzen (Nachtschattengewächse); schattenliebend (Eibe, Haselwurz): Wurzelbetonung (Alraune, Beinwell). Häufig giftig. Blüten oft düster, dunkelviolett (Bilsenkraut). Gestik oft gekrümmt (Kiefer, Olivenbaum); wider die natürlichen Rhythmen wachsend (Efeu, Mistel). Immergrün (Zypresse), Nadelgehölze (Fichte, Tanne). Harzbildung (auch Sonne; Weihrauch). Pilze (Mutterkorn). Mineralisierung (Schachtelhalm). Höhere Oktave des Mondes. Dem Saturn untersteht die Wurzelbildung. Als »Hüter der Schwelle« sind ihm viele psychoaktive Stoffe zugeordnet. Gehäuft Geriatrika.

Pflanzen, die besonders dem Saturn unterstehen:

Aconitum napellus, Blauer Eisenhut (mit Mars)
Aegopodium podagraria, Geißfuß
Aloe vera, Aloe (mit Mars)
Allium cepa, Küchenzwiebel (mit Mars und Mond)
Amaranthus spp., Samtblume
Arctium lappa, Klette (mit Venus)
Aspidium filix-mas, Wurmfarn (mit Merkur)
Asplenium spp., Milzkraut
Atropa belladonna, Tollkirsche (mit Mars)
Auricularia judae, Holunderschwamm
Beta vulgaris, Rote Bete
Beta vulgaris, roter Mangold
Cannabis indica, Haschisch (mit Neptun)
Cannabis sativa, Hanf (mit Neptun)
Capsella bursa-pastoris, Hirtentäschelkraut (mit Mond, Merkur)
Carum carvi, Kümmel (mit Merkur)
Cassia senna, Sennes

Centaurea cyanus, Kornblume (mit Venus)
Centaurea nigra, Flockenblume (mit Venus)
Cicuta virosa, Wasserschierling
Conium maculatum, Schierling (mit Neptun und Uranus)
Crataegus oxyacantha, Weißdorn (mit Mars und Venus)
Cydonia vulgaris, Quitte
Digitalis purpurea, Roter Fingerhut (mit Merkur und Venus)
Epilobium angustifolium, Weidenröschen (mit Merkur und Venus)
Equisetum arvense, Ackerschachtelhalm (mit Mond)
Eryngium campestre, Feld-Mannstreu (mit Venus und Mars)
Eryngium maritimum, Meerstranddistel (mit Venus und Mars)
Fagus sylvatica, Buche
Foenum graecum, Bockshornklee
Fumaria officinalis, Erdrauch (mit Venus)
Gaultheria procumbens, Wintergrün
Hedera helix, Efeu
Helleborus niger, Nieswurz, Christrose
Hieracium pilosella, Habichtskraut
Hordeum spp., Gerste
Hyoscyamus niger, Schwarzes Bilsenkraut (mit Jupiter und Neptun)
Ilex aquifolium, Stechpalme
Iris florentina, Florentiner Schwertlilie (mit Mond)
Iris germanica, Deutsche Schwertlilie (mit Mond)
Iris pallida, Blasse Schwertlilie (mit Mond)
Linum usitatissimum, Lein, Flachs (mit Jupiter und Mars)
Listera ovata, Zweiblatt
Lolium temulentum, Taumellolch
Mandragora officinarum, Alraune (mit Jupiter und Mond)
Mespilus germanica, Mispel
Osmunda regalis, Königsfarn
Papaver rhoeas, Klatschmohn (mit Mond)
Papaver somniferum, Schlafmohn (mit Mond und Neptun)
Pinus sylvestris, Kiefer
Plantago coronopus, Krähenfuß
Plantago psyllium, Flohkraut, Flohwegerich
Polygonatum officinale, Salomonssiegel (mit Mond)
Polygonum aviculare, Vogelknöterich
Polypodium vulgare, Engelsüß, Tüpfelfarn
Populus spp., Pappelarten (mit Jupiter und Sonne)
Prunus spinosa, Schlehe (mit Mars und Mond)
Rhamnus frangula, Faulbaum

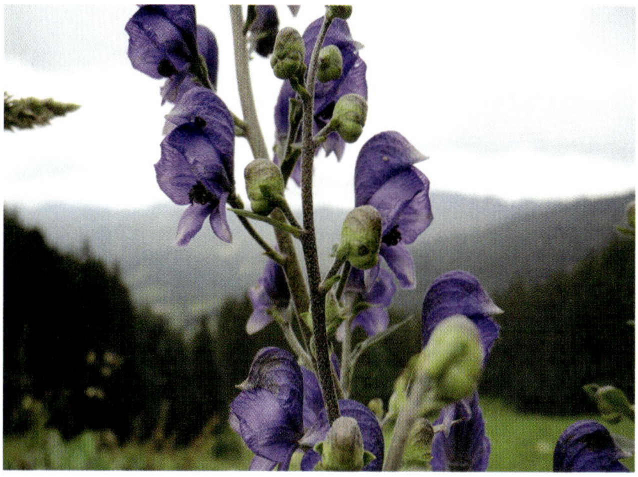

Es heißt, der Eisenhut sei aus dem Geifer des Höllenhundes Kerberos entstanden. Er ist ausgesprochen giftig, was allein schon auf Saturn hindeutet, aber auch seine düsteren gelackten Blätter und das Schwarzblau der Blüte sowie der exponierte Standort bis an die Baumgrenze zeigen saturnale Signaturen. (Foto Olaf Rippe)

Sambucus nigra, Holunder (mit Merkur und Venus)
Scilla maritima, Meerzwiebel (mit Mars)
Secale cereale, Roggen (mit Sonne)
Secale cornutum, Mutterkorn
Solanum dulcamara, Bittersüßer Nachtschatten (mit Merkur)
Sorbus domestica, Speierling, Sperberbaum
Symphytum officinale, Beinwell (mit Jupiter)
Tamarindus indica, Tamarinde
Taxus baccata, Eibe
Ulmus campestris, Ulme (mit Merkur)
Veratrum album, Weiße Nieswurz
Verbascum phlomoides, Wollblume
Verbascum thapsiforme, Großblumige Königskerze
Vinca minor, Immergrün (mit Mond und Merkur)
Viola tricolor, Stiefmütterchen
Zea mays, Mais

Hauptsächliche Wirkungen saturnischer Pflanzen: belebend, zusammenziehend, beruhigend, koagulierend, mineralisierend, knochenbildend.

Die Gunst der Stunde – Tage, Stunden und Rhythmen der Planeten

Jeder Tag der Woche wird von einem Planeten regiert: der Sonntag von der Sonne, der Montag vom Mond, der Dienstag vom Mars, der Mittwoch vom Merkur, der Donnerstag vom Jupiter, der Freitag von der Venus, der Samstag vom Saturn.[67]

Nach unserem Kalender beginnt jeder Tag um Mitternacht (0 Uhr) und endet 24 Stunden später um Mitternacht. In der astrologischen Überlieferung ist das nicht unbedingt so; es bestehen auch andere Systeme. Von diesen Systemen hängt die Berechnung der Planetenstunden ab. Betrachten wir nun einige dieser Systeme.

Praktisch alle Überlieferungen sind sich über die Reihenfolge der Planetenstunden einig. Es gilt stets die Folge: Sonne – Venus – Merkur – Mond – Saturn – Jupiter – Mars.

Die erste Stunde eines Tages wird jeweils von dem Planeten des Tages regiert, also die erste Stunde des Sonntags von der Sonne, die erste des Montags vom Mond usw. Nach dieser ersten Stunde folgen die übrigen Stunden in der oben angegebenen Reihenfolge. Nach der siebten Stunde wiederholt sich die Reihenfolge, die achte Stunde des Sonntags wird also wieder von der Sonne regiert. Diese Ansicht ist allgemeiner Konsens.

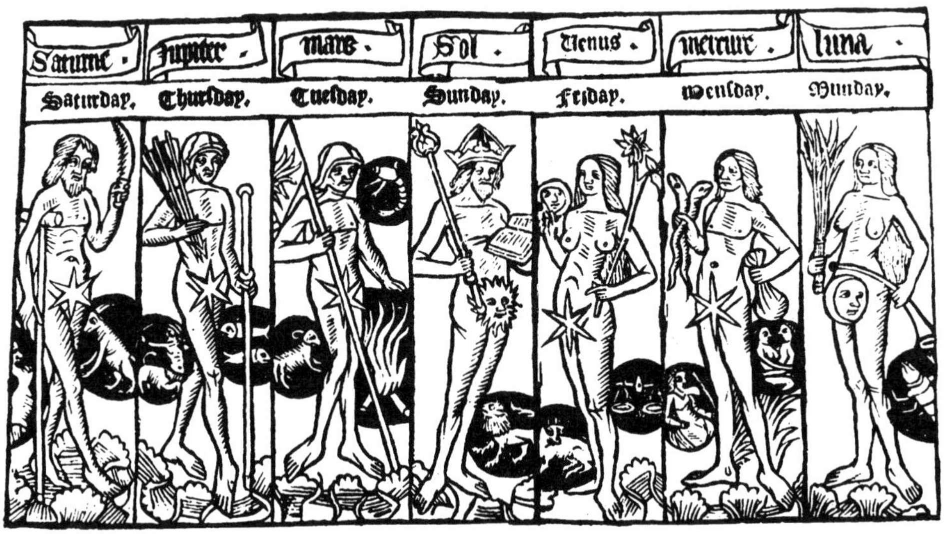

Die Planetenherrscher der Wochentage. (Holzschnitt um 1500)

67 Teilweise lassen sich die Zuordnungen gut aus den Namen ableiten: Montag müsste eigentlich Mondtag heißen, frz. lundi (*lune* = Mond). Dienstag, frz. *mardi* (Marstag). Mittwoch, engl. *wednesday* (Wotanstag; Wotan = Merkur), frz. *mercredi* (Merkurtag). Donnerstag, dt. Donar, engl. *thursday,* Thorstag (Donar = Thor = Jupiter als Blitzgott). Freitag, dt. Freya, engl. *fryday* (Freya = Venus). Samstag, engl. *saturday* (Saturntag). Sonntag, Tag der Sonne. (Anm. d. Hrsg.)

Uhr	Sonntag	Montag	Dienstag	Mittwoch	Donnerstag	Freitag	Samstag
18-19	☉	☽	♂	☿	♃	♀	♄
19-20	♀	♄	☉	☽	♂	☿	♃
20-21	☿	♃	♀	♄	☉	☽	♂
21-22	☽	♂	☿	♃	♀	♄	☉
22-23	♄	☉	☽	♂	☿	♃	♀
23-24	♃	♀	♄	☉	☽	♂	☿
24-1	♂	☿	♃	♀	♄	☉	☽
1-2	☉	☽	♂	☿	♃	♀	♄
2-3	♀	♄	☉	☽	♂	☿	♃
3-4	☿	♃	♀	♄	☉	☽	♂
4-5	☽	♂	☿	♃	♀	♄	☉
5-6	♄	☉	☽	♂	☿	♃	♀

Uhr	Sonntag	Montag	Dienstag	Mittwoch	Donnerstag	Freitag	Samstag
6-7	♃	♀	♄	☉	☽	♂	☿
7-8	♂	☿	♃	♀	♄	☉	☽
8-9	☉	☽	♂	☿	♃	♀	♄
9-10	♀	♄	☉	☽	♂	☿	♃
10-11	☿	♃	♀	♄	☉	☽	♂
11-12	☽	♂	☿	♃	♀	♄	☉
12-13	♄	☉	☽	♂	☿	♃	♀
13-14	♃	♀	♄	☉	☽	♂	☿
14-15	♂	☿	♃	♀	♄	☉	☽
15-16	☉	☽	♂	☿	♃	♀	♄
16-17	♀	♄	☉	☽	♂	☿	♃
17-18	☿	♃	♀	♄	☉	☽	♂

Abweichend dagegen sind die Ansichten, welche Stunde als die erste des Tages anzusehen ist und auch wie lang eine jeweilige Planetenstunde ist. Mehrere Ansichten sollen hier kurz besprochen werden.

Nach der kabbalistischen Überlieferung beginnt der Tag stets mit der Abenddämmerung bzw. bei Sonnenuntergang. Der Samstag (Sabbat) beginnt also am Freitagabend bei Sonnenuntergang und endet mit dem Sonnenuntergang am Samstag.

Im Lauf der Zeit bildeten sich zwei Systeme heraus, das fixe und das bewegliche.

1. Nach dem fixen kabbalistischen System beginnt jeder Tag um 6 Uhr Ortszeit am Abend und endet am folgenden Tag nach 24 Stunden um 6 Uhr abends. Die folgenden Tabellen stellen das System dar.

2. Nach dem beweglichen System dagegen beginnt der Tag stets mit dem Augenblick des Sonnenuntergangs und endet mit dem Sonnenuntergang des folgenden Tages. Der genaue Zeitpunkt des Sonnenuntergangs muss daher bekannt sein. Die Reihenfolge der Stundenregenten bleibt jedoch stets gleich.

Nach anderer Auffassung beginnt der Tag nicht mit der Abenddämmerung, sondern mit den Morgenstunden. Auch hier bestehen wieder zwei Systeme, ein fixes und ein bewegliches.

3. Nach dem fixen System beginnt der Tag stets um 6 Uhr morgens und endet 24 Stunden später.

4. Nach dem beweglichen System beginnt der Tag mit dem Augenblick des Sonnenaufgangs. Geht zum Beispiel die Sonne an einem Sonntag um 5.22 Uhr Ortszeit auf, so ist die Zeit

von 5.22 bis 6.22 die Stunde der Sonne, von 6.22 bis 7.22 die Stunde der Venus, von 7.22 bis 8.22 die Stunde des Merkurs usw. Der Montag beginnt mit der Mondstunde im Augenblick des Sonnenaufgangs, danach folgen Saturnstunde, Jupiterstunde, Marsstunde, Sonnenstunde, Venusstunde, Merkurstunde, dann wieder eine Mondstunde usw. in der üblichen Reihenfolge.

5. Ein fünftes System teilt die Tag- und Nachthälften jeweils in 12 »Stunden« ein. Da der Tag und die Nacht zu verschiedenen Jahreszeiten unterschiedliche Länge haben, schwankt die Dauer der Planetenstunden dieses beweglichen Systems. Im Winter ergeben sich 12 kurze »Stunden« des Tages und 12 lange »Stunden« der Nacht, die Planetenstunden des Tages sind also kürzer, die der Nacht länger als 60 Minuten. Im Sommer ist es umgekehrt.

6. Ein sechstes System teilt die 24 Stunden des Tages in sieben gleiche Abschnitte ein und betrachtet diese als die Planetenstunden. Auf diese Weise ergeben sich Planetenstunden von etwa 3 Stunden und 25 Minuten Dauer. Diejenige Stunde, in die der Sonnenaufgang fällt, ist die Stunde des Planeten, der den entsprechenden Tag beherrscht. Die folgende Abbildung verdeutlicht dieses System:

Uhr	Sonntag	Montag	Dienstag	Mittwoch	Donnerstag	Freitag	Samstag
0.00-3.26	♂	☿	♃	♀	♄	☉	☽
3.26-6.52	☉	☽	♂	☿	♃	♀	♄
6.52-10.18	♀	♄	☉	☽	♂	☿	♃
10.18-12.44	☿	♃	♀	♄	☉	☽	♂
12.44-17.10	☽	♂	☿	♃	♀	♄	☉
17.10-20.36	♄	☉	☽	♂	☿	♃	♀
20.36-24.00	♃	♀	♄	☉	☽	♂	☿

Das zuletzt besprochene System wird von vielen als das beste angesehen, die Berechnungen sind einfach und stets gleich, es handelt sich um ein fixes System. Nach diesem dürften die unter 3 und 4 besprochenen Systeme die beliebtesten sein. Ähnlich wie in der Auffassung des Tierkreises bestehen also auch zur Berechnung der Planetenstunden fixe und bewegliche Systeme. Die indische Astrologie arbeitet mehr mit dem fixen (siderischen) Tierkreis, die westlichen Astrologieschulen mehr mit dem beweglichen (tropischen).

Berechnungen der Planetenstunden werden stets nach der Ortszeit vollzogen, nicht nach der national gültigen Zonenzeit. Wie finden wir nun die genaue Ortszeit? Das Verfahren ist einfach[68]. Zunächst berechnen wir die entsprechende Greenwich-Zeit (GMT). Diese liegt eine Stunde hinter der mitteleuropäischen Zeit (MEZ) zurück. 10 Uhr in der Schweiz entspricht also

68 Man merkt an diesen Ausführungen das Alter des Buches, denn Computer standen Junius damals noch nicht zur Verfügung; heute übernehmen Astrologie-Programme diese komplexen Berechnungen – ein Programm, das auch Planetenstunden anzeigt, ist Astroplus. (Anm. d. Hrsg.)

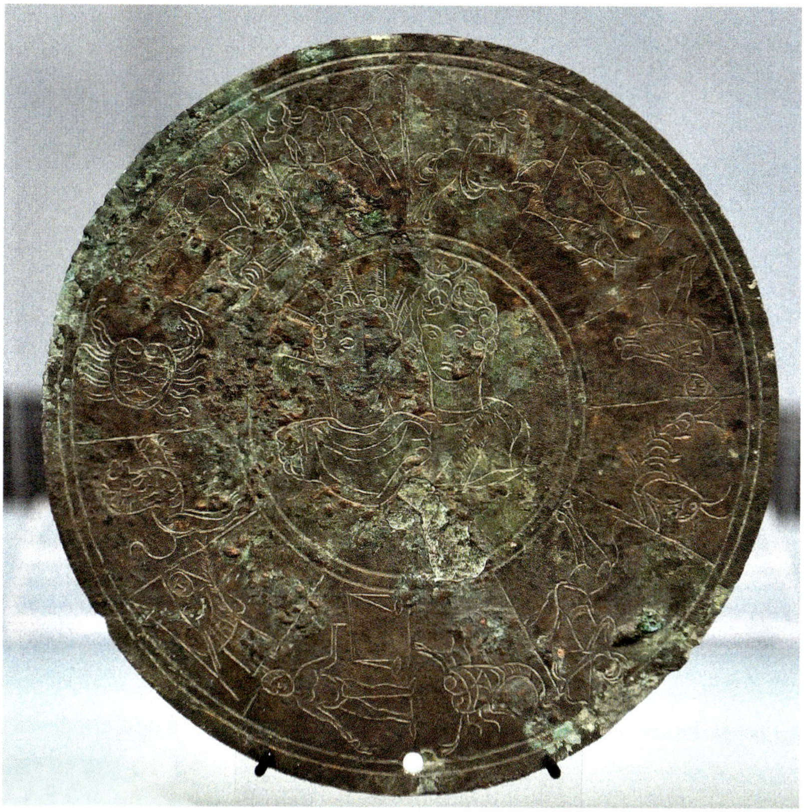

Antike Kalenderuhr mit Tierkreiszeichen. In der Mitte sind Helios (Sonne) und Selene (Mond) dargestellt. (3. Jh. n. Chr., Pharmaziehistorisches Museum Basel, Foto Olaf Rippe)

9 Uhr Greenwich-Zeit. Länder mit Sommerzeit müssen diese ebenfalls abziehen. So entspricht zum Beispiel 10 Uhr im Winter in Deutschland 9 Uhr Greenwich-Zeit, während der Sommerzeit dagegen 8 Uhr Greenwich-Zeit, da während der Sommerzeit die Uhren um eine Stunde vorgestellt sind. Haben wir die Greenwich-Zeit gefunden, so müssen wir die genaue Ortszeit berechnen. Dazu müssen wir den genauen geografischen Längengrad des Ortes kennen. Für jeden Grad östlich von Greenwich müssen wir 4 Minuten zur Greenwich-Zeit hinzurechnen, für jeden Grad westlich von Greenwich dagegen abziehen.

Wollen wir zum Beispiel die genaue Ortszeit von Bern vom Dienstag, dem 10. November 1981 um 11.30 MEZ berechnen, geht dies so: Zunächst reduzieren wir auf Greenwich-Zeit = 10.30 GMT. Bern liegt 7° 25' östlich von Greenwich. 7 × 4 = 28; 25 × 4 = 100 = 29 Minuten und 40 Sekunden, wenn wir die 100 Sekunden in Minuten verwandeln. Diese Zeit wird nun der gefundenen Greenwich-Zeit hinzugerechnet. Wir haben die wahre Ortszeit gefunden, diese liegt 30 Minuten und 1 Sekunde hinter der offiziellen Zeit zurück.

	10 Uhr	30 Minuten	00 Sekunden
+		29 Minuten	40 Sekunden
=	10 Uhr	59 Minuten	40 Sekunden

Wegen der geografischen Länge Berns bleibt der zugerechnete Faktor konstant, für ein Laboratorium in Bern ist die wahre Ortszeit daher stets 30 Minuten und 20 Sekunden hinter der offiziellen Zeit zurück. Der Kreis der Planetenstunden beginnt also eine halbe Stunde später.

11.30 MEZ am Dienstag, den 10. November 1981 (wahre Ortszeit 10 Uhr 59 Minuten und 40 Sekunden), fällt in die Stunde der Venus, wenn wir nach dem an fünfter Stelle besprochenen System rechnen, da die Venusstunde von 10 Uhr 16 Minuten bis 1 Uhr 36 Minuten läuft (rund gerechnet).

Wozu nun die Erkenntnis der Planetenstunden? Die Verarbeitung der Pflanzen erfolgt zu den ihnen entsprechenden Tagen und Stunden.[69] Genau genommen beginnt die Arbeit bereits mit dem Einsammeln der Pflanzen. Sollen beispielsweise sonnenhafte Pflanzen verarbeitet werden, so wäre sonntags von 3 Uhr 26 Minuten bis 6 Uhr 51 Minuten (rund gerechnet) besonders günstig für den Beginn und die Verrichtung aller wichtigen Arbeiten.

Eine weitere Methode, um die jeweils günstigste Zeit herauszufinden, ist die Berücksichtigung der Mondstellungen in den Tierkreiszeichen. Jedes Tierkreiszeichen wird mit entsprechenden alchemischen Arbeiten in Verbindung gesehen:
Widder mit Kalzination
Stier mit Kongelation
Zwillinge mit Fixierung
Krebs mit Dissolution (Auflösung)
Löwe mit Digestion
Jungfrau mit Destillation
Waage mit Sublimation
Skorpion mit Separation
Schütze mit Incineration (Einäscherung)
Steinbock mit Fermentation (Vergärung).

Aus einer Ephemeride ist die Mondstellung für jeden Tag ersichtlich.

Falls eine Mischung von Pflanzen mit unterschiedlicher planetarer Zuordnung verarbeitet werden soll, wird der Regent des Organs oder Systems berücksichtigt, der die Mischung bestimmen soll, zum Beispiel also die Saturnstunde für mineralisierende Arzneien für das Knochensystem, die Sonnenstunde für Herz- und Kreislaufarzneien, die Merkurstunde für Nervenarzneien usw.

Noch einige Worte zu zwei in der Alchemie besonders wichtigen Mondhäusern. Diese spielen in der orientalischen Alchemie eine besondere Rolle.

Der ganze Tierkreis besteht nach der Grafik rechts aus zwei Hälften, einer sonnenhaften und einer mondenhaften Hälfte. Da wir die herrschenden Planeten in die jeweiligen Tierkreiszeichen eingesetzt haben, ist die Symmetrie leicht erkennbar: Die von dem gleichen Planeten beherrschten Zeichen liegen sich gegenüber.

Der Weg von dem Zeichen Löwe bis zum Zeichen Steinbock ist sonnenhaft. Er wird auch als der »Trockene Weg« bezeichnet. Vom Feuerzeichen Löwe führt dieser zum Erdzeichen Steinbock, der vom Saturn beherrscht wird.

69 Einige Firmen achten beim Anbau, Sammeln und Verarbeiten auf kosmologische Zusammenhänge, z. B. Soluna, Wala und Weleda. (Anm. d. Hrsg.)

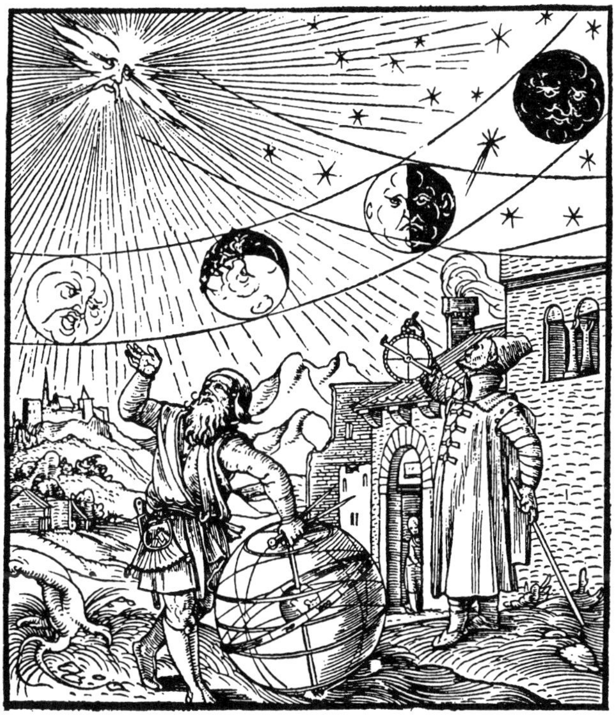

Traditionell sammelt man Kräuter zu bestimmten Mondphasen, oberirdische Teile etwa bei zunehmendem und Wurzeln bei abnehmendem Mond. Je nach der Zuordnung der Sternzeichen zu den Organen kann dies nochmals verfeinert werden, zum Beispiel durch Sammeln von gynäkologisch wirkenden Kräutern bei Mond im Skorpion (beherrscht die Zeugungsorgane). Astrologen berechnen den Mondstand. (Holzschnitt von Hans Holbein, 1534)

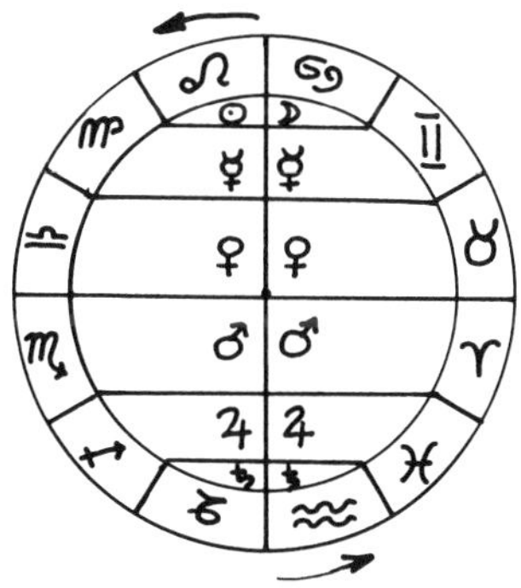

Jedes Tierkreiszeichen hat drei Dekanate von je 10 Grad. Der Herr des ersten Dekanats ist stets der Herr des ganzen Zeichens, im Steinbock also Saturn, im Löwen Sonne. Das zweite Dekanat (Grade 11–20) wird von demjenigen Planeten beherrscht, der das nächstfolgende Tierkreiszeichen des gleichen Elements beherrscht. Die Elemente des Tierkreiszeichens sind wie folgt verteilt:

Feuer: Widder, Löwe, Schütze
Erde: Stier, Jungfrau, Steinbock
Luft: Zwillinge, Waage, Wassermann
Wasser: Krebs, Skorpion, Fische

Nach dem Steinbock ist das nächstfolgende Erdzeichen der Stier, der von der Venus beherrscht wird, daher wird das zweite Dekanat des Steinbocks von der Venus mitbeherrscht. Das dritte Dekanat des Steinbocks dagegen ist merkurhaft eingefärbt, da hier die Jungfrau das entsprechende Erdzeichen ist. Wir erkennen aus diesem Schema, dass die ersten zehn Grade des Steinbocks doppelt saturnbeherrscht sind, da sowohl der ganze Steinbock wie das erste Dekanat saturnisch sind.

Was bedeutet das? Die zehn ersten Grade des Steinbocks entsprechen doppelt saturnischen Eigenschaften, also extremer Verdichtung, Konkretisierung, Kristallisierung. Die Mondstellung in diesem Abschnitt des Tierkreises ist günstig für die Ausarbeitung fester Substanzen, besonders der in der Alchemie so bezeichneten »Steine«, für die das 22. Mondhaus (0° bis 12° 5' 26" Steinbock) günstig ist. Die arabische Alchemie und Astrologie bezeichnet dieses Mondhaus als

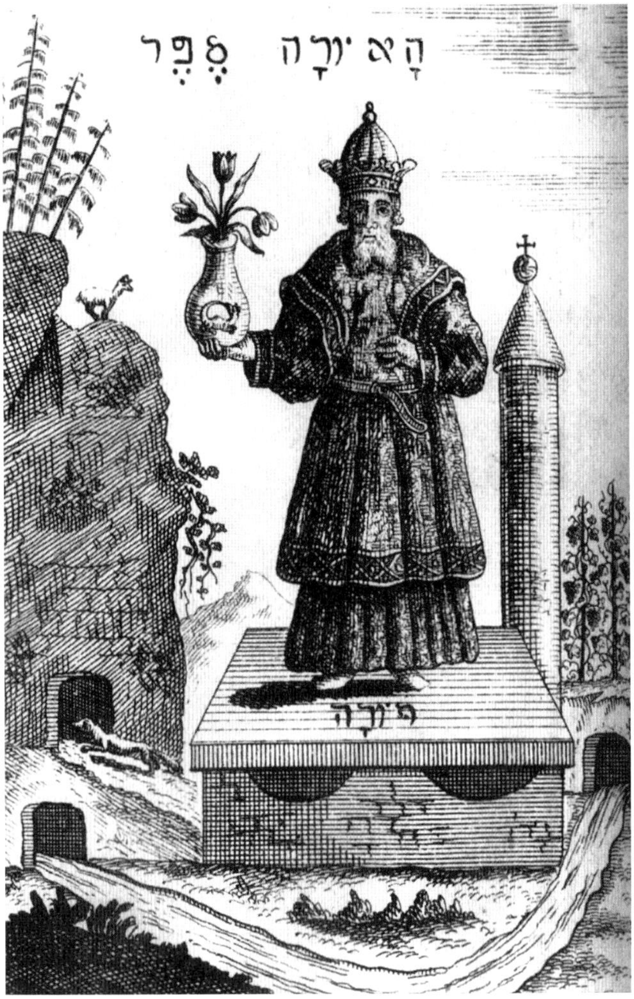

Der trockene (Sonne) und der feuchte (Mond) Weg zur Arznei. (Abraham Eleazar, 1760)

A-Sa'ad-Al-Dhabid (etwa »der vom Glück gesegnete Mord oder Mörder«). In anderen Texten wird dieses Mondhaus auch als Caaldalbala oder als Caalbeba bezeichnet. Traditionsgemäß gilt es als günstig für alle Arten der Heilung und um Feindschaft in Freundschaft zu verwandeln. Um den notwendigen Segen zu erflehen, wendet sich der arabische Alchemist zu dieser Zeit zu Gott in der Verehrung des göttlichen Namens Al-Karim (der Gnädige).

Wie steht es nun mit dem anderen Mondhaus?

Die Grade von 21° 25' 45" bis 4° 17' 10" Fische bilden das 26. Mondhaus. In dieses Mondhaus fällt der Übergang vom Saturnzeichen Wassermann zum Wasserzeichen Fische, das von Jupiter (und Neptun) beherrscht wird. Das Feste wird verflüssigt, das Harte subtil und flüchtig. Der ganze Weg vom Wassermann bis zum Krebs wird als der »Nasse Weg« bezeichnet; er beginnt im Luftelement und endet im Wasserelement. Dieser Weg und besonders das 26. Mondhaus sind günstig für die Ausarbeitung flüssiger und flüchtiger Substanzen, das heißt der sogenannten Circulata oder Alkaheste, die auch als flüssige Steine bezeichnet werden.

Der arabische Name dieses Mondhauses ist Al-Fargh-Al-Mukdim (oberes Loch des Schlauches). Andere Namen sind Algafarmuth, Algafarbuchor, Algazaldi oder Alm. Traditionsgemäß ist dieses Mondhaus günstig für Heirat, Landwirtschaft und Handel. Der entsprechende muslimische Gottesname ist Al-Latif (der äußerst Subtile), in dessen Sphäre die Dschinn der Elemente ihre Aufgabe haben.

Schließlich sei an dieser Stelle noch erwähnt, dass indische Alchemisten die sechste Nacht des abnehmenden Mondes als besonders günstig für die Aufbereitung alchemischer Arzneien ansehen.

Die Vielfalt der Stundensysteme mag den Leser verwirren. Welche Anschauung ist die beste? Das muss jeder selbst herausfinden. Die Ansichten scheinen sich zu widersprechen, aber es ist möglich, dass sich mehrere Systeme überlagern. Alle besprochenen Systeme haben ihre Vertreter. Der Autor neigt am ehesten zu dem an sechster Stelle besprochenen System, da dieses die natürliche Siebnereinteilung der Zeitordnung fortsetzt. Sieben ist in besonderer Weise die Zahl der chronologischen Zeit, so wie die Zwölf die Zahl des Raumes ist. Neben diesem System erscheinen die an dritter und vierter Stelle besprochenen Systeme als die überzeugendsten.

Eine Methode jenseits der Kontroverse besteht in der Berücksichtigung der jeweiligen tatsächlichen Planetenstellung, also des genauen Horoskops eines bestimmten Zeitmoments auf einen bestimmten Ort berechnet. Dazu einige Erläuterungen.[70]

Das genaue Horoskop als Grundlage der alchemistischen Arbeit

Um ein vollständiges Bild der Gestirneinflüsse eines bestimmten Augenblicks zu erhalten, ist die Aufstellung des genauen Horoskops, das heißt der tatsächlichen Planetenstellung, erforderlich. Dazu sind Kenntnisse der Astrologie notwendig.

Natürlich kann der Spagyriker die Planeten nicht nach seinen Wünschen bewegen, aber er kann günstige Stellungen abwarten; außerdem kann er die Häuser des Horoskops »bewegen«, indem er den Augenblick eines bestimmten Aszendenten bzw. Medium Coeli berechnet. Dazu braucht er die Ephemeride des betreffenden Jahres und eine Häusertabelle für den betreffenden Breitengrad (heute übernehmen das Astrologie-Programme).

Zunächst wird die Stellung der Planeten berechnet; die genaue Mondstellung wird später nach Festlegung des Aszendenten nachkorrigiert. Sobald die Planetenstellung für den betreffenden Tag eingezeichnet ist, wird der günstigste Aszendent gesucht bzw. auch das günstigste Medium Coeli; diese sollen in guten Winkeln zu den Planeten stehen. Zunächst wird der erwünschte Aszendent eingezeichnet, dann wird der Zeitpunkt nach der Häusertabelle berechnet.

70 Tatsächlich dient diese Ansicht vor allem der Konzentration auf das richtige Ziel. Wer einfach nur nebenbei, ohne Beachtung der günstigen Stunde meint, Erfolge verbuchen zu können, landet höchstens Zufallstreffer. Der Anfänger sollte jedoch nicht versuchen, gleich alle Faktoren zu berücksichtigen, da er wahrscheinlich sonst im Labor verzweifeln würde. Anfangs ist die Beachtung der Tages- und Jahreszeiten und der Mondphasen sinnvoll. Hat man hier Erfahrungen gesammelt, beginnt man die Stellung von Sonne und Mond im Tierkreis zu beachten. Dann folgt als nächste Stufe die Beachtung der Planetenstunden und dann erst ist man soweit, ein Horoskop wirklich sinnvoll zu beurteilen. Die Griechen hatten hierfür den Begriff Kairos – alles zu seiner Zeit, alles zu seiner Stunde – wir nennen dies die Gunst der Stunde. (Anm. d. Hrsg.)

Auf verschiedene Weise können wir nun den betreffenden Planeten stärkere Einflüsse gestatten. Zum Beispiel:

1. Der Planet wird in das erste Haus nahe dem Aszendenten oder nahe dem Medium Coeli plaziert, dabei muss auf Zeichen und Aspekte geachtet werden.

2. Das vom Planeten regierte Zeichen (Domizil, siehe Tabelle rechts) oder das Zeichen, in welchem der Planet erhöht steht, oder wenigstens eine von ihm beherrschte Dekade werden als Aszendent gewählt. Nach Herausarbeiten der günstigsten Aspekte wird der genaue Aszendentengrad entschieden.

3. Die sogenannten »negativen« Aspekte (Quadrate, Oppositionen) werden vermieden, besonders die des Saturns[71].

4. Der Aszendent bzw. das Medium Coeli werden so berechnet, dass der Saturn im elften Haus steht (»Saturn zum Freund wählen«).

5. Auf die günstigsten Aspekte zwischen Sonne und Mond ist besonders zu achten, die »negativen« sind zu vermeiden (besonders Sonnen- und Mondfinsternisse).

Um die günstigste Stellung für eine bestimmte Arbeit berechnen zu können, ist Erfahrung notwendig. Das genaue Horoskop gestattet einen vollständigen Überblick über alle gleichzeitigen Planeteneinflüsse.

Erfahrung und Experiment haben beweisen können, dass tatsächlich ein starker Einfluss der effektiven Planetenstellung besteht. Um sich davon überzeugen zu können, sei dem Leser das Studium der Forschungsergebnisse L. Koliskos und A. Fyfes nahegelegt. Für wichtige Arbeiten stelle ich das genaue Horoskop und möchte jedem Spagyriker, wie schon Paracelsus, zum ernsten Studium der Astrologie raten.

Auf Seite 138/139 folgen zwei Beispiele der Anwendung eines genauen Horoskops zu spagyrischen Arbeiten.

Im Januar 1978 war eine Nerventinktur auf der Grundlage von Baldrian zu bereiten. Baldrian ist im Wesentlichen eine Merkurpflanze, und Merkur beherrscht (mit Uranus) sehr stark das Nervensystem. Ein günstiger Merkureinfluss war also erstrebenswert. Nach Zeichnung und Durchsicht verschiedener Möglichkeiten entschied ich mich (ich befand mich zu der Zeit in Cosenza) für den 16. Januar 1978, 5 Uhr 39 Minuten (4 Uhr 39 Minuten Greenwich-Zeit) = 5 Uhr 44 Minuten wahre Ortszeit in Cosenza, da die östliche Länge der Stadt 16.15 Grad beträgt. Warum diese Wahl?

71 Die kranken Planeten sind definiert als Planeten, die sich durch ihre Position oder Bewegungsrichtung eventuell unheilvoll auswirken. Man unterscheidet folgende vier Fälle: Planet im Exil oder im Fall; Planet ist rückläufig; Planet steht in sehr ungünstigem Winkel zu anderen; Planet steht isoliert. Beim Vergleich der Horoskope von Patienten fällt statistisch folgendes auf: Weit über die wahrscheinliche Häufigkeit hinaus finden sich rückläufige Planeten, besonders Venus, Merkur, Mars, Saturn. Die Übeltäter (Mars und Saturn) stehen oft im Exil oder im Fall. Jupiter oder Mond stehen häufig im Steinbock, sehr oft findet sich Saturn im Widder, womöglich noch rückläufig. Mars oder Saturn stehen statistisch oft im Krebs oder Fisch. Jungfrau und Skorpion sind stark betont durch Planetenhäufung in diesen Zeichen und/oder viele Winkelbeziehungen der darin stehenden Planeten. Alle genannten Stellungen wirken anscheinend besonders krankheitsauslösend. (Anm. d. Hrsg.)

Die Stellung der Planeten in den Sternzeichen

Planet	Herrscher (+)	Erhöht (+)	Exil (-)	Fall (-)
☉	♌	♈ 19°	♒	♎
♀	♉ ♎	♓ 27°	♏ ♈	♍
☿	♊ ♍	♍ 15°	♐ ♓	♓
☽	♋	♉ 3°	♑	♐
♄	♑ ♒	♎ 21°	♋ ♌	♈
♃	♓ ♐	♋ 15°	♍ ♊	♑
♂	♈ ♏	♑ 28°	♎ ♉	♋
♅	♒	♏	♌	♉

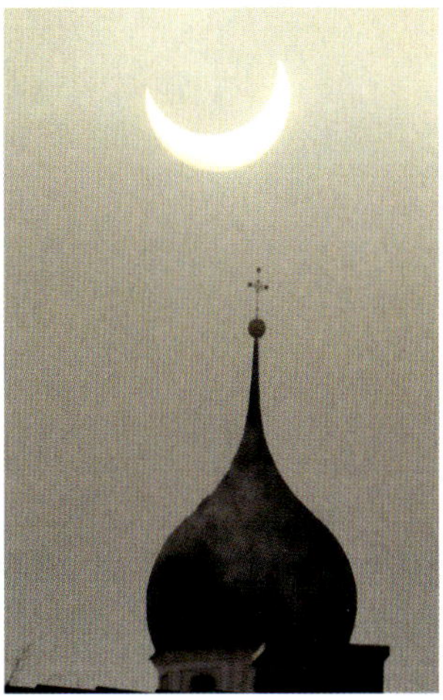

Als extrem ungünstig gelten Mond- und Sonnenfinsternisse, hier sollte man lieber meditieren statt Laborarbeit zu betreiben. Partielle Sonnenfinsternis am 4.1.2011. (Foto Olaf Rippe)

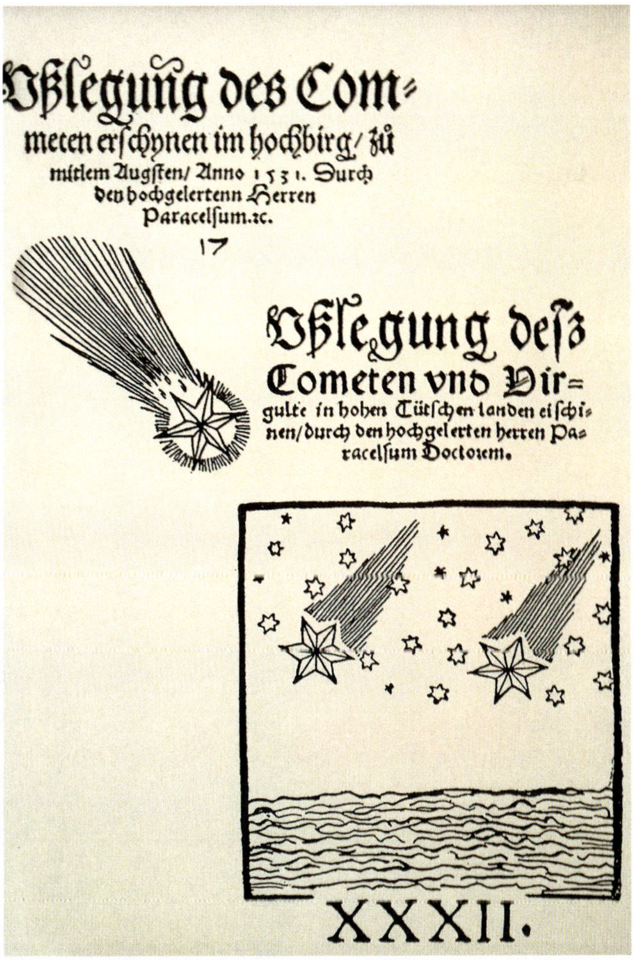

Ußlegung des Commeten erschynen im hochbirg/ zů mitlem Augsten/ Anno 1531. Durch den hochgelertenn Herren Paracelsum.rc.

17

Ußlegung deß Cometen und Dirgulte in hohen Tütschen landen erschinen/ durch den hochgelerten herren Paracelsum Doctorem.

XXXII.

Astrologische Jahresbücher erfreuen sich bis heute großer Beliebtheit. Hier ein Beispiel von Paracelsus über die Auswirkung von Kometen, 1531.

Betrachten wir das entsprechende Horoskop:

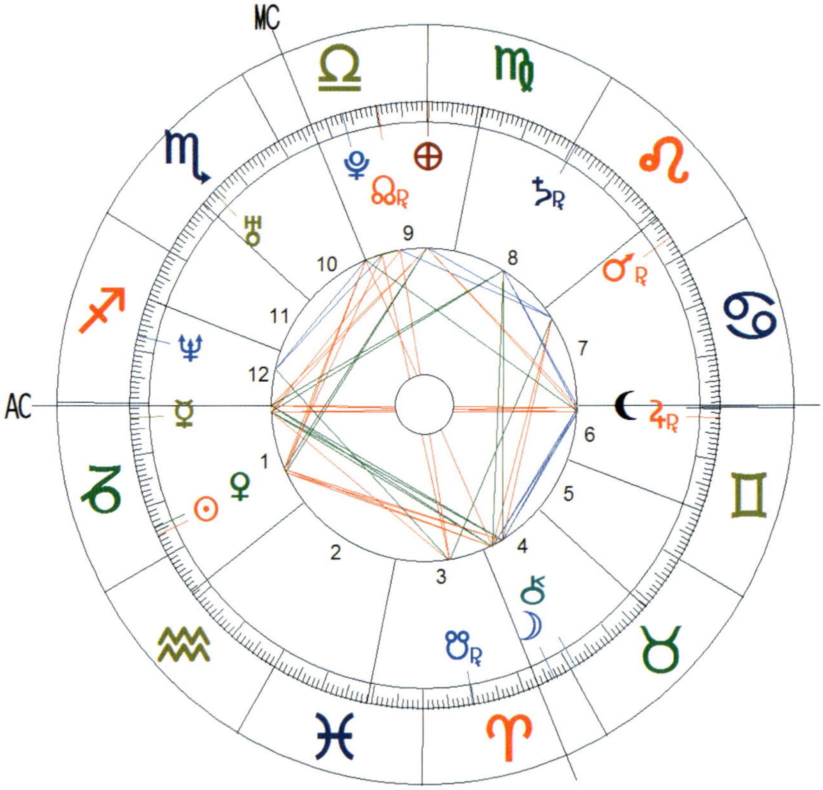

Im ersten Haus nahe dem Aszendenten von 0,39° Steinbock steht der Merkur. Der Planet empfängt drei »positive« Aspekte: ein Trigon des Saturns aus dem Zeichen Löwe und dem achten Haus, ein Trigon des Mondes aus dem Widder und dem vierten Haus, dazu kommt ein Quinkunx-Aspekt des Mars im Löwen aus dem achten Haus.

In Opposition zum Merkur steht Jupiter, aber Jupiter empfängt drei günstige Aspekte: ein Sextil des Mondes, ein Sextil des Saturns und ein Trigon Plutos. Uranus steht im elften Haus in doppeltem Halbsextil-Aspekt zu Pluto und Neptun. Die drei Gestirne Merkur, Saturn und Mond, die unter sich ein durchlaufendes Trigon bilden, bestrahlen intensiv den Aszendenten. Das ist eine entschieden starke Stellung.

Noch besser wäre die Situation ohne das Quadrat zwischen Mond und Sonne/Venus und das Quadrat der beiden Letzteren auf das Medium Coeli. Quadrate haben eine verlangsamende, sperrende Wirkung; aber wir können die Gestirne nicht nach Wunsch bewegen; es geht darum, aus der Situation das Beste zu machen.

Am 16. Januar 1978 um 5 Uhr 39 wurde also der 70-prozentige Weingeist auf die Kräuter gegossen, damit begann die Herstellung der Tinktur.

Noch ein zweites Beispiel: Es ging darum, den günstigsten Augenblick für eine längere und wichtige alchemische Arbeit zu finden, ein mehrere Monate Arbeit verlangendes Magisterium.

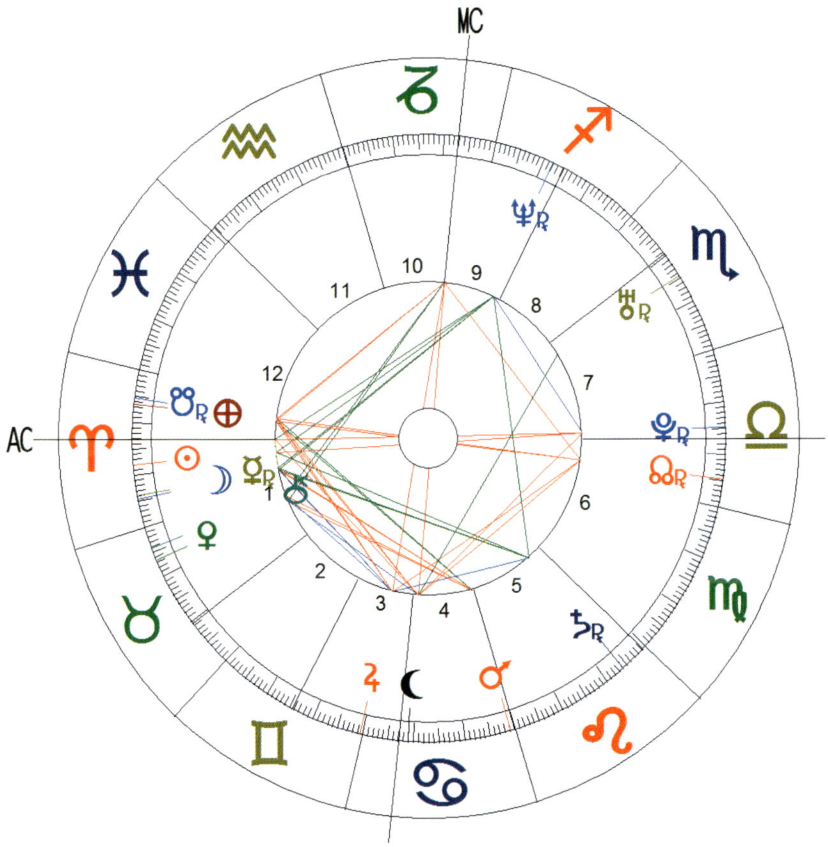

Nach der Überlieferung beginnt der Alchemist wichtige Arbeiten oft zur Zeit des Neumonds. In dem eben zu besprechenden Fall war es der erste Neumond (= Sonne-Mond-Konjunktion) des natürlichen neuen Jahres, das mit dem Eintritt der Sonne in den Widder beginnt.

Hier ist das Horoskop von Samstag, dem 8. April 1978, 5 Uhr 22 Minuten in Cosenza:

Wir sehen im ersten Haus Sonne, Merkur und Mond im Widder. In Konjunktion mit der Sonne (aber nicht zu nahe) steht Venus im Stier, also im eigenen Zeichen. Die Sonne bildet ein Trigon mit Saturn und Neptun, die beiden Letzteren bilden ebenfalls ein Trigon unter sich. Auf die Sonne fällt auch ein Quinkunx-Aspekt des Uranus und eine Opposition des Pluto. Die Konjunktion zwischen Merkur und Mond empfängt ein Trigon des Saturns, ein Sextil des Jupiters und ein Quadrat des Mars, Letzterer bildet ein genaues Halbsextil mit Jupiter.

Venus wirft einen Trigon auf das Medium Coeli. Uranus und Pluto bilden unter sich ein Halbsextil. Sonne und Venus befinden sich in von ihnen regierten Dekaden. Fazit: Ein äußerst potenter Augenblick zu Anfang des neuen Mondzyklus. Mehrere größere Arbeiten wurden während dieser Konstellation zugleich begonnen.

Hören wir zum Abschluss dieses Kapitels noch einige Ratschläge von Agrippa von Nettesheim: »Will man etwas ausführen, das einem Planeten zugehört, so muss man eine Zeit wählen, wo derselbe in seinen Dignitäten sich befindet, glücklich und mächtig ist (Herrscher oder

Erhöhung), auch an seinem Tag (Planetentag), zu seiner Stunde und in der Figur des Himmels herrscht (z. B. Stellung am Aszendent oder MC). Auch der Mond muss hierzu günstig sein, denn ohne die Beihilfe des Mondes wird man nichts ausrichten. Hat ein Werk jedoch mehrere Vorsteher, so muss man sie alle beobachten und sehen, ob sie mächtig sind und einander freundlich anblicken. Auch Merkur ist meiner Ansicht nach bei jedem Werk sorgfältig zu beobachten, denn er ist ein Bote zwischen den oberen und unteren Göttern; wenn er sich zum Guten gesellt, so vermehrt er das Gute, und umgekehrt vermehrt sein Einfluss auf dieselbe Weise das Böse. Unglücklich nennen wir ein Zeichen oder einen Planeten, bei dem es Aspekte zu Saturn oder Mars gibt, hauptsächlich bei Opposition und Quadrat, denn das sind feindliche Aspekte; die Konjunktion dagegen sowie das Trigon und Sextil sind freundlich. Die Konjunktion mit der Sonne fürchten alle Planeten[72], das Trigon und Sextil mit ihr aber lieben sie.«

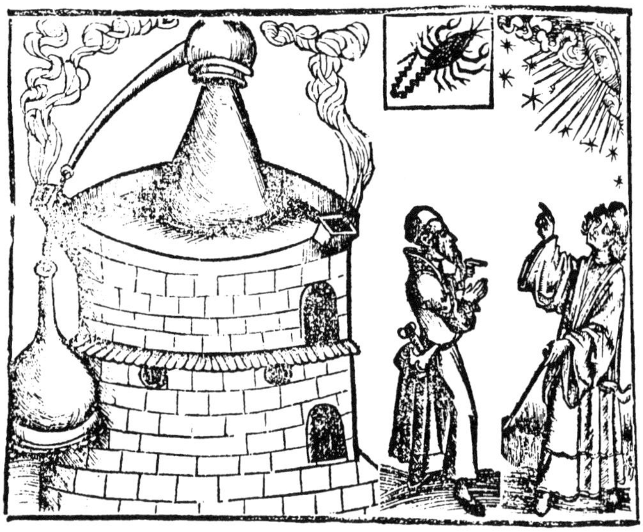

Alchemisten diskutieren den besten Zeitpunkt einer Destillation – in diesem Fall das Zeichen Skorpion. (Aus »Die Alchemie des Geber«, 1541, Ausgabe Ernst Darmstaedter)

72 Man spricht dann von einem von der Sonne verbrannten Planeten. (Anm. d. Hrsg.)

Die Aufbereitung spagyrischer Tinkturen und Essenzen

Die Methoden der Aufbereitung spagyrischer Tinkturen und Essenzen sind vielseitig, obgleich die grundlegenden Prinzipien stets die gleichen sind. Wir werden uns nun mit den wichtigsten dieser Methoden beschäftigen.

Spagyrische Aufbereitungen sind Träger der spezifischen Heilkräfte von Pflanzen, aus denen sie bereitet werden. Paracelsus spricht vom Bild der Pflanze, das sich in der Tinktur als Matrix widerspiegelt (Anm. d. Hrsg.). Spagyrische Tinkturen und Essenzen gibt es als Einzelmittel (Simplex-Mittel) aus jeweils einer Pflanze oder als Mischungen (Komplex-Mittel).

Tinkturen

Wir wissen bereits, dass pflanzliche Tinkturen Mazerationen[73] von Pflanzen oder deren Teilen in einer lösenden Flüssigkeit sind. Meistens wird ein Wasser-Alkohol-Gemisch als Lösungsmittel benutzt. Die Flüssigkeit nimmt während der Mazeration allmählich eine dunkle Farbe an, daher die Bezeichnung »Tinktur« (von lat. *tinctus,* gefärbt). Das Verhältnis zwischen trockenen Pflanzen und Flüssigkeit schwankt zwischen 1 zu 5 und 1 zu 10. Häufig wird ein Verhältnis von 1 zu 8 benutzt, in allen Fällen handelt es sich stets um Gewichtsverhältnisse. Es ist ratsam, sich nach den im jeweiligen Land gültigen Bestimmungen zu richten.

Beim Verhältnis 1 zu 5 setzt man zum Beispiel 200 g trockene Pflanzen in 1000 g Wasser-Alkohol-Gemisch zur Mazeration an.

Tinkturen kann man auch aus frischen Pflanzen ausziehen. Aufgrund des hohen Wassergehalts der Pflanzen muss die Alkoholprozentuale dann höher liegen, da das in den Pflanzen enthaltene Wasser den Alkohol verdünnt. Je nach der Höhe des Wassergehalts der benutzten Pflanzen muss das genaue Wasser-Alkohol-Verhältnis für den Auszug der Tinktur vorher berechnet werden.

Die meisten Tinkturen zieht man kalt oder bei mäßiger Wärme aus. Besonders bei der Verwendung von Pflanzen, die hitzeempfindliche Alkaloide enthalten, muss die Temperatur niedrig bleiben (gilt auch bei Schleimstoffen). Andererseits werden Tinkturen aus stark aromatischen Pflanzenteilen, beispielsweise Muskatnuss, Nelken oder Zimt, oft bei recht hohen Temperaturen ausgezogen, obwohl man aus diesen bei genügend langer Mazerationszeit ebenfalls gute Tinkturen im Kaltauszug erhalten kann. Mazerationen bei höheren Temperaturen, zum Beispiel bei 60 Grad Celsius, werden auch als »Digestion« bezeichnet; bei 90 Grad als »Dekokt«.

73 Von lateinisch *macerare,* einweichen. Ein Ausgangsstoff wird der Einwirkung einer Flüssigkeit wie zum Beispiel Wasser, Öl oder Alkohol ausgesetzt, die als Lösungsmittel (Menstruum, Matrix) für bestimmte Inhaltsstoffe dient. (Anm. d. Hrsg.)

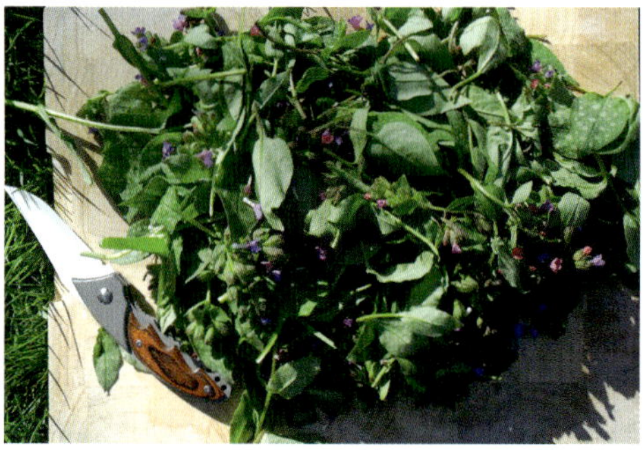

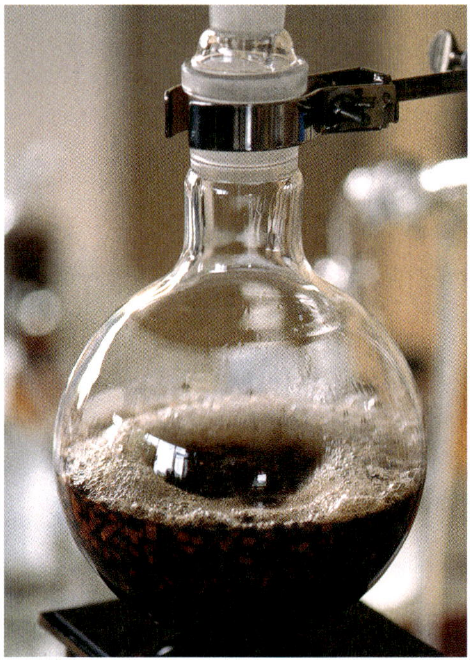

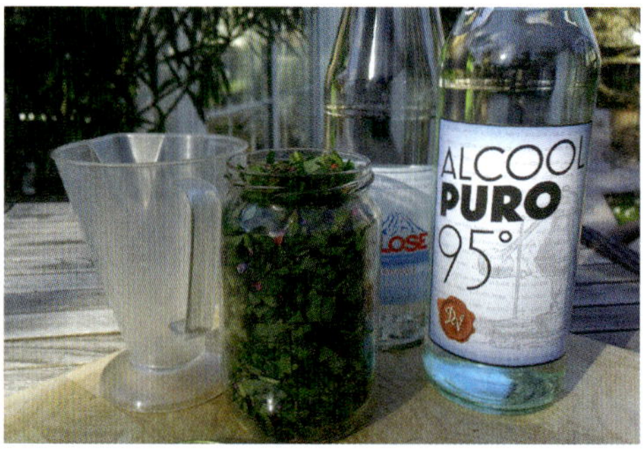

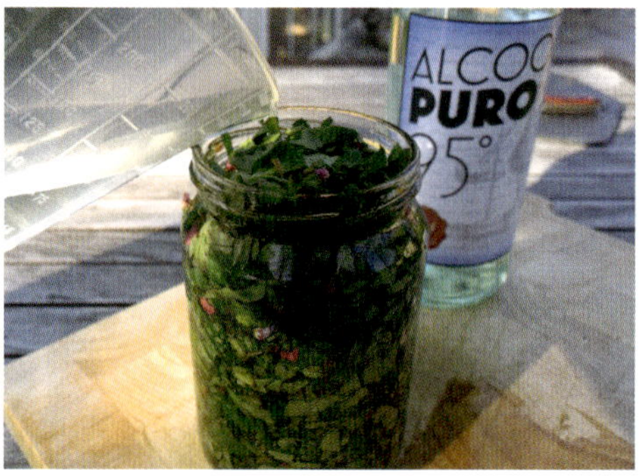

Kochen von Enzianwurzel, die man bei chronischer Verdauungsschwäche einsetzt. Durch den Kochvorgang wird die Pflanze »vorverdaut« und kann dadurch besser als Arznei wirken – im Prinzip hat Alchemie eine große Ähnlichkeit mit den üblichen Vorgängen in der Küche. (Foto Olaf Rippe)

Kaltansatz von Lungenkraut in einem Alkohol-Wasser-Gemisch (ca. 55 Prozent). Nach Hollandus sollen Kräuter nicht zerstoßen werden, da dies zu einem Verlust der »Geister« und der astrologischen Einflüsse führen wurde. Völlig anders wird dies in der Firma Ceres gehandhabt – dort wird mit Keramikmühlen schonend ein Pflanzenbrei erzeugt, aus dem sehr hochwertige Tinkturen gewonnen werden. Es gibt also, wie immer, mehrere Wege nach Rom. (Fotos Olaf Rippe)

Besondere Auszugsverfahren stellen die Perkolation und das Soxhlet-Verfahren dar. Bei der Perkolation wird das Lösungsmittel heiß oder kalt langsam durch die Pflanzenteile geschickt, wie beim Filtern von Kaffee. Das Soxhlet-Verfahren ist eine zyklische Perkolation, da sich die Auszüge rhythmisch wiederholen (vgl. Seite 96). Um die Auszugstemperaturen niedrig zu halten, macht man Perkolationen bzw. Soxhlet-Extraktionen auch unter Vakuum.

Die meisten Spagyriker arbeiten bei der Herstellung von Tinkturen mit Kaltauszügen bzw. mit mäßiger Wärme (Körperwärme). Die alten Meister mazerierten oft in Pferdemist, der eine sanfte, gleichbleibende Temperatur aufweist (durchaus bis zu 70 Grad). Das Soxhlet-Verfahren, außerordentlich praktisch bei der alchemistischen Arbeit im Mineralreich, hat in der Pflanzenspagyrik einen eingeschränkten Platz. Zum vollständigen Auszug der löslichen Salze aus der kalzinierten Pflanzenasche ist der Soxhlet jedoch sehr handlich, zumal die Temperaturfrage dann nicht mehr kritisch ist.

Das Australerba-Laboratorium in Adelaide zieht einen Teil der Tinkturen mithilfe der Sonnenwärme aus. Die hermetisch verschlossenen Extraktionstanks werden für längere Zeit der Sonnenwärme ausgesetzt. Ist der untere Teil der Tanks oder auch der Boden, auf welchem er steht, von dunkler Farbe, so erwärmt sich dieser stärker, und eine ständige Rotation des Lösungsmittels findet statt. Bei der kräftigen Sonne Australiens genügt ein dunkler Steinboden, der die Wärme gut absorbiert. Sind die Auszüge fertig, wird die erhaltene Tinktur von den festen Pflanzenteilen getrennt und die Tinkturen in besonderen Tanks sedimentiert, aber nicht gefiltert; so bleibt das Maximale an wertvollen Bestandteilen erhalten. Mit einem kleinen Spotlight kann die fortschreitende Präzipitierung (Herauskristallisieren) der nicht lösbaren Rückstände von Zeit zu Zeit kontrolliert werden. Da die synergistische Wirkung bei spagyrischen Tinkturen wichtig ist, sollte man stets versuchen, das Maximale aus den Pflanzen herauszuholen. Mazerationszeiten sind daher verhältnismäßig lang (bis zu 40 Tage und länger).

Spagyrische Tinktur durch Kalt-Mazeration

In einem Wasser-Alkohol-Gemisch, wobei 60 bis 70 Prozent Alkohol als mittlere Regel gilt[74], werden die Kräuter dem gewählten Gewichtsverhältnis entsprechend zur Mazeration angesetzt, zum Beispiel 100 g trockene Kräuter in 500 g 60-prozentigem Alkohol. Gut geeignet für die Mazeration ist ein genügend großes Einmachglas mit weitem Hals zum mühelosen Einlegen und Entnehmen der Kräuter und mit Gummiring, der das Glas hermetisch abschließt. Das geschlossene Glas wird nun mäßiger Wärme ausgesetzt; ein Platz in der Nähe der Heizung oder an der Sonne ist gut geeignet.[75] Jeden Tag wird der Inhalt mindestens einmal kräftig geschüttelt. Langsam färbt sich die Flüssigkeit dunkel. Für eine gewöhnliche Tinktur genügen etwa zehn Tage Mazerationszeit. Spagyrische Tinkturen werden meistens länger ausgezogen, eventuell 40 Tage (= »philosophischer Monat«) oder bis zu neun Wochen. Die Tinktur ist dann von sehr dunkler Farbe und von kräftigem, zusammenziehendem Geschmack.

Mit einem geeigneten Sieb trennen wir dann die festen Pflanzenteile von der Flüssigkeit. Die Pflanzen werden anschließend noch einmal gut ausgepresst, um den Rest der Flüssigkeit zu erhalten (dazu eignet sich sehr gut eine Weinpresse); dieser Rest wird der bereits erhaltenen Flüssigkeit zugefügt. Die Tinktur wird dann durch Papier gefiltert. Der Rückstand im Filterpapier kommt zu den festen Pflanzenteilen.

74 Zur Haltbarkeit ist ein Mindestalkoholgehalt von 18 Prozent notwendig (z. B. Medizinalweine, Portwein). Da durch die Zugabe von Pflanzen immer die Gefahr der Verwässerung besteht (besonders bei Frischpflanzen), muss mit höherprozentigem Alkohol aufgefüllt werden (besonders geeignet ist Weingeist). Gut geeignet sind handelsübliche Alkoholzubereitungen (Wodka, Grappa, Korn usw.) mit in der Regel ca. 40 Prozent Alkohol; von Winzern selbstgebrannte Weinbrände können auch bis zu 90 Prozent haben. Alkohol aus der Apotheke ist zumindest in Deutschland nicht zu empfehlen, da er sehr teuer und oft synthetisch gewonnen ist. In Italien oder Österreich bekommt man im Supermarkt zu günstigen Preisen »Alcool puro 95 %«. Hochprozentiger Alkohol sollte zum Ansatz mit Wasser verdünnt werden (am besten mit Quellwasser, evtl. selbst destilliert, auf keinen Fall destilliertes Wasser aus dem Handel und möglichst auch kein Leitungswasser). (Anm. d. Hrsg.)

75 Am besten sind gelinde Wärme (ca. 20 Grad Celsius), Trockenheit und relative Dunkelheit. Da sehr empfindliche Pflanzenwirkstoffe (z. B. Blütenfarbstoffe wie Anthocyane) im Sonnenlicht extrem schnell kaputt gehen, ist Sonnenlicht nur in Ausnahmefällen wie bei Johanniskraut oder exotischen Sonnengewürzen wie Zimt zu empfehlen. (Anm. d. Hrsg.)

Wieviel Alkohol für welche Pflanze

Der Alkoholgehalt variiert je nach Pflanze bzw. Pflanzenteil und ob diese getrocknet oder frisch vorliegen.

20 % bis 30 %	Zarte Pflanzenteile (Blüten), Schleimstoffe, Alkaloide
30 % bis 40 %	Glykoside (Herzglykoside, Senfölglykoside, Iridoidglykosid), Saponine, Alkaloide, Flavonoide
40 % bis 50 %	Alkaloide, Flavonoide, Gerbstoffe, Bitterstoffe, Scharfstoffe, typische Krautdrogen und Wurzeln
50 % bis 70 %	Ätherische Öle, fette Öle, harte Pflanzenteile wie Rinden, Hölzer
Bis 95 %	Harze, Hölzer mit ätherischen Ölen (nach Verdünnen mit Wasser kann es zu Trübungen kommen)

Kreuzregel zur Alkoholeinstellung

Alkoholprozent der zu mischenden Substanzen

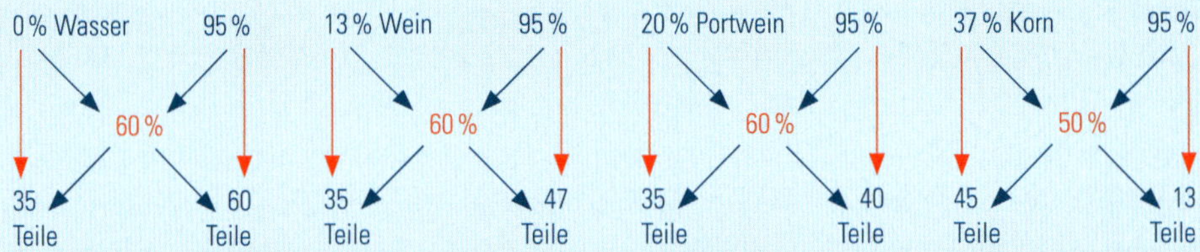

Grundlage zum Vermischen verschiedenprozentiger Alkohole oder von Alkohol mit Wasser ist die »Kreuzregel«: Die zu mischenden Substanzen werden in die obere Zeile gesetzt, der gewünschte Alkoholgehalt in die Mitte; nun nimmt man die jeweiligen Verhältnisse über Kreuz und schreibt die Ergebnisse unter die jeweilige Substanz. Im ersten Beispiel 0 zu 60 = 60; 95 zu 60 = 35, das heißt 35 Teile Wasser, gemischt mit 60 Teilen Alkohol, ergeben rund 60 Prozent Alkoholgehalt. (Erg. d. Hrsg.)

Wer es nicht eilig hat, kann die Tinktur auch durch Sedimentierung von den festen Bestandteilen befreien; dazu geben wir die Tinktur in einen verschließbaren hohen Glaszylinder oder eine hohe Flasche und lassen die festen Teile sich absetzen.

Häufiges Filtern hält einen Teil der wertvollen Bestandteile zurück, auch geht ein Teil der ätherischen Öle dabei verloren. Vorsicht daher vor »Überfiltern« der Tinktur, das einer Fragmentierung gleichkommt. Besonders Tinkturen aus harzig-öligen Pflanzen filtern sehr langsam, obgleich eigentlich kein unreiner, fester Rückstand, wie etwa Staub, erkennbar ist.

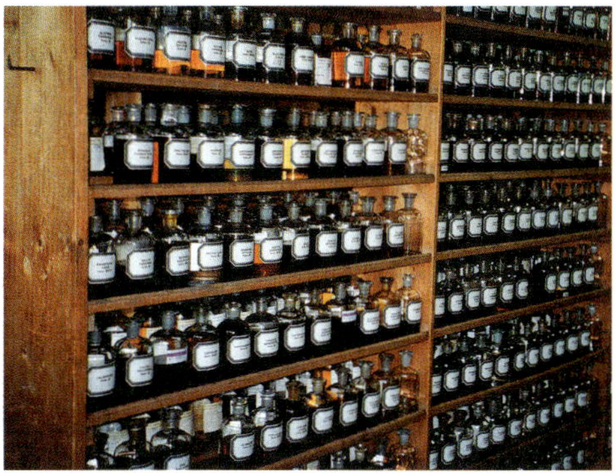

Ehemaliger Tinkturenkeller der Staufen-Pharma, Müller, Göppingen. (Foto Olaf Rippe)

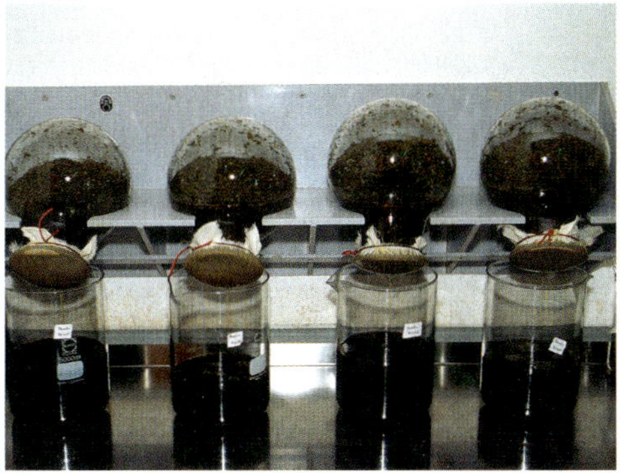

Filtration der alkoholischen Ansätze im Laboratorium Soluna. (Foto Olaf Rippe)

Bei Anwendung des Sedimentierverfahrens wird schließlich die verhältnismäßig klare Tinktur oben abgegossen, der niedergeschlagene »Schlamm« wird in einen Papierfilter gegeben und die festen Bestandteile so vom Rest der Flüssigkeit getrennt. Der Rest der so erhaltenen klaren Flüssigkeit kommt zur bereits abgegossenen Tinktur, der Rückstand im Filter zu den festen Pflanzenresten. Die erhaltene Tinktur wird in eine dunkle Flasche gefüllt und einstweilen verschlossen weggestellt.

Aus den festen Pflanzenteilen werden nun die Salze ausgezogen. Dazu trocknen wir die verbliebenen Pflanzenreste. Da sie keine flüchtigen Bestandteile mehr enthalten, kann das Trocknen an der Sonne erfolgen. Sind die Pflanzenreste völlig trocken, werden sie zu Asche verbrannt. Gut geeignet für diesen Zweck ist eine Pyroflam-Schale und eine elektrische Kochplatte oder ein Camping-Gaskocher. Wegen der starken Rauchentwicklung ist es besser, die Veraschung im Freien vorzunehmen. Die verbliebenen Pflanzenteile lassen sich nicht einfach anzünden, sie glimmen mehr, als dass sie brennen. Die nachfolgende Kalzination kann in dem gleichen Topf stattfinden.

Zur Veraschung und Kalzination besonders gut geeignet sind die klassischen Windöfen der alten Meister. Größere Laboratorien benutzen heute entweder mit Gas beheizte Verbrennungsöfen oder, wie zum Beispiel Australerba, moderne Windöfen. Diese haben den Vorteil, dass die Pflanzenreste ohne Zusatz völlig verbrennen, eine eventuelle chemische Verunreinigung durch die offene Gasflamme ist ausgeschlossen. Lediglich am Anfang der Verbrennung wird eine kleine Menge reinen Äthylalkohols zugesetzt, um die Verbrennung in Gang zu bringen. Der Äthylalkohol verbrennt vollständig, der Luftzug tut dann den Rest, und die Pflanzenreste verglimmen langsam zu einer reinen weißen Asche. (Praktisch sind auch kleine Tiegelöfen.)

Hört die Rauchentwicklung in der Pyroflam-Schale auf, haben wir zunächst eine schwarze Asche vor uns; alles ist verkohlt. Nun erhitzen wir sie weiter zur Kalzination; langsam glüht die schwarze Asche und verwandelt sich allmählich in weiße Asche. Es wird so lange weiter erhitzt, bis die Asche nicht mehr weißer wird; es dürfen keine schwarzen Kohleteilchen mehr vorhanden sein. Temperaturen von 400 bis 450 Grad genügen für die Kalzination. Eine langsame Kalzination bei niederen Temperaturen ist einer kurzen, heftigen bei hohen Temperaturen vorzuziehen.

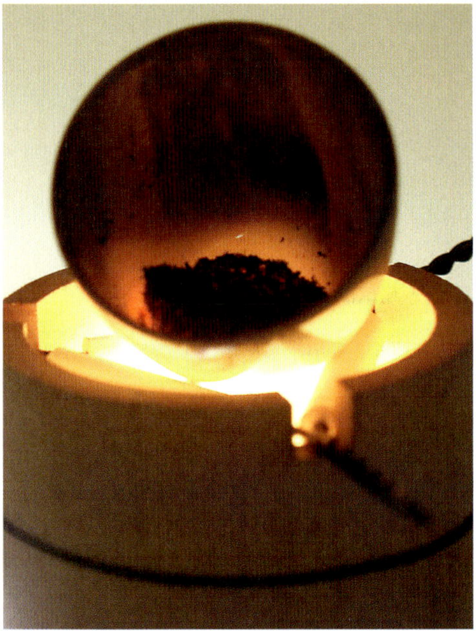

Veraschungsprozess des getrockneten Pflanzenrückstands nach der Filtration. (Bild Markus Giesder)

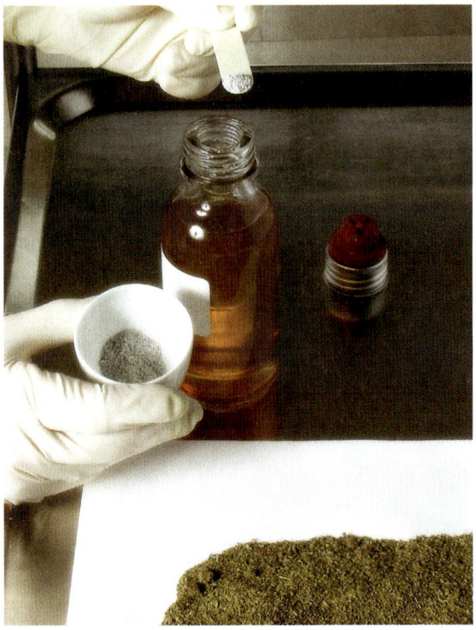

Zugabe der Asche in das Filtrat; im Vordergrund sieht man das getrocknete Pflanzenmaterial vor der Veraschung. (Foto Markus Giesder)

Die weiße Asche enthält nun die löslichen Salze, die eine spagyrische Tinktur vervollständigen. Wir können die Salze der Tinktur auf verschiedene Weise zusetzen: Entweder geben wir die gesamte Asche in die bereits erhaltene Tinktur, schütteln gut und lassen die Flüssigkeit die löslichen Salze ausziehen, während die unlöslichen, das Caput mortuum, zu Boden sinken. Bei täglichem Schütteln wird so bis zu einer Woche ausgezogen, danach lässt man die Sedimente absinken, und die über dem Niederschlag des Caput mortuum stehende Flüssigkeit wird abgegossen; der Rest wird durch Papier gefiltert.

Ein anderer Weg besteht darin, die löslichen Salze mit destilliertem Wasser aus der Asche zu ziehen. Dazu wird etwa die dreifache Menge Wasser auf die Asche gegossen, unter Umrühren wird das Wasser etwas erwärmt, das Ganze wird filtriert und die erhaltene Salzlösung dann bis zur Trockenheit eingedampft. Die weißen Salze werden so sichtbar; wir setzen sie der Tinktur zu.

Ein drittes Verfahren besteht darin, die Salze nur mit einem Teil der vorher erhaltenen Tinktur auszuziehen. Die die Salze enthaltende Tinktur wird dann gefiltert; auf diese Weise braucht nicht die gesamte Tinktur gefiltert zu werden, was bei größeren Mengen natürlich eine Zeitersparnis bedeutet.

Nach dem Zusatz der Salze verfärbt sich die Tinktur noch weiter, außerdem ist eine Veränderung des Aromas zu erkennen.

Eventuell kann man das erhaltene Caput mortuum noch einmal kalzinieren und dann der Tinktur zusetzen, um den Rest der noch verbliebenen Salze auszuziehen; danach wird das Caput mortuum erneut präzipitiert oder abgefiltert. Schließlich können die Kalzination und das Aus-

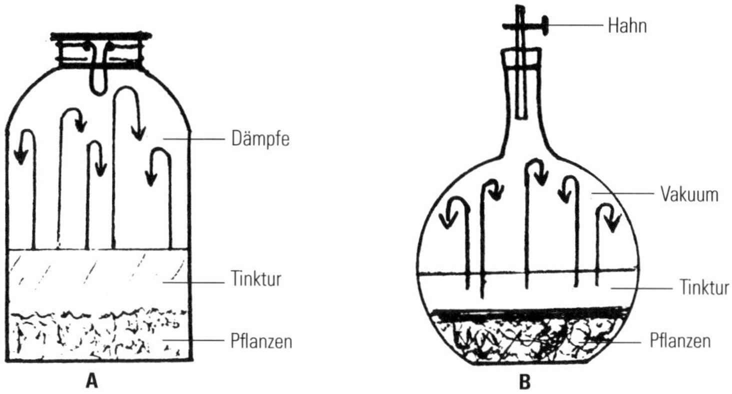

ziehen des Caput mortuum noch ein drittes Mal wiederholt werden.[76] Es gibt auch Spagyriker, die das Caput mortuum in der Tinktur belassen, diese Methode ist jedoch äußerst selten.

Die so hergestellte spagyrische Tinktur bewahrt man an einem kühlen Ort in einer dunklen Flasche auf. Zum Einnehmen werden einige Tropfen bis zu einem Teelöffel in Wasser oder Wein verdünnt, gut geeignet ist ebenfalls eine Tasse lauwarmer Kräutertee.

Verwendet man zum Auszug der Kräuter ein entsprechend großes Gefäß, entsteht während der Mazeration eine gute Zirkulation. Besonders intensiv wird die Zirkulation, wenn in dem Gefäß ein teilweises Vakuum hergestellt wurde. Dazu ist ein dickwandiger Kolben notwendig, der mit einem Gummistopfen mit Glashahn verschlossen werden kann. Das Vakuum stellen wir mit einer geeigneten Pumpe her. Die Vakuum-Mazeration ist sanft, aber intensiv, besonders an der Sonne. (Siehe Abbildungen oben.)

Spagyrische Tinktur mithilfe der Soxhlet-Extraktion

Mit dem Soxhlet-Extraktor lassen sich konzentrierte Tinkturen in kleinen Mengen in kurzer Zeit herstellen. Die trockenen Kräuter werden in die Extraktionshülse gegeben und leicht angedrückt. Die Hülse darf nicht zu voll sein, um ein Herausschwemmen der Kräuter während der Extraktion zu vermeiden. Wir geben dann die Hülse in die Extraktionskammer des Soxhlet-Gerätes und bauen die Anlage zusammen. Oben auf den Extraktor kommt der Rückflusskühler, durch den wir das Kühlwasser fließen lassen. Unten am Extraktor schließen wir den Kolben an, der das Lösungsmittel enthält. Während der ersten Hälfte der Gesamtdauer des Auszugsverfahrens enthält der Kolben nur Wasser, der Alkohol wird erst später hinzugefügt. Das Verhältnis zwischen der Menge des Lösemittels und den Kräutern kann 1 zu 2 oder 1 zu 3 sein. Auf diese Weise erhält man eine sehr konzentrierte Tinktur.

Der Kolben wird im Sandbad mit einem elektrischen Mantel oder auch direkt mit einer niedrigen Gasflamme beheizt. Nach kurzer Zeit fallen die ersten Tropfen aus dem Rückflusskühler in die Extraktionshülse. Solange man weiter beheizt (und den Kühler kühlt), steigt der

76 Paracelsus beschrieb diesen Vorgang wie folgt (Band III, Aschnerausgabe, S. 280): »Wenn aber die Dinge, welche im Destillatorium unten liegen bleiben, kalziniert und zu Asche gebrannt werden, kann mit warmem, einfachem Wasser das Alkali von ihnen ausgezogen und geschieden werden (Weißung der Asche). Die Asche, die zurückbleibt, wird terra mortua (tote Erde, Totenkopf) genannt, und von ihr kann nichts mehr geschieden werden.« (Anm. d. Hrsg.)

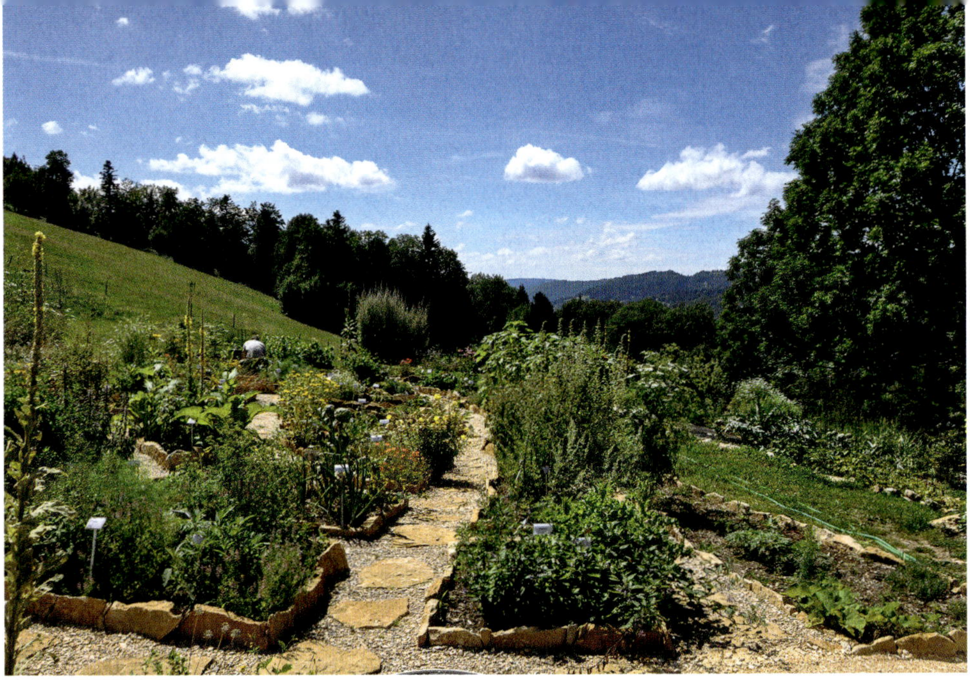

1

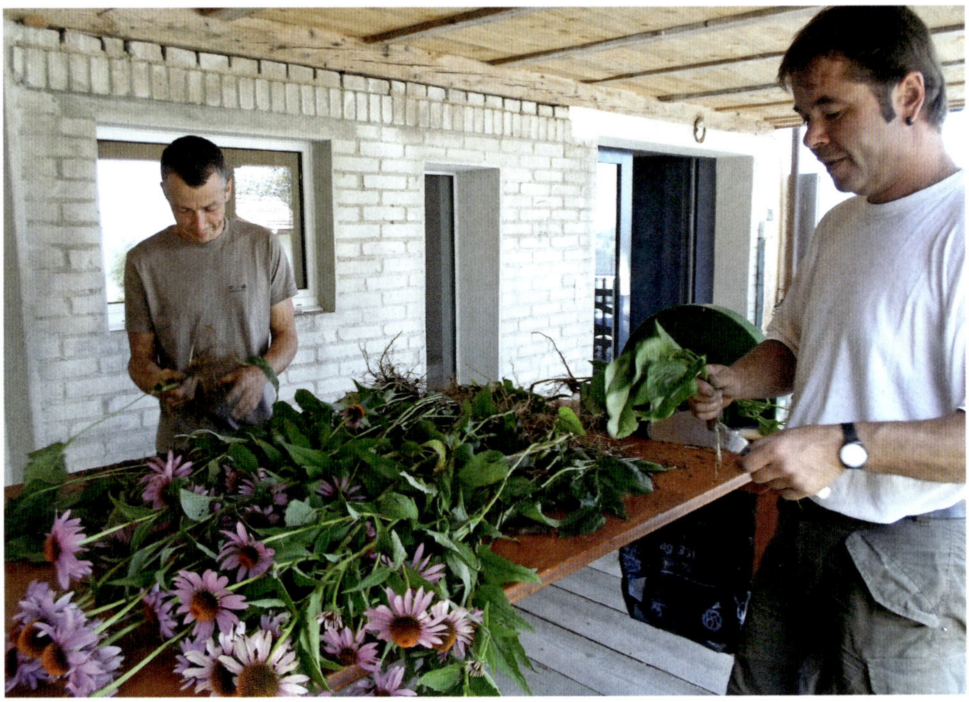

2

Anbau und Herstellung bei der Firma Spagyros, Schweiz

1 Der Heilpflanzengarten im Schweizer Jura.

2 Geerntet werden Wildpflanzen (ca. 60 %) sowie Pflanzen aus Eigenanbau (ca. 20 %) von Hand zum astrologisch bestimmten Zeitpunkt. Säuberung und Zerkleinerung der Pflanzen in sorgfältiger Handarbeit.

3 Gärung bei kühlen Temperaturen während 3 Wochen bis 3 Monaten.

4 Das Labor – Herz des Betriebes. Die sehr langsame, schonende Vakuumdestillation (bei 40 °C) dauert ca. 3 Wochen pro Essenz und wird nie unterbrochen. Das Destillat wird dabei in seine Elemente Feuer, Luft, Wasser und Erde getrennt.

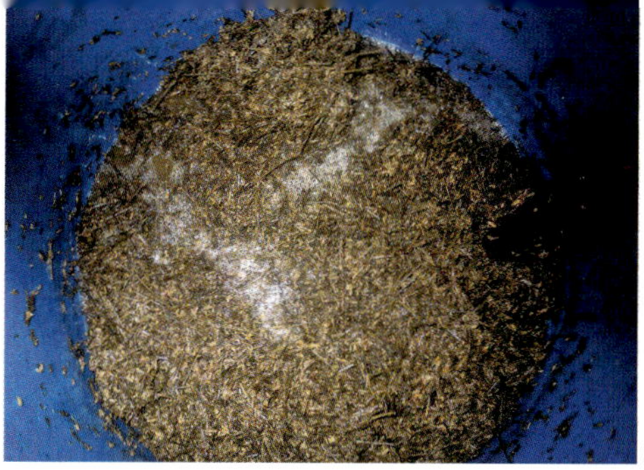
3

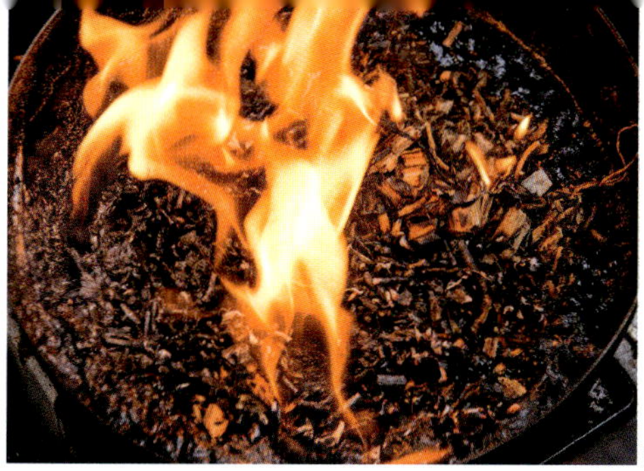
6

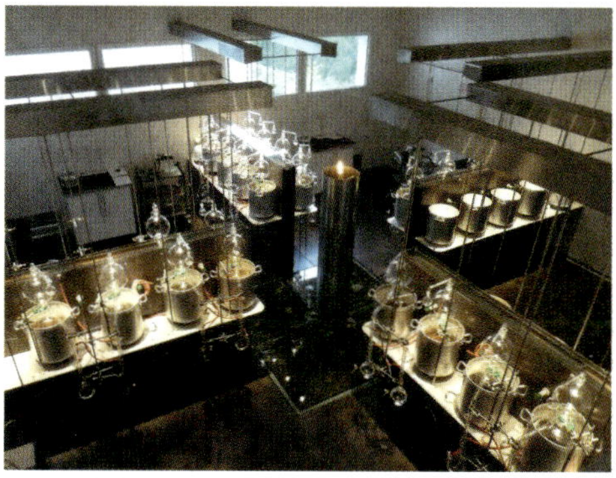
4

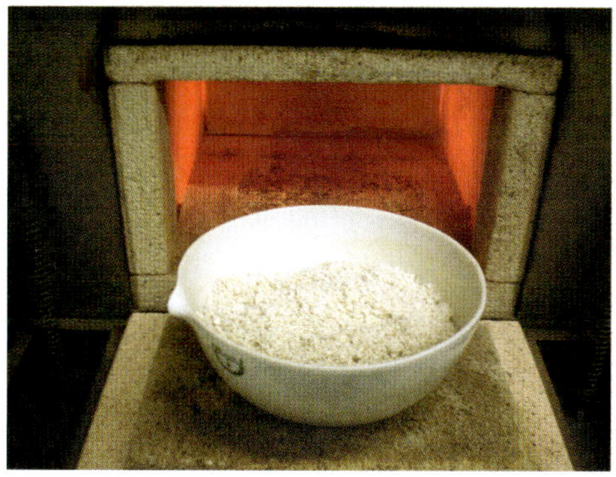
7

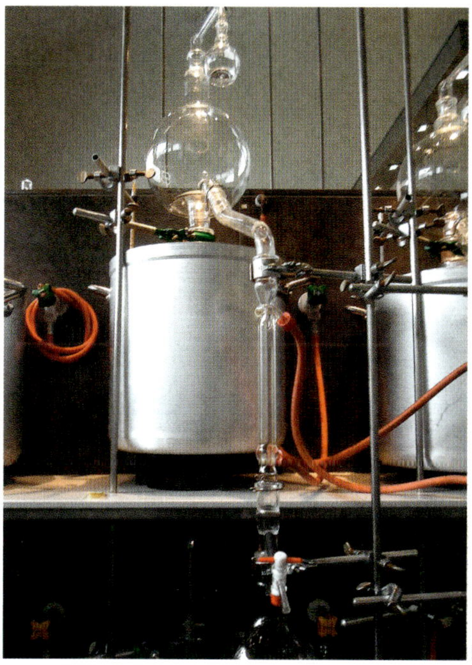
5

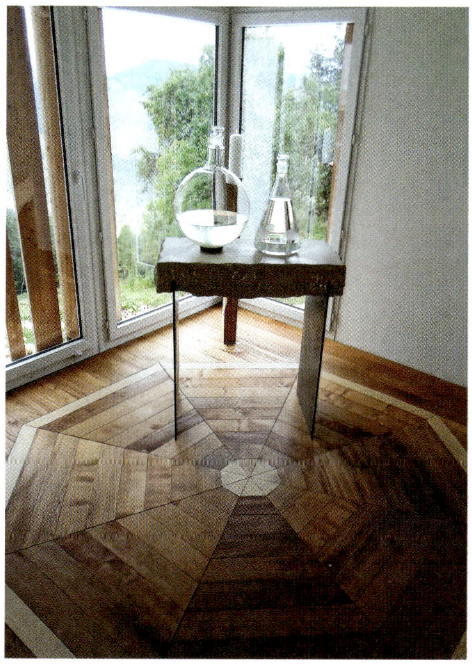
8

5 Die Destillationsapparaturen sind nach dem Vorbild der alten Meister gefertigt und werden durchs Wasserbad mit offenem Feuer beheizt.

6 Nach der Gärung werden die Pflanzen und der Rückstand aus der Destillation verbrannt.

7 Die Aschen werden im Muffelofen kalziniert. Sie enthalten die Prinzipien Sal und fixen Sulphur. Diese werden in den Elementen Wasser und Erde des Destillats gelöst, was zusammen den weiblichen Pol ergibt.

8 Die Chymische Hochzeit: Zum astrologisch definierten Zeitpunkt wird der männliche Pol (Erlenmeyerkolben: Merkur und flüchtiger Sulphur; Feuer und Luft) mit dem weiblichen (Rundkolben) vereint.

Flüssigkeitsspiegel in der Extraktionskammer ständig bis zum Augenblick des Überlaufens. Nach drei oder vier weiteren Überläufen hat die Tinktur bereits eine dunkle Farbe.

Für die zweite Hälfte des Auszugs gibt man durch einen geeigneten Trichter durch das oben offene Rohr des Kühlers die notwendige Menge Alkohol zu. Es folgen nun drei bis vier alkoholische Auszüge. Aufgrund des niedrigeren Siedepunkts verdampft der Alkohol stets eher als das Wasser, es entsteht also ein Alkohol-Kreislauf. Das ist der Grund, weshalb der Alkohol nicht von Anfang an zugesetzt wird; sonst hätte man nämlich einen vorwiegend alkoholischen Auszug erhalten. Um den Auszug von Anfang an mit einer Mischung aus Alkohol und Wasser zu vollziehen, soll die Alkoholmenge nicht größer sein als 50 Prozent des Volumens der Extraktionskammer des Soxhlet-Geräts.

Der Alkohol, der durch den Trichter zunächst kalt in die Extraktionskammer fällt, beginnt bereits diejenigen Prinzipien aus den Pflanzen zu lösen, die das Wasser zurückließ. Wir sehen jetzt deutlich, wie beschränkt die Wasserextraktion im Verhältnis zu einer Wasser-Alkohol-Extraktion ist. Nur ein Teil der aktiven Prinzipien der Pflanzen ist wasserlöslich. Mithilfe von organischen Lösungsmitteln, wie Alkohol, erhalten wir den Rest der wertvollen Prinzipien. Das ist der Grund, weshalb Tinkturen von ältester Zeit an bis heute in der Heilkunst eine so große Bedeutung haben. Die alten Meister raten auch zur Mazeration in Wein oder Weinbrand. Da diese ein Gemisch aus Alkohol und Wasser darstellen (neben anderen wertvollen Bestandteilen), ist der Auszug viel intensiver und vollständiger als ein einfacher Kräutertee oder eine Abkochung (Dekokt) in Wasser, welche die Kräuter stets nur zum Teil ausnutzen. Eine Ausnahme bilden die von Australerba hergestellten beliebten »Integralen Kräuterelixiere«, die als praktische Kräutertees in flüssiger Form angeboten werden. Dies sind echte spagyrische Produkte, welche die größtmögliche Menge wertvoller, aktiver Stoffe enthalten, und die daraus bereiteten Tees sind auf besondere Weise vollständig. Aus naheliegenden Gründen sind Kräuterweine ebenfalls sehr beliebt. Bereits in der Antike findet man wertvolle Rezepte dazu, wie etwa den berühmten Zimtwein des Hippokrates. Später kommen berühmte Destillate hinzu, die oft in Klöstern entwickelt wurden, da die Kenntnis der Heilpflanzen dort besonders gepflegt wurde.

Doch zurück zum Soxhlet-Verfahren. Nach drei oder vier Überläufen des Alkoholauszugs ist die Extraktion beendet; Heizgerät und Kühlwasser werden abgestellt und nach dem Erkalten alles vorsichtig auseinandergenommen. Die Kräuter werden aus der Extraktionshülse entnommen und getrocknet, um sie anschließend zu veraschen und zu kalzinieren. Schließlich ziehen wir aus der Asche die Salze aus und geben sie zu der Tinktur; dieser Vorgang wurde bereits beschrieben.

Die Vorteile der Soxhlet-Extraktion sind die Konzentration der Tinktur und die Zeitersparnis. Weniger erstrebenswert sind die hohen Temperaturen, die nur wenig unter dem Siedepunkt des Lösungsmittels liegen. Es gibt auch Extraktoren, die im Kalt-Verfahren arbeiten, diese brauchen aber erheblich mehr Zeit, wenn eine dichte Tinktur angestrebt wird. Um mit dem Soxhlet bei niedrigen Temperaturen arbeiten zu können, muss mit einer Pumpe am oberen Ende des Kühlers ein Vakuum hergestellt werden. Alle Verbindungen werden mit Vakuum-Schlifffett abgedichtet; die meisten Pumpen haben ein eingebautes Ventil, falls dieses fehlt, muss es gesondert eingesetzt werden. Nach der Beendigung des Wasserauszugs muss das Vakuum für kurze

Zeit unterbrochen werden, um den Alkohol zuzusetzen. Danach wird das Vakuum sofort wieder hergestellt.

Das Soxhlet-Verfahren sollte in der Pflanzenspagyrik nicht zu häufig angewendet werden; bei Pflanzen mit hitzeempfindlichen Alkaloiden ist es unbrauchbar, da es einen zu großen Verlust wertvoller Prinzipien bewirkt. Eine langsam reifende Mazeration bei niedrigen Temperaturen ist in den meisten Fällen vorzuziehen. Nicht umsonst warnen uns die alten Meister immer wieder vor zu hohen Temperaturen und dem »vulgären« Feuer.

Spagyrische Tinkturen enthalten beträchtliche Heilkräfte. Bei entsprechender Kenntnis der Heilpflanzenkunde können auf diese Weise wertvolle Einzel- und Komplexmittel hergestellt werden. Die Tinkturen haben eine begrenzte Lebensdauer; mit der Zeit verringert sich ihr therapeutischer Wert. Für mindestens ein Jahr bleiben die Heilkräfte aktiv, danach sinkt ihre Kraft langsam ab.[77]

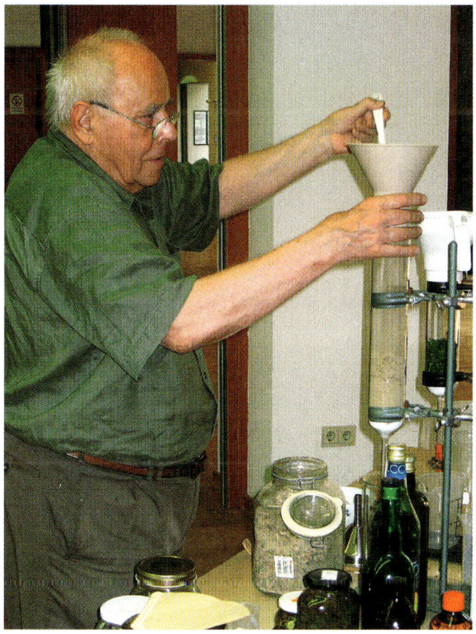

Max Amann beim Ansetzen von Ginsengpulver in einem Perkolator[78], dies ein weiteres Verfahren zur Extraktion, das sich besonders zum Auszug von empfindlichen Pflanzenpulvern wie Ginseng eignet. Für Frischpflanzen ist das Verfahren nicht sinnvoll, da im Wesentlichen nur das Chlorophyll gelöst wird, nicht aber die Wirkstoffe; hierzu braucht es das klassische Verfahren in einem Standgefäß über längere Zeit und mit höherem Alkoholgehalt. (Foto Olaf Rippe)

77 Sie sind in Violettglas- oder Braunglasflaschen dunkel, kühl und trocken und am besten in größeren Mengen zu lagern, denn je kleiner die Menge, desto schneller droht das Umkippen der Tinktur. (Anm. d. Hrsg.)

78 Ein Perkolator ist ein oben offenes Glasrohr (ca. 15 cm Durchmesser, ca. 70 cm lang), unten verjüngt und mit einem Auslauf, an den man einen Schlauch mit Quetschhahn anbringt oder einen Verschlussmechanismus anschweißen lässt (vom Glasbläser, z. B. Gassner in München). Perkolatoren sind, allerdings deutlich teurer, auch im Apothekerbedarf erhältlich. Unten bringt man Watte als Filter an. Bei noch offenem Auslauf gibt man bis etwa zwei Drittel des Füllvolumens getrocknete klein gerebelte Kräuter in das Gefäß, bei Pulver nur etwa bis zur Hälfte. Dann füllt man das Lösungsmittel ein, das langsam durch die Kräuter nach unten diffundiert und dabei die löslichen Wirkstoffe mitnimmt. Kommt der erste Tropfen unten heraus, verschließt man den Hahn und füllt das ganze Rohr vorsichtig bis zum Rand; das Rohr oben mit Klarsichtfolie verschließen. Der Auszug dauert einige Stunden bis 3 Tage, danach wird die Flüssigkeit langsam abgelassen. Bedeutsam an diesem Verfahren ist die Schnelligkeit bei hoher Dichte (1:1 bis 1:2 statt wie bei normalen Tinkturen 1:5 bis 1:8); außerdem kann man den Alkoholgehalt reduzieren, es genügen in der Regel 30 Prozent. Nachteil ist der relativ hohe Verbrauch von Pflanzenmaterial. (Anm. d. Hrsg.)

Die fertigen Tinkturen können durch das Potenzierverfahren auch zu homöopathischen Heilmitteln weiterverarbeitet werden. Da die Wirkung dadurch eine spezifisch andere wird, sind genaue Kenntnisse der Homöopathie und der Spagyrik notwendig. Homöopathische Heilmittel gehören in die Hand des erfahrenen Heilpraktikers und Arztes.

Essenzen

Essenzen enthalten als Destillat nur die flüchtigen Bestandteile. Alle festen, nicht flüchtigen Bestandteile bleiben zurück, mit Ausnahme eines Teils der wasserlöslichen Salze, die man der Essenz zu einem bestimmten Zeitpunkt zusetzt. Weiter unten werden wir aber bei Glaubers Aufbereitungsmethode sehen, dass in einigen Fällen nur die »flüchtigen Salze« in die Essenz eingehen, während die nichtflüchtigen zurückbleiben. Um es gleich genau zu sagen: Die löslichen, aber fixen Salze werden während der Destillation flüchtig gemacht.

Die Natur spagyrischer Essenzen ist subtiler als die spagyrischer Tinkturen. Sie sind weniger »körperlich«, mehr »entmaterialisiert«; die Wirkung ist durchdringender, aber sehr subtil, alles ist feinstofflicher als bei den Tinkturen. Spagyrische Essenzen sind daher als reine Medizin zu betrachten, sie sind nicht als Hausgetränke geeignet und gehören in die Hand des erfahrenen Heilpraktikers oder Arztes.

Aus den Essenzen können durch Potenzierungsverfahren ebenfalls sehr kräftig wirkende homöopathische Arzneien hergestellt werden. Derartige Arzneien sind in Apotheken erhältlich.

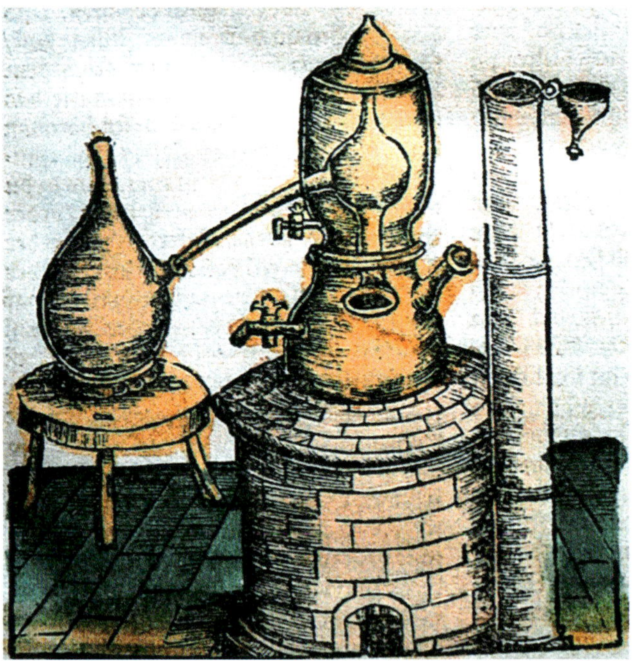

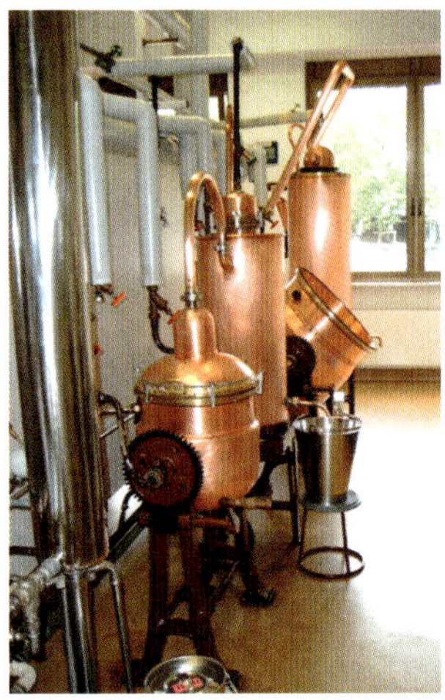

Ehemalige Destillationsanlage aus Kupfer bei Staufen-Pharma, Müller Göppingen. (Foto Staufen-Pharma)

Destillationsanlage aus dem Kräuterbuch des Hieronymus Bock, 1577.

Spagyrische Essenzen haben eine viel längere, der Erfahrung nach praktisch unbegrenzte Lebensdauer. In vielen Fällen scheint die Wirkung im Laufe der Zeit sogar an Kraft zuzunehmen. Sie reifen wie ein guter Wein. Zu ihrer Herstellung ist viel Erfahrung in der Destillierkunst notwendig.

Aus Tinkturen hergestellte spagyrische Essenzen

Auf die übliche Weise bereitet man zunächst eine einfache Mazeration trockener oder frischer Pflanzen in einem Wasser-Alkohol-Gemisch als Lösungsmittel; 60 bis 70 Prozent Alkohol sind ein guter Durchschnitt für das Lösungsmittel.

Hat die Tinktur nach etwa zehn Tagen oder mehr eine gute Farbe und Dichte erreicht, wird das Ganze vorsichtig destilliert. Der gesamte Inhalt des Mazerationsgefäßes wird also in einen Fraktionierkolben gegeben, Kühler und Vorlage angeschlossen. Eine langsame Destillation unter Vakuum bei niedriger Temperatur in einer Anlage, die den »Expansionsfaktor« vergrößert (siehe Abbildung unten), ist vorzuziehen. Der zwischen Fraktionierkolben und Kühler eingesetzte leere Kolben mit zwei Schliffanschlüssen ersetzt den klassischen »Helm«. Er gestattet eine maximale Ausdehnung der Dämpfe, der Abstand zwischen den Molekülen wird groß, die Materie wird nach alchemistischer Ansicht »gelockert«. Die Destillation wird beendet, sobald das gewonnene Destillat keinen Geschmack mehr hat. Das Destillat wird dann in einer geeigneten, dicht schließenden Flasche weggestellt.

Der gesamte Rückstand im Fraktionierkolben, einschließlich der restlichen Flüssigkeit, wird nun eingedampft bzw. getrocknet, eingeäschert und kalziniert. Entweder werden zunächst die festen Pflanzenteile von der Flüssigkeit getrennt, getrocknet, verascht und schließlich kalziniert, danach wird die verbliebene Flüssigkeit eingedampft, das entstehende dicke Kondensat verkohlt und schließlich ebenfalls kalziniert; oder wir können auch den gesamten Rückstand in einem Durchgang in einem geeigneten Pyroflam-Topf eindampfen, verkohlen und kalzinieren, ohne vorher das Feste vom Flüssigen zu trennen. Aus der Asche werden dann auf die übliche Weise die Salze mit destilliertem Wasser ausgezogen, die Salzlösung wird dann filtriert und eingedampft, und die sichtbar gewordenen Salze werden der Essenz zugesetzt.

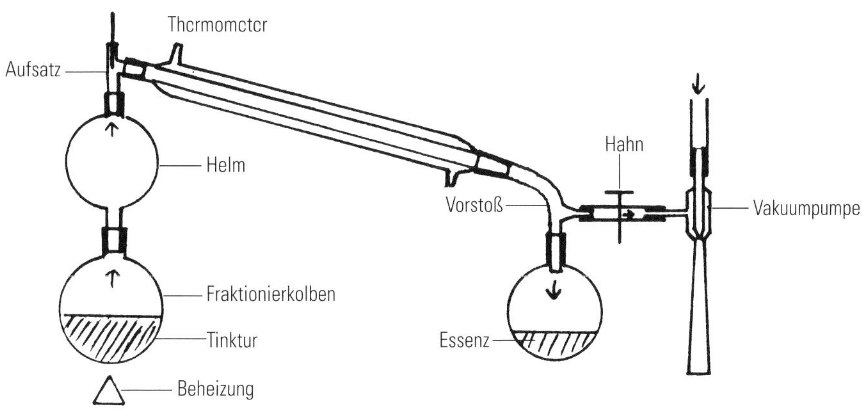

Wie oben bereits beschrieben, kann die weiße Asche nach der Kalzination auch direkt der Essenz zugesetzt werden, jeden Tag wird dann die Essenz geschüttelt, bis sie fast alle Salze aus der Asche gelöst hat. Nach einer Woche wird filtriert, das zu entfernende Caput mortuum bleibt im Papier zurück. Wie vorher angegeben, kann das Caput mortuum noch einmal kalziniert und dann der Essenz erneut zugegeben werden, nach einer weiteren Woche des Ausziehens mit täglichem Schütteln wird es wieder abgefiltert. Der Vorgang kann dann noch ein drittes Mal wiederholt werden. Durch die Salze färbt sich die sonst praktisch farblose Essenz ganz leicht gelblich. Sie wird in einer gut schließenden Flasche aufbewahrt und reift mit der Zeit weiter.

Oft stellt sich die Frage, ob man zur Herstellung spagyrischer Heilmittel frische oder trockene Pflanzen verwenden soll? Das ist eine Frage, die gar nicht so uneingeschränkt beantwortet werden kann, wie es zunächst erscheint.

Da wir vermutlich viel über den Vorteil frischer Gemüse und Früchte gehört haben, werden die meisten von uns sofort auf die Vorzüge frischer Pflanzen hinweisen. Andererseits würde uns in manchen Fällen der Unterschied des Aromas zwischen einem Teeaufguss aus frischen und einem aus trockenen Pflanzen überraschen. (Ein Kamillentee aus dem frischen Kraut hat einen durchaus grasartigen Geschmack, anders als Kamillentee, wie wir ihn sonst kennen.) Bei anderen Pflanzen ist der Unterschied noch größer, zum Beispiel bei Baldrian. Während des Trocknens gehen bei manchen Pflanzen subtile Veränderungen vor, die durchaus nicht immer negativ zu bewerten sind.[79]

Es ist nicht zu übersehen, dass der große Erfahrungsschatz der Heilpflanzenkunde auch gerade durch den Gebrauch von trockenen Pflanzen gewonnen wurde. Allerdings kommt es stets sehr auf das richtige Trocknen an; gute Werke der Heilpflanzenkunde geben uns dazu die notwendigen Anweisungen. Meistens sind die Pflanzen im Schatten an einem luftigen Ort zu trocknen, manche Spezies bzw. besonders deren Teile wie Wurzeln, Früchte usw. können aber auch an der Sonne oder im Ofen getrocknet werden.

Die meisten Pflanzen haben zu bestimmten Jahreszeiten ihre »balsamische Periode«, während der die Heilkräfte besonders aktiv sind. Heilkräuter braucht man aber während des ganzen Jahres. Die alten Meister sammelten ihre Kräuter daher stets während der entsprechenden Jahreszeiten und berücksichtigten dabei außerdem noch die Mondstellung, die Planetenstellungen und vielfach auch noch die Planetenstunden. Die Kräuter wurden dann behutsam getrocknet und entsprechend aufbewahrt, sodass sie bei Bedarf jederzeit zur Hand waren.

Der Gebrauch frischer Pflanzen hing stark von dem jeweiligen Klima des Landes ab. Alle »exotischen« Spezies waren ohnehin nur getrocknet zu haben. Dabei handelte es sich keineswegs nur um einige wenige Pflanzenarten; in den bedeutenden klassischen oder barocken Kräuterbüchern überrascht die genaue Besprechung und Kenntnis »ausländischer« Heilpflanzen.

79 Es ist durchaus möglich, z. B. bei Pflanzen, die zu unterschiedlichen Jahreszeiten aktiv sind (Weißdornblüte im Mai, Früchte im September; unterschiedliche Mistelwirkstoffe zu den beiden Sonnenwenden, einmal im Senkerbereich, einmal im Blatt), die einzelnen Teile gesondert zuzubereiten und später miteinander zu mischen. Auch kann man Teile eines Rezepts aus frischen Pflanzen zubereiten, andere aus getrockneten und dann die beiden Ansätze vereinen oder gleich zusammen ansetzen (z. B. Melissengeist im Mai aus frischer Melisse und getrockneten Gewürzen hergestellt). Auf jeden Fall ist es ein gewaltiger Unterschied, ob Einzelansätze erst nach der Filtration gemischt oder gleich zusammen angesetzt werden; Letzteres erfordert viel Erfahrung, da sich nicht alle Pflanzen miteinander vertragen. (Anm. d. Hrsg.)

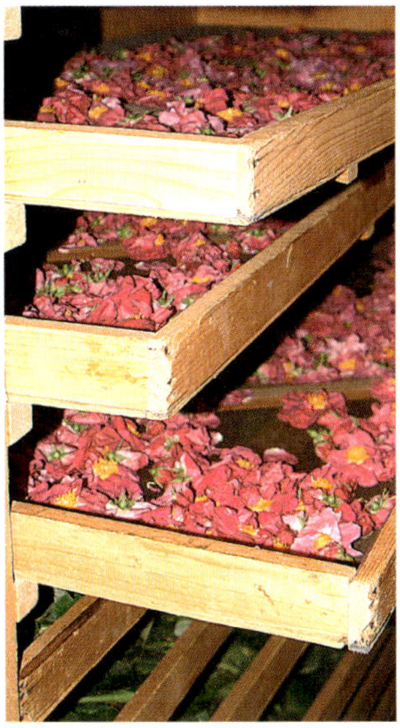

Rosenblüten auf Seidentüchern im Trocknungsraum des Laboratoriums Soluna, Averara. (Foto Monika Wiesinger)

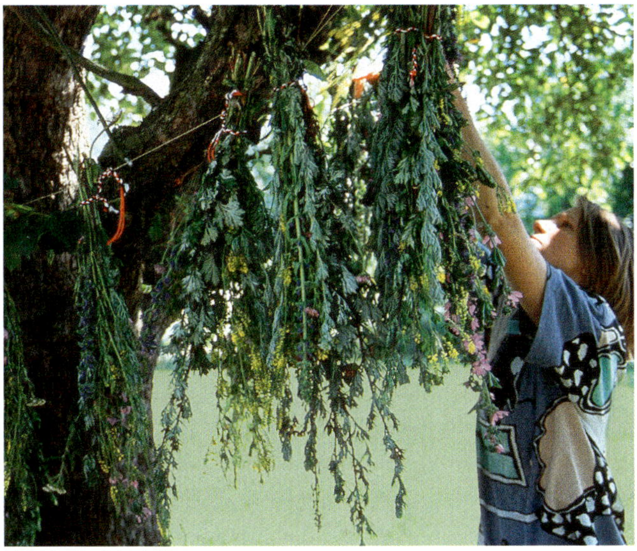

Kräuterbuschen hängen zum Trocknen im lichten Schatten eines Baums. (Foto Margret Madejsky)

Bis heute kaufen wir unsere Kräuter meistens in getrocknetem Zustand im Kräuterhandel. Zur rechten Zeit eingesammelte und fachmännisch getrocknete Kräuter sind jedenfalls besser als frische, die zu ungünstigen Zeiten gesammelt wurden. Andererseits ist die frische Pflanze noch ganz Träger der Fülle der ätherischen vitalen Kräfte – wohlgemerkt, wenn wir sie im richtigen Augenblick sammeln. Paracelsus meinte hierzu: »Den gedörrten Kräutern fehlt der grüne Geist, das ist ihr Leben.« Eine chemische Analyse allein reicht nicht aus, um alle aktiven Kräfte zu »beweisen«. Es sind da Energien im Spiel, die auf ganz anderen Ebenen liegen. Wessen Bewusstsein und Erkenntnis genügend hoch entwickelt ist, um diese Kräfte direkt wahrzunehmen, kann sich auf diese Einsicht verlassen, aber das können nur wenige.

Viele bedeutende Spagyriker ebenso wie namhafte Produktionsfirmen (z. B. Spagyros) arbeiten vielfach mit frischen Pflanzen, und besondere Anweisungen zur Herstellung spagyrischer Essenzen aus frischen Pflanzen finden sich auch in der entsprechenden klassischen Literatur. Diesen Methoden wollen wir uns nun zuwenden.

Spagyrische Essenz aus frischen Pflanzen mithilfe von Vergärung

Die Pflanzen zerkleinert man nach dem Sammeln so schnell wie möglich und gibt sie umgehend in ein großes Gefäß; ein großes Einmachglas oder ein Steinguttopf ist gut geeignet. Das Gefäß soll groß sein, damit während der späteren Vergärung nichts überläuft. Eine größere Menge guten, frischen Wassers (sehr gut ist Quellwasser) wird dann auf die Pflanzen gegeben und etwas Hefe zugesetzt. Dann wird das Gefäß lose mit einem Deckel verschlossen und alles der Gärung überlassen. Die Zeit der Vergärung ist bei den einzelnen Pflanzen verschieden lang; sie ist beendet, wenn die Gasentwicklung aufhört.

Der sich bildende Alkohol (*Mercurius in statu nascendi*, das heißt Merkur im Stadium der Geburt) löst während der Gärung auf sehr sanfte Weise die wichtigsten Prinzipien aus den Pflanzen heraus, während das Wasser den Rest aufnimmt. Nach Beendigung der Gärung wird alles sanft destilliert, vorzugsweise bei niedrigen Temperaturen (Vakuum!) und in einer Anlage mit guter Expansionsmöglichkeit der Dämpfe (Abbildung Seite 153).

Das Verhältnis zwischen der Menge des zu erwartenden Destillats und der Menge der verwendeten Heilpflanzen hängt von der Praxis des einzelnen Spagyrikers ab, da gibt es keine feste Regel. Für den Anfang bei der eben beschriebenen Methode kann gelten: 1 Teil frischer Pflanzen führt zu 2 Teilen Destillat. Dem Destillat werden dann 15 Prozent reiner Alkohol, am besten reiner Weingeist zugegeben.

Der ganze Rückstand, einschließlich der im Fraktionierkolben verbliebenen Flüssigkeit (Pflanzensuppe) wird nun eingedampft, verascht und kalziniert, wie bereits beschrieben. Aus der weißen Asche zieht man wie üblich die Salze aus. Das geschieht entweder durch Zusatz der Asche zur Essenz mit nachfolgender Abfilterung des Caput mortuum. Alternativ kann man die Salze mit destilliertem Wasser ausziehen, die Salzlösung dann filtern, die Salze durch Abdampfen des Wassers sichtbar machen und schließlich der Essenz zusetzen. Die Kalzinierung des Caput mortuum und der erneute Auszug von Salzen kann ein- oder zweimal wiederholt werden. Falls

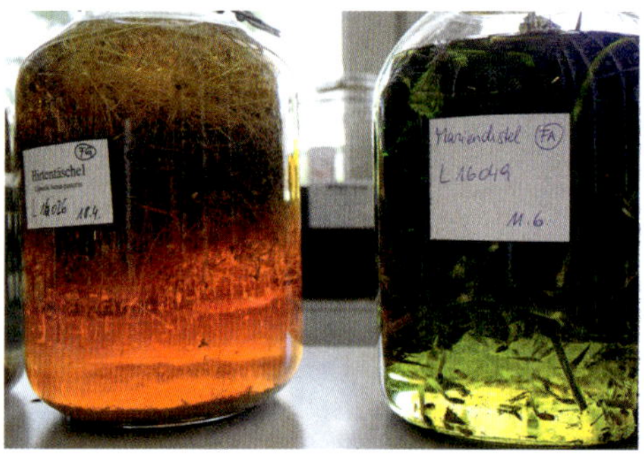

Alkoholischer Ansatz von Hirtentäschel und Mariendistel (Spagyrik Pharma, Österreich)

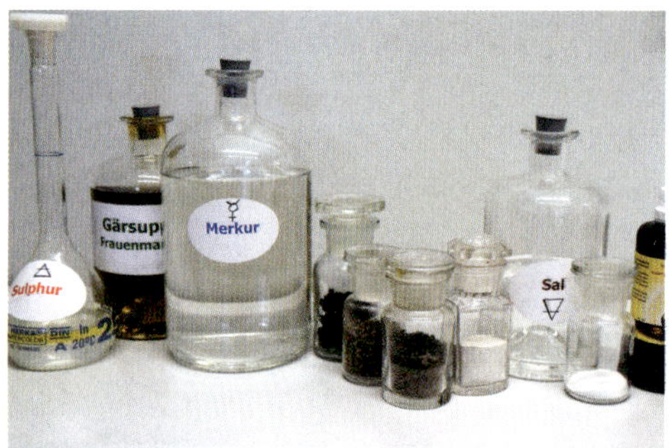

Wenn die Trennung in Merkur, Sulfur und Sal vollbracht ist, erfolgt anschließend die Vereinigung oder Chymische Hochzeit. Spagyrik Pharma, Österreich (Fotos Olaf Rippe)

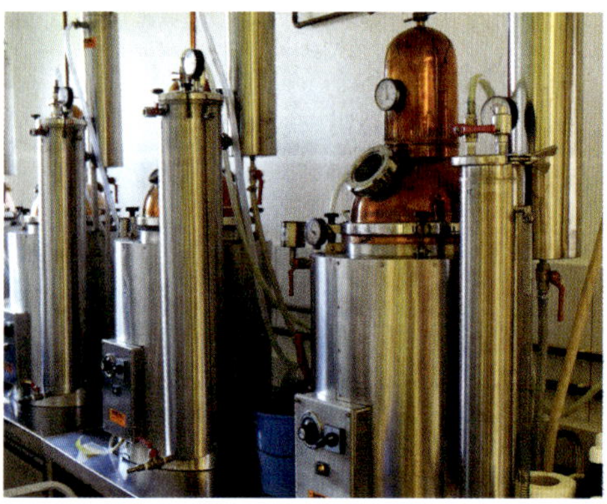

Destillationsanlagen bei Spagyrik Pharma, Österreich

Verfahren Spagyrik Pharma-Produktions GmbH spag.ionis

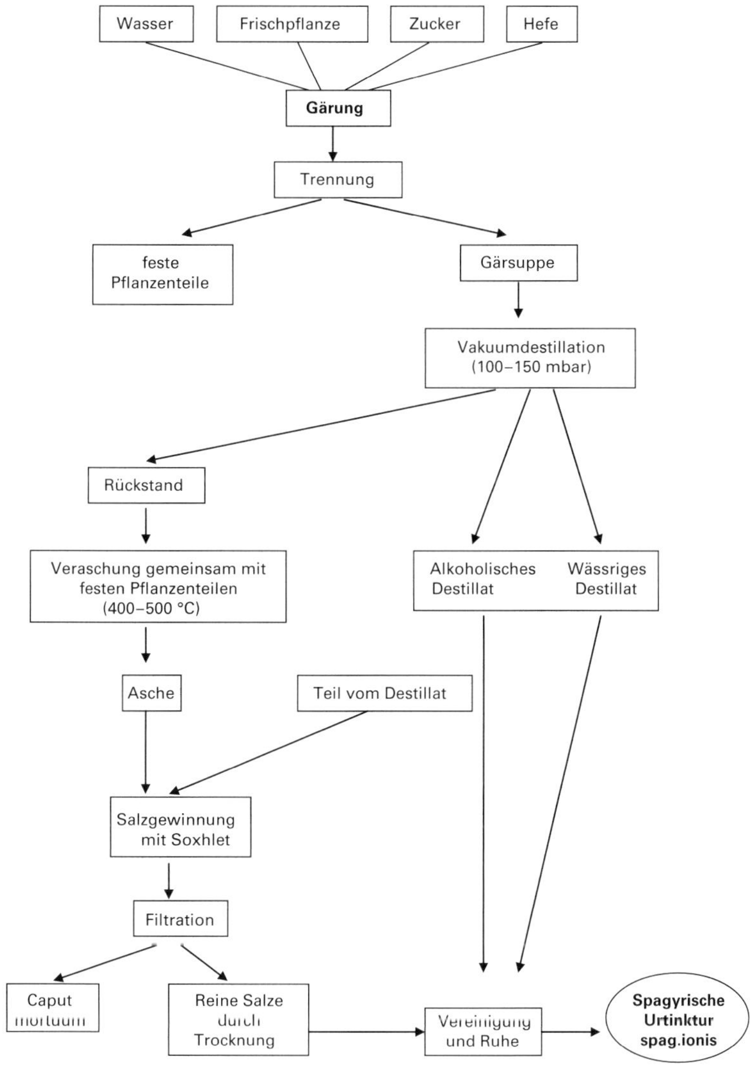

Es wird kein Fremdalkohol zugesetzt. Die Destillation wird nach dem Erreichen von ca. 21 Volumenprozent Alkohol beendet und der gesamte Rückstand eingedampft. www.spagyrik.at

keine frischen Pflanzen zu haben sind, was besonders bei exotischen Pflanzen vorkommt, kann man die Essenz auch aus trockenen Pflanzen herstellen. In diesem Fall ist das Verhältnis zwischen trockenen Pflanzen und der Menge des zu erwartenden Destillats 1 zu 10, das heißt, 100 g trockene Pflanzen führen zu 1 Liter Destillat.

Spagyrische Essenz aus frischen Pflanzen mithilfe von Vergärung nach Zusatz vergärbaren Zuckers

Einige Spagyriker ziehen es vor, den zu vergärenden Pflanzen eine bestimmte Menge vergärbaren Zuckers zuzusetzen. In diesem Fall braucht man der fertigen Essenz nur eine geringe Menge Alkohol zuzugeben, da der Alkoholgehalt des Destillats höher liegt. Der endgültige Alkoholgehalt der fertigen Essenz soll aber nie unter 15 Prozent liegen. Einige Pflanzen enthalten nur sehr wenig Zucker; die sich bildende Alkoholmenge kann daher nur sehr gering sein, wenn vor der Vergärung kein Zucker zugesetzt wird. Im Übrigen bleibt die Aufbereitungsmethode die gleiche wie bereits beschrieben. Als Regel für die zugesetzte Zuckermenge kann gelten: 500 g für 2 bis 3 kg frischer Pflanzen.

Die Pflanzen werden zerkleinert und in ein genügend großes Gefäß gegeben, dann setzt man Wasser, Zucker und Hefe zu und überlässt alles der Gärung. Nach Abschluss der Gärung wird das Feste vom Flüssigen getrennt, die Flüssigkeit wird filtriert und anschließend langsam bei niedrigen Temperaturen destilliert (evtl. unter Vakuum). Sobald das gewonnene Destillat flau im Geschmack wird, beenden wir die Destillation.

Der Pflanzenrückstand wird getrocknet, verascht und kalziniert, die löslichen Salze des Kalziniergutes zieht man mit destilliertem Wasser aus. Die Asche wird mit etwa der dreifachen Menge destillierten Wassers (räumlich im Glas geschätzt) übergossen, unter Umrühren leicht erwärmt, anschließend wird die Lösung filtriert. Die im Fraktionierkolben verbliebene Flüssigkeit wird eingedampft, der Rückstand verkohlt und kalziniert und schließlich die löslichen Salze mit destilliertem Wasser ausgezogen, wobei ebenfalls drei Teile Wasser auf einen Teil Asche kommen. Danach wird die Lösung filtriert.

Die beiden Salzlösungen werden nun zusammengegossen und dem Destillat zugesetzt, und zwar kommt auf zwei Teile Destillat ein Teil der gemischten Salzlösung. Falls die Menge der gemischten Salzlösung größer ist als die Hälfte des erhaltenen Destillats, müssen wir sie durch Eindampfen auf die gewünschte Menge reduzieren. Von den Salzen darf nichts verloren gehen.

Wer die größtmögliche Salzmenge (bis zur praktisch vollkommenen Auswaschung) erreichen will, kann das Kalziniergut auch mit dem Soxhlet-Extraktor ausziehen. Da die Salze alkalisch reagieren, kann mit Lackmuspapier festgestellt werden, wie weit der Auszug fortgeschritten ist.

Spagyrische Essenz aus frischen Pflanzen mit Abscheidung der ätherischen Öle und anschließender Vergärung des Rückstands

Während der Gärung wird Wärme freigesetzt, diese führt zu einem gewissen (allerdings geringen) Verlust an ätherischen Ölen der verwendeten Pflanzen; die Öle verflüchtigen sich. Aus diesem Grund ziehen es einige Spagyriker vor, die ätherischen Öle vor der Vergärung abzuscheiden. Wie diese Abscheidung auf die beste Weise zu vollziehen ist, wurde bereits beschrieben (vgl. Seite 74; dieses Verfahren findet man z. B. bei Aurora Pharma). Die erhaltenen Öle werden dann vorläufig in einer gut schließenden Flasche aufbewahrt.

Der Abzug der ätherischen Öle zu Anfang der Aufbereitung hat noch einen weiteren Vorteil: Die Wasser-Pflanzen-Mischung wird sterilisiert, dadurch vermeidet man einen Umschlag der anschließenden Gärung durch unerwünschte Mikroorganismen.

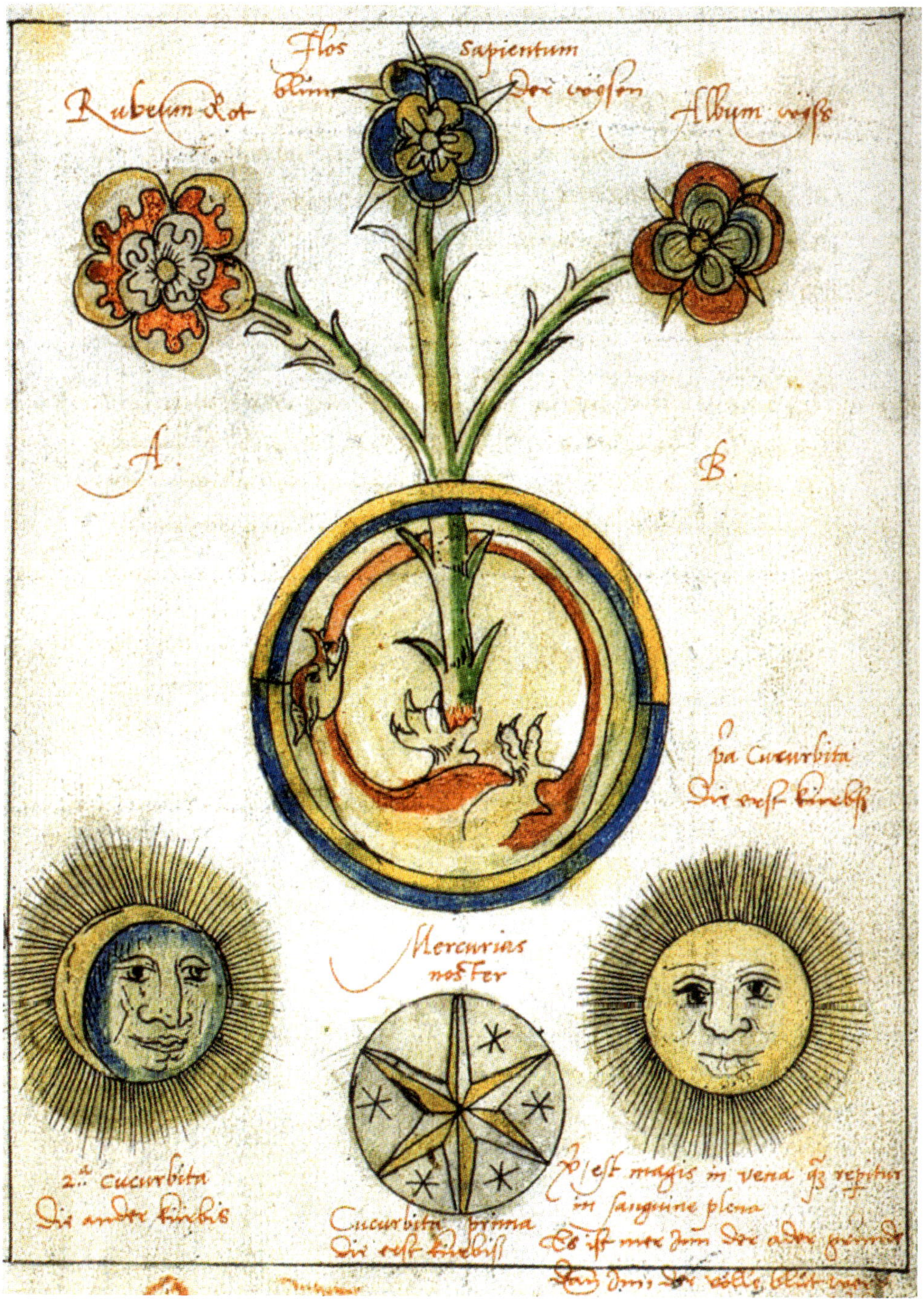

In der »Chymischen Hochzeit« werden die zuvor extrahierten Prinzipien von Sulphur, Merkur und Sal miteinander vereint. Auf dem Bild verkörpern die drei Blumen die drei Prinzipien, die sich im Ouroboros in der Retorte vereinen (Zirkulation). Sonne und Mond, Vater und Mutter, und die fünf Wandelplaneten begleiten das Geschehen. Alchemistisches Manuskript, 1550. (Aus »Geheimnisse der Alchemie« von Bachmann/Hofmaier)

Nach Abzug der Öle und Abkühlung der Flüssigkeit auf Raumtemperatur vergärt man den ganzen Rückstand mit Hefe. Nach Abschluss der Gärung erfolgt eine schonende Destillation. Die Destillation wird beendet, sobald das gewonnene Destillat flau im Geschmack wird. Weiter wird wie üblich verfahren: Der Pflanzenrückstand wird verascht, kalziniert, und die Salze werden mit destilliertem Wasser auf die übliche Weise ausgezogen. Die gefilterte Salzlösung wird dann eingedampft, die Salze werden sichtbar. Wir bewahren sie in einem dicht schließenden Glas auf.

Auf die gleiche Weise stellen wir nun aus der im Fraktionierkolben verbliebenen Flüssigkeit die Salze des fixen Sulphurs dar. Die Flüssigkeit wird eingedampft, der Rückstand verkohlt und kalziniert. Mit destilliertem Wasser ziehen wir die Salze aus, die Lösung wird filtriert und anschließend eingedampft, die Salze werden sichtbar.

Die beiden erhaltenen Salze werden nun dem vorher erhaltenen Destillat zugesetzt, sie lösen sich augenblicklich darin auf, die Lösung wird noch einmal kräftig geschüttelt. Schließlich geben wir noch die vorher abgezogenen ätherischen Öle hinzu, und alles wird noch einmal geschüttelt.

Wer ganz im Sinne der klassischen Überlieferung arbeiten will, gießt das Destillat zunächst auf die Salze und lässt dann das Öl in dieses Gemisch fließen. Die Alten würden sagen: »Die Salze werden zunächst belebt (das alkoholische Destillat ist merkurisch = Lebensprinzip) und dann beseelt (die ätherischen Öle der Pflanzen stellen den alchemischen Sulphur = Seele dar).

Es gibt noch eine andere Art der eben beschriebenen Methode. Nachdem die Salze in dem Destillat gelöst wurden, wird dieses Gemisch sehr langsam bei niedriger Temperatur destilliert. Dem zweiten Destillat werden dann die ätherischen Öle zugesetzt. (Siehe auch die Erklärungen am Ende dieses Kapitels sowie Glaubers Anweisungen weiter unten.)

Falls man trockene statt frischer Kräuter benutzt, zerkleinert man diese zunächst und weicht sie dann in der etwa sechsfachen Menge Wasser drei Tage ein. Ich ziehe das Einweichen im Kalten vor, damit nicht etwa eine Gärung einsetzt. Danach wird verfahren wie oben beschrieben und mit dem Abzug der ätherischen Öle begonnen.

Die hier beschriebene Vorgehensweise ergibt eine nahezu vollständige Zerlegung der Pflanzen in die alchemischen Essentialen oder philosophischen Prinzipien, da diese einzeln sichtbar gemacht werden. Zu einer ganz vollständigen Zerlegung fehlt lediglich die Rektifizierung des Merkurs, also die Fraktionierung des wässrigalkoholischen Destillats.

Die Methode Johann Georg Glaubers

Im zweiten Kapitel seiner berühmten »Pharmacopoea Spagyrica« beschreibt Johann Georg Glauber die Aufbereitung der pflanzlichen Essenzen wie folgt:

»Nimm ein von allem Unrat gereinigtes Kraut mit Wurzel, Stängel, Blättern und Samen, mindestens 50 Pfund, weil weniger nicht gern gärt, übergieß es klein gehackt mit Wasser, fülle es bis auf eine gute Handbreite in eine kupferne Destillierblase und erwärme ziemlich stark. Nun geht ein klares, stark riechendes Wasser mit etwas Öl herüber, welches man im Scheidetrichter abscheidet und aufbewahrt.

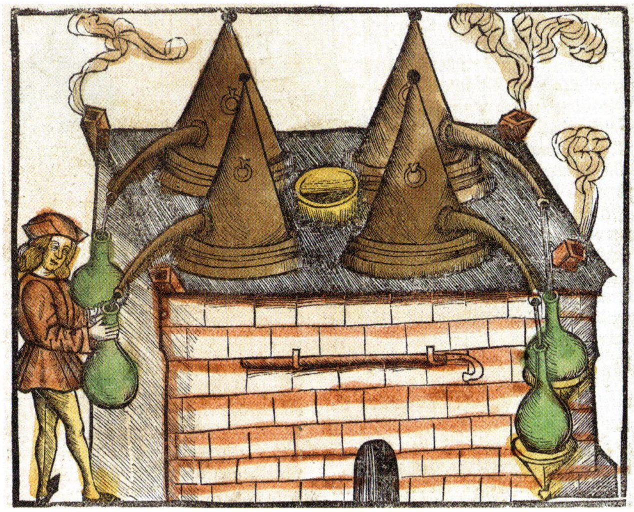

Zirkulationsgefäße aus dem Destillierbuch des Brunschwig, 1512.

Sublimation und Destillation aus Geber 1541.

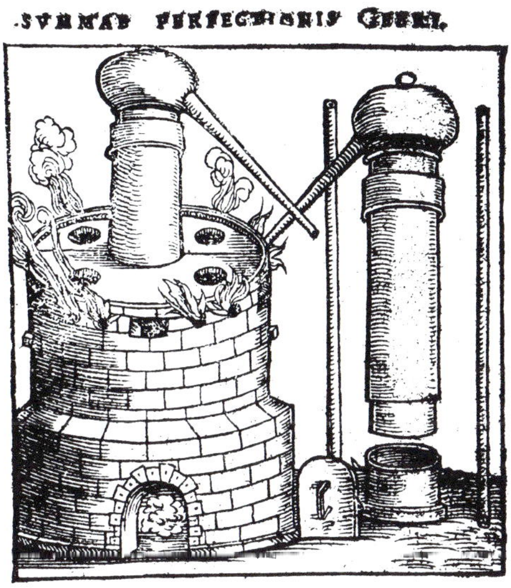

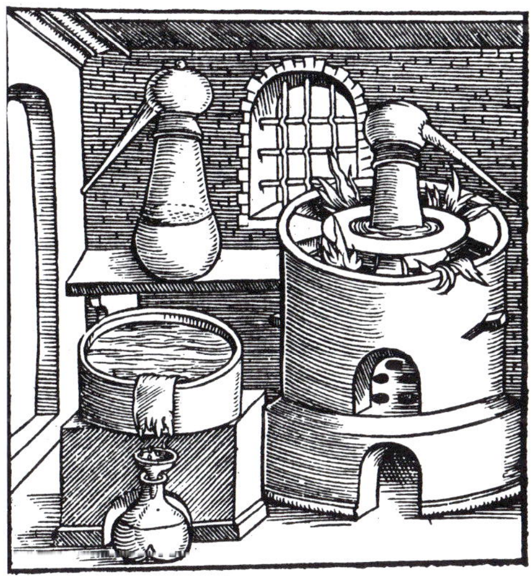

Der Rückstand wird nun aus der Destillierblase genommen, frische Kräuter hineingetan und (wie vorher) abdestilliert. [Das Wasser wird zusammen mit dem ätherischen Öl abdestilliert.] Die nach der Destillation verbliebenen Kräuter werden nun mit dem überdestillierten Wasser [von dem das Öl durch den Scheidetrichter entfernt wurde!] übergossen, und ein bis zwei Löffel junge Bierhefe werden zugegeben.

Lass es in einem hölzernen verdeckten Gefäß drei bis vier Tage gären, bis das Kraut zu Boden sinkt, auf diese Weise kann es sein reines Salz und seinen flüchtigen Sulphur durch Destillation von sich geben. Nun rühre den Inhalt des Gefäßes gut um, fülle alles in die Destillierblase, und destilliere sanft durch einen Kühler, sodass das Kraut nicht anbrennt, bis das geschmacklose Phlegma überkommt, dann höre auf [mit der Destillation].

Wenn nun alles Geistige herüber ist, so dephlegmiert man es dreimal hintereinander mithilfe des Helmes im Wasserbad [rektifiziert den Geist dreimal nacheinander im Wasserbad mit einem Helm, siehe Seite 77. Der Helm gestattet eine gute Expansion der Dämpfe und bewirkt zugleich eine Fraktionierung. Man kann zur Rektifizierung auch eine Fraktionierkolonne benutzen. »Dephlegmieren« bedeutet den wässrigen Teil des Destillats durch Fraktionierung einschränken, das heißt den destillierten Geist rektifizieren.]

Nun macht man aus dem Kraut Ballen, die man dann an der Sonne oder in der Nähe des Feuers trocknet, dann zu Asche verbrennt und daraus mit seinem Phlegma das Salz extrahiert. [Das Phlegma ist das Wasser, das bei der Rektifizierung des Geistes übrigblieb.] Das Salz wird durch Eindampfen sichtbar gemacht, dann noch einmal in frischem Wasser gelöst und wieder sichtbar gemacht, so ist es rein.

Auf einen Teil des Salzes gießt man zwei Teile rektifizierten Geist und destilliert alles sanft im Wasserbad. Nun zieht der Geist so viel als nötig des fixen Salzes zu sich und führt es mit sich über, während das fixe Salz das Phlegma bei sich behält. [Ein Teil des fixen Salzes wird flüchtig und geht bei sanfter Destillation mit dem Geist über, der Rest der Salze behält den Rest der verbliebenen Wässrigkeit bei sich im Fraktionierkolben.] Das erneut kalzinierte Salz [das im Fraktionierkolben] ist so gut als wie zuvor. [Man kann nach Abdampfen der Wässrigkeit das im Fraktionierkolben verbliebene Salz sichtbar machen, dieses Salz ist so gut wie das vorherige. Das Verfahren kann wiederholt werden.]

Zu dem ganz subtil konzentrierten Geist [der Geist ist zugleich subtil und konzentriert] schütte nun die Hälfte oder ein Drittel des vorher abgeschiedenen Öls, schüttle gut, und der Geist löst es augenblicklich in sich auf und wird dadurch eine klare, kräftige und liebliche Essenz, in welcher das flüchtige Salz und der flüchtige Schwefel des Krautes mit dem fixen Salz vereinigt sind. [Dieser Satz beweist, dass das im Fraktionierkolben verbliebene nicht flüchtig gewordene Salz in die Essenz eingeht. Wir setzen es also zu. Die Essenz enthält sowohl das flüchtige wie auch das fixe Salz. Andere Meister schlagen vor, einen Teil des Salzes durch Zirkulation flüchtig zu machen. Auf diese Technik kommen wir im folgenden Kapitel zu sprechen.]

Diese Essenz vermischt sich mit allen Flüssigkeiten. Einige Tropfen führen wegen der subtilen Reinheit eine rasche Wirkung gegen all diejenigen Krankheiten herbei, gegen welche das [benutzte] Kraut dient.«

Für trockene Kräuter empfiehlt Glauber eine Digestion (Mazeration an der Wärme) von drei oder vier Tagen. Das Mengenverhältnis zwischen trockenen Kräutern und Wasser beträgt 1 zu 6. (Ich ziehe eine Kalt-Mazeration vor, damit nicht etwa eine Gärung einsetzt. Bildet sich einmal Alkohol, kann man die ätherischen Öle nicht mehr rein abziehen, da diese in Alkohol löslich sind.)

Es ist eigenartig, dass Glauber in seiner Methode nicht die Salze des festen Sulphurs erwähnt. Nach der Abdestillation bleibt vermutlich so wenig Flüssigkeit zurück, dass diese gänzlich von dem Kraut aufgesogen wird. Der besondere Hinweis auf das Anbrennen scheint darauf hinzudeuten. Es ist aber auch möglich, dass Glauber die Darstellung des Salzes des fixen Sulphurs bewusst unterschlägt. Solche bewussten Auslassungen, wie oft auch bewusste kleine Entstellungen, sind in der alchemistischen Literatur keineswegs selten.

Das Auslassen der Salze des festen Sulphurs erscheint mir jedoch ein Unterlassungsfehler. Man mache sich nur einmal klar, wie viele wertvolle Bestandteile die Flüssigkeit im Fraktionierkolben nach der Destillation enthält. Es handelt sich technisch um eine Abkochung der Pflanzen. Im Sinne einer wirklich integralen Aufbereitung ist ein Fortgießen dieser Abkochung nicht empfehlenswert.

Schließlich sei noch erwähnt, dass die Destillation am besten im Wasserbad ausgeführt wird, da dieses ein Anbrennen völlig ausschließt.

Die eben beschriebene Arbeitsweise Glaubers ist eng mit der im vorangehenden Abschnitt (Seite 158ff.) beschriebenen Methode verwandt.

Gemeinsamkeiten der beschriebenen Methoden

Alle Aufbereitungen enthalten stets die drei philosophischen Prinzipien, Merkur, Sulphur und Salz. Diese Prinzipien oder Essentialen werden ausgezogen, gereinigt und dann wieder vereinigt.

In einigen Fällen werden der Merkur und der flüchtige Sulphur nicht voneinander getrennt, lediglich die Salze werden zunächst separiert und dann durch langsames Kalzinieren gereinigt, wie zum Beispiel im Fall der Tinkturen und Essenzen, die auf Seite 153, 155 und 158 beschrieben wurden. In anderen Fällen werden alle drei Essentialen voneinander getrennt, wie bei den ab Seite 158 unten beschriebenen Methoden, die mit dem Abzug der ätherischen Öle, das heißt des flüchtigen Sulphurs, beginnen.

Noch eine kurze Bemerkung zur zweiten Destillation des »mineralisierten Merkurs«. Wir haben gesehen, dass bei den ab Seite 158 unten beschriebenen Methoden die Salze dem Destillat zugesetzt werden und dieser mineralisierte Geist dann noch einmal sanft destilliert wird. Glauber erklärte, dass der Geist »so viel als nötig« von dem fixen Salz in sich aufnimmt und es bei der

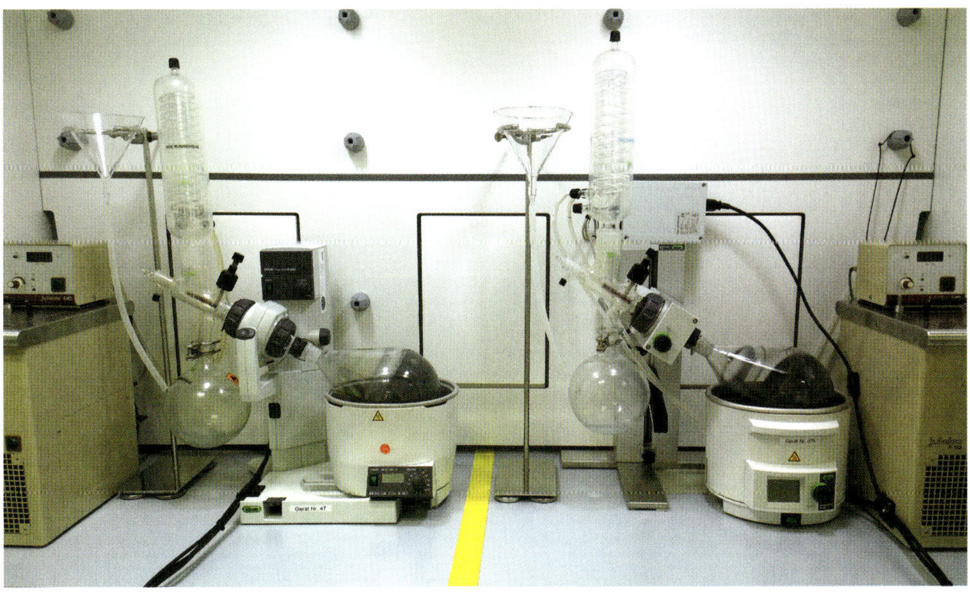

Destillationsprozess von Antimon mit mehrfacher Kohobation im Laboratorium Soluna, Donauwörth. (Foto Olaf Rippe)

Destillation mit überführt. Dieser zunächst mineralisierte und dann destillierte Geist wird auch als »Glauber-Essenz« bezeichnet.

Die Destillation der Salze ist von größter Wichtigkeit bei fortgeschrittenen alchemistischen Arbeiten. Die sogenannte »Flüchtigmachung« bestimmter, normalerweise nicht destillierbarer Salze ist eines der Geheimnisse, das einen Teil des Großen Werks bildet. Auch hier führen mehrere Wege zum Ziel, häufige Kohobationen dürften die einfachste Methode darstellen. (Vgl. das Kapitel über das Circulatum Minus auf Seite 171.)

Eine Kohobation besteht darin, dass eine Flüssigkeit über der gleichen Materie, von welcher sie durch Destillation abgezogen wurde, nach Zurückgießen erneut destilliert wird. Diese Destillationen werden häufig wiederholt, zwanzigmal, fünfzigmal und mehr![80] Auf diese Weise wird nach alchemistischer Ansicht die Materie »gelockert« bzw. »erhöht«. In ähnlichem Sinne wird die Zirkulation angewendet, die auch als Rotation bezeichnet wird. Mit dieser wollen wir uns im folgenden Kapitel beschäftigen.

80 So werden z. B. die spagyrischen Ansätze mit Antimon bei Soluna mehrmals kohobiert. Auch das Phönix Laboratorium arbeitet auf diese Weise.

Die Zirkulation – der Weg zur vollendeten Arznei

Die Zirkulation, auch Rotation oder Pelikanisierung genannt, ist eine spezifisch alchemistische Technik. Sie stellt eine Form der Erhöhung (Exaltatio) dar, die nach alchemistischer Auffassung die Heilkraft der Essenzen bedeutend verstärkt. Die Erhöhung ist ein Verfahren, durch das eine Zubereitung auf eine höhere und feinstofflichere Ebene der Materie und der Energie gebracht wird. (Vgl. die Abbildungen auf Seite 19.)

Das Prinzip der Zirkulation besteht entweder in einem kontinuierlichen Verdunsten mit Rückflussverfahren oder auch in einer Rhythmisierung der Essenz, wobei Perioden der Expansion und des Rückflusses durch Erhitzen und Perioden der Konzentration und der Ruhe durch Kühlung einander abwechseln. Wir können daher von einer kontinuierlichen Zirkulation und von einer rhythmisierten Zirkulation sprechen.

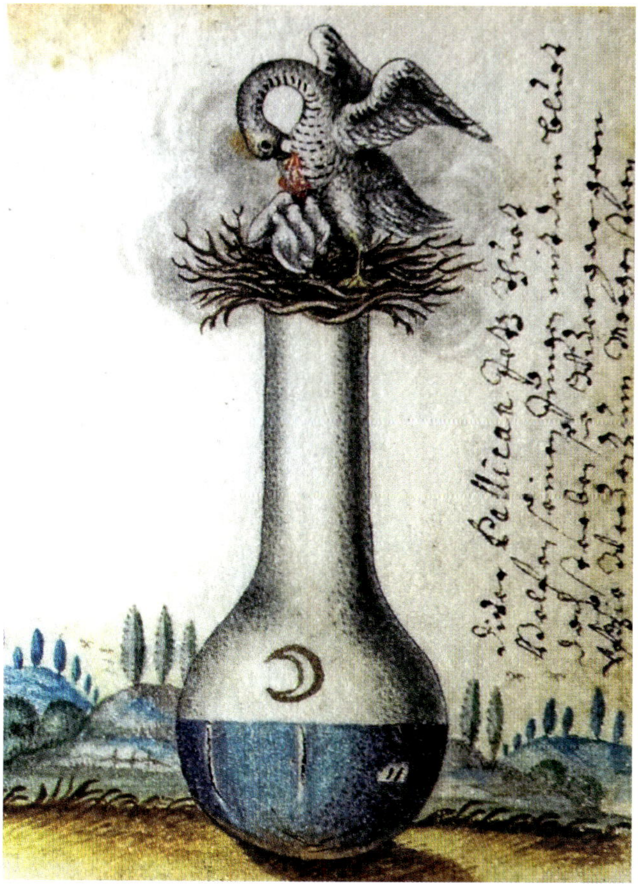

In der Alchemie ist der Pelikan ein Symbol für die Zirkulation und Multiplikation und mit dem Mond assoziiert. (Aus dem Alchemiehandbuch des Appenzeller Wundarztes Ulrich Ruosch, hrsg. von Rudolf Gamper und Thomas Hofmeier, Basel 2002)

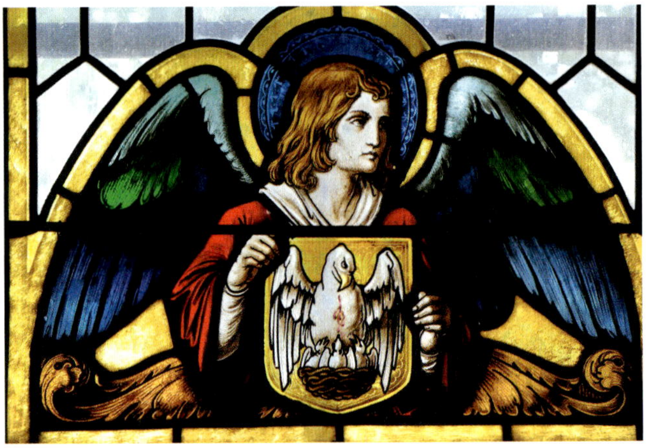

Der Pelikan, der mit seinem Blut seine Kinder ernährt, ist in der christlichen Ikonografie ein Symbol für Jesus, der mit seinem Blut zu neuem Leben erweckt, und eine Allegorie auf seinen Opfertod. (Kirche St. Salvator in Schwäbisch Gmünd, Foto Olaf Rippe)

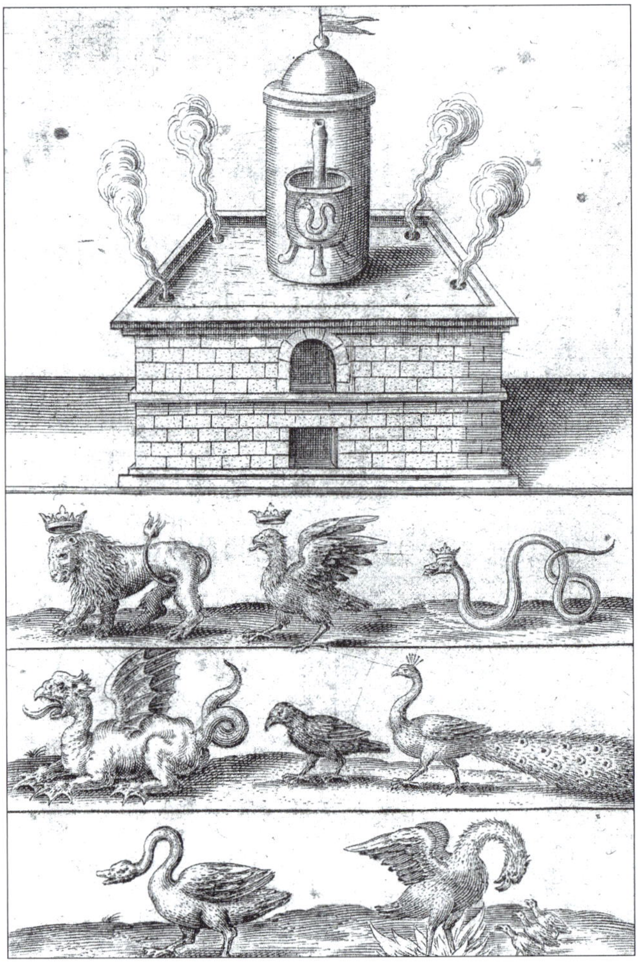

Tiere spielen als Symbole eine wichtige Rolle in der Alchemie, wie der Löwe, der Adler, die Schlange, der Pfau oder der Pelikan. Tiere und der Athanor, ein alchemistisches Gerät. (Aus Michael Maier, »Tripus aureus«, 1618)

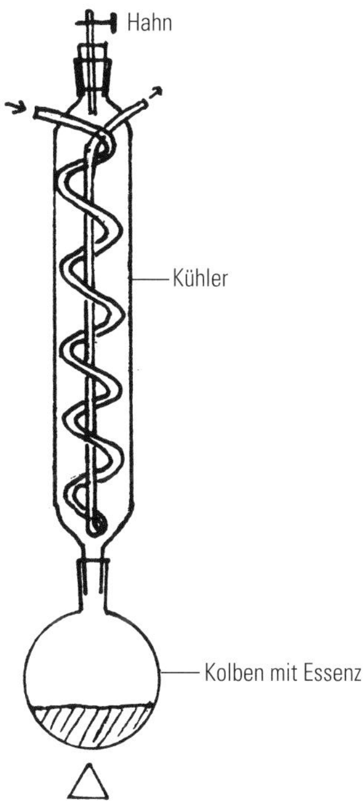

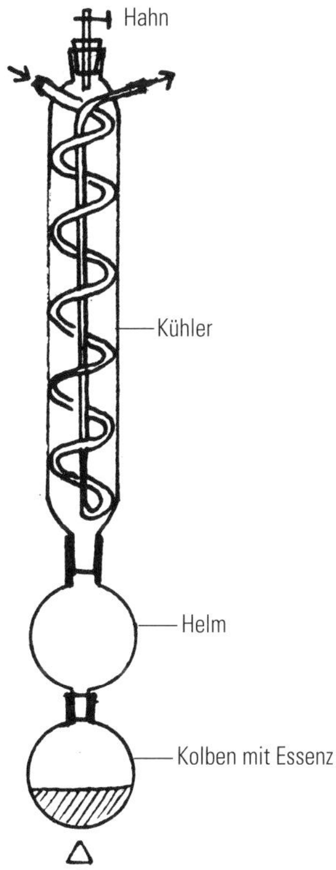

Wie werden diese Techniken angewendet? Auf den Kolben, der die Essenz enthält, wird ein Rückflusskühler gesetzt, durch den Kühlwasser fließt; der Kolben wird dann beheizt (Abbildung oben, A). Nach einiger Zeit kondensieren die sich verflüchtigenden Dämpfe im Kühler und fallen als Tropfen in den Kolben zurück. Diese Rotation bleibt konstant, solange der Kolben beheizt wird und das Kühlwasser fließt. Als Kühler ist ein Intensivkühler bestens geeignet. Man kann auch einen Expansionskolben (»Helm«) zwischen den Kolben und den Kühler setzen (Abbildung oben, B).

Zirkulationen kann man auch unter Vakuum ausführen, dann bleiben die Temperaturen niedrig. Das Rotieren soll stets sanft und nicht zu heftig vor sich gehen. Bei der Technik der rhythmisierten Zirkulation stellt man die Beheizung nach einigen Stunden des Rotierens ab und lässt es erkalten; nach einigen Stunden wird erneut beheizt. Häufig wird bei Tag zirkuliert und während der Nacht abgekühlt. Dieser Prozess wird siebenmal wiederholt, also über eine Woche, das würde dann als siebenfach rhythmisierte Zirkulation bezeichnet.

Die Alten vollzogen die Zirkulation oft im Pelikan (Abbildung Seite 168 oben). Die beiden seitlichen Arme gestatten den Rückfluss des Kondensats in den unteren Bauch des Gefäßes, während der obere Bauch den Raum für die Ausdehnung der Dämpfe bietet.

In warmen Ländern kann man die Rotation gut an der Sonne vollziehen. Zum Rhythmisieren kommt das Zirkuliergefäß während der Nacht in den Kühlschrank.

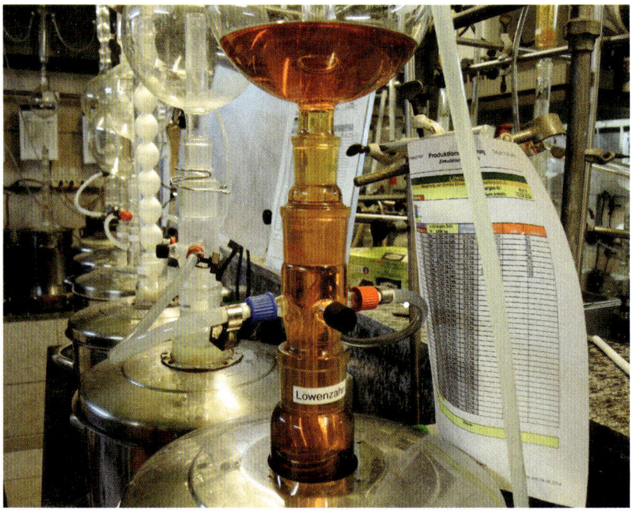

Eine oft monatelange Zirkulation schließt die alchemistische Arbeit ab, hier bei Aurora Pharma. (Foto Olaf Rippe)

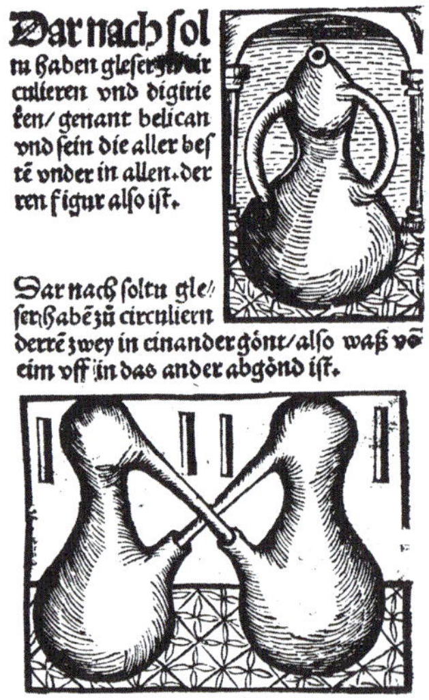

Die Zirkulation im sogenannten Pelikan. (Aus dem Destillationsbuch des H. Brunschwyck, 1610)

Über ein geeignetes Glasrohr mit Hahn kann man mit einer Pumpe ein Vakuum herstellen, das auch bei niedrigen Temperaturen eine gute Rotation bewirkt. Hier einige Vorschläge zur Herstellung moderner Zirkuliergefäße (Abbildung unten). Natürlich kann man sich auch einen klassischen Pelikan vom Glasbläser machen lassen.

Bis heute kann die offizielle Wissenschaft nicht erklären, warum eine Zirkulation, besonders die rhythmisierte, eine Exaltation des Produkts mit sich bringt. Es verhält sich ähnlich wie mit den homöopathischen Potenzen. Das Experiment beweist immer wieder die Gültigkeit der Zirkulation, aber die Erklärung liegt außerhalb des gegenwärtigen Standes der offiziellen Wissenschaft. Auch die Homöopathie wendet auf ihre Weise die Rhythmisierung an, zum Beispiel die Schüttelschläge und auch die aufeinanderfolgenden Potenzierungsschritte. Während jedoch bei der Potenzierung die eigentliche Materie weniger wird und zugleich die Energie zunimmt, bleibt bei der Zirkulation die Menge der Materie konstant. Für einige Aufbereitungen ist die Zirkulation obligatorisch, ohne ihre Anwendung wären bestimmte Präparate unvollständig.

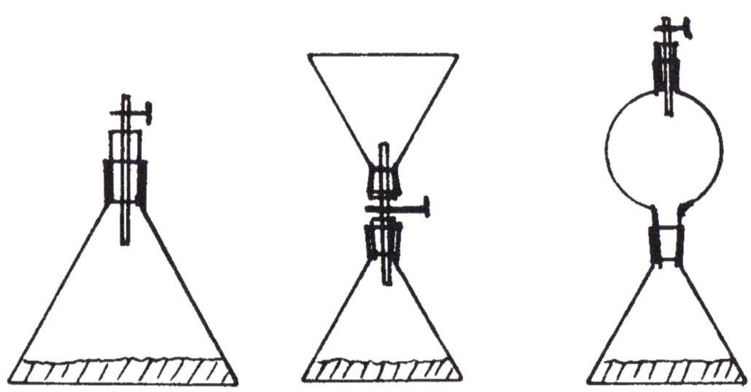

A B C

Von den alten Meistern lernen: Historische Schriften

Das Pflanzenmagisterium des Paracelsus

In seinem Buch der Archidoxen gibt Paracelsus im Kapitel »De Magisteriis« folgende Anweisung: »Aber die kreuter und ihrs gleichen sollen am ersten genommen werden und mit einem gebrannten Wein vermischt und putrifiziirt darmit auff ein Monat: Darnach destillirs per balneum und mehr widerumb dareingethon und wie vor procedirt, biß der quantitet des gebrandten Weins viermal minder ist dann des Saffts der kreuter: dasselbige destilir per balneum auff ein Monat mit newen additamentis, darnach schaids, so hastu Magisterium huius herbae wölches du wilt.«

Dieser äußerst kurze Text ist keineswegs eindeutig und wird sehr verschieden interpretiert. Viele Spagyriker berufen sich auf diese Textstelle. Nehmen wir sie daher genauer unter die Lupe.

Die Kräuter sollen zunächst mit Branntwein gemischt und einen Monat lang darin »putrefiziert« werden. Das Wort »putrefiziert« bedeutet hier mit Alkohol extrahiert und keineswegs etwa eine Verfaulung; der Alkohol macht einen Fäulnisprozess unmöglich. Durch die Extraktion werden die Kräuter in ihren Wesen entstellt, nur der »Körper« bleibt nach der Extraktion zurück, daher die Bezeichnung putrefiziert = zersetzt, da wertvolle Prinzipien herausgelöst werden.

Paracelsus macht keine Mengenangaben. Außerdem sagt er nicht, ob der Monat hier einen Kalendermonat bedeutet, also dreißig Tage, oder ob er einen »philosophischen Monat« von vierzig Tagen meint.

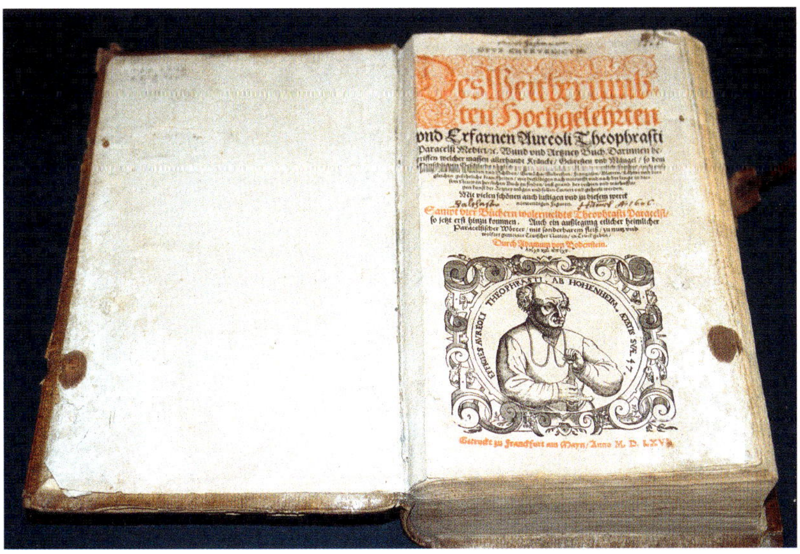

Die große Wundarznei des Paracelsus, 1566. (Pharmaziehistorisches Museum Basel, Foto Olaf Rippe)

In der alchemischen Praxis wird bei der Mazeration über längere Zeit häufig die Periode von vierzig Tagen, also der Philosophische Monat, angewendet. Die Zahl vierzig hat Beziehungen zur Dunkelheit, sie ist eine Zahl des Wartens und der Vorbereitung und daher für natürliche Zersetzungsprozesse charakteristisch. Vierzig Tage regnete es bei der Sintflut, vierzig Tage dauerte die Einbalsamierung Jakobs, vierzig Jahre lang führte Moses die Israeliten durch die Wüste, vierzig Tage weilte Christus vor seinem Auftreten in der Wüste, weitere vierzig Tage zwischen Ostern und Himmelfahrt als Auferstandener bei den Jüngern. Vierzig Tage verbrachte Moses auf dem Berg Sinai, um die Gebote zu empfangen. Indische Musiker widmen sich gelegentlich einer strengen yogaartigen Übungsperiode, während der sie sich bestimmte Beschränkungen auferlegen; die längste dieser Perioden dauert vierzig Tage, während denen der Musiker nicht die Sonne erblicken darf.

Nach dieser Periode der Mazeration soll das Ganze im Wasserbad destilliert werden. Das gewonnene Destillat enthält Alkohol, die ätherischen Öle und das Wasser der Pflanzen mit anderen flüchtigen Bestandteilen.

»Mehr widerumb dareingethon und wie vor procedirt.« Das bedeutet: In das erhaltene Destillat geben wir neue, frische Pflanzen und lassen wieder einen Monat extrahieren. Anschließend wird das Flüssige im Wasserbad erneut abdestilliert.[81]

Da die dem Destillat hinzugefügten frischen Kräuter Saft enthalten, verdünnt sich der Alkoholgehalt bereits bei der zweiten Destillation, denn der größte Teil der Wässrigkeit der Pflanzen geht bei der Destillation über. Der Prozess der Extraktion neuer frischer Pflanzen wird in dem ständig an Menge zunehmenden Destillat so lange wiederholt, bis der Alkoholgehalt ein Fünftel der gesamten destillierten Flüssigkeit beträgt, das heißt viermal geringer ist als der Saft der Kräuter. Haben wir zum Beispiel für die Extraktion 100 ml Alkohol benutzt, werden in den einzelnen Gängen nacheinander so lange frische Pflanzen destilliert, bis das aus den Pflanzen abgezogene Wasser 400 ml beträgt, das Destillat im Ganzen also 500 ml. Angenommen, wir würden Pflanzen mit 85 Prozent Wassergehalt verwenden, so würden wir bei 100 ml hoch rektifiziertem Alkohol (Vinum ardens) mindestens 460 g frische Pflanzen brauchen; da eine völlige Abdestillation des Wassers aus den Pflanzen aber technisch sehr schwierig ist, würden bis zu 600 g frischer Pflanzen benötigt. Das Fünftel Alkohol in dem endgültigen Destillat genügt, um dieses zu stabilisieren.

Derartige destillierte Kräuterwässer waren in der klassischen Pharmakologie sehr gebräuchlich. Viele alte Werke beschäftigen sich eingehend mit ihrer Herstellung wie auch mit ihrer Anwendung.[82]

81 An anderer Stelle beschreibt Paracelsus das Ansetzen von Johanniskraut auf ähnliche Weise: Man nimmt die Blütentriebe zu Johanni, übergießt sie mit Alkohol, nach sieben Tagen filtriert man ab und nimmt das Filtrat zum Ansatz weiterer Blüten. Dies soll man so lange wiederholen, wie die Pflanze blüht und es bei allen Pflanzen so handhaben, die eine längere Blühperiode haben, also Kamille, Ringelblume usw. Der Effekt ist eine fortlaufende Sättigung. Hinzu kommt der Zeitfaktor: Die Pflanze ist in ihren Rhythmen im Laufe der Zeit ganz unterschiedlichen meteorologischen und kosmologischen Phänomenen ausgesetzt – diese Effekte sind nicht zu unterschätzen und machen den Ansatz eindeutig komplexer. (Anm. d. Hrsg.)

82 Genaue Anweisungen zur Herstellung dieser Destillate findet man in dem Werk: Ars Distillandi oder Destillierkunst deß wolerfahrnen Hieronymi Braunschweig. Das interessante Werk ist einer Ausgabe des Kräuterbuches von Dioscurides von 1610 beigebunden, das auch als Neudruck 1964 bei Konrad Kölbl in Grünwald bei München erschien.

Das Destillat enthält nun alle flüchtigen Bestandteile der gesamten Pflanzenmenge. Dieses Destillat soll nun mit »newen additamentis« einen Monat lang zirkuliert (kontinuierlich destilliert) werden. Um welche Zusätze handelt es sich bei diesen »newen additamentis«? Hier scheiden sich die Geister. Diese oft zitierte Stelle des Paracelsus-Textes hat schon manchen Streit unter Spagyrikern ausgelöst. Jeder kennt sie, keiner scheint völlig sicher zu sein, und alle scheinen sich auf sie zu berufen. Ich will versuchen, mein Verständnis des berühmten Textes zu erklären, ohne dies zum Dogma erheben zu wollen. Es führen vermutlich auch hier mehrere Wege zum Ziel.

Im sechsten Buch der Archidoxen kommt Paracelsus mehrmals auf die sogenannten Circulata zu sprechen. Diese Circulata, von denen es höhere und niedrigere gibt, besitzen die Kraft, Magisterien aus Grundsubstanzen ausziehen zu können. Geben wir unserem Destillat ein geeignetes Circulatum zu, so trennt dieses eine ölige Substanz ab; dies ist das eigentliche Magisterium. Paracelsus sagt, dass ein Teil dieses Magisteriums der Wirkung der zweihundertfachen Menge entsprechender trockener Pflanzen (des Pflanzenkörpers) entspricht. (Eine halbe Unze Magisterium wirkt wie 100 Unzen getrocknete Pflanzen.)

Je nach dem spezifischen Gewicht der Flüssigkeiten schwimmt das Magisterium entweder schließlich an der Oberfläche der Flüssigkeit, oder es sammelt sich auf dem Boden des Gefäßes. Je nach Art des benutzten Circulatums geht die Trennung schneller oder langsamer vonstatten. Zunächst bildet sich meist eine milchige Trübung, Zeichen einer Emulsion. Später sammeln sich die Tröpfchen zu einer öligen Masse, und die Flüssigkeit klärt sich.

Im folgenden Kapitel kommen wir eingehend auf ein besonders schnell arbeitendes Circulatum zu sprechen, das berühmte Circulatum Minus nach Urbigerus, das in wenigen Minuten trennt. Die in den Archidoxen erwähnten Circulata arbeiten langsamer. Wegen ihrer Fähigkeit, zu separieren, werden die Circulata auch als »flüssige Steine« bezeichnet oder als »das nasse Werk«. Die Darstellung der Circulata gehört zu den interessantesten und eindrucksvollsten Experimenten der Alchemie, daher sollte sich jeder ernsthafte Interessent an die Meisterung dieses schwierigen »Kleinen Werkes« wagen.

Paracelsus schlägt nach dem Zusatz des Circulatums eine Zirkulation von einem Monat vor. Das sich bildende Magisterium wird dann abgeschieden, zum Beispiel mit einer Pipette.

Das Circulatum Minus des Urbigerus

Im Jahre 1690 erschien bei Henry Fairborne in London eine bemerkenswerte Veröffentlichung über das Circulatum Minus von Baron Urbigerus, unter dem englischen Originaltitel: »Circulatum Minus Urbigeranum, or the Philosophical Elixier of Vegetables with the Three Certain Ways of Preparing it, fully and clearly set fourth in One and Thirty Phorisms by Baron Urbigerus, a Servant of God in the Kingdom of Nature«. 1691 druckte Johann Caspar Birckner in Erfurt die deutsche Ausgabe, 1705 gefolgt von einem Neudruck in Hamburg von Benjamin Schiller. Der deutsche Titel erwähnt, dass »noch 3. andere Wege zu Präparierung des Vegetabilischen Elixiers aus eigener Erfahrung gewiesen werden. Von Baron Urbigeru, Gottes getreuen Priestern im Tempel der Natur«.

Der eigentliche Text besteht aus einer Widmung an alle ernsthaften Seelen und Liebhaber hermetischer Philosophie, einem Kupferstich, den 31 Aphorismen und einem Anhang, der einen Kommentar des Titelkupfers darstellt.

Was ist ein Circulatum? Nach dem deutschen Alchemisten Andreas Libavius (1555–1610) bedeutet »Circulatum« »das Erhöhen eines reinen Liquors durch ein zirkulierendes Lösen und Koagulieren im Pelikan mit der Wärme als Agens«[83].

Wie im letzten Kapitel dargelegt, bewirkt die Zirkulation eine Verbesserung flüssiger Substanzen. Die Flüssigkeiten werden fortwährend über längere Zeit vom flüssigen in den gasförmigen Zustand überführt, um dann sogleich in den flüssigen zurückzukehren. Mehrere Techniken sind in der Kunst des Zirkulierens vereinigt; sie kann Digestion, Sublimation, Destillation und Kohobation miteinander verbinden.

Digestion bedeutet ein Reifen in milder »verdauender« Wärme, durch die eine Substanz ihre inneren Kräfte freilegt und abgibt. Eine Mazeration bei warmen Temperaturen bezeichnet man ebenfalls als Digestion. Die Digestion macht dicke Flüssigkeiten subtiler, ihr roher Zustand wird modifiziert, und was getrübt war, wird durchsichtig. Das Unreine, das sich auf dem Boden sammelt, lässt sich dann abtrennen. In wärmeren Zonen ist eine gute Digestion an der Sonne möglich. Die Alten digerierten oft im Pferdemist, der auch im Winter eine gleichbleibend warme Temperatur aufweist (bis 72 Grad). Die Dauer der Digestionen ist sehr variabel, sie kann wenige Tage, einen Philosophischen Monat oder auch noch länger betragen.

Bei einer **Sublimation** wird eine Substanz in den oberen Teil eines Gefäßes getrieben und dort präzipitiert.

Die **Destillation** trennt flüchtige bzw. flüssige Substanzen von nicht flüchtigen (festen oder fixen) oder auch verschiedene Flüssigkeiten voneinander, falls diese verschieden hohe Siedepunkte haben und die Temperatur genau kontrolliert werden kann. Fortschreitende Trennung durch wiederholte Destillationen bezeichnet man als Rektifizierung.

Rotation und **Kohobation** sind der Zirkulation verwandt. Die Bezeichnung »Rotation« wird auch im gleichen Sinne wie Zirkulation gebraucht, insbesondere wird die rhythmisierte Zirkulation als Rotation bezeichnet.

Die **Kohobation** besteht aus einer Serie wiederholter Destillationen eines Lösungsmittels über der gleichen Substanz oder den gleichen Substanzen, die darin gelöst wurden. Nach jeder Destillation wird das Destillat wieder auf den Rückstand im Fraktionierkolben gegeben und erneut destilliert, was nach alchemistischer Ansicht zu einer »Lockerung« und Flüchtigmachung bestimmter Materialien führt. Für den Alchemisten ist es weniger bedeutend, dass dabei chemische Veränderungen eintreten, da »die gleichen« Substanzen in verschiedenen Formen erscheinen können. (Vergleiche die Bemerkungen über die Flüchtigmachung des Weinsteins, Seite 58ff.) Die Technik der Kohobation wird in der Alchemie sehr häufig angewendet, Urbigerus schlägt sie ebenfalls für sein Circulatum Minus als die eigentliche Zirkulation vor (Aphorismen XIV und XV, Seite 181).

83 Andreas Libavius, Alchimiae Liber II, Cap. LVIII.

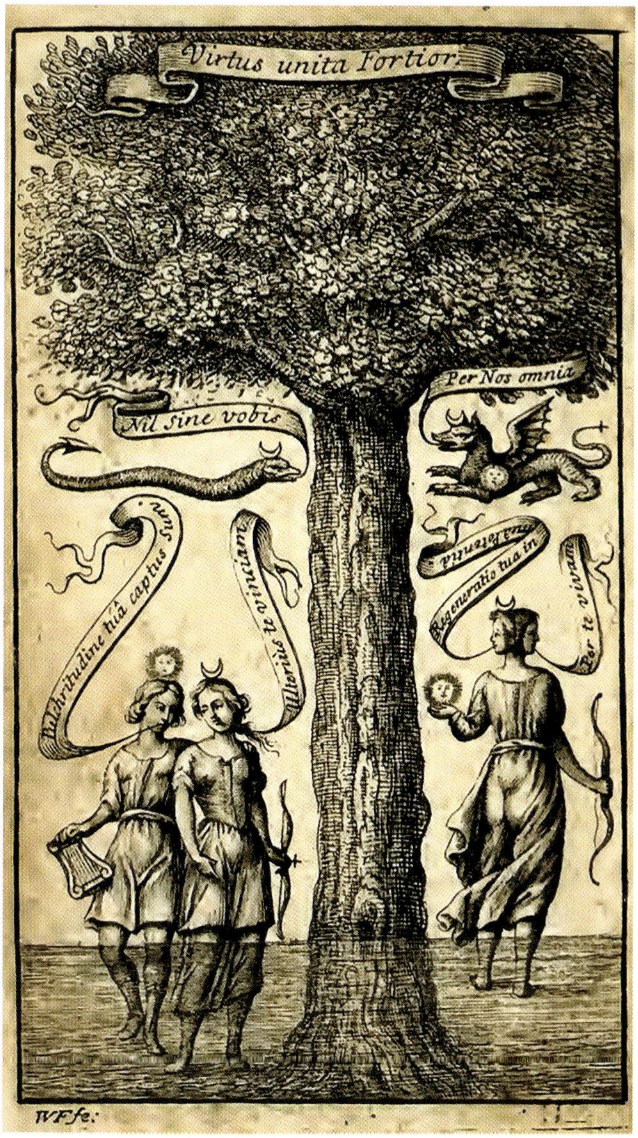
Virtus unita Fortior.
Per Nos omnia
Nil sine vobis
Pulchritudine tuâ captus sum.
Ulterius te vinciam
Regeneratio tua in
Per te vivam
WFfe:

Titelkupfer aus dem Werk »Das Grosse Elixir«, Baron Urbigero, 1705.

Die Bezeichnung »Circulatum« kann in der Alchemie auch einfach die alchemische Arbeit im Pflanzenreich bedeuten. Im weiteren Sinne werden auch als Circulata bezeichnet: das »Aqua Solvens« des Paracelsus, der »Geheime Weingeist« des Raimundus Lullus und Adepten, das »Aqua Mercurialis«, der »Spiritus Mercuri Universalis« und noch weitere.

Wenden wir uns nun der Aufbereitung des Urbigeranischen Circulatum Minus zu, mit Zitierung der entsprechenden Textstellen des Originals in der originalen Schreibweise.

CIRCULATUM MINUS URBIGERANUM,

Oder

Das Philosophische Elixir/

Aus

Dem Vegetabilischen Reiche.

Auf drey unterschiedliche Wege eingerichtet.

I

Unser Circulatum Minus ist nur ein Elixier, welches specificiret worden zum Vegetabilischen Reiche, und kan dadurch desselbigen rechte Essentz, worinnen alle Vegetabilische Krafft und Eigenschafft, gleichsam in einen Augenblick ohne Feuer oder weitere Bereitung der Vegetabilien ausgezogen und erhalten werden, zu Verrichtung grosser Wunder in der Artzney-Kunst, und anderen Wercken der Natur.

II

Wir heissen es Circulatum Minus, weil es in dem vegetabilischen Reich eben das verrichtet, was das Circulatum Majus, oder Elixier Universale, in allen dreyen Reichen auswircket, und wie offt es auch zu vielerhand Extractionen oder Chymischen Experimentis gebraucht seyn möge, dennoch nicht das geringste von seinen Kräfften oder Eigenschaften verlieret.

In der Alchemie unterscheidet man zwischen dem Circulatum Minus und dem Circulatum Majus. Das Erstere ist ein Elixier, das im Pflanzenreich verrichten kann, was das Circulatum Majus in allen drei Reichen (Pflanzenreich, Mineralreich und Tierreich) verrichtet: die Separation.

Das Circulatum Minus, sofern es auf die richtige Weise hergestellt wurde, verliert nichts von seiner Kraft, selbst nach häufigem Gebrauch. Ein Circulatum Minus, das ich vor vielen Jahren hergestellt habe, separiert noch heute in wenigen Minuten. Nach jeder Separation kann das Circulatum durch sanfte Destillation wiedergewonnen werden. Wir werden weiter unten sehen, wie das gemacht wird.

III

Aus der Dianae undeterminirten Thränen, nach dem Apollo erschienen ist, und nachdem die drey Elementa saeparirt, determinirt, digerirt, und wiederum zur gloriösen Aufferstehung gebracht sind, können wir ohn einiges geschaffenen Dinges Addition dieses unser determinirt Elixier praepariren. Welcher Weg von den Philosophis vor den ersten, edelsten und geheimsten zum Eingange in dieser Natur Weißheit gehalten wird.

Die »Tränen der Diana« sind der reine Merkur, der noch nicht durch irgendwelche Zusätze determinierte Äthylalkohol. Später wird er determiniert durch den Zusatz der Salze und der ätherischen Öle.

»Nachdem Apollo erschienen ist« bedeutet: nachdem der flüchtige Sulphur, das heißt die ätherischen Öle, aus den Pflanzen herausdestilliert wurden. Die Erscheinung Apollos, also die Trennung der ätherischen Öle, ist stets der erste Schritt bei der Separation.

Urbigerus schreibt, dass die Separation einer Spezies in ihre drei Essentialen oder philosophischen Prinzipien (hier als Elemente bezeichnet) Voraussetzung der Arbeit sei. Der Merkur wird dann determiniert durch den Zusatz der anderen gereinigten Prinzipien, also durch die Salze und den fixen und flüchtigen Sulphur. Anschließend folgt eine Digestion mit nachfolgenden Destillationen (Kohobationen). Auf diese Weise kann das Circulatum Minus aus einer Spezies ohne irgendwelche Zusätze bereitet werden. Urbigerus bezeichnet diesen Weg als den edelsten.

IV

> Die Determination derer Thränen von unserer Diana bestehet alleine in ihrer vollkommenen und unauflößlichen Vereinigung mit der fixen vegetabilischen Erde, die Philosophisch praeparirt, purificirt, und geistlich gemacht seyn muss, in Ansehung welcher, obgedachte Thränen lieblich genöthiget werden, ihre erste undeterminirte Eigenschaft abzulegen, und sich specificiren zu lassen, auff solche Art, wie unser Circulatum Minus erfordert.

Urbigerus erklärt genau, was er mit der Determinierung der Tränen der Diana meint. Aber das aus dem Pflanzenkörper (Pflanzenrückstand) durch Kalzination gewonnene Salz (fixe vegetabilische Erde) muss philosophisch, das heißt nach richtiger alchemistischer Art, bereitet werden, also auf richtige Weise kalziniert, gereinigt und spiritualisiert (flüchtig gemacht) sein. Während dieser Behandlung wird die Natur des Salzes verändert.

V

> Unser anderer Weg dieses vegetabilische Elixier zu praepariren ist, wann man ein gewisses Vegetabile, so mit unter die vornehmsten gerechnet wird, und welches so wohl alleine wachsend, als unterstützet, zusehen ist, durch gebührliche Handgriffe so tractiret, dass nach geschehener ersten Praeparation, dieselbe putrificire, zu Oehl werde ihre 3 Principia scheiden lasse, und endlich vermittelst der Reinigung, Conjunction und Flüchtigmachung zu einem geistlichen und unsterblichen Wasser werde, wodurch alle Vegetabilia, so hinein geworffen sind, ihre Erneuerung erlangen müssen.

Urbigerus bezieht sich hier auf den Weinstock. Während der als »Opus Vini«[84] bekannten alchemischen Arbeit mit dem Wein kommt ein Augenblick, in dem zwischen der Aufbereitung einer flüchtigen Flüssigkeit oder einem festen Resultat, einem sogenannten »Stein«, gewählt werden kann, alchemistisch gesprochen also zwischen dem »nassen« und dem »trockenen Weg«. Der

84 Zum »Opus Vini« seien zwei Texte erwähnt: »Tractatus De Quinta Essentia Vini«, in: »Eröffnete Geheimnisse des Steins der Weisen oder Schatzkammer der Alchymie«, Neudruck Graz 1976, S. 322–335. Sowie »Johannis Isaaci Hollandi Opera Vegetabilia«, in: »Sammlung unterschiedlich bewährter Chymischer Schriften«, Wien 1746, S. 197–304.

ganze Vorgang ist zu lang, um an dieser Stelle beschrieben zu werden; wir hören später noch einiges zu den sogenannten Steinen.

Zum Verständnis der Bezeichnung »zu Oehl werde« sei eine Textstelle Glaubers angeführt:

> **Der Proceß aus dem Wein sein Oel zu bereiten, und durch sein eigen Sal fix und volat. in eine Hertz-stärckend & liebliche Esszenz zu bringen. Allhier verstehe ich nicht das übelriechende destillirte 🝆 aus dem 🜿 od. Wein-Hefen, sondern ein lieblich, annehmliches, hell und klares.**
> **Im Herbst, wann die Trauben gepreßt werden, laß keine sonderlichen Unreinigkeiten von Trestern oder sonsten in Most kommen, diesen lass in einem Faß gähren, bis er weiß wird, noch halb süß ist, zengert, und die meisten feces sich gesetzet. NB. Kommst du eher oder später, so ist es mit dem 🝆 gefehlet, dann hätte der Most entweder noch nicht entlassen, oder es ist das 🝆 schon mit den Hefen zu Boden gefallen, darum NB. nimm die Zeit in acht. Alsdann destillire den ∿ aus einer ♀nen ver♃ten Blasen, dessen wird nicht viel seyn; Wann kein ∿ mehr gehet, so nimm den Hut ab, und giesse die Remanenz in reine Gläser, lasse es etliche Tage stehen, so wird sich obenauff ein weisses 🝆 setzen praecipitirt sich auch bißweilen, welches man vom Most scheiden, und zur obgedachten Essenz gebrauchen solle. Der Most, wovon das 🝆 und ∿ geschieden, wird zu anderen Most gethan, gähret auffs neue und giebt wieder Wein; Weist du nicht mit umzugehen, so mache 🜊 davon. NB. Es giebt nicht sehr viel 🝆, welches doch, gleichwie in allen Vegetabilien, der beste Theil ist. Diese Essenz ist ein Antidotum, dann es soll sich kein gifftig Thier in Weinbeeren uffhalten können während der Weinblühte. NB. Die Essentien müssen mit doppelten Blasen, und nicht mit Wachs, welches davon schmeltzet, bewahret werden. 1, 2, 3, oder mehr Quintlein Kräuter-Essenz in eine Kanne Wein gethan, umgeschüttelt, so bekommt man alsobald einen klaren lieblichen Kräuter-Wein, also daß man mit unterschiedenen Essentien unterschiedene Weine aus einem Faß zapffen kan. Und hiemit sey dieser Erste Theil zu seinem Ende. Gott allein die Ehre!**

Um mit dem Circulatum Minus fortzufahren, konzentrieren wir uns auf den ersten und den dritten Weg.

VI

> Der dritte und gemeinste Weg besteht in der Vereinigung eines fixen vegetabilischen Saltzes mit seinen eigenen flüchtigen und Sulphurischen Spiritu, welche beyde von gemeinen Chymicis gemacht und verkaufft worden. Und weil in ihrer Praeparation ein Theil des reinesten Schweffels, worinnen die Seele wohnet, durch unphilosophische Handgriffe verlohren worden, so kan gemeldte unaufflößliche Vereinigung nicht geschehen, als durch ein Schweffelhafftes Mittel, dass die geschwächte Seele verstärckt, und darneben Geist und Leib zur vollkommenen Conjunction tüchtig macht.

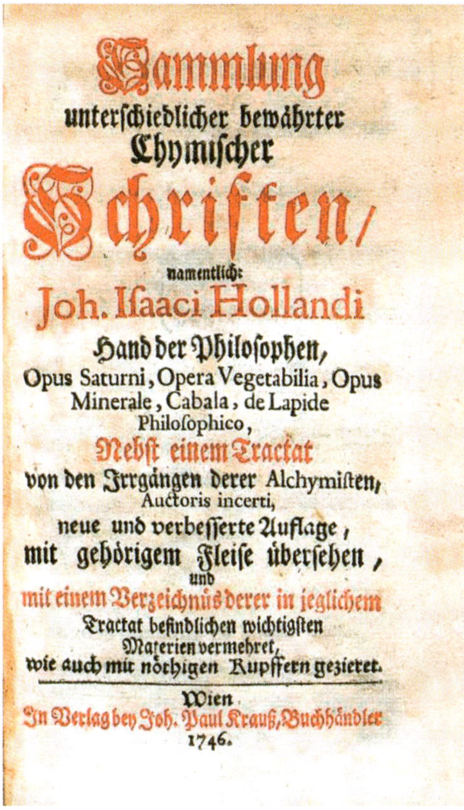

Sammlung
unterschiedlicher bewährter
Chymischer
Schriften,
namentlich:
Joh. Isaaci Hollandi
Hand der Philosophen,
Opus Saturni, Opera Vegetabilia, Opus Minerale, Cabala, de Lapide Philosophico,
Nebst einem Tractat
von den Irrgängen derer Alchymisten,
Auctoris incerti,
neue und verbesserte Auflage,
mit gehörigem Fleiße übersehen,
und
mit einem Verzeichnüs derer in jeglichem
Tractat befindlichen wichtigsten
Materien vermehret,
wie auch mit nöthigen Kupffern gezieret.
Wien.
In Verlag bey Joh. Paul Krauß, Buchhändler
1746.

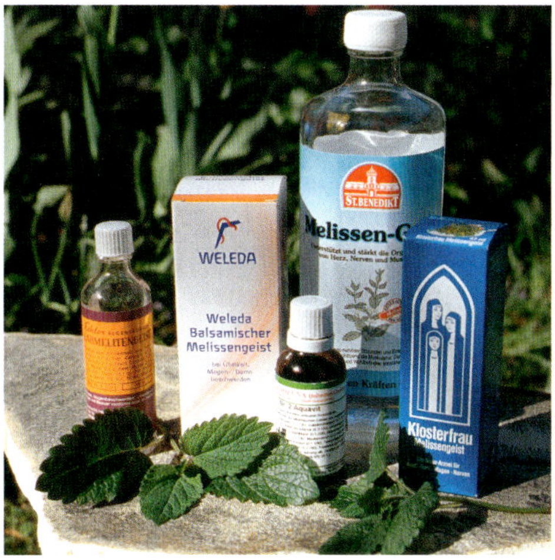

Melissengeist in verschiedener Form zählt zu den »Chymici hermetici«. (Foto Olaf Rippe)

Titelkupfer der »Chymischen Schriften« von Johannis Hollandus, 1746.

Die Konjunktion eines fixen Pflanzensalzes, die wir aus dem Pflanzenkörper durch Kalzination, anschließende Extraktion aus der Asche und Reinigung durch wiederholtes Auflösen und Evaporieren erhalten, mit seinem eigenen sulphurischen Geist, führt also zum Circulatum. Der »flüchtige sulphurische Spiritus« ist eine aus einer Pflanzenspezies destillierte alkoholische Essenz. »Sulphurischer Geist« bedeutet ein alkoholisches Destillat, das das ätherische Öl (das heißt den flüchtigen Sulphur) der betreffenden Pflanze enthält.

Diese aromatischen Essenzen wurden auch von »gemeinen Chymicis« hergestellt, das heißt von gewöhnlichen Apothekern, die nicht Meister der spagyrischen Kunst waren, Letztere im Gegensatz dazu auch »Chymici hermetici« genannt. Beispiele der eben erwähnten aromatischen Essenzen sind der bekannte »Melissengeist«, heute noch als »Klosterfrau Melissengeist« beliebt, und das »Ungarische Wasser« oder »Wasser der Elisabeth von Ungarn«, das als Kosmetikum verkauft wurde.

Diese Wässer oder sulphurischen Geister sind Destillate, sie enthalten nicht den fixen Teil des Sulphurs oder dessen Salz, da diese bei der Destillation wegen ihrer fixen Natur nicht mit übergingen und verworfen wurden. Vom alchemistischen Standpunkt aus betrachtet ist diese Fraktionierung unphilosophisch, da der fixe Sulphur den anderen Teil der Seele beherbergt. Wir werden später sehen, dass die organischen Säuren, die der fixe Sulphur enthält, der Schlüssel zum Geheimnis der Flüchtigmachung der Salze ist. Da die in dem als sulphurischer Spiritus bezeichneten Destillat enthaltenen organischen Säuren nicht ausreichen, müssen weitere von außen zugesetzt werden. Sie wirken dann als Katalysatoren und bringen Körper und Geist, Salz und Merkur zusammen.

Im folgenden Aphorismus sagt Urbigerus, was die sulphurische Materie ist und woher wir sie bekommen.

VII

> Solches eigendliche Mittel, zur unaufflößlichen Vereinigung mehr gedachter zweyen Subjecten nöthig, ist eine schwefel- und hartzige Materie, entsprossen aus einer todten oder lebendigen Pflantze, welche an unterschiedlichen Orten der Welt gefunden, und von allen Arten der Meerfischen erkandt wird; (die Copavianische halten wir vor die beste, und nechst selbiger die Italiänische) wann man solche mit dem Universal Menstruo von ihren unreinen Theilen separirt, so dehnet es alle atomos und Poros des fixen vegetabilischen Saltzes gantz auseinander, dass es seinen eigenen Spiritum empfangen, und sich mit ihm vereinigen können.

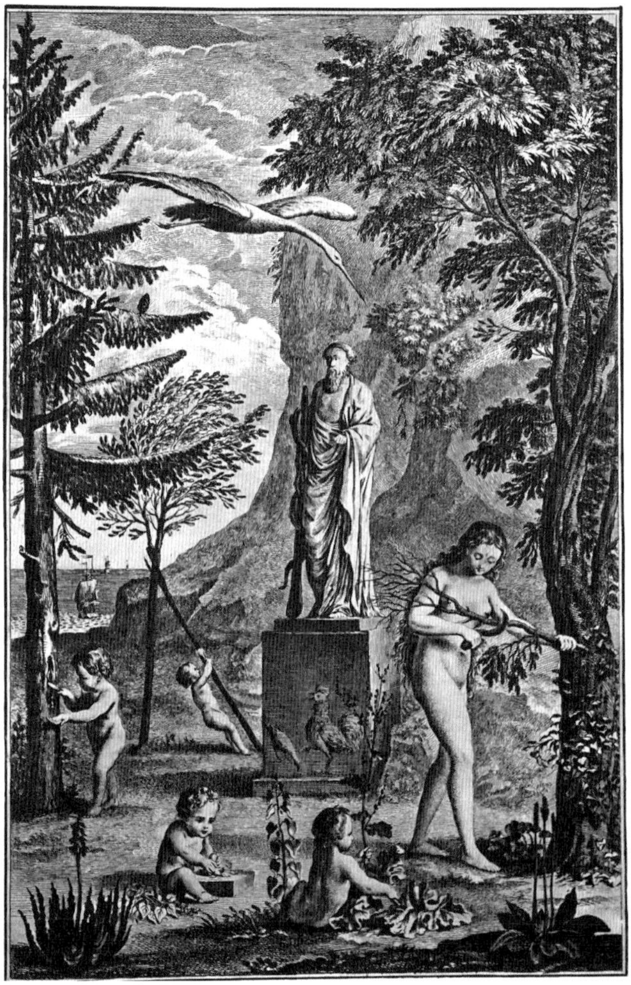

Unter den wachsamen Augen des Asklepios werden Kräuter gesammelt und verarbeitet und Harz von Bäumen gewonnen (links im Bild). Harze gelten als besonders sulphurische Substanzen. (Kupferstich, 19. Jh., Deutsches Museum, München)

Harze sind Gemische aus hauptsächlich aromatischen Substanzen mit Säure-Eigenschaften, außerdem Alkohole, Phenole, stark ungesättigte Substanzen. Harze sind eng mit Terpenen verwandt. Sie lassen sich durch Verletzung bestimmter Bäume, hauptsächlich Fichten, Kiefern, Lärchen und exotischer Bäume, gewinnen. Ein besonderes Harz ist der Bernstein. Der Text des Urbigerus enthält einen entscheidenden Hinweis: »und von allen Arten derer Meerfischen [Meerfischern] erkandt wird«. Dieser offensichtliche Bezug auf den Bernstein leitete mich auf die richtige Fährte. Bernsteinsäure ist ein ausgezeichneter Katalysator.

Aber Urbigerus sagt selbst, welche Harze er für die Arbeit besonders geeignet hält. Zunächst erwähnt er die »Copavianischen«, also den aus dem Copaiva-Baum gewonnenen Copaiva-Balsam. Diesen hält er für das beste Mittel. Als Nächstes empfiehlt er das »Italienische Harz«. Dies ist entweder das Harz der in Italien weit verbreiteten Pinien oder der Zypresse. (Mir selbst ist einmal in Italien aus Zypressen ein besonders hochklassiges Circulatum Minus gelungen.) Für welches Harz wir uns entscheiden, es muss zuerst von seinen unreinen Teilen gereinigt werden. Die beste Methode dafür wäre eine Destillation. Der spagyrische Apotheker Le Febure (17. Jh.) beschreibt diesen Vorgang in seinem »Chymischen Handleiter« wie folgt:

> Wie man das Hartz Elemi distilliren solle.
> Was man bey den Specerey-Krämern Gummi Elemi nennet, ist ein Hartz, so von einer Art Cedern-Baums, der in Moren-Land wächst, hervor kommt, das beste ist weißlicht, klar, und mit etlich kleinen gelben Theilen vermischt, und in eine Massa, oder Klotz gebracht, dieses giebt auch, wenn es angezündet, einen nicht unangenehmen Geruch von sich. Solches Elemi nun muss man pulverisiren, und mit dreyen Theilen klein gestossener Ziegelsteine, und einem Theil verkrachtes Koch-Saltzes vermischen, alles zusammen in eine Retorte thun, dieselbe in den beschlossenen Reverbir-Ofen auf eine umgekehrte irdene Stürtze, auf welcher Sand sey, legen, einen guten Recipienten vorstossen, und den Ofen bedecken, h ernach das Feuer per gradus geben, bis nichts mehr herüber steigt, von solchem Oe! kan man einen Theil ohne Rectificiren verwahren, den andern aber muss man mit dreymal soviel verkrachten Koch-Saltzes vermischen, solche Mixtur in eine gläserne Retorte thun, und das Oel im Sande rectificiren oder zum andern mal übertreiben.

Am einfachsten jedoch ist, bereits gereinigtes Harz zu kaufen, sei es nun Copaiva-Balsam oder Kanada-Balsam. Balsame sind Mischungen von Harzen mit ätherischen Ölen, teilweise mit aromatischen Säuren. Kanada-Balsam wird aus der nordamerikanischen Balsam-Fichte *(Abies balsamea)* gewonnen. Streng genommen ist Kanada-Balsam ein Terpentin; er enthält etwa 24 Prozent ätherisches Öl, 60 Prozent in Alkohol lösliches Harz und 16 Prozent in Äther lösliches Harz.

Ich habe selbst bei der Herstellung von Circulata mit mehreren Harzen experimentiert; Kanada-Balsam, mit dem ich sehr gute Resultate erzielte, kann ich besonders empfehlen. Kanada-Balsam wird noch heute in der Mikroskopie benutzt und ist in gefilterter, reiner Form erhältlich. Ebenfalls gute Resultate gelangen mir in Australien mit Zedernholzöl. Wer den Kupferstich auf Seite 173) genau betrachtet, erkennt ein Loch in dem Baum, aus welchem Harz fließt. Der Fluss, in den Apollo und Diana steigen, ist ein Harzfluss. Auf der anderen Seite des Baumes steigt Diana aus dem Fluss und hält Apollos Sonne nun in ihrer linken (empfangenden) Hand; Apollo und Diana sind zu einem Wesen geworden.

VIII

Zu Verstärckung des Schweffels, und Oeffnung, oder Ausdehnung, derer Saltz-Theilen, muss man selbige in einer mittelmäßigen Digestions-Wärme, die ohngefehr mit der Küchen-Bruth übereinkömt, mit der hartzigten Materie imbibiren, und so offt das Saltz trocken wird, die Imbibition repetiren, biß endlich das Saltz nicht von der Materie weiter annehmen will.

»Zur Verstärkung des Schwefels [Sulphurs]«, diese Bemerkung klärt, dass das Sal und ein Teil des Sulphurs bereits zusammen sind, denn sonst könnte man wohl kaum von einer Verstärkung sprechen; verstärkt werden kann nur das, was bereits vorhanden ist. Es fehlt lediglich der fixe Teil des Sulphurs, der Teil des Schwefels, der durch unphilosophische Handgriffe verlorenging (siehe Aphorismus VI). Der flüchtige Teil des Sulphurs, also die ätherischen Öle, sind bereits mit dem Salz zusammen. Nun wird also die harzige Materie zugesetzt, indem das Gemisch aus Sal und flüchtigem Sulphur damit getränkt wird; anschließend wird das Gemisch an eine mäßige Wärme gestellt, etwa 40 Grad. Wenn die Materie trocken wird, wiederholen wir die Tränkung.

IX

Während der Imbibition muss man täglich 9. oder 10. mahl mit einem Spatel, oder truckenen Holtz, die ganze Massam wohl umrühren, wodurch die hartzigte Materie einen besseren Ingress in das Saltz emfangt, und ihre Operation geschwinder verrichtet.

X

Man muss sich wohl fürsehen, damit bey der Imbibition nicht der geringste Staub, oder andere Unreinigkeit, in die Massam falle, auch nichts, welches einen Schwefel bey sich hat, in der Nähe gelassen werde. Denn in dem die Saltz-Theilen so sehr geöffnet und ausgedehnet worden, kan ein fermbder Schwefel solche leicht zu etwas anderes determiniren, und so die gantze Arbeit verderben, weßhalben das Geschirr stets mit einem Papier voll kleiner Löcher, oder etwas anderes Geschikliches, bedecket seyn soll.

Da wir in diesem Stadium bereits mit hoch gereinigten Substanzen arbeiten, darf das Werk nicht durch Unsauberkeit verdorben werden. Andererseits scheint die Furcht vor fremdem Schwefel etwas übertrieben, denn auch die harzige Materie enthält fremden Schwefel. Man kann die Tränkung auch in einem Glaskolben vollziehen, der dann mit einem Schliffstöpsel verschlossen wird. Gelegentlich wird der Kolben geöffnet, um frische Luft an die Materie zu lassen, und dann wieder verschlossen. Ich habe auf diese Weise sehr brauchbare Resultate erzielt; der Kolben sollte recht groß sein und viel Luft enthalten. Die Gefahr der Verunreinigung wird auch sehr durch das Arbeiten in einem geschlossenen Wärmeschrank eingeschränkt.

XI

Wann in 3 oder höchstens 4 Wochen das fixe vegetabilische Saltz nicht seine völlige Saturation erweiset, so ist die Arbeit vergeblich; Und hat man entweder in der Erkändtniß des Saltzes, oder der Sulphurischen und hartzigten Materie, oder in dem imbibiren, geirret.

XII

Nach geendigter Imbibition ist das Saltz geschickt seinen eigenen Geist zu empfangen, und wird hernach dadurch geistlich, flüchtig, durchsichtig, und so Wunder-kräfftig, dass es in eines jeden Vegetabilis kleinste Theile und Poros nicht allein eingehet, sondern auch alsbald dessen Elementa, oder innerlich wahre Essentz davon abscheidet.

Wenn alles gut verlaufen ist, kann nun der Merkur, also der rektifizierte Äthylalkohol, zugesetzt werden.

XIII

Ob nun schon das Saltz völlig zur Reinigung mit seinem eigenem Spiritu praeparirt ist, so kan solche doch nicht geschehen, wann man beyder rechte Proportion (nehmlich, dass das Volatile allezeit über das Fixum praedominire) nicht in acht nimbt, dann wiewohl beyde Subjecta einander im Wesen nicht entgegen sind, so werden sie doch durch ungleiche Eigenschafften unterschieden.

Die Menge des Alkohols muss das Gemisch gut bedecken. Mit Verhältnissen von 6 zu 1 oder gar 8 zu 1 habe ich gute Ergebnisse erzielt. Entscheidend bei der ganzen Arbeit ist, eine genügend große Menge ätherisches Öl zu haben, das arteigen ist. Der Alkohol ist als der anonyme Merkur im Pflanzenreich jederzeit leicht von außen zu beschaffen.

XIV

Vor dem Anfange der Destillation und cohobationen, wann der vegetabilische Spiritus zu seinem Saltze gefüget worden, muss man die Massam 8. oder 10 Tage putrifiziren lassen, in welcher Zeit der Sulphurische Spiritus durch die hartzigte Materie gestärr.:ket, umb in desselben Innerstes hineinzugehen, und nebst der Volatilisation die gründliche Vereinigung zu bewerckstelligen.

Während dieser Putrefizierung, die nichts als eine weitere Digestion ist, tritt ein Farbwechsel ein; das feine Salz erscheint fast wie Schlamm. Der gestärkte Sulphur und der Merkur wirken nun auf das Salz ein und beginnen einen Teil desselben flüchtig zu machen. Danach kann mit den Destillationen begonnen werden.

XV

Wann nach 6 oder 7 Destillationen und cohobationen des heruber getröpffen auff das zurück gebliebene der Spiritus nicht sehr scharff, das Caput Mortuum hergegen gantz ungeschmackt ist, so hat man in Erkäntniß des vegetabilischen Spiritus (welcher seinen eigenen Leib allezeit mit Cohobationen flüchtig macht), geirret.

Der Fraktionierkolben wird am besten im Wasserbad beheizt. Zwischen den einzelnen Destillationen bzw. Kohobationen, da ja das Destillat zurückgegossen wird, sind gelegentliche weitere Digestionen nützlich, aber nicht vorgeschrieben. Nach sechs oder sieben Destillationen bzw. Kohobationen hat das Destillat einen eigenartigen, in der Nase scharf beißenden Geruch und schmeckt sehr korrosiv auf der Zunge.

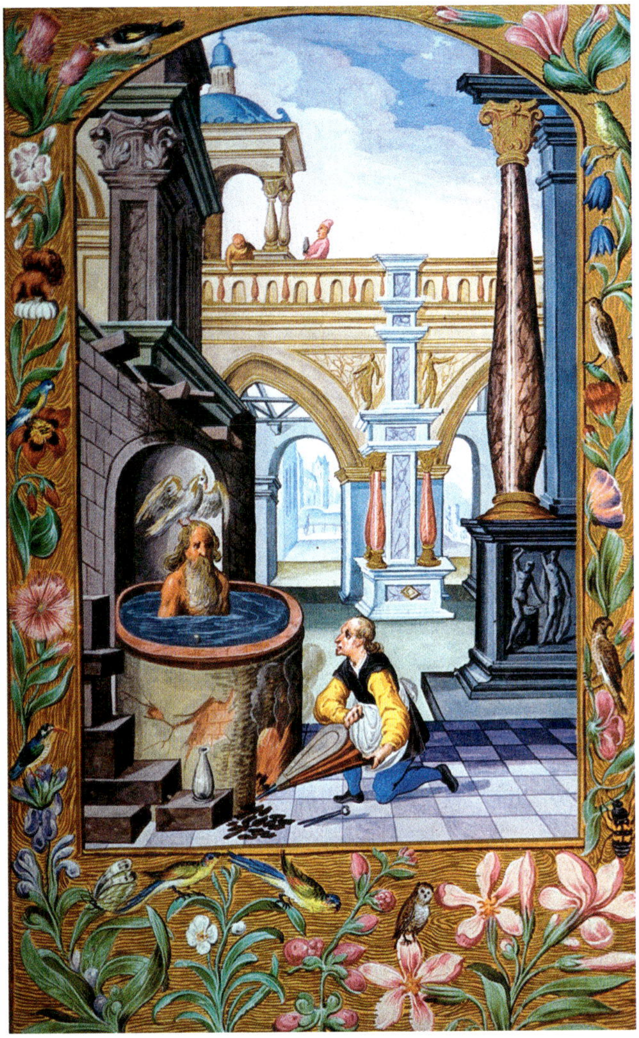

Das Wasserbad oder »Marienbad« ist bei der Arbeit mit Harzen besonders schonend. Die Taube symbolisiert das Geistige, das bei der Putrefactio befreit wird. (Aus »Splendor Solis«, 1677)

XVI

> Das Schweffelichte Mittel zur Vereinigung muss im Fortgange der Destillation nicht auffsteigen, weil es Leib und Seel, ehe der Leib durch den Geist flüchtig gemacht worden, vereinigen soll, und gleich wie zuvor das schweffelichte Mittel zur Vereinigung des Leibes und der Seelen höchstnöthig gewesen, so würde es im Gegentheil mit seinem übersteigen nun alles verderben.

Um das zu vermeiden, machen wir die Destillationen im Wasserbad. Die harzige Materie soll nicht überdestillieren oder verbrennen. Sie hat ihre Funktion als Verstärker des Sulphurs vollzogen, der Rest wird nicht mehr gebraucht. Zu hohe Temperaturen würden eher zu einer Fixierung der flüchtigen Teile auf das fixe Salz führen, statt zu dessen Flüchtigmachung. Wir würden dann mit einer festen Materie enden statt mit einem Circulatum. Vorsichtige und langsame Destillationen sind daher notwendig, wie bei allen Versuchen der Flüchtigmachung alkalischer Salze.

Da an dieser Stelle viele Fehler unterlaufen können, sind bei diesen Destillationen Geduld und Erfahrung notwendig, sonst geschieht, was Urbigerus im folgenden Aphorismus beschreibt:

XVII

Wenn das schweffelichte Mittel übersteigt, so bald der Spiritus seinen Leib anfängt überzuführen, umb sich damit unaufflößlich zu vereinigen, so wird das Feuer nicht wohl regiert, und an statt der gelinden dämpffigen Wärme zu Beförderung der Conjunction, eine gewaltsame Hitze zur Destruction gegeben.

XVIII

Wann das Saltz völlig geistlich gemacht, und mit seinen eigenen Spiritu gründlich vereiniget ist, so hat man das Circulatum Minus oder vegetabilische Elixier, ·und Menstruum in seiner Macht, wodurch wunderbare Würckungen im Vegetabilischen Reiche geschehen können, in deme augenblicklich nicht allein eines Vegetabilis Elementa oder wahre Prinzipia, sondern auch zugleich dessen reines Wesen vom unreinen, damit separiret werden.

Wurden alle Arbeiten richtig ausgeführt, liegt nun das Circulatum Minus nach der Methode des dritten Weges vor. Aus allem, was gesagt wurde, ist nun auch der erste Weg leicht verständlich, da lediglich alles aus der gleichen Pflanzenspezies zu bereiten ist, aus welcher die harzige Materie stammt; es wäre also zum Beispiel ein Circulatum Minus aus der nordamerikanischen *Abies balsamea* zu machen. Durch Dampfdestillation kann die harzige Materie aus kleinen Zweigen gewonnen werden. Auf diese Weise werden natürliche Terpentine gewonnen. Die übrigen Arbeiten werden dann nach den bereits beschriebenen Methoden verrichtet. In den folgenden Aphorismen schildert Urbigerus, was das so bereitete Circulatum Minus vermag.

XIX

Wann man dieses Vegetabilische Elixir wirfft ein grün und geschnitten Vegetabile, so putrificirt sichs in weniger, als einer halben Viertel Stunde Zeit (ohne äußere Hitze) ein Theil fällt gantz erstorben zu Grunde, (welcher nur die unreine Erde ist) obenauff schwimmet ein gelbes Oel, darinnen sich das Saltz mit dem Schweffel auffhält, und das Elixier kriegt die Farbe des gebrauchten Vegetabilis in dem es dessen Spiritum eingeschluckt hat; solten aber diese Zeichen nicht erscheinen, so wäre unrecht gearbeitet.

Nach der Immersion einer fein zerschnittenen grünen, das heißt frischen Pflanze (z. B. Pfefferminzblätter oder Rosmarinblätter) tritt nach dem Umschütteln zunächst eine starke Trübung ein. Diese Trübung ist ein Zeichen der nun erhaltenen Emulsion. Lässt man alles einige Zeit ruhig stehen, steigen die kleinen Öltröpfchen schließlich an die Oberfläche, wo sie dann eine gelbliche Ölschicht bilden. Dieses Öl enthält vom Salz und vom Sulphur der in das Circulatum gegebenen frischen Pflanze oder Pflanzen. Nach meiner Erfahrung schwankt die Farbe des Öls je nach den benutzten Pflanzen. Einige geben ein mehr gelbliches Öl, andere ein leuchtend smaragdfarbenes, bei wieder anderen ist es orange oder rötlich.

Je nach dem spezifischen Gewicht des Circulatums bzw. auch der Pflanzenart, die wir separieren, setzt sich das Öl manchmal auch am Boden ab, statt an der Oberfläche zu schwimmen. Bei Neigung des Gefäßes kommen dann die Ölperlen zum Vorschein.

XX

Ein einziger Tropffen des gelben Oels alle Morgen und Abend mit einem Glaß Wein, oder anderen guten Vehiculo eingegeben in Kranckheiten, wofür das gebrauchte Vegetabile sonst gewöhnlich adhibirt wird, curirt solche Kranckheiten, oder Beschwerungen, unfehlbar und ungefuhlich, stärcket auch die Lebens-Geister gewaltig, und reiniget bey ansteckenden Seuchen das Blut fürtrefflich, wann man mit dem Gebrauche continuiret.

Da die mit dem Circulatum Minus gewonnenen Öle echte Magisterien darstellen, werden ihnen große medizinische Tugenden zugeschrieben, besonders als Tonikum und Depurativum (reinigend im Sinne von ableitend und umstimmend). Alle echten spagyrischen Aufbereitungen haben zugleich eine reinigende Wirkung, die darin enthaltenen Salze zum Beispiel bringen je nach Menge eine milde oder stärkere diuretische Wirkung mit sich.

In der alchemistischen Literatur werden jedoch oft fantastische Wirkungen behauptet, die keineswegs immer erwiesen sind. Erst die Erfahrung in der Zusammenarbeit mit qualifizierten Ärzten und Heilpraktikern kann den Wert einer Aufbereitung beweisen. Der Wert oder auch der Unwert eines spagyrischen Präparats muss ehrlich überprüft werden, wenn die Alchemie ernst genommen werden will; dabei sind selbstverständlich die jeweils im Lande gültigen Gesetze zu berücksichtigen.

XXI

Ein in dieses Menstruum geworffene Corall giebt ein trefliches Experiment: Dann ob wohl des Coralli Pori fester, als in keinem anderen Vegetabili, geschlossen sind, so resolvirt sichs doch auch alsbald darinnen, sein innerlicher Geist geht ins Menstruum, sein Leib und Seele oben auff wie ein Blutrothes Oel, und seine grobe Erde fällt wie ein grau Excrement zuletzt an den Grund.

XXII

Das wahrhafftige Elixier Proprietatis (wie es Paracelsus nennet) wird gemacht, wann man Myrrhen, Aloes und Saffran, Ana in dieses Menstruum wirfft. Dann solches Elixier schwimmet alsbald oben auff, ist ein grosses Cordial, und curirt, fast wie das Universale Elixier, alle geneßliche Kranckheiten, das Caput Mortuum aber fällt zu Grunde.

XXIII

Dieses Menstruum solviret nicht allein allerhand gummata, und andere vegetabilische Wesen,sondemauch alle Oele und Balsam, die aus Vegetabilien entspriessen, welche alsdann so wohl bey Lebendigen, als Tadten, Wunder verrichten, in deme diese letztem ohne weitere Mühe oder Oeffnung der Leiber damit unverweslich gemacht werden können.

XXIV

Wiewohl diß Menstruum alleine auff die Vegetabilia ipecificirt ist, so ziehet es doch auch aus Mineralien und Metallen augenblicklich die Tinctur, kan aber ihre Principia nicht sämtlich separiren, weil es von der Natur darzu nicht verordnet, auch nützen die aus dem Metallischen Reiche dadurch gemachte Sulphura mit ihrer balsamischen Krafft der Lunge und Miltz nicht so viel, als das mit diesem Mentruo gemachte Elixier Proprietatis, so dass die Extraction der Metallischen Tincturen alleine Curiosität wegen hier angeführet wird.

Diese Aphorismen geben weitere Hinweise für den Gebrauch des Circulatums. Der Aphorismus XXII ist besonders wichtig im Zusammenhang mit dem vorangehenden Kapitel über das Pflanzenmagisterium des Paracelsus. Eine Immersion von gleichen Mengen Myrrhe, Aloe und Safran ergeben das berühmte »Elixier Proprietatis« des Paracelsus. Benutzen wir das Circulatum Minus des Urbigerus, genügt eine einfache Immersion, um die Trennung herbeizuführen; man braucht dann nicht mehr über einen Monat zu rotieren wie bei den »einfachen« paracelsischen Magisterien. Das Circulatum Minus des Urbigerus ist in der Tat ein Circulatum »im hohen Wesen«, wie es die alten Meister formulieren würden. Es löst auch augenblicklich allerhand Lacke, Öle und Balsame auf. Daher Vorsicht! (Ich habe mir mit einer winzigen Menge augenblicklich die Politur meines Schreibtischs ruiniert.)

Das Circulatum vermag außerdem die Tinktur aus bestimmten Metallen herauszuziehen. Diese Tinkturen stellen aber keine echten Separationen dar. Es besteht ein großer Unterschied zwischen dem einfachen Auszug einer Tinktur (»ein Metall aus seinem Wesen setzen«) und einer echten Separation der philosophischen Prinzipien. Zur Trennung der Metalle werden höhere Circulata benötigt, nämlich die hohen Alkaheste, deren Aufbereitung uns hier nicht interessiert.

Der Aphorismus XXV beschreibt, wie das Circulatum nach einer Separation wiederzuerlangen ist:

XXV

Weil dieses Vegetabilische Menstruum ewig während ist, so muss man sich auch in acht nehmen, damit in seiner Abscheidung von dem Oe! und Spiritu der Vegetabilien durch Unvorsichtigkeit nichts verlohren werde, welches verhütet wird, wann man die Destillation gelinde im Balneo vaporoso verrichtet, und das Geschirr zuvor wohl lutirt und wieder getrucknet hat. Das Menstruum gehet über mit dem Phlegmate des Vegetabilis, von welchen man es scheidet durch Destillation in Balneo zu weiteren Gebrauch, es !äst alsdann das Oe! und den Spiritum des Vegetabilis am Grunde liegen, die doch mit einer gemeinen Hitze leichtlich übersteigen, und nicht das geringste zurück lassen, in deme alles durch das Menstruum gereiniget, wieder gebohren und geistlich gemacht worden.

Elixier – Clyssus – Pflanzenstein

Im Kapitel über den Auszug der drei philosophischen Prinzipien aus Pflanzen (Seite 68) haben wir uns mit dem »Solve« der alchemistischen Arbeit beschäftigt und gelernt, wie wir eine Pflanze in ihre Essentialen oder philosophischen Prinzipien zerlegen, die für eine spätere Zusammensetzung aufbewahrt werden. Das »Coagula« ist die Wiedervereinigung der vorher getrennten Prinzipien. In der klassischen spagyrisch-medizinischen Literatur tauchen oft auch die Bezeichnungen Elixier, Clyssus und Lapis Vegetabilis (Pflanzenstein) auf, denen wir uns nun zuwenden wollen.

In der modernen Pharmakologie bedeutet Elixier eine gesüßte, aromatische Lösung, meistens auf der Grundlage eines Wasser-Alkohol-Gemischs, die eine bestimmte Wirkung auf den Organismus hat. Die Bedeutung der Bezeichnung Elixier degenerierte mit der Zeit, indem selbst nicht-medizinische Lösungen, die lediglich als Geschmacksträger oder als Träger anderer Substanzen benutzt wurden, als Elixier bezeichnet wurden.[85] Nach der spagyrischen Überlieferung ist ein Elixier ein pharmazeutisches Erzeugnis, das aus mehreren verschiedenen Pflanzenspezies hergestellt wird; entscheidend ist sowohl die Formel der Zusammensetzung in Menge und Art, wie auch die Methode der Aufbereitung. Größter Wert wird auf die möglichst weitgehende Ausnutzung der Spezies gelegt; es handelt sich nicht um fragmentierte Erzeugnisse, wie zum Beispiel einfach Gemische aus ätherischen Ölen, zusammengegossene Tinkturen usw.

Die klassischen Elixiere enthalten stets die Salze, die durch Veraschung und Kalzination des Pflanzenrückstands gewonnen werden. In der späteren Literatur tauchen auch Rezepte von Elixieren auf, die nicht immer die kalzinierten Salze enthalten. Vielfach wurden in späterer Zeit auch gewisse Kräuter- und Gewürzweine als Elixiere bezeichnet. Im strengen spagyrischen Sinne sind aber nur diejenigen Erzeugnisse Elixiere, die auf philosophische Art, das heißt spagyrisch, aus mehreren Pflanzen bereitet wurden, wobei vorausgesetzt wird, dass sie die kalzinierten Salze enthalten.

Je nach ihrer Zusammensetzung haben die Elixiere spezifische Wirkungen auf den Organismus, einige wirken anregend auf den Kreislauf, andere fördern die Verdauung oder den Schlaf, andere wirken entschlackend usw. Beliebt waren in älterer Zeit die sogenannten Lebenselixiere, die allgemein tonisierende Elixiere darstellen.

Die »Integral Herbal Elixiers« von Australerba in Adelaide sind echte spagyrische Elixiere im besprochenen Sinne. Elixiere nimmt man entweder so, wie sie sind, mit dem Löffel ein, oder man verdünnt sie in Wein, Wasser oder Kräutertee. Die Australerba-Elixiere enthalten auch etwas Citrus-Pektin, das den Verdauungskanal tonisiert und hilft, toxische Nahrungsreste zu metabolisieren, Überschüsse an Magensäure auszugleichen und den Cholesterinspiegel zu senken. Pektine stärken die Widerstandskraft der Verdauungsorgane.[86] Da Pektin in kalten Flüssigkei-

85 Nach »Blakiston's Medical Dictionary«, New York 1979 (Taschenbuchausgabe): »Elixir: A sweetened, aromatic solution, usually hydroalcoholic, commonly containing soluble meducants, but sometimes not containing any medication; intended for use only as a flavour or vehicle, or both.«

86 L. Pomini in seinem Werk »Erboristeria Italiana« über Pektin: »Im menschlichen Körper tonisieren sie den Verdauungskanal und helfen, giftige Rückstände zu neutralisieren; in der Heilkunst scheinen sie besonders geeignet zu sein, Überschüsse an Magensäure zu korrigieren. Sie vermindern den Cholesteringehalt im Blut.«

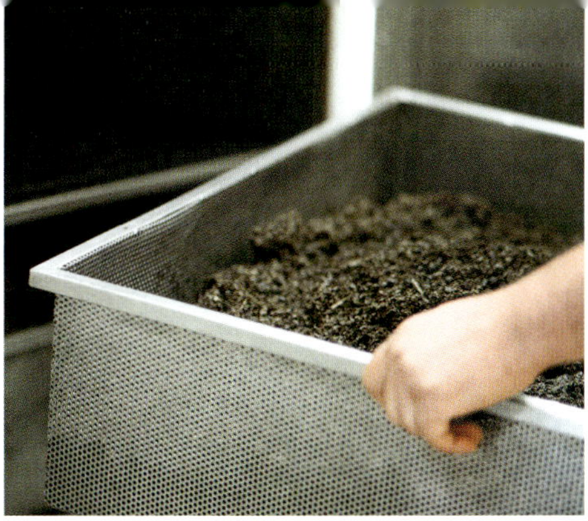
1

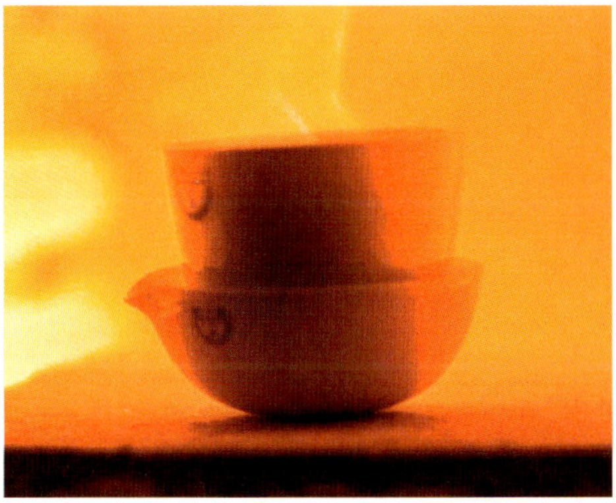
2

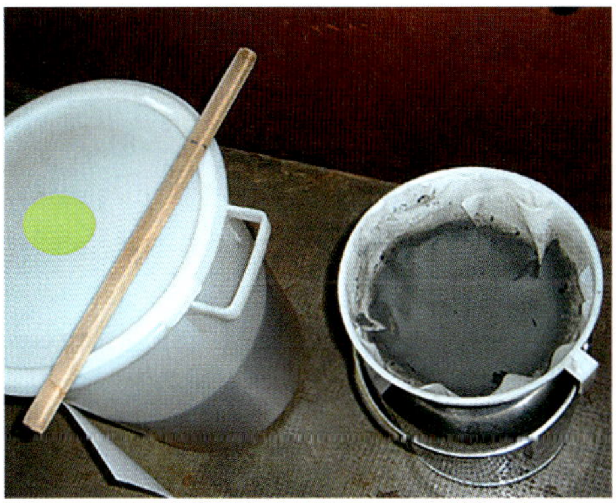
3

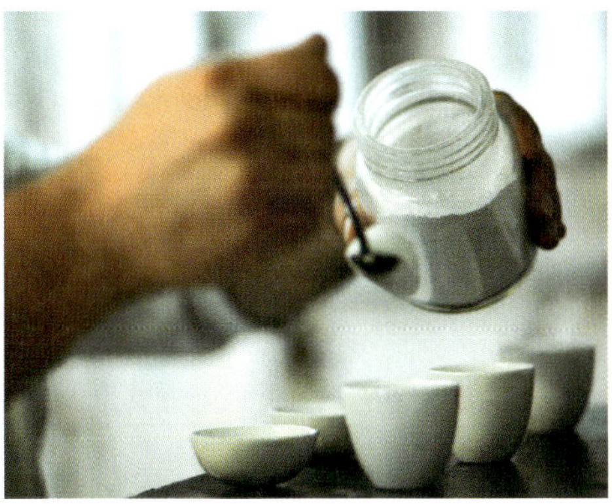
4

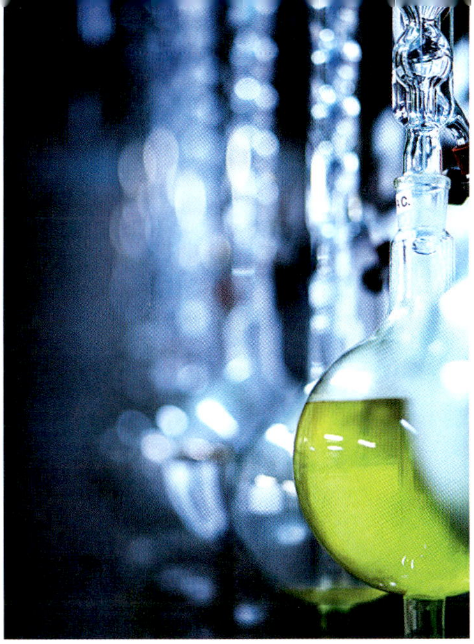
5

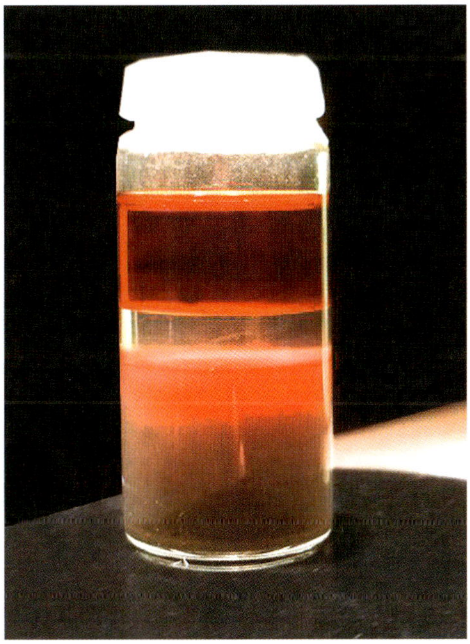
6

Die Herstellung einer Quintessenz bei Aurora Pharma, Schweiz

1 Die getrockneten Pflanzenrückstande vor der Kalzination.
2 Kalzination des Pflanzenrückstands.
3 Reinigung der Asche.
4 Das gereinigte Salz.
5 Eine Zirkulation schließt den Prozess ab.
6 Durch das Zusammenfügen des männlichen und des weiblichen Teils entsteht die Quintessenz, die sie als ihr »Kind« hervorbringen. Die Phasen trennen sich jedoch wieder nach einigen Minuten in den männlichen, den weiblichen und den quintessenziellen Teil.
(Fotos Aurora Pharma)

ten aber schwerer löslich ist, bietet Australerba auch Elixiere ohne Pektine an. Empfehlenswert ist hier die Einnahme in Südweinen, die sich auf diese Weise in angenehme Kräuterweine verwandeln.

Lebenselixier und Tonikum, überliefert durch Andreas Libavius[87]:

»Mazeriere in zwei oder drei Pfund guten griechischen Weins auf einen Monat (oder kürzer: man kann einen halben Tag lang in einem Diploma kochen): Je drei Drachmen [ca. 11,6 g] Holz von Aloe, süße Kostwurz, weißes und gelbes Sandelholz; je zwei Drachmen [ca. 7,8 g] Angelikawurzel, Liebstöckel, Bibernell, Meisterwurz, Eberwurz und Bärwurz; je eine halbe Unze [ca. 15,2 g] Baldrian, weißen Diptam, Pfingstrose, Eichenmistel, Blutwurz, Zitronen-, Orangen- und Limonenschalen; je fünf Drachmen [ca. 19,4 g] Samen von Zitronen und Benediktenkraut, Lorbeeren, Wacholderbeeren und Pfingstrosensamen und sechs Drachmen [ca. 23,3 g] Pestwurz; alles gepulvert.

Nimm dann fünf Unzen [ca. 155,5 g] Muskatblüte, Muskatnuss, langen Pfeffer, Galgant, Zitwer und Gewürznelken; je zwei Drachmen [ca. 7,8 g] Samen von Cardamom, Majoran und Basilikum, anderthalb Drachmen [ca. 5,8 g] Safran; je eine halbe Handvoll Blüten von Salbei, Schoenanthus, Rosmarin, Ziestkraut, Buglossis (Anchusa) und Borretsch und je eine Handvoll Majorankraut, Basilikum, Poleiminze, Minze und Salbei.

Man mache von den Aromata und Samen nach deren Zerschneiden und Zerstoßen zunächst einen Aufguss in einer genügenden Menge Weingeist und lasse zehn Tage in mäßiger Digestion stehen. Nach dem Abscheiden durch ein Sieb und durch Auspressen mazeriere man dann in der Flüssigkeit das Übrige, zerkleinert, für fünf Tage.

Nun wird auch der erste Aufguss abgeseiht und ausgepresst und dann mit dem zweiten vereint. In den zusammengegossenen Auszügen löse man je eine Unze [ca. 31,1 g] Mithridat, je eine halbe Unze [ca. 15,55 g] Theriak und Aurea Alexandrina und je sechs Drachmen [ca. 23,2 g] Gallia muschata und eine Zubereitung aus Kermesbeeren. Nach drei Tagen Mazeration destilliere man. Die gesammelten Rückstände werden inzwischen durch ein Reverberierfeuer zu Asche gebrannt und daraus mit Betonienwasser das Alkali [die Salze] ausgezogen. Mische dieses mit dem Destillat und gib zugleich zwei Pfund [ca. 746,5 g] in der vierfachen Menge besten Rosenwassers gelösten Zucker, je einen Skrupel [ca. 1,3 g] destilliertes Öl aus Gewürznelken, Zimt, Muskat und Zitronenschalen hinzu.

Hänge in einen gesondert aufbewahrten Teil auch je einen halben Skrupel [ca. 0,65 g] goldfarbene Ambra und Moschus auf. So mache man das Elixier.«

Rezepturen dieser Art haben eine allgemein entgiftende Wirkung auf den Stoffwechsel und eine ausgleichende Wirkung zwischen Psyche und Soma – sie schmecken und riechen sehr angenehm (seelische Wirkung). Lebenselixiere schenken Lebensfreude. Ein modernes Beispiel ist das Solunat Nr. 2 von Soluna, früher als »Aquavit« im Handel. (Anm. d. Hrsg.)

87 Andreas Libavius, Liber II, Alchimiae Tract. III: De Specibus Compositis.

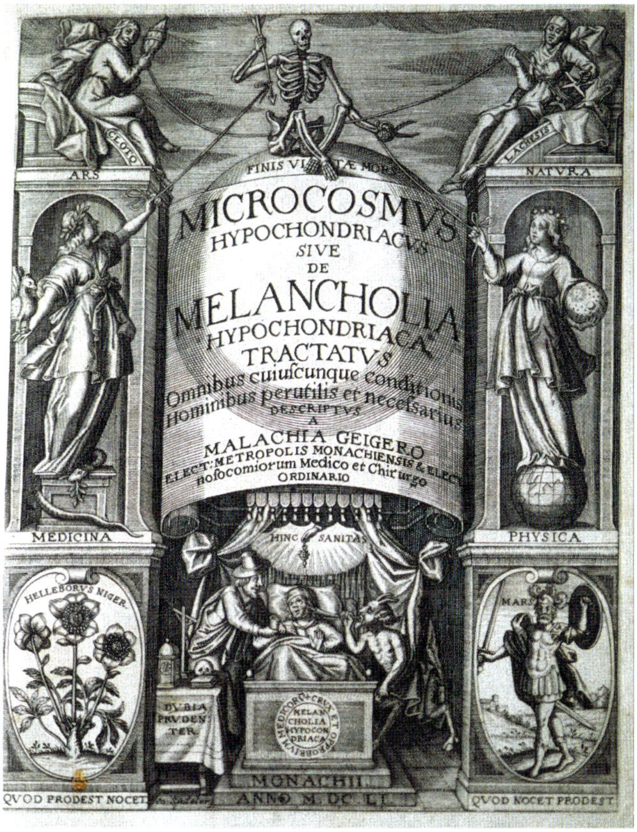

Der Teufel und der Arzt, der dem Kranken gerade ein Lebenselixier verabreichen will, streiten um die Seele des Todgeweihten (alles für das Sterbesakrament ist bereits am Krankenbett aufgebaut). Links die Christrose *(Helleborus niger)*, die als »Winterpflanze« ein langes Leben garantieren soll und die Melancholie austreibt. Rechts der Frühlingsgott Mars, Symbol für den Lebensimpuls. Medizin und Natur verhindern, dass der Tod seinen Pestpfeil abschießen kann oder den Lebensfaden durchschneidet, der von den Moiren (Schicksalsgöttinnen) Cloto und Lachesis gesponnen wird. (Titelkupfer aus »Microcosmos Hypochondriacus«, Malachias Geiger, 1651)

Elixiere bestehen oft aus Dutzenden von Bestandteilen. Obgleich nicht alle Elixiere so kompliziert in der Zusammenstellung und der Herstellung sind wie das Beispiel von Libavius (siehe links), verlangt deren Aufbereitung doch stets einige langwierigere Arbeitsgänge. Es handelt sich um Erzeugnisse, bei denen mehrere Arten von Auszügen miteinander verbunden werden. Oft werden mehrere Auszüge nacheinander gemacht. Die Pflanzenreste werden dann getrocknet, eingeäschert und kalziniert, die Salze ausgezogen und dem Elixier zugesetzt. Ferner folgen oft noch weitere Zusätze, wie etwa Gewürze, destillierte Öle, Pektine, Harze usw., bei einigen Elixieren auch mineralische Aufbereitungen.

Die einzelnen Mazerationszeiten bzw. Digestionszeiten wie auch das Wasser-Alkohol-Verhältnis schwanken bei den Pflanzen. Bei Pflanzen mit hohem Gehalt an ätherischen Ölen ist der Alkoholgehalt des Lösungsmittels höher. Bestimmte aromatische Stoffe werden auch unter höheren Temperaturen im Rückflussverfahren ausgezogen, Alkaloide enthaltende Pflanzen dagegen werden wegen der Unstabilität der Alkaloide am besten kalt oder bei nur mäßiger Wärme ausgezogen.

Die Aufbereitung von Elixieren verlangt eingehende Kenntnis und Erfahrung, da unter den Spezies ein Austausch der Kräfte und Stoffe stattfindet.

Wer auf der Suche nach guten Rezepten ist, sollte alte Texte und Manuskripte studieren. Viele der dort aufgeführten Elixiere sind mit einfachen technischen Hilfsmitteln hergestellt worden.

Während Elixiere Mischungen von Auszügen aus verschiedenen Pflanzenspezies darstellen, ist der Clyssus (auch Clissus geschrieben) eine Aufbereitung aus wiederverbundenen Auszügen nur einer Pflanze. Johannes Baptista Porta sagt in seinen »Magiae naturalis libri viginti«: »Der Clyssus ist die Extraktion der Subtilität aus allen Teilen einer Pflanze, die zu einem gemeinsamen Sein zusammenfließt.«[88]

Ein Clyssus wird stets aus der ganzen Pflanze gearbeitet. Die Pflanze, mit allem was zu ihr gehört, also Wurzel, Blüten, Stamm, Blätter, Früchte, Samen usw., wird zunächst nach der klassischen Methode philosophisch zerlegt, das heißt in die drei Essentialen separiert, also in Merkur, Sulphur (flüchtiger und fester) und Sal; danach werden die Essentialen neu miteinander verbunden. Der fixe Sulphur wird dabei entweder als harzige Materie benutzt, oder er wird verascht, kalziniert, und die Salze werden ausgezogen, und diese dann dem Clyssus zugesetzt.

Die Wiedervereinigung von Sulphur, Sal und Merkur bereitet kaum Schwierigkeiten, da alles einfach zusammengefügt werden kann. Die Salze werden mit dem Merkur getränkt, dann kommt der flüchtige Sulphur hinzu, oder der Sulphur wird zunächst auf die Salze gegossen und dann der Merkur hinzugefügt. Das Tränken soll allmählich erfolgen, bis das Salz nichts mehr aufnimmt. In diesem Zustand kann man den so dargestellten Clyssus durch Erwärmen schmelzen und zum Abkühlen in eine Form gießen. Es handelt sich um eine Art einfachen Pflanzenstein, der in konzentrierter Form bestimmte Heilkräfte der Pflanzen, aus der er stammt, trägt. Durch die starke Konzentration der Salze wirkt er sehr diuretisch und entschlackend und gibt »gute Däuung«. Für einen mehr flüssigen Clyssus muss dieser einen Teil Wasser enthalten, damit sich die Salze lösen. In diesem Fall benutzt man am besten ein Wasser, das man aus der entsprechenden Pflanze durch Destillation abgezogen hat, andernfalls zurückgebliebenes Wasser von der Merkur-Rektifikation oder destilliertes Wasser. Auf das Salz geben wir nur so viel Wasser, wie notwendig ist, um die Salze zu lösen, dann fügt man den flüchtigen Sulphur und den Merkur hinzu. Ohne den Merkur würde der flüchtige Sulphur auf der Wässrigkeit schwimmen, erst der Merkur verbindet den öligen mit dem wässrigen Teil.

Ein Clyssus kann sehr konzentriert oder auch mehr verdünnt sein, je nach der individuellen Praxis des Spagyrikers. Le Febure rät in seinem »Chymischen Handleiter« zu folgenden Proportionen: ein Teil Salze, zwei Teile Sulphur und drei Teile Merkur. Diese Mengen führen zu einem eher festen Clyssus.

Unter den klassischen Rezepten finden sich auch Hinweise, wie man die Essentialen mithilfe einer Simultan-Destillieranlage miteinander vereinen kann. Zu diesem Zweck kommen die drei Essentialen in drei verschiedene Kolben, die dann zur Destillation unter einen Helm kommen und durch einen gemeinsamen Kühler destilliert werden. Leonhard Thurneysser zum

88 Johannes Baptista Porta: Magiae naturalis libri viginti, Leiden 1651, S. 439.

Originalseite zum Clissus der Petersilie aus dem Werk des Leonhard Thurneysser, 1587.

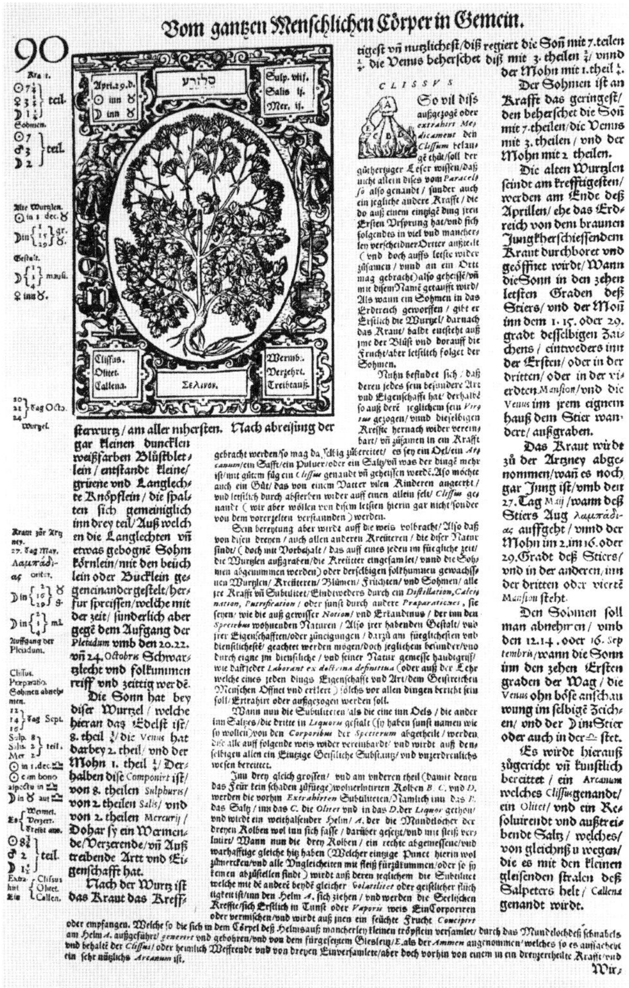

Vom gantzen Menschlichen Cörper in Gemein.

90

Thurn beschreibt den Prozess in seiner Historia[89]. Es handelt sich hier um einen Clyssus aus der Mazedonischen Petersilie *(Olysatrum)*.

Der schwierige Originaltext ist hier aufgrund seiner Bedeutung in modernem Deutsch in zusammengefasster Form wiedergegeben:

> Als »Clissus« bezeichnet Paracelsus nicht nur das im Folgenden beschriebene aufbereitete Medikament, sondern auch jene andere Kraft, welche ursprünglich aus einem Ding allein [einer einzigen

89 »Historia und Beschreibung Influentischer / Elementischer und Natürlicher Wirckungen I Aller fremden und Heimischen Erdgewechssen / auch irer Subtiliteten I sampt warhafftiger und Künstlicher Conterfeitung derselbigen / auch aller teiler I Innerlicher und Eüsserlicher glider am Menschlichen Cörper / nebend fürbildung aller zu der Extraction dienstlichen Instrumenten / auch deren Gebrauch I und alle zu erhaltung der gesundheit notwendigen Processen gemeine nutz zu gut. Durch Leonhardt Thurneysser zum Thurn, Churfürstlichen Brandenburgischen bestalten Leibs Medicum beschrieben (1578).« Der Text ist nicht nur inhaltlich, sondern auch typografisch ausgesprochen schwer zu lesen. Das Buch behandelt die Heilkraft der Doldengewächse, vor allem auch die astrologischen Zusammenhänge, und führt dabei alle alchemistischen Kniffe auf, die man bei der Pflanzenarbeit zu beachten hat.

Species] entsteht, nachdem sich diese Species in verschiedene Teile zerteilt und schließlich wieder in ein Ding zusammenfügt.

Wird Samen in die Erde gebracht, so erfolgt zunächst dessen Bewurzelung, dann wächst das Kraut, welches dann die Blüte bildet, auf welche die Frucht und zum Schluss der Samen folgen. Jeder dieser einzeln ausgebildeten morphologischen Teile hat seine besonderen Eigenschaften, deshalb wird aus jedem die ihm eigene Kraft ausgezogen. Die entsprechenden einzeln ausgezogenen Kräfte werden dann zu einer einzigen Kraft miteinander verbunden.

Eine solche Zubereitung kann zum Beispiel ein Öl sein oder auch ein Arcanum [geheime, auf höhere Weise aufbereitete Medizin], weiterhin ein Saft, ein Pulver, ein Salz usw., welches dann als Clissus bezeichnet wird. (…) Die Aufbereitung eines Clissus geht folgendermaßen vor sich:

Aus den drei Teilen [Wurzel, Stängel mit Blättern und Blüten sowie Frucht mit Samen], vorausgesetzt, dass von den Pflanzen zur rechten Zeit die Wurzeln ausgegraben, die Kräuter geerntet und die Samen eingesammelt wurden bzw. aus deren vollkommen ausgewachsenen Wurzeln, Kräutern, Blüten, Früchten und Samen, werden deren jeweilige Kraft und Subtilität entweder durch Destillation, Calcination, Putrefaktion oder andere Methoden einzeln ausgezogen, der jeweiligen Natur der verwendeten Species entsprechend. Da jeder Pflanzenteil seine besondere Gestalt und Eigenschaft hat, muss in jedem Fall das entsprechende richtige Auszugsverfahren angewendet werden (…).

Nachdem die subtilen Kräfte nun einmal als ein Öl, zweitens als ein Salz, drittens als ein Liquor (oder wie auch immer wir sie bezeichnen mögen) aus den einzelnen Pflanzenteilen der Spezies gesondert separiert worden sind, werden diese auf folgende Weise wieder zu einer einzigen geistlichen Substanz und zu einem unzertrennlichen Wesen vereint: In drei gleich große Kolben, deren unterer Teil zum Schutz vor dem Feuer mit dem Lehm bekleidet wurde (siehe B, C und D in der Zeichnung rechts), geben wir die vorher ausgezogenen Subtilitäten, nämlich in den Kolben B das Salz, in den Kolben C das Öl und in den Kolben D den Liquor. Nun wird ein Helm mit weitem Hals, welcher die drei Öffnungen der Kolben zugleich gut bedeckt, aufgesetzt und mit Lutum [leimartige Paste mit Lehm] gut abgedichtet. Werden die drei Kolben nun zugleich gleichmäßig beheizt, so steigt aus jedem die Subtilität auf, indem sie zugleich mit den jeweiligen beiden anderen flüchtig wird und in den Helm A steigt.

Die seelischen Kräfte vermischen sich nun zunächst als Dunst, dieser schlägt sich dann als Feuchtigkeit nieder (als »feuchte Frucht«). Durch den Schnabel [des Helms] wird die Feuchtigkeit ausgeführt und auf diese Weise geboren, die Vorlage E nimmt das Geborene wie eine Amme in sich auf. Dieser Clissus ist ein sehr nützliches Arcanum.

Bei dieser Art der Aufbereitung in einer Simultan-Destillieranlage entstehen oft Probleme dadurch, dass die Essentialen verschieden hohe Siedepunkte haben, sie steigen nicht bei der gleichen Temperatur auf. Die Salze werden oft vor dem Destillieren in Wasser gelöst und dann während der Destillation zum Teil verflüchtigt und über den Helm gebracht. Oft sind dazu Kohobationen notwendig. Der auf diese Weise hergestellte Clyssus ist dünnflüssig.

Silmultan-Destillationsanlage aus dem Werk des Leonhard Thurneysser, 1587.

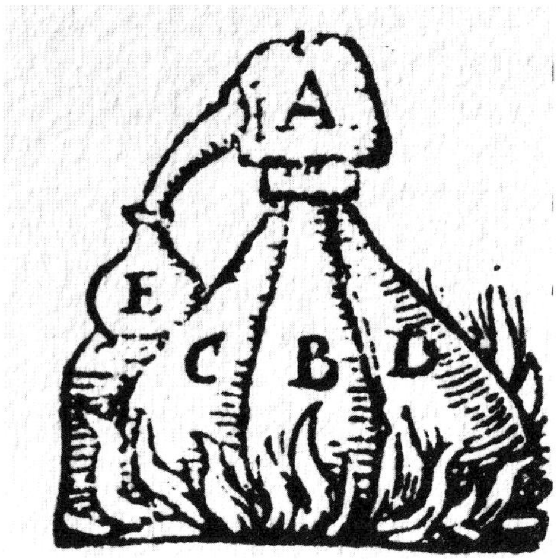

Nachfolgend noch ein Rezept aus dem »Chymischen Handleiter« von Le Febure[90]. Es handelt sich um einen Clyssus aus Angelika, genau genommen aus Angelikawurzel.

»Das übrige wird verwahret, damit, wenn man so alle flüchtige als fixe Theile der Angelic-Wurtzel reunieren oder in einen Leib zusammenbringen will, um einen Clissum draus zu machen (welcher wie in einem kurtzen Begriff alle Tugenden des Mirti in sich begreiffet, dessen sämtliche Theile man von einander abgesondert und gereiniget hat) man durch solches Mittel des fixen Saltzes miteinander vereinbaren möge, den rectificirten Spiritum, und das himmlische Oel, denn ohne dieses könnte man die zwey obgenannte niemals in einen Leib bringen, weil sie einer unterschiedenen Natur sind, und allezeit eines auf dem andern schwimmet; wenn aber der subtile und rectificirte Spiritus mit seinem eigenen Sale alkali vereiniget ist, kann man das Oel auf eine unzertrennliche Weise damit vermischen, davon denn ein wunderwürdiges Wesen enstehet. Was aber den Clyssum belanget, bedarff man nicht so viel Mühe dazu, denn nur ein Theil des beständigen gereinigten Saltzes mit zwey Theilen des distillierten Oels, und drey Theilen des subtilen Geistes zusammen gethan, und dieselben in einem Circulier-Gefäß in B. V. tigerieret werden, bis alles recht genau vereiniget sey, welches gemeiniglich in einem philosophischen Monat, so vierzig Tage in sich hält, zu geschehen pfleget. Dieses Refuedium, wenn es also wie gedacht bereitet worden, kann mit Recht an statt des Geistes Oels, Extracts und Saltzes eingegeben werden; weil es alle Kräffte dieser vier Dinge in sich hält. Die Dosis ist von sechs Gran bis zu einem Scrupel, in allen Krankheiten, da sonsten die Angelic-Wurtzel, woraus es bereitet worden, gebrauchet wird.«

Wir erkennen hier eine etwas andere Auffassung, die Erarbeitung eines Clyssus nur aus der Wurzel statt aus der ganzen Pflanze. Andererseits gibt es Clyssus-Rezepte, die die vollständige Ausnutzung aller Pflanzenteile vorschreiben, selbst wenn diese nur zu verschiedenen Jahreszeiten zu haben sind; das beweist das folgende Rezept eines Wacholder-Clyssus von Andreas Libavius[91]:

90 Le Febure: »Neuvermehrter Chymischer Handleiter I und guldenes Kleinod«, Nürnberg 1685, S. 343.
91 Andreas Libavius, Liber II, Alchimiae Tract. III, De Specibus Compositis.

»Man destilliere ein Wasser aus den grünen Beeren, ein zweites aus den schwarzen, ein drittes aus der Rinde, ein viertes aus dem Holz und der Wurzel, dann stelle man aus den Sprossen den Viscus [dicken Saft] dar, aus dem Holz und der Rinde zum einen das Öl, zum andern das Harz, aus den Rückständen das Salz [durch Einäschern, Kalzinieren, Auslaugen und Abdampfen], aus der gesamten Pflanze das Alkali[92]. Die vier Wässer gieße man zusammen und löse darin die Salze; dann destilliere man den Viscus und das Harz zu einem Balsam. Den mit dem Öl verbundenen Balsam bringt man in die Wässer und vereint ihn damit durch Schütteln und Digerieren, oder wenigstens gibt man ihn bei der Verabreichung mit diesem zusammen. Man kann die Substanzen auch in eine Form von Latwerge überführen, wenn man die gröberen zu einer Paste zusammenwirkt, die man dann nach und nach mit den Wässern irnbibiert.«

Dieser Clyssus ist, technisch gesehen, eine Emulsion, da kein Merkur in Form von Alkohol zugesetzt ist, der die Öle mit den Wässern verbindet. Andererseits wird hier versucht, das Maximale aus der Wacholderpflanze herauszuholen.

Einen besonderen Kunstgriff schlägt Porta in seinen »Magiae naturalis libri viginti« vor. Falls der Clyssus die gleichzeitige Destillation harziger Substanzen verlangt, zum Beispiel des fixen Sulphurs, wird folgende Anlage vorgeschlagen:

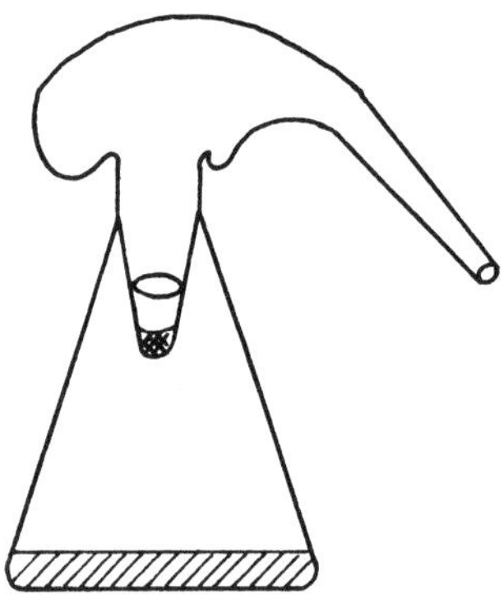

Die Harze werden ganz unten in den Kolben gegeben, die Wässer hängen in einem Kelch darüber. Da die Feuerung unter der harzigen Materie heftiger ist, wird der Balsam des Harzes schneller hochgetrieben, um sich dann bei der Destillation mit den wässrigen Dämpfen zu vereinen, »nach der Art von Geistern«, wie es Porta formuliert[93].

Wenden wir uns nun noch der Herstellung eines festen Pflanzensteins zu. Ähnlich wie über den Begriff Clyssus verschiedene Ansichten bestehen, verhält es sich auch mit den Steinen.

Der flüssige Pflanzenstein wurde bereits im Zusammenhang mit dem Circulatum Minus erwähnt. Dieser besaß die Fähigkeit, zu separieren.

Obgleich in alchemistischen Kreisen vielfach behauptet wird, auch der feste Pflanzenstein könne separieren, stehe ich dieser Behauptung skeptisch gegenüber, da sie in den meisten einschlägigen Texten nicht bestätigt wird und ebenfalls nicht in der Praxis. Das winzige oben

92 Das Alkali ist das durch Kalzinierung einer ganzen Pflanze gewonnene ausgezogene Salz. Dazu wird die geschlossene Kalzination vorgeschlagen, zu welcher auch Libavius rät. Bei der Aufbereitung des Alkalis werden die Salze möglichst mit dem »eigenen Wasser« der Pflanze, das heißt mit dem aus der Pflanze durch Erhitzen vorsichtig abdestillierten Wasser ausgezogen und dann durch langsames Abdampfen sichtbar gemacht. Andernfalls wird Brunnenwasser zum Auszug der Salze empfohlen. Laut Libavius entsteht aber das Alkali aus der gesamten Essenz der Stoffe, sodass es die inneren Kräfte mit sich führt, während lediglich das Corpus abgetrennt ist. Extrahiert wird es aus vegetabilischen, animalischen und mineralischen Stoffen, die insgesamt zu Aschen oder Kalk reverberiert werden, wobei man das Gefäß gut verschließt und die Fugen abdichtet, damit auch nicht eine Spur Essenz entweichen kann und das Flüchtige mit dem Fixen zusammenbleibt.

93 Johannes Baptista Porta: Magiae naturalis libri viginti, S. 439.

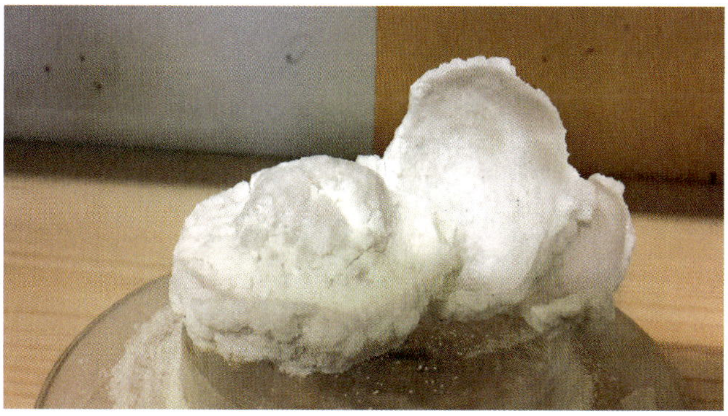

Pflanzenstein (Foto Aurora Pharma)

schwimmende »Häutchen«, das erscheint, wenn ein fester Pflanzenstein in eine Mazeration eingebracht wird, stellt nach meiner Ansicht keine wirkliche Trennung dar. Wer einmal eine echte Trennung mit dem Circulatum erlebt hat, wird diese niemals mit der Wirkung des Pflanzensteins auf frische Pflanzen in Wasser verwechseln. Zur Trennung dient der flüssige Pflanzenstein, das Circulatum. Der medizinische Wert des Pflanzensteins wird jedoch in den entsprechenden Werken stets sehr hervorgehoben. Das Circulatum Minus selbst dagegen ist keine Medizin, es dient lediglich zur Trennung von Ölen und Magisterien, die dann medizinischen Wert besitzen.

In der Alchemie ist Stein nicht gleich Stein. Aus den Texten und aus der Praxis ist jedenfalls eindeutig, dass ein echter Lapis Vegetabilis im eigentlichen Sinne mehr ist als ein Clyssus, insofern er im letzten Teil seiner Herstellung stets durch den langsamen Prozess der Figierung im Figierglas gehen muss. Das Glas wird dann später zerbrochen und der Stein herausgenommen, oder er wird in noch heißem Zustand gegossen. Die Figierung erfolgt im hermetisch verschlossenen Glas durch langzeitiges Erhitzen in einem Heißluftofen, dem Athanor; das gilt für Steine aus frischen Pflanzen, aus trockenen Pflanzen, aus Honig oder auch aus Wein.

Nicht figierte Verbindungen aus Salzen, Sulphur und Merkur sind zwar steinartige Verbindungen und gewiss echte spagyrische Aufbereitungen, aber Pflanzensteine im höheren und echten Sinne sind sie nicht.

Betrachten wir nun einige Angaben zur Herstellung von Pflanzensteinen. 1659 erschien in Amsterdam das »Opus Vegetabile« des Johannes Isaac Hollandus. Dieser Text soll nun als Grundlage dreier Arbeiten dienen: Die erste ist die Herstellung des Pflanzensteins aus trockenen Kräutern, die zweite dessen Herstellung aus frischen Kräutern, die dritte seine Herstellung aus Honig. In dem Werk des Hollandus wird der Pflanzenstein auch als Quinta Essentia bezeichnet.

Es folgt zunächst immer der ungekürzte Originaltext[94], darauf jeweils eine kurze Zusammenfassung der notwendigen Arbeitsgänge in modernem Deutsch.

94 Johannes Isaaci Hollandi Opus Vegetabile, vom Sohn Sendivogii, genannt J.F.H.S., erschienen bei Henrico Betkio, Amsterdam 1659. Sämtliche Hollandus-Texte wurden anhand des alten Originals auf das Genaueste transkribiert. Der einmalige Stil soll den Leser zugleich mit der eigenartigen Schönheit alchemistischer Texte vertraut machen.

M. JOHANNIS ISAACI HOLLANDI
Vegetabel-Werk

Nun fürder solt ihr mein Kind wissen, daß ich im vorgehenden Capitel gesagt, man sollte die Kräuter tödten und sterben lassen, und machen darauß ein Pulver oder Aschen, solches ist also zu verstehen: Man soll die böse unreine Wäßrigkeit abziehen, oder lassen sie von sich selbst außtrucknen, welches das beste ist, oder aber ziehen es ab in Balneo Mariae, denn die böse Feuchtigkeit ist das meiste das den Geist hindert und bezwungen helt, daß er seine Krafft im Menschen oder in den Metallen, das im ☿ nicht erzeigen kan, und die armseligen Thoren laboriren mit der Feuchtigkeit, und ob sich gleich ohngefehr zutrüge, daß von ihnen was guts gethan oder gefunden würde, so benimpt ihnen die böse Feuchtigkeit das jenige, das sie suchten, sie setzen die Kräuter zu putreficiren, ziehen sie hernach ab, und operiren mit dem putreficirten so da von gezogen, und thun grosse arbeit, am Ende aber ist alles verlohren, was die arme Tropffen gethan haben, und können es nicht fix machen, das macht das putreficiren und die böse Wäßrigkeit, womit sie gearbeitet haben, und ist alsdenn alles umbsonst was die arme Gesellen gesudelt haben; so dünckt ihnen dess die Kunst unmüglich zu seyn, fangen an diesselbe zu verachten, und ihr übels nachzureden. Warumb hab ich dieses gesagt? Darumb daß ihr sollet oder möget wissen worauß ihnen der Irrthum kömpt, und woran es ihnen fehlet, ihr möchtet wol meinen als scheideten sie die vier Elementen, und auß was Ursach dennoch die Geister ihr vermögen nicht thäten, da doch die Elementen gescheyden und gesäubert weren, solches thut aber die böse Wäßrigkeit, damit die Kräuter putrificiret sind, und sie mit derselben Feuchtigkeit laboriret haben. Dieses ist die Ursach und verständniß, derentwegen hütet euch vor der bösen Wäßrigkeit: Ein Unfall, den man vorhin weiß, ist leichter vorzukommen und zu verhüten, und darumb hab ichs euch gesagt.

Ferner so ihr nun die böse Feuchtigkeit abgezogen, und das Kraut trucken ist, so ziehet den Geist per descensum ab, wie ich euch hernach lehren werde, und calciniret denn das Corpus so weiß als Schnee, so habt ihr zwo Naturen, nemlich Leib und Geist, so möget ihr denn den Geist solviren in Aqua Vitae, das recht gut ist, oder in guttem distillirten Wein-Essig, der rein ist, und dieses ist der liquor damit ihr arbeiten sollet, und also solvir auch den Corpus, wie ich euch jetzo vom Geist gelehret habe, und den so coaguliert, so habt ihr zwo Materien, umb mit jedem absonderlich zu würcken; aber ihr habt noch kein vollkommen glorificirt Corpus, sintemal der Geist noch nicht vereiniget ist mit dem Leibe, und sind noch nicht zusammen verehliget und verbunden, darumb haben sie auch ihre vollkommene Krafft noch nicht, ob sie gleich sauber und rein sind, und ob sie schon Asche und Wasser gewesen, und nun wieder lebendig geworden, so differiren sie doch in so weit, daß jedes vor sich selbst allein ist, haben aber dennoch jedes vor sich besonder grosse Krafft die sie erzeigen, ein jedwedes in seines gleichen.

Jetzt gesagtes besser zu begreiffen, solt ihr wissen, daß da sind zweyerley Kranckheiten in dem Menschen, und auch im ☿ ebenso: Im Menschen ist eine Seuche, genant geistliche Kranckheit, und noch eine andere Seuche die da heist eine zufällige Kranckheit. Ich meine aber nicht der Seelen gebrechen wenn ich von Geistlicher Seuche spreche, sonder die Meynung ist, daß zwar die Menschen unterschiedliche dispositiones im Leibe haben, was ich aber geistliche Siech-tagen nennen sind diejenigen, welche den Menschen accidentaliter oder zufälligerweise befallen; als von Zorn, fantaseyen, Reu oder Leid, oder von unverhofften Mißfällen, oder wegen verlust, oder durch zuviel studiren, oder wenn der Mensch seinen Sinnen zuviel zu schaffen giebt, oder von angst, oder von beschwerden der Sinnen, oder durch furcht und schrecken, so die Menschen kriegen, oder ihnen gemacht wird, und von vielen anderen dingen mehr, so hier zu schreiben zu lang fallen würde, welches allessampt Geistliche Kranckheiten sind, daraus dem Menschen schwere Seuchen entstehen mögen, nemlich böse Fieber, böse hitzige Krankheiten, und andere hier zu lang zu erzehlen; Alle dergleichen gebrechen müssen beartzneyet werden mit dem Geist der Kräuter, wenn sie also vor sich selbst bereitet sind, daß ist des Geistes macht dieselbe zu purgiren.

Weiters so seind in dem Menschen noch andere Kranckheiten, welche Zufallende heissen, und diese kommen von vielem Essen und Trincken oder böser Speise und tranck, welche die Menschen geniessen, oder nach außgestandene grosse Hunger und Durst, sich mit Essen und mit Trincken wieder zu überfüllen, davon entstehen denn böse Kranckheiten und Apostemen, böse Wasser-gallen, an der Leber und Miltz; die Lunge wird mit schädlicher Kälte oder Hitze verderbet. Item es werden die Nieren getrenckt durch übermäßiges fressen, und durch viel Unkeuschheit, davon das Lendenblut sich verleurt. Diese und dergleichen Kranckheiten, derer eine grosse Zahl ist, heissen Zufällige Kranckheiten, und dieselbe curirt man mit dem Leibe der Kräuter, wenn sie also bereytet sind, und das ist seine krafft und würckung. Da aber Leib und Geist zusammen gesetzet und vereinbahret, das ist mit einander zur fixität gebracht sind, so thun sie dermassen wunderbahrliche Würckung, daß manß mit keiner Feder beschreiben kan, waß sie vor Krafft und Tugend haben, und mag kein Meister in der Welt seyn, der ihre Macht und Vermögen gäntzlich solte ergründen können, so GOTT der HERR in sie verliehen: Also seind die Geister aller Kräuter, Bäume & Specien so Edel, daß alle Doctores in der Welt nicht begreiffen möchten das Alterthumb eines einzigen Geistes, were er auch auß dem allergeringsten Kräutlein das GOTT in der Welt geschaffen; was solten sie denn wissen können die Kräffte aller Kräuter, Bäume und Specien, sintemal eine jegliche Species eine sonderliche Natur und Geist hat, ein Geist ist allezeit Edeler als der ander.

Es ist mir aber wohl bewust, daß unter allen unempfindlichen Geistern keiner so edel und kräfftig ist, als der fürtreffliche Geist des edelen Weinstocks, dan der Allmächtige GOtt hat den Edlen Weinstock von ewigkeit versehen, daß daran der edle Wein wachsen solte, welcher in GOTTES Blut und Leichnam solte wandeln. Also wissen die Weisen wohl, daß der Geist des Weines über alle Geister der andern Kräuter gehet: Darumb haben die alten Philosophi in keinen Kräutern, Bäumen oder Specien grössere Kräffte gefunden als in dem Geist den sie außm Wein gezogen; Darumb mag ich wohl sagen, daß der Edle Geist des Weinstocks der Edelste und beste unter allen dingen ist: Sind demnach die Geister einer Edler denn der ander, aber ihre eußerste Kräffte kan niemand ermessen noch finden, ohne GOTT allein. Die fetteste Kräuter aber die Samen tragen, sind die besten, umb darauß Salarmeniac zu machen, nach diesen dienen die hitzigsten Kräuter, auß welchen der kräfftigste und stärckeste Salarmeniac gemacht wird.

Wollet ihr nun eine Medicin machen, so an den Metallen oder Mercurio würcken soll, so müsset ihr der hitzigen und kräfftigen Kräuter oder Wurtzeln nehmen, die weder Menschen noch Viehe benützen mögen, und machet Salmiac darauß und ein Elixir, wie ich euch hernach lehren werde: Wollet ihr aber eine Medicin oder Elixir machen, in den Menschen zu gebrauchen, so nehmet liebliche gutte Kräuter, welche die Menschen nützen und gebrauchen mögen. Auß denselben machet eine Medcin oder Elixir, womit ihr im Menschen operiren möget, denn werdet ihr wunderbahrliche Curen in dem Menschen außrichten, daß sich die gantze Welt über euch verwundern, und jederman euch zu sehen begehren wird. Hievon genug, wollet mich aber recht verstehen, was Matery ich euch hinten und vorn angedeutet haben will.

Mein Kind soll ferner verständiget seyn, daß ich in vorgeschriebenen Capiteln gesagt und gelehret habe, wie man der Kräuter Natur soll erkennen, und ihre Geister von den Körpern scheyden, und was man damit thun soll, dasselbe will ich nun hernach besser erklehren und lehren: Wisset demnach daß noch ein Geist oder Salarmeniac ist, nehmlich auß Salinischen dingen, so gleichfals Salarmeniac ist, dann aller unempfindlichen dingen Geister, wenn sie von ihren Leibern gescheyden sind, heissen Salarmeniac, daß also der Geist aller Salien Salarmeniac genant wird, aber es ist das Salmiac nicht welches die Philosophi meinen, das Salarmeniac von Kräutern gezogen, dar die vier Elementen innen, das ist das Salmiac welches die Philosophi meinen, und von diesem Salmiac machen sie Elixiria, aber von den anderen mag man kein Elixir machen, sondern es ist der Philosophen Seiffe und Waschwasser, womit sie die Corpora reinigen und säubern, und sie machen damit die Elementen von ihrer bösen Feuchtigkeit trucken, auch solviren sie damit die Corpora, und conjugiren damit die dinge, so einander contrar oder wiederwertig sind, und es ist ein fliegender Geist, und ein Eingänger und Außgänger, und so er nicht were, das Elixir solte nicht eingehen. In diesem Salmiac sind auch viele verborgene dinge, die nicht alle zu beschreyben sind, sintemahl man wunderliche dinge mit ihm thut, so es zu vor fix gemacht ist, aber solches ist zu diesem Wercke nicht von nöthen; Jedoch alles was das Salmiac auß den Saltzen gezogen, verrichtet, das thut auch das Salmiac auß den Kräutern, und auß dem Salmiac von Kräutern gezogen, kan man ein Elixir machen, ohne zuthun einiger anderer specien, welches man auß dem Salarmeniac der Salium nicht thun kan, aber man kan solch Salarmeniac mit andern Specien wohl bereyten, daß man den Mercurium damit in Wasser solviret, deßgleichen auch alle andere Metallen, und alle dinge, so fern man damit procediret wie ich anderswo erklehret, vor dißmahl davon genug.

Nun will ich mein Kind weiter lehren, und jetzo beschreiben die Kräffte und Tugenden, welche die Kräuter haben, wann die Elementen gereiniget, gesäubert, calciniret, zu Wasser gebracht, und hernach widerumb zu sammen gesetzt, und fix gemacht sind, und darauß ein glorificirt Corpus worden ist. Dieselbige Kräffte und Natur die ich daran gesehen und beprüft, und meine Gesellen mit welchen ich laboriret, und weiter andere Meister mir gesagt haben, können weder ich noch alle Doctores der Welt gnugsam begreiffen; Denn niemand anders als Gott allein vermag zu verstehen, wann sie also bereit und zu einem vollkommenen Corpus gemacht sind, niemand vermag es wissen dan GOTT allein, demselbigen ist es bekannt, und keinem andern.

Item, ihr sollet wissen, daß viel Irrsahlen sind unter denen die in dieser Kunst arbeiten, welche irrungen ich zu vor ein wenig angeführet, als ich gemeldet von der bösen Wässerigkeit so die Kräuter in ihnen haben, mit welcher sie zu wercke gehen, und lassens damit putreficiren, und hernach so sie solche Wässerigkeit von den Kräutern abgedistilliret, nennen sie selbiges das Element des Wassers, können aber damit am ende zu keiner perfection gelangen, wovon ich nachgehends weitere meldung thun werde, hier aber will ich lehren die Elementen zu scheyden. Ihr solt hiemit wissen, daß mancherhand scheydungen der Elementen sind, sintemahl es vielerley artisten gegeben, welche alle die manier sothanigen scheydens haben wissen wollen, massen man denn die Elementen auff vielfältige weise separiret, aber die eine Scheydung ist besser als die andere, doch sind beyde guht. Man findet auch unter gelehrten und ungelehrten viel thörichte Menschen, die sich dieser wercken auch wollen unterstehen, fangen darin an zu laboriren, und lassen sich düncken, daß sie auch Verstand haben in der Scheydkunst der vier Elementen, sagen alsdann, sie haben die vier Elementen gescheiden eins vom andern, ein jedwedes absonderlich; und denn bilden sie ihnen ein, als hetten sie grosse Wunder gethan, sprechen, wir haben Quintam Essentiam gemacht: Vertreiben zwar auf viel Kranckheiten damit in dem Menschen, das ist gewiß, denn es hat viel Krafft und gutte Tugend in sich, mehr als sie selbst wissen: Daß aber die armselige Thoren sich düncken lassen, sie haben Quintam Essentiam gemacht, und die Elemente eins vom andern geschieden, das ist nichts, und eitel betrug: Sie haben zwar eine grosse Medicin, mehr denn sie selbst wissen: Daß sie aber vorgeben und sagen, wir haben Quintam Essentiam, ist weit gefehlt; Ihr arme Thoren, ihr habt keine Quintam Essentiam, Quinta Essentia ist ein viel ander ding als ihr meinet, es ist ein glorificirt Corpus, welches zur vollkommenheit gebracht und fix ist, und in Ewigkeit we-

ret, und wer solches hat, der mag sagen, daß er Quintam Essentiam habe, derselbige hat keinen irdischen Schatz, welcher besser ist dan ein Königreich, und ist eine Gabe GOTTES, die er insonderheit seinen Freunden gönnet: Wol dem der sie erlangt und selbige wol zugebrauchen weiß zur seligkeit seiner Seelen, und zu nutz der Armen, dem wirds wol gehen in dieser und in jener Welt. Hergegen die diese Gaben GOTTES anders anwenden, sollen hier in dieser Welt ihre Plage haben, und hernach in der ewigen Höllischen Pein unendliche Marter leiden. Darumb sehet wohl zu, daß ihr die Kunst gebrauchet zur Ehre GOTTES, und ewrer Seelen Seeligkeit: Denn ich schwere euch bey dem lebendigen GOTT, der Himmel und Erde geschaffen hat, daß so fern ihr diese Gabe Gottes anders gebrauchet, sollet ihr nicht lange leben, und sollet hier in dieser Welt mit zeitlichen, hernach mit ewigen Plagen gemartert werden; Darumb sehet selber zu was ihr thut, ihr möchtet lieber ungebohren seyn, als daß ihr die Kunst hettet, und dieselbe mißbrauchet, darumb so habt selber gutte aufsicht, den verständigen ist genug gesagt.

Zusammenfassung der Arbeitsgänge

Zunächst die »böse« Wässrigkeit von den Kräutern abziehen, am besten durch normales Trocknen im Schatten, andernfalls in einem Kolben, der in einem Wasserbad beheizt wird.

Wenn die Kräuter trocken sind, wird der »Geist« durch eine Trockendestillation (Descensum) abgezogen. 12 Stunden lang feuern und den Rauch überziehen, langsam stärker erhitzen, dann 20 Stunden noch stärker, bis schließlich das Fass (Gefäß) in der Glut steht; dann geht auch das rote Öl über. Nach meiner Erfahrung kann man das Descensum leicht in einem starken Kolben mit Gasbeheizung ausführen. Die Vorlage enthält nun ein destilliertes Wasser, obenauf schwimmt das stinkende Öl; dieses wird mit einer Feder abgenommen, es geht nicht in das Werk ein. Man kann das Öl extra aufbewahren für andere Zwecke; es handelt sich um eine recht gefährliche Substanz, die nach Ansicht von Hollandus Krebs erregen kann, allerdings ist das Öl, richtig angewendet, von großer Heilwirkung.

Im 30. Kapitel seines »Opus Vini« beschreibt Hollandus das brennbare oder stinkende Öl als hitzig und feucht: »Dieses verbrennliche Oel, so du anjetzo rectificiret hast, ist nunmehr klar, dünn und roth, wie Blut, auch fett wie ander Oel, und ist hitzig und feucht, es dienet zu erkalteten vergichten Nerven, solche damit zu salben oder zu schmieren, auch zu erlahmeten, verkälteten Gliedern, im gleichen ist es denen gut, welche den Tropfen oder Schlag haben, dienet auch in alle Salben und Pflaster zum incarniren oder Fleisch wachsend zu machen, in allen tiefen Löchern und Wunden.«

Im 31. Kapitel warnt er die Ärzte vor Missbrauch des Öls: »Wann ein Meister oder Wundarzt, welcher eine Wunde heilen will, zu viel fettes Oels in die Salbe thut, so wird ihm unter seinen Händen das Fleisch zu geil werden, und böses Fleisch darin erwachsen, und wofern er noch länger will bey selbiger Salben beharren, dass er sie nicht magert, so wird daraus eine

Corruption und eine Putrefaction in den Nerven und dem Fleisch entstehen, also, daß endlich Fisteln, Krebs und rinnende Löcher sich daher erheben werden. Solches alles verursacht das verbrennliche Oel, dann alle Oelen und Fettigkeit nehmen ihren Ursprung aus diesem verbrennlichen Oel, welches sie aus der Erden gezogen haben, und also erhellet hieraus, dass das verbrennliche Oel uns auch den Tod zufüget.«

Das erhaltene Destillat wird kohobiert und nochmals destilliert. Die ausfallenden Feces filtert man ab und destilliert erneut. Dieser Prozess wird wiederholt, bis alles rein ist und ohne Feces.

Auf ähnliche Weise behandelt man den kalzinierten Rückstand (Erde). Die Erde wird drei Tage lang kalziniert, dann mit Branntwein oder destilliertem Weinessig verrieben, wieder ins Wasserbad gesetzt, Feces abgefiltert, wieder wird neuer Branntwein darübergegossen, dann wieder ins Wasserbad setzen, die Flüssigkeit wieder abfiltern und zur zuerst abgezogenen dazugeben. Dieser Prozess wird so lange wiederholt, bis alles aus den Fecibus gezogen ist. Der Branntwein wird dann durch Destillation abgezogen; ein weißes Corpus bleibt zurück. Durch Kohobieren mit Branntwein kann man die Erde sehr kräftigen, besonders, wenn man viermal kohobiert.

Die gereinigte Erde und der gereinigte »Geist« werden zusammen verrieben und in Wasser (nach anderen Angaben Wasser vom Wein oder Branntwein) solviert und 15 Tage lang im Wasserbad digeriert. Nun wird erneut destilliert. Es darf nur Wasser übergehen, der Merkur verbindet sich. Wenn »Geister« übergehen, wird so lange nach jeder Destillation zurückgegossen (kohobiert) und wieder neu destilliert, bis nur Wässriges überkommt.

Nun gibt man den Rückstand in einen Kolben und fügt so viel rektifiziertes Wasser (Branntwein oder Essig), das davon abgezogen ist, hinzu, bis alles gerade gelöst wird. Über gelinder Hitze lässt man nun das Wasser evaporieren, setzt alles vierzig Tage lang bei Sommertemperatur in den Athanor (Laborofen), dann kann der Stein gegossen werden.

Über die Herstellung des Pflanzensteins aus frischen Kräutern heißt es bei Hollandus Folgendes:

TRACTAT
Wie man den Vegetabel-stein / oder Quintam Essentiam machen soll auß allen grünen Kräutern, Saamen, Wurtzelen und dergleichen, von denen das Wasser der Wolcken zu erst übergehet.

Nun sol man lernen eine andere weise des Kräuter-distillirens, wovon das Wasser erst übergehet, hineben wird man verstehen alle ahrten der Kräuter davon das Wasser der Wolcken erst übersteigt: denn bey dieser operation und Lehre, so darunter begriffen, verstehet man alles das, so von grünen Kräutern und Wurtzeln zu machen; darnach wird gelehret werden von allen truckenen Specien, Gummen, Höltzern, und allem was trucken ist, jedes mit seinem unterricht.

Jezt soll mein Kind wissen, daß wir den Vegetabel-Stein machen wollen, auß grünen Kräutern, auß denen das Wolckenwasser erst übersteigt, so muß nun mein Kind wissen vor allen dingen, zu welcher Zeit man die Kräuter samlen und in vorraht schaffen soll, wenn sie am allerkräftigsten sind umb den Stein darauß zu machen, so wisse mein Kind, daß die Kräuter drey Terminen haben, der erste, wenn sie im außsprießen sind; alsdenn sind sie einem Kinde gleich, das allererst zur Welt komt, ohne Krafft oder Macht, und ist feucht und wasserhafftig, also ist es auch mit den Kräutern. Ihr zweyter Termin ist wie eines Mannes von 25. Jahren, derselbe ist in seiner blühte wehrend biß zu seinem 40. Jahr, also ist es auch mit den Kräutern in ihrem auffwachsen, biß sie beginnen zu blühen, und biß sie anfahen sich zu besaamen, so sind sie in ihrer blühte, und biß der Saame reiff wird. Der dritte Termin ist wie eines 40 Jährigen Mannes, biß in sein 80. Jahr, da ihm alle seine Krafft beginnet zu entgehen, also auch mit den Kräutern, wenn der Saame reiff ist, so fähet das Kraut an nach und nach zu vergehen und zu verdorren, biß es gantz zu nichte wirdt.

Dannenhero soll mein Kind die Kräuter nehmen, wenn sie voll erwachsen sind, und Saamen beginnen zu setzen, oder zu reiffen, denn alle Kräuter setzen sich, und blühen bißweilen zugleich mit; darumb nehmet die Kräuter, welche ihr sehet meistentheils Saamen gesetzt zu haben, ob schon auch ein guht theil noch blühet, und noch nicht Saamen anlegt; Pflücket solche mit Blättern, Blumen, Wurtzeln, Saamen, an einem heitern Tage, wenn die Sonne am kräfftigsten scheinet, machet sie rein ohne zu waschen oder zuthun einiger Nässe in der eile, steckt sie also gantz in eine Kanne, so dicht als ihr könnet, biß an den Hals, thut den Alembick sacht darauff, und setzt es ins Balneum, fanget stracks an zu distilliren, auff daß ihr die wilde Geister, so unsichtbar wegfliehen, nicht verliehret, wovon im Tractat vom Weine gelehret ist: Die Geister sind die Grünheit, der Schmack und der Geruch, und dero Leben; Darumb sagt der Philosophus Dantin: Sehet zu daß ihr ewre Grünheit wohl verwahret, im wiedrigen arbeitet ihr vergeblich.

Jzt, mein Kind, habe ich gelehret, zu welcher Zeit ihr die Kräuter samlen sollet: Nun wollen wir sehen auß welchem Kraut wir diesen Vegetabel-Stein machen wollen; Finden demnach kein gemeiner Kraut, das auch weniger geachtet würde als Chelidonia. Ich sage euch sicherlich, mein Kind, daß drey Kräuter sind, die den Vorzug haben vor allen andern; und sind Chelidonia, Solaria, und Lunaria. Alle drey sind zur Kunst dienlich, wenn sie bereitet sind, und congeliren den ☿ in wahrhafftig ☉, wovon im Mineral-stein gelehret werden soll. Ich sage euch mein Kind, daß das aller Edelste aller dreyen Chelidonia ist, denn die andern beyde vergehen des Winters, aber Chelidonia bleibt allezeit in ihrer Grüne und flor, auch alle andern Kräuter der Welt verdorren und vertrucknen, so es im Sommer gantz heiß ist, aber diese Chelidonia stehet allezeit grün, und lege sie schon den gantzen Winter unterm Schnee, so vergehet sie doch nicht, und giebt also wiederumb hitze noch Kälte, Trückne noch Nässe; sie ist das allerbeste und kräfftigste unter den dreyen Kräutern, aber wenig geachtet, weil mans überflüssig findet. Ich sage euch, GOTT hat diß Kraut eine solche Influentz eingestürzt, daß es von keinem Menschen gnugsahm mag außgesprochen werden: Darumb, mein Kind, wollen wir den andern und zweyten Vegetabel-Stein darauß ziehn, umb alle Menschen von allen Siechtagen zu curirn, und in gesundem zustande biß zur lezten Stunde ihres Lebens zu fristen; Wie auch den ☿ zu congeliren in fein ☉. Wollen demnach das Kraut pflücken wenn es in seiner ersten Blüete stehet; Machet es denn rein, und stopfft es in drei oder vier saubere Kannen, so viel als ihr könnet, sondern zerstossen, von stunden an thut den Helm drauff, sezt es ins Balneum, umb alles zu distilliren, ziehet alles Wasser davon, biß es so trucken sey, daß mans pulverisiren könnte, das reibet auff einem Stein, mit seinem Wasser, daß man damit möchte mahlen können, thuts in eine grosse steinerne Kanne, habt ihr vier oder fünf Kannen mit Chelidonia voll gesetzt, so thut die Materia allesampt in eine grosse steinerne Kanne ihr müsset wol viel des Krauts zu setzen, umb viel Matery, und viel Wassers zu haben, das ungestossene Kraut nimt viel raum ein.

Es möchte aber mein Kind fragen: Warumb stössestu die Kräuter nicht? So wisset, wenn man die Kräuter stiesse, so würde ein Theil der drey Geister wegfliegen, nemblich die Grünheit, oder Farbe, und ein theil von seiner Lufft oder Schmack, und ein theil von seiner natürlichen Wärme, sintemahl die drey Geister so flüchtig sind, daß sie kein stossen oder zerquetschung leyden vermögen; Darumb würdet ihr selbige meistentheils verliehren, und were hernach ewer Werck verdorben, ihr würdet nur ein todt Corpus tractiren, das seiner Seele und Lebens beraubt were, weil das Kraut durch stossen mortificiret wird, versuchts: stost ein grün Kraut sehr klein in einem Mörsel, es wird schleunig seine grüne Farbe und natürliche Feuchtigkeit verliehren, sintemahl das gantze Haus da mans stost, mit dem Geruch des Krauts erfüllet wird: Der Geruch aber wächset nicht mehr nach dem die Natur des Krauts abgebrochen ist, und wird mortificiret, also daß es gleichsahm entfrembdet ist von der Natur und Influentz des Himmels, welcher seinen Geruch wachsend macht. Auch thut ihm der Himmel und die Sternen, die ihre influentz darein geben oder werffen, nun keine hülffe mehr, weil es abgebrochen ist, also daß es keine hülffe mehr von allen seiten hat: Dannenher zur stund die drey flüchtige Geister, die sein Leben sind, seine Seele, und Quinta Essentia von ihm scheyden, mogen also die Kräuter kein stossen oder zerdrücken leyden; so wenig als denn ein Mensch mag in stücken gehackt werden, denn die Seele, die sein Leben ist, würde von stund an von ihm weichen. Also, mein Kind, stosset keine grüne Kräuter, sondern machts als oben unterrichtet ist, auff daß ihr nicht an einem todten Leibe arbeitet, gleich zuvor gnug bewiesen ist.

Nun gehen wir zu unserm werck. Alles das jenige was übergeblieben ist, sollet ihr auff einem Stein reiben, und thuts zusammen in eine grosse Kanne, setzt selbige in ein lawlichtes Balneum, giesset sein eigen Wasser drauff, rührt es wohl untereinander mit einem höltzern Leffel, legt ein geschlieffen Gläßlein auff den mund, lasset es also stehen zwey tage & Nächte, rührets jede vier oder fünff stunden wohl untereinander, auff daß das Wasser die Elementa wohl außziehe. Am Ende der zwey Tage nehmet die Kanne auß, setzts auff die seite, lassets drey oder vier Tage gesincken, giesset alsdenn das klahre von den fecibus in eine saubere Kanne, filtrirt es, thut das nasse in eine andere Kanne, es ist ein gülden Wasser, verstopfft und verwahret es wohl; Alsdenn giesset wieder ander Wasser auf die feces, und rühret es wohl umb, es were auch gut daß mans wohl trucken machte, bevor man das Wasser drauff gösse, etc. Setzet es wieder ins Balneum zwey tage und zwo Nächte, rührt es wie zuvor, deckt es zu, etc. darnach lasset es kalt werden, machts wie zuvor, giesset das Wasser zu dem ersten, nehmet wieder von dem Wasser, und giessets auff die feces. Dieses thut so offt, biß die feces dem Wasser keine Farbe mehr geben, alsdenn habt ihr die Lufft und das Fewr auß der Erden, und ist des giessens gnug. Solte es aber geschehen daß ihr nicht Wassers gnug auß den Kräutern hettet, so könnet ihr gemein wasser, so zwey oder 3 mahl per Balneum distilliret sey, nehmen, und extrahiren damit alle Vegetabelwercke, so es wohl gedistillirt ist, biß es keine feces zurücklasse, so ist es gleich guht zu allen grünen Kräutern, aber in den dürren Kräutern kan man mit keinem gemeinen wasser extrahiren, oder überziehen, sondern nur mit gedistillirtem Aceto. Wenn ihr also das Wasser so auß den Kräutern gedistillirt ist, wisset zu raht zuhalten, so thuts zu eurem besten, und ziehet die Elemente auß mit gemeinem Wasser.

Nun mein Kind wollen wir wieder zu unserm wercke gehen, umb unsere Lufft und Feur wiederumb zusammen zu rectificiren und rein zu machen von ihren faecibus. So thut alles gefärbte Wasser in eine reine Schüssel, denn nehmet das weisse von 40 oder 50 Eyern, schlagt sie gar dünn wie Wasser, schlagt sie einer halben stunde lang darunter, daß sichs wohl menge, alsdann setzt den Kessel über das Feur, lasset es gemachsam heiß werden, und auffs letzte sieden, rührt es aber keineswegs, denn setzt es vom Feur, habt zur hand einen grossen, weissen, wüllenen Ypocras-Beutel, gießt all euer Wasser darein, lasset es durchlecken in einen gläsern Pott, wenn es nicht mehr trieffet, so nehmet gedistilliret Wasser, und giessets in den Beutel auff das gerunnene Weisse. Lassets durch die feces sincken, umb die Elementen auß den fecibus zu ziehen, dieses thut so lange als die feces dem Wasser einige farbe geben, alsdann habt ihr alle Elementen darauß gezogen, trucknet die feces in einer Pfanne und verwahret sie, sie müssen wieder bey die Erde in die Retorte gethan werden, umb das verbrennliche öhl mit dem Salarmeniac darauß zu ziehen, denn es sind viel feces in dem Weissen von den Eyeren: Darauff nehmet das nasse so auß dem Beutel geleckt, setzt es ins Balneum, distillirit es so trucken ab, daß es stäube, dann giessets das Wasser wieder drauff, rührets wohl umb, und lassets 24 Stunden im warmen Balneo stehen, rührets zu weilen umb mit einem höltzern Löffel, und decket den mund mit einem geschlieffenen Glase wieder zu, nehmets dann auß, lasset sichs setzen 3 oder 4 Tage, neigets dann sachte auff die seite, und giest es per filtrum sittig ab, sehet zu ob ihr einige feces am boden findet, so nicht, so ist es gnug geklahret, findet ihr aber feces, so ists nicht klahr, sondern muß wieder geclarificiret werden als zu vor.

Mein Kind soll wissen, auß allen dingen die in der Welt sind, so man ihr Wasser per distillatione trucken abziehet, daß es stäube, und man es denn stösset und siebet, hernach klein reibet auff einem Stein, und das Wasser wieder drauff giesset, das davon gezogen ist, oder ander gemein distillirt Wasser, und man setzt es ins Balneum, so ziehet das Wasser darauß an sich alles Elemental Wasser, Lufft und Feur, und wird roth, und die röthe lieget im innersten der Grünheit, die das Kraut hatte, und so es mit dem Wasser congelirt und solvirt wird, so setzt es allezeit seine feces, und so man die operation zum öfftern und vielmahl wiederholet, wird es sich zuletzt selber so säubern und reinigen, biß es keine feces mehr setzen wirdt: Doch ist dieses ein langer Weg, aber mit dem Weissen von Eyern gehets kürtzer zu, die abgebrochene grüne Kräuter aber so an der Sonnen getrucknet, und zu Pulver gemacht sind, gösset ihr auch drauff alles gedistillirte Wasser der Welt, es würde nichts extrahiren oder färben, sondern sie müssen mit distillirtem Essig außgezogen werden; Auch wird der Eßig nicht roht werden, sondern eher schlecht gelb, sintemahl ihre Grünheit weg ist, so ihr Leben, Seele und Quinta Essentia gewesen, und die gelbheit die es krieget, ist von den Elementen so noch drin sind, aber die drey Geister sind meist weg, und ist ein todt Leichnam, es mag noch etwas von den Elementen bey sich haben, daß es was thun möchte, aber es ist der Mühe nicht wehrt umb daran zu arbeiten; Derwegen mercket wohl was ich sage.

Nun wollen wir, rc, So ihr keine feces mehr am boden der Kannen findet, sollet ihr alles Nasse zusammen gießen in eine steinerne Kanne, und setzet sie ins Balneum, und distillirt alles Wasser herab, doch nicht gantz rein ab, auff daß ihr die feces auß der Kanne in ein gläsern Geschirr giessen könnet, sonsten müsset ihr die Kanne zerbrechen; Alsdenn setzt das Glas in ein Becken mit Sand, über ein Becken voll Wassers, darein setzt das Glas mit der matery, lasset das Wasser sieden, und die matery bis zur truckenheit evaporiren, alsdenn nehmet es auß und schlaget das Glas sittig in stücken, und ewre matery ist klahr, trucken und roht, und ihr habt ewer Elemental Wasser, Fewer und Lufft, und ewre drey Geister, wovon zu vor gesagt ist, habt ihr in einer Massa gerectificiret und coaguliert, aber nicht fix, stellt sie in ewere truckene Stube, biß wir sie von nöthen haben.

Solchergestalt mein Kind, müssen das Element Feur, das Elemental Wasser, und die Elemental Lufft, nebst denen dreyen Geistern, alle sechse auß der Erden gezogen werden, sonder distillation, in eine massa, und man kan sie auff keinen andern Weg der Welt auß der Erden ziehen, sintemahl die drey Geister, davon vorher gesaget ist, ruhen in natürlicher Wärme und Hitze, nemlich Schmack, tinctur und Geruch, diese drey mögen keine Hitze vertragen, die man mit Feur gibt, denn solte man Wasser, Lufft und Feur durch distilliren auß der Erden ziehen, so muß es geschehen mit hitziger truckne, außm Feur und aus Aschen oder Sandt, durchs Balneum will das Elemental Wasser, Lufft und Feur nicht auffsteigen, sondern nur allein das Wasser der Wolcken, und wolte man denn das Elemental Wasser, Lufft und Feur mit distilliren übertreiben, so müste es geschehen auß dem Feur, da doch die drey vorgemeldte Geister die hitze des Feurs nicht leiden mögen, die man auß dem Feur gibt, sie würden unsichtbar verfliegen, und den weret ihr ihres Lebens und Seele quit, und ihrer Quinta Essentia, und hettet ein todt Corpus, gleichwol würdet ihr die vier Elementen beysammen haben, sie würden aber ihrer Seele und Quinta Essentia verlustigt seyn, welche die vier Elementen zusammen halten und verknüpffen; Denn so diese drey Geister abgeschieden sind, so können die vier Elementen nicht beyeinander bleiben, sondern müssen voneinander scheyden, und beginnen zu faulen, und zu nichte zu gehen, ein iedes Element kehret zu seiner Natur, als Lufft zu Luffft, Feur zu Feur, Wasser zu Wasser, und Erde zu Erde, etc. Nehmet zum exempel einen Menschen der gestorben, und die natürliche Wärme weg ist, so sind alsbald die Farbe so im Bluht gelegen, sein natürlicher Geruch und Schmack, alle drey auß dem Menschen geschieden; welche drey die Seele sind, die den Leichnam zu sammen in einem wesen halten: verstehet wohl mein Kindt, was dieses ist, wenn ein Kind in seiner Mutter leibe, vermittelst der natütlichen hülffe empfangen wirdt, so wird innerhalb vierzig Tagen davon ein Mensch formirt, alle Gliedmassen werden vollkommen zugerichtet durch die Wärme der Natur, welche die Mutter im Bluhte hat, denn im Bluhte ruhen die drey Geister, als in der natütlichen Wärme, der Geruch und Schmack, und vom Bluht der Frauen werden die Gliedmaßen des Kindes formiret, mit hülffe der Natur, wie es GOtt gefallen hat, und also ruhen diese drey Geister im Bluhte der Frauen, und des Kindes Glieder werden gebildet mit hülffe der Natur, da denn diese drey Geister in allen sothanigen Formen und Gliedmassen des Kindes sind, wan seine theilchen zugerichtet sind, nemlich innerhalb viertzig Tagen, sind erstlich so zart und klein, als weren es drätlein, und ist wie ein Saamenkörnlein; Daher nicht viel von diesen dreyen Geistern drin seyn kan, und so geringfügig die Gliederchen gebildet sind, so sendet Gott die Seele drein, so da komt auß seinem allerobristen Willen, darauß entspriessend gantz miraculose, wovon hier nicht gesaget werden mag, weil zu dieser materia nicht gehöret. Die Seele hat ein Ewig Wesen, ohn Anfang in GOTT, darumb komt sie auß GOTT, und so klein sind alle Gliederchen nicht gebildet, die Seele enstehet und wallet von stunden an im Leichnam; Denn käme die Seele nicht von stunden an darein, die drey Geister würden darauß weichen, darumb müssen alle drey Geister erst im Menschen seyn, bevor die Seele darin wallet, und die drey Geister halten die Seele im Leichnam zu sammen: So lange diese drey Geister beym Leichnam sind, so bleibet auch die Seele, und wenn der Leib grösser, älter, und stärcker wirdt, so werden diese drey Geister mählig grösser, älter und stärcker, darum werden sie wachsende Geister genennet: und so schleunig als diese drey Geister das Corpus verlassen, muß zur Stunde die Seele folgen, und mit dem Leichnam räumen, den sie hat keine stähte oder platz worin sie ruhen mag: Probiret solches an einem Menschen so bald er todt ist, schneidet, thut was ihr wollet, ihr werdet darin kein Bluht finden, noch Hitze, noch Wärme, noch Geruch, sondern Stanck, dennoch sind die vier Elementa im Leichnam, nemlich das Elemental Feur, Lufft, Wasser und Erde, mit ihren stinckenden fecibus vermischt, aber ihre Quinta Essentia ist weg, das sind diese drey Geister, die natürliche Wärme, die Farbe und Lufft, diese drey hat GOTT geziehret, und wenn diese drey Geister auß den vier Elementen weichen, so mögen sie nicht länger zusammen bleiben, jedwedes ziehet dahin, von wannen es gekommen, nichts bleibt zu rück als stinckende feces, und kennete man dieses mittel wohl, alle wercke würden leichter fortgehen, sie aber merken nicht, daß kein Geist mit dem Leib zusammen mag bleiben ohne mittel, so Geist und Leib zusammen halten, sie kennen dergleichen mittel nicht, und wissen nicht, daß die mittel müssen Geister seyn, die sehr flüchtig sind, und in der tieffe der matery liegen, und solches ist den unwisssenden ein unbekandter Geist, davon im Mineral-Stein mit mehrem soll erklähret werden. Verstehet auch mein Kind was diese drey Geister sind, sintemahl wenn ihr diese drey Geister und ihre Natur nicht kennet, so werdet ihr weder in Vegetabilischen noch Animalischen, noch Mineralischen sachen fortkommen, sondern werdet ein todt corpus tractiren: Darum mag man, laut vorgesetzten beweises, diese drey Geister überziehen mit Feur und Lufft, daß sie miteinander congeliren in eine Massa, aber auff keinen andern weg, als wir vor gelehret haben: Suchet keine andern Mittel, oder ihr werdet die drey Geister unsichtbahr verliehren, und werdet denn ein todt Corpus haben: Verstehet meine Worte im grunde, es sind unverdeckte Worte, und keine Parolen, auff daß ihr nicht sollet in Irrthumb kommen.

Nun wollen wir, rc. nehmen alle feces, so in der Kannen geblieben, und das Weisse von den Eyeren, womit ihr geklahret habt, dar auch feces innen sind, thut solches in eine grosse irdine Retort, außwendig wohl verlutirt in aller manier, wie im werck vom Wein gelehret worden, legt sie in einen Ofen, solcher gestalt, daß sie das Feur und die flamme rundherumb fassen mag, an die Retort füget eine grosse steinerne Kanne die bey nahe voll distillirten Wassers sey, an den hals der Retorten, und lutirt es sehr dichte zu, gebt ihm erst klein Feur, alle drey Stunden einen grad verstärckt, niß zu 24 Stunden, darnach lasset es mählich glüen, nach und nach stärcker, biß das Geschirr rundumb durch glüet, haltet es also stehend sechs stunden lang, innerhalb solcher zeit wird das verbrennliche öhl, nebst dem Salarmeniac übergehen, lasset es kalt werden, nehmet alsdenn die Kanne ab, giesset alles zusammen in einen grossen irdenen Test, so wohl verglasurt sey, last es drey oder vier tage stehen, so wirdt das verbrennliche öhl sich oben auff begeben, das nehmet sittig ab, so rein als möglich ist, thut das nasse, so im Test ist, in eine grosse steinerne Kanne, und verwahret solches biß ihr sollet rectificiren mit coaguliren und solviren, nehmet denn das verbrennlich öhl, thut solches in das Gefäßlein, wovon im Wercke vom Wein gelehret worden, giesset darauff siedend gedistillirt Wasser, fahet an zu kärnen, als ob ihr soltet Butter machen, allermassen wie im Wercke vom Wein gelehret ist, da man das verbrennliche öhl vom Salarmeniac reiniget, es ist alles eine Operation, wenn das öhl rein ist, so thuts in ein rein Glaß, gebraucht solches, es dienet zu allen passionen die auß kalten und flüssigen Kranckheiten kommen, umb zu sauberen alle lahme Glieder und in paralysi; nach dem nehmet das Wasser, worin das verbrennliche öhl gereiniget ist, und das Wasser wovon das verbrennliche öhl abgenommen, setzt alles zusammen in ein Balneum zu coaguliren, und denn die feces sincken zulassen, und per filtrum abzuziehen, wie gelehret ist im Werck vom Wein, von Salarmeniac zu rectificiren, und wenn euer Salarmeniac wohl gerectificirt und waß trucken ist, weiß wie Schnee, so verwahret solches auch in einer truckenen Stube.

Diesem nach nehmet alle feces, so in der Retorten geblieben, auch die in der rectification zu rück gelassen sind, setzt selbige alle zusammen zu reverberiren wie im Wein-Werck gelehret ist, biß sie Schneeweiß werden, denn rectificirt sie wieder mit gedistillirtem Wasser mit auffgießung desselben, und darüber stehen zu lassen, Hernach die feces sich lassen setzen, last es dann per filtrum abziehen, und wiederumb congeliren, diß thut wie im werck vom Wein gelehret ist, biß eure Erde weiß sey als Schnee; dann nehmet die weiße Erde, solvirt sie in eurem rectificirten Wasser, thut euer Salmiac in dasselbe Wasser, ziehet das Wasser ab, so trucken daß es stäube, alsdenn thuts in das Ey, in den heimlichen Ofen zu calcinieren, in aller manier, wie im Wercke vom Wein gelehret ist, und so ihrs gecalcinirt habt, wie im gesagten Wercke, etc. so ist das Salarmeniac bereit, umb den Stein zu machen; denn nehmet euer Fewer und Lufft, und euer Elemental Wasser, wie auch eure Erde, solvirt es zusammen in Acqua rectificata, coagulirt es wieder, hernach thuts ins Ey, alß im Weinwerck gelehret ist, hängt es in den heimlichen Ofen, und machts als supra, wenn es alles gecalcinirt ist, so solvirt es in eurem Aqua rectificata, last die feces sincken, ziehet es per filtrum, coagulirt und macht es wie zu vor, biß daß keine feces mehr zu rück bleiben: darnach coagulirt wiederumb euer Elemental Wasser, Feur, Lufft, und Erde, alsdenn habt ihr eure Massa rectificirt von den eusseren und inneren fecibus, nebst eurem Salmiac, und sie sind nun bereitet, umb den Vegetabel-Stein darauß zu machen.

Hierauff nehmet einen grossen Receptacul, wie im Wercke vom Wein gelehret ist, darein thut euer Salarmeniac, Elemental Wasser, Lufft, Feur, und Erde, nebst ihren drey Geistern, giest drauff von eurem Aqua rectificata, so von ihnen gezogen ist, also daß es recht solvirt, und nicht mehr, alßdenn setzt es in einen Tiegel mit gesiebter Aschen, deckt das Glaß zu mit einem geschliffnen Gläßgen, unverlutirt, und ein Gewicht darauff, gebt ihm Feur alß die Sonne mitten im Sommer scheinet 24 Tage lang, alsdenn lasset es kalt werden, giesset es ins Ey, und setzt es in einen Tiegel mit gesiebter Aschen, lasset mit gelinder Wärme auß evaporiren, biß daß alles gantz trucken wird, welches ihr probiren solt mit einem geschlieffenen Messer, auff den mundt des Eyes halses gehalten, sehet ob dampff daran komme, kommet keine

Wässerigkeit daran, so ist trucken, aber umb desto besser versichert zu seyn, so lasset es drey oder vier tage in der wärme stehen, folgends sigillirt es mit luto Hermetis, und hängt es in den heimlichen Ofen 40 tage lang, gebt ihm hitze, wie die Sonne des Sommers scheinet, oder ein wenig heisser, nach den 40 tagen lasset es kalt werden, nehmet das Pulver auß, brecht das Glaß zu stücken, nehmet das Pulver, thut es in einen gläsernen Schmeltz-Tiegel von venedischem Glase, setzt es auf glüende Kohlen, so wird das Pulver schmeltzen wie Glaß, giesset es in ein gläsern Formchen, so vorher mit öhl bestrichen: Wenn es kalt wird, so wird es hart wie Stein, klahr wie ein Chrystal, roht gleich einem Rubin, durchsichtig, und das ist der zweite Vegetabel-Stein, welcher alle Kranckheiten und Gebrechen der Welt curiret, so man alle Tage, dessen eines Weitzkornes schwer mit Wein einnimmt, werdet ihr Wunder über Wunder sehen in kurtzen Tagen, etc.

Zusammenfassung der Arbeitsgänge

Besonders geeignet für diese Arbeit sind Schöllkraut, Sonnentau und Pfennigkraut. Die ganzen Kräuter in reifem Zustand werden gereinigt, aber nicht gewaschen, und bis zum Rand in einen Kolben gefüllt. Nun destilliert man bis zur Trockenheit (die Wässrigkeit wird abgezogen). Die frischen Kräuter sollen nach Hollandus nicht zerstoßen werden, da dies zu einem Verlust der »Geister« und der astrologischen Einflüsse führen würde.

Die Kräuter werden nun pulverisiert. Die zerriebenen Kräuter verreibt man man mit dem destillierten Wasser und legt sie erneut in den Kolben. Weiteres destilliertes Wasser wird zugesetzt, alles zwei Tage und zwei Nächte stehen gelassen, alle vier bis fünf Stunden mit einem Holzlöffel umgerührt. Nun lässt man drei bis vier Tage lang die Feces fallen, gießt dann das Wasser oben ab und filtriert. Das Wasser ist von goldener Farbe und wird beiseitegestellt.

Der Rückstand im Kolben wird auf die gleiche Weise mit destilliertem Wasser ausgezogen, bis kein Farbeinschlag mehr erfolgt.

Die Feces werden in einer Pfanne getrocknet und kommen dann zur Erde, um das stinkende oder verbrennliche Öl sowie das Salarmeniac daraus zu ziehen.

Die gefilterte und durch den Wollbeutel passierte Flüssigkeit wird im Wasserbad bis zur Trockenheit abdestilliert, das Wasser wird darauf wieder zurückgegossen und alles 24 Stunden im warmen Wasserbad stehen gelassen. Nun wird filtriert und beobachtet, ob Feces fallen. Falls Feces erscheinen, wird wie vorher geklärt; fallen keine Feces, so ist es genug.

Auf diese Weise zieht das Wasser alles Elemental-Wasser, die Elemental-Luft und das Elemental-Feuer aus dem geriebenen Pflanzenpulver. Der Auszug ist rot, die Röte liegt in der Grüne verborgen.

Man kann auch reinigen durch wiederholtes Abdestillieren, Solvieren, Filtrieren und erneutes Abdestillieren, aber die Klärung mit Eiweiß geht schneller.

Wenn keine Feces mehr fallen, wird das Wasser abgezogen (im Wasserbad) und der Rückstand vorsichtig evaporiert. Die erhaltene Materie ist klar und rot.

Es folgt die Darstellung des verbrennlichen Öls und des Salarmeniacs.

Alle früheren Feces, auch die vom Eiweiß, werden nun bei ansteigenden Temperaturen mit heftiger Feuerung destilliert. In der Vorlage soll etwas destilliertes Wasser sein. Nach ungefähr 30 Stunden Destillation wird das oben schwimmende stinkende Öl mit einer Feder abgetrennt. Das Öl wird in destilliertem Wasser gereinigt, das Waschwasser kommt zum Destillat.

Die restliche Flüssigkeit mit dem Waschwasser des Öls wird nun im Wasserbad destilliert, das Destillat auf den Rückstand gegossen, die Feces abgefiltert, und es wird erneut abdestilliert, bis das Salarmeniac so rein wie Schnee ist.

Nun folgt die Reinigung und Rektifikation der Erde. Auch diese erfolgt auf die übliche Weise durch wiederholtes Abdestillieren (Coagulieren), Zurückgießen des Destillats, Abfiltrierung der Feces und wieder neue Destillation, bis die Erde ganz weiß ist.

Die weiße Erde wird dann in destilliertem Wasser gelöst, das Salarmeniac dazugegeben, dann bis zur Staubtrockenheit das Wasser abdestilliert.

Der Rückstand wird in einem Kolben im Laborofen kalziniert. Die ganze Mischung wird nun mit dem eigenen destillierten Wasser nochmals von Feces gereinigt und koaguliert. Nun ist das Salarmeniac bereit, den Stein zu machen.

Man nimmt das Feuer, die Luft, das Wasser und die Erde und solviert in rektifiziertem Wasser, koaguliert wieder, gibt die Materie wieder in einen Kolben, kalziniert wieder im Laborofen. Danach wird wieder in destilliertem Wasser gelöst, die Feces werden abgefiltert, und es wird erneut koaguliert, das wird so lange wiederholt, bis keine Feces mehr fallen.

Nun gibt man alles in einen Kolben und übergießt mit so viel Wasser, wie gerade zur Lösung notwendig ist. Nun wird 24 Tage lang bei Sommertemperatur im Aschenbad digeriert, anschließend vorsichtig evaporiert, bis alles trocken ist (Messer oder Spiegelprobe). Anschließend alles noch drei oder vier Tage an der Wärme lassen. Dann wird alles hermetisch verschlossen und vierzig Tage lang im Athanor bei heißer Sommertemperatur belassen.

Danach erkalten lassen, das Pulver herausnehmen, in einen gläsernen Tiegel geben und schmelzen. Schließlich gießt man den Stein in eine mit Öl benetzte Form; er wird beim Erkalten hart, rot und transparent.

Hollandus verschweigt in diesen Texten einiges, und nicht immer ist alles völlig klar gesagt. Man muss auch etwas zwischen den Zeilen lesen. Das Salarmeniac zum Beispiel steigt nach meiner Erfahrung leicht über. Um es zu erhaschen, muss man es bei der Destillation in den Röhren auffangen und dann schnell herauskratzen. Wegen seiner enormen Flüchtigkeit wird es in der Alchemie auch als Adler bezeichnet; man muss sich aus Röhren also eine »Adler-Falle« bauen, in der Hoffnung, dass es bei den Destillationen unterwegs stecken bleibt, indem es sich an den Glaswänden niederschlägt.

Bei den zitierten Anweisungen handelt es sich keineswegs einfach um Rezepte im Sinne eines »Man nehme …«. Der interessierte Laborant sollte sich aber an diese Arbeiten wagen und bedenken, dass man durch Fehler ebenso viel lernt wie durch Erfolg. Die Freude am Resultat wird doppelt groß sein, wenn der Stein durch eigenes Können erarbeitet wird.

Über die Herstellung des Steins aus Honig schreibt Hollandus:

Wie man außm Honig Quintam Essentiam praepariren soll.

Jtztiges mahl will ich euch ein grosses Secret im Vegetabel-werck zu erkennen geben, nemlich die wundervolle Natur des Honigs, als welches da ist das subtilste und alleredelste aller Kräuter und Blumen, auß derer reinerm und Edlen theil es durch die Bienlein eliciret wird. Denn die Bienen sind so genaturet, daß sie das beste auß selbigen ziehen, wie im Animal-werck weitleuftig vermeldet, und allda unterricht gegeben wird, die Naturen der Animalien zu extrahiren, und stehet solches vornehmlich im 84. Cap. daselbst beschrieben. Mein Kind soll wissen daß alles was Gott geschaffen, daß ist auffs eusserste gut, vollkommen und unvergänglich, wie der Himmel, aber es haben alle ding, so hierunten zu finden, als Thiere, Fische, und was ein empffindlich leben hat, so wohl auch Kräuter, Pflantzen und waß es immer seyn mag, eine zweyfache Natur, nemlich eine vollkommene und unvollkommene; die vollkommene wird Quinta Essentia geheissen, die unvollkommenen aber die feces oder das gifftige verbrenliche öhl. Solche feces und verbrenlich öhl solt ihr absondern, und waß denn überbleibt, ist perfect, und heist Quinta Essentia, welche ewig weret gleich dem Himmel, und kan mit keinerley ding, auch nicht mit Feur verderbt werden. Denn als Gott alles geschaffen und ansahe, da war alles vollkommen und gut, und magelte an keinem ding etwas; Solches sag ich euch auß liebe, daß Gott in alle erschaffene dinge eine geheime Natur oder Influentz gelegt, und der gantzen Natur hat er eine allgemeine Influentz gegeben, und auch einer jedweden gewissen Ahrt oder Geschlecht seine sonderliche Influentz oder tugend, endweder in der Medicin oder andern heimlichen Würckungen, welche zum theil durch natürliche Kunst an tag kommen, beyweitem aber noch mehr verborgen als was unsern sinnen bekant ist. Meinet ihr daß ein Kraut so zu dieser oder jener kranckheit determinirt gehalten wird, nicht andere mehr kräffte enthalte, als die so uns wissend sind. In wahrheit viel mehr. Ich sage dieses, wenn diesem ding oder Kraut die feces entnommen werden, und das verbrenliche öhl, welches in allen ein Gifft ist, und uns den todt verursacht, abgeschieden wird, und die Elementa gereiniget, und miteinander dahin gebracht werden, daß sie zugleich über den Helm steigen, und zusammen in eins verbunden werden, so kans hernach aller Kranckheiten hülffe und heylung seyn, es sey gleich bereitet auß einem ding, Kraut, Thier, Gifft, welchem es wolle, wie in der Vorrede dieses Buchs am 14. Cap. gewiesen wird, und auch in der Vorrede des Animal-Werckes, da anweisung gethan wird, auff was weise die Quinta Essentia auß allen, auch gifftigen Thieren, Vögeln, Würmern, Fliegen, und andern dergleichen zu extrahiren, und dahin zu bringen, daß sie gegen aller Menschen gebrechen hülfe thun mögen; und dieses stehet auch insonderheit zu haben auß des Menschen Bluht, denn allda wird auffs beste erwiesen, daß ein Mensch oder Thier bey zufallender Kranckheit keiner ferngesuchten Arztney bedörfe, denn jedes Animal hat sein eigen remedium gegen jede Kranckheit, und mag ohne Verletzung eines Menschen oder Thiers ein Medicament auß ihm elicirt werden, womit die Kranckheit wunderbahrlich kan curirt werden, wie daselbst gar schön beydes Theorice als Practice gelehrt wird. Dieses hab ich nur darumb mit einfüren wollen, auff daß mein Kind verstehen möge, waß grossen Wunders das Honig in sich begreiffe, welches auß allen Blumen genommen und in eins versamlet wird, so muß es ja von mancherley Kräfften seyn. Denn hat Gott andern dingen die Krafft zu heilen eingegossen, waß wird sich denn im Honig finden, so da fast auß unzehligen Blumen gezogen wird, sintemahl jedes Kraut seine eigene Gabe hat. Fürwar wird mans auff sein höchstes bringen, es wird wunderbahrlich operiren. Derhalbe nemet war, waß in dieser Quinta Essentia verborgen stecke, damit ihrs nicht gering achtet, sondern es als das vortrefflichste des gantzen Animal-Wercks heimlich haltet, und so ihr solches habt, bedürfft ihr nichts anders zu wegnehmung alles bösen zufals des Leichnams.

Nun will ich zur Praxi schreiten. Nemet zwölff quart des beste frischen Jungfern-Honigs, thuts in eine grosse steinerne Kanne, und einen helm drauf, zweymal lutirt, setzet es ins Balneum, und lutirt eine Vorlage daran, lasset das Balneum sieden, und distillirt so lang was steigen will. Mein Kind wisse, daß im Honig kein Wasser der Wolcken , sondern nur das Philosophische Elemental Wasser ist. Das Element der Lufft gehet zu erst über mit dem Element Feur, darin die Lufft beschlossen ist, und die Lufft schmeckt wie distillirt Aqua vitae, und steigt zu erst auf vom Honige, ist auch im ansehen und schmack von einem Aqua vitae nicht zu unterscheiden. Haltet an mit distilliren biß nichts mehr übergeht, nach diesem lasset die Kanne nebst Helm und recipienten noch bey 15 Tagen im Balneo stehen, und das Balneum immer sieden, damit die materia gantz trucken werde, sintemahl die distillation des Honigs außm Balneo gar schwer fällt wegen seiner Feiste, und man muß es wohl 15 oder 20 Tage drin stehen lassen, ehe mans gantz trucken kriegen kan, lasts denn erkalten und nemets auß, löset die Vorlag und Helm ab, und was im recipienten ist, das giesst wieder auf die truckene matery, und setzet es ins Balneum, passet drauff einen Stöpfel oder geschliffen Glaß, so wohl schliesse in das mundloch der Kanne, und lutirets auffs beste, lasset aber das Balneum nur lau seyn. Auff diese ahrt, mein Kind, möchte man (und were auch sehr gut) das Feur mit seinem eigenen Lufft extrahiren, wenn einer so lang warten wolte, es solte auch viel kräfftiger werden, und habens die alten Philosophi auff diesen Weg gemacht, aber es ist zu befahren, daß bey öfnung des Gefässes das Wasser verflöge, denn es ist subtil wie Wein. Sintemahl die Lufft allemahl, wann sie abgezogen, wieder aufgegossen, und die Vorlage nebenst dem Helm wieder an lutire, und also in lauem Balneo zu putrificiren gehalten, und vorgesagter massen die distillation so offt wiederholet werden müsse, biß alles Feur blutroht herausser were. Man hat aber zu unsern Zeiten einen andern Weg erfunden, der also ist.

Wenn ihr, wie oben angezeigt, alle Lufft abgezogen, und die rückbleibende matery gantz trucken gemacht, so nemet den recipienten ab, verstopfft ihn fleissig, habt denn zwey oder drey mahl distillirt regen Wasser, giesset dessen eine gute Quantität, so viel euch dünckt gnug zu seyn, in die Kanne, deckt sie zu, doch unverlutirt; haltets im siedenden Balneo drey Tag und Nacht, alle Tage vier oder fünf mahl umbgerürt mit einem höltzern Löffel; hernach lasts kalten, nemets auß und lassets sincken, nemet denn eine andre reine Kanne, giesset das klare ab in die selbige, und auff die feces wieder ander gut distillirt Wasser, wie vor, setzet die Kanne wieder ins Balneum, nemts hernach wieder auß, und last sichs setzen, giesset das klare ab, und ein gut theil ander distillirt Wasser wieder drauff, wie zu vor, und das thut so oftmahls, biß sich kein Wasser mehr färbet. Alsdenn habt ihr alles Feur auß der Erden, die Erde oder feces verwaret, biß ich lehren werde waß ihr damit thun solt, denn darin ist noch das verbrenliche öhl.

Nemet die grosse steinerne Kanne, worin all euer gefärbtes Wasser, nebst dem Element Feur ist, distilliret in siedendem Balneo alles Wasser davon, lassets wohl trucken werden und erkalten; nemet den Helm ab, last aber die Kanne im Balneo stehen, giesset das Wasser wieder auf die Matery, und verstopft den Mund der Kanne, last das Balneum wieder sieden, und haltets darin drey Tage, täglich die matery in der Kanne bey vier oder fünff mahl umbrürend, denn lasts kalt werden, nemets außm Balneo und lasts sich setzen, denn giesset das klare sittig ab in eine saubere Kanne, und auff die feces wieder frisch distillirt Wasser, rürets wohl umb, setzet es ins Balneum, lassets wieder ein Tag sichs setzen, und giest das klare ab zu dem vorigen, und die feces so zu rück geblieben, thut zu den andern. Denn setzet die Kanne wieder ins Balneum, und distillirt das Wasser ab in siedendem Balneo, biß es trucken wird wie vor; Wiederholet solche Arbeit, so lang und so offt, biß keine feces mehr am Boden bleiben, die feces thut allesampt zu der vorigen Erden: Also habt ihr das Element Feur gantz rein, denn muß auch das Element Lufft so offt übergedistillirt werden, biß in fundo vitri keine feces bleiben, so habt ihr das element rein. Ziehet zu letzt das Wasser vom Feur, und machts trucken, so werdet ihr eine durchsichtige massam, oder rohte klare materiam, wie Campher leuchtend, haben: Verwahret das Feur in einer reinen gläsernen Büchse, und die Lufft mit dem Wasser haltet wohl verstopfft in einem Glase, biß ihr die Erden auch bereitet habt.

Nemet derowegen alle Erden mit den fecibus, und ziehet davon per descensum ihr verbrenlich öhl, vermittelst zweyer Geschirren, eins auf das ander lutirt, deren eins muß in die Erde gegraben, auff das obere aber Feur gemacht werden, so lang daß das Oleum combustibile abgehe. Diß öhl dienet zu kalten gebresten, und andern mehr Kranckheiten, hier zu lang zu erzehlen: Begehrt ihr aber diß Oleum nicht, so lasts weg gehen, es istwenig daran gelegen.
Nemet denn die Erden und calcinirt sie im reverberir ofen gar gelinde, biß sie weiß werde als Schnee, thut sie denn in eine grosse steinerne Kanne, giesset darauff eine genügliche quantität distillirt gemein Wasser, und rürets untereinander mit einem höltzernen Löffel, setzets 3 Tage ins siedende Balneum, jedes Tags 10 oder 12 mahl umbgerüret, darnach lasts kalt werden, nemet die Kanne auß, und lasts einen Tag still stehen, daß sichs setze, so giesset das klare sittig ab in ein ander rein Gefäß, und auff die feces wieder ander distillirt Wasser, und hal-

tets im Balneo, als zu vor; Nemets wieder auß und lasts einen Tag und Nacht gesitzen, und giest denn leise wieder das klare davon zu vorig-abgegossenem; wiederholet solch auff und abgiessen zum dritten mahl, wenn das geschehen, so schüttet die feces weg, sie taugen nicht mehr. Darnach nemet die Kanne, worin alles zusammengegossene Wasser ist, setzets ins siedende Balneum, lasts abdistilliren biß zur gäntzlichen truckenheit, und denn kalt werden, denn giesset das Wasser wieder über solche Erden oder Saltz, und haltets im siedenden Balneo zu solviren einen Tag, darnach lasts erkalten und sincken, so giest das klare davon in eine andere saubere Kanne, und auff die feces wieder ein wenig distillirt Wasser, setzts drey oder vier Stunden lang ins heisse Balneum, nemets wieder auß, und lasts sich ein paar stunden setzen, denn giesset das klare mehlich oben ab zu dem ersten, werft die feces hinweg, es ist nichts mehr drinnen. Hiernach setzet die Kanne mit der Erden oder Saltz wieder ins Balneum, ziehet das Wasser gantz trocken ab, und verfaret aller massen wie gesagt ist. Diese operation wiederholet so offt, biß keine feces mehr am Boden bleiben. Alsdenn ziehet das Wasser von der Erden, so werdet ihr sie so schön und klar finden als ein Chrystall, und so habt ihr euer element rein.

Hierauff nemet im Namen GOTTES ein groß Glaß, so das Feur außhalten kan, thut eure Erden und Feur drein, und giesset den Lufft oben drauff, setzt solch Glaß auff einen Ofen in den Test mit Aschen, lutirt einen Helm fest drauff, der zuoberst an des Knopfs stelle ein Loch habe, damit dadurch das wasser durch einen Trechter, wenns schier ganz über distillirt ist, wieder aufgegossen werden möge, und man solls alle mahl biß auf ein Pint oder Seidel abziehen. Denn macht zuerst ein kleines Feur drunter, so ihr nach und nach stärcken wollet, biß ihr durchs Glaß die matery sieden sehet, so haltets denn immer mit gleicher Hitz siedend, biß es auf einen Seidel abdistillirt sey. Denn ziehet Feur auß in Ofen, und lasts erkalten: Nemet hernach die Vorlage ab, öffnet des Helms Loch, füget ein gläsern Trechter drauff, und gießt dadurch alles Wasser außm recipienten auf die Erden, lutirt alles wieder, und distillirt abermahl das Wasser über, wie vor, und solches wiederholet 10 mahl. Diesem nach distillirt alles herüber, denn nach der zehenden disstillation ist die Erde flüchtig geworden, und steigen also Lufft, Wasser Feur und Erden zugleich in einer substanz durch den Helm, und derer zuvor vier waren, sind nun ein einiges worden in der Natur, und sind nun simpel als der unzergengliche Himmel; sie sind aber noch nicht fix, jedoch also vereinigt, daß sie in keinem wege mögen geschieden werden, sondern bleiben ewig ein simpel corpus gleich einem Chrystal, oder wie der unzerstöhrliche Himmel. Waß dünckt euch mein Kind, solte diese Quinta Essentia nicht können vertreiben alle Kranckheiten die den Menschen ankommen mögen, wegen ihrer höchsten temperatur, es sey gleich das übel von Hitze, Kälte, Feuchte oder Truckene? Alles ist in ihr, zu geben waß jedem nöthig ist, wie der Himmel, wenn die Erde Kälte, Wärme, Feucht- oder Truckenheit bedarf, ihr alles gibt, und ist doch weder warm, kalt, feucht oder trucken, sondern einer simpeln essentz, und mit solcher Natur begabt, daß er jedem mittheile waß ihm nötig ist. Eben also ist auch mit dieser Quinta essentia. Darumb mein Sohn freuet euch, und sagt Gott dem HERRN danck, der solches den Philosophen zu erkennen gegeben hat.

Nun mein Kind, wollet ihr diese Quinta essentia zu grösserer perfectio bringen, so nemet ein groß circulir Glaß oder Pelican, welches ist ein Glaß mit einem großen Kopf wie ein Alembic, und in der obersten spitze desselben muß ein Loch seyn, damit die matery durch einen Trechter darein gegossen, und allsofort das Loch vermacht werde: Vom Kopf gehen zwei krummgebogene Armen biß zum Bauch, und waß denn auffsteigt, das rinnet durch solche Armen wieder herab in den Bauch des Pelicans, das ist die Form eines Glases, so in sich auff und ab treibt, oder eines Pelicans. Nemet also die Quinta essentia, thut sie in den pelican, distillirt auff gesiebter Aschen, oder besser auf trucken bereitetem Saltz, machet ein Feur gleich dem warmen Somer, so steigt die Quinta essentia auff, in Form eines rohten öhls, und gehet durch die Armen des Glases wieder herunter, und wird durch öfteres auf und niedersteigen immer dicker, daß sie endlich am Boden bleibt, und nicht mehr auffsteigt: so stärcket denn das Feur, daß sie wieder auf und nieder steige, haltet das Feur in gleichem grad, biß sie auch nicht mehr aufsteige, sondern unten bleibe, gebt stärcker Feur, daß sie abermahl auf und nieder steige, behaltet solchen Grad der Hitze, biß sie unten bleibe. Beobachtet solche stärckung des feurs wohl, biß die materi fix werde, so gebt denn 24 Stunden hintereinander sehr starck Feur, und wenn die Quinta Essentia nicht mehr aufsteigt, so ist sie fix, und gebracht zur höchsten Tugend. Nemets außm Glase, so lange es noch warm ist, ihr müsstet hernach sonst das Glas zerbrechen, wenn ihrs kalt und hart werden liesset; beym Feur zerfleust sie, und wird an der Kälte hart: alles harte penetrirt sie wie ein öhl ein trucken Leder, an farb aber ist sie Rubin-roht, und wie ein durchsichtiger Chrystall, im finsteren giebt sie einen schein, daß man dabei lesen kan. Waß haltet ihr davon mein Kind? hat GOTT nicht wunderbare Cörper erschaffen? In wahrejit er hat die Philosophen nicht mit geringeren Gaben versehen, daß sie das verborgene der Natur sehen können. Diese Artzney ist ungläublicher würckung; denn weil solche bestehet auß dem aller subtilsten aller Pflanzen, Bäume, Blumen und Blüte der Früchte, auß welchen es die Bienlein gesamlet, zur Zeit wenn Kräuter und Bäume geblühet; so mag sie billich Lapis Philosophorum heissen, sie ist fix, und schmeltzlich wie Wachs, und wie der Mineral-Stein, die unvollkommene Metallen verwandelt in ☉ und ☽ . Also verkehret dieser Stein alle Kranckheiten in Gesundheit, darauß erscheinet daß das Honig den vorzug habe unter allen Vegetabel sachen; Jedoch so lang solches noch in seiner unrein und grobheit ist, taugt es wenig zur Artzney, man koch- und scheume es auch wie man wolle, behält es doch allwege seine Natur, denn es besteht aus allerlei Erdegewechsen, Pflanzen und Bäumen; ein Gewächs ist hitzig, das ander kalt, das dritte trucken, das vierte feucht, das fünffte stopfend, das sechste treibend, das siebende beissend, das achte giftig, und so fort an hat ein jedes seine besondere eygenschafft. Daher kommts, daß das Honig einem Gebrechen gut, dem andern wieder schädlig ist: denn jedes würcket nach seiner Eygenschaft, wenn die separation im Leibe geschiehet, und darauß entstehet das Blut und andere humores; Man kans dem Schießpulver vergleichen, welches, so lang es still liegt, nichts böses thut, so bald es aber zum Feur kommt, erzeigt es seine verborgene Macht, und brennet mit grimmigem Feur, so mit Wasser nicht zu erleschen. Denn durch streit der Kälte, Hitze, Feucht- und truckenheit erregt sich ein solcher Knall und Wind, daß er alles was ihm nah ist, zerschmettert. Eben also gehts auch mit dem Honig, kombt es zur Region der Leber zum separiren, so erzeigts da seine Natur und Gewalt mit heftigem Aufblehen, daß kein wunder were, so von solchem Streit die Adern der Leber zerprüngen, wie unterweilen geschicht: Daher werden an unterschiedlichen orten Geschwere verursacht; Solche aufblehung macht das Honig daß davon leichtlich die Adern bersten; und wie wohl viel es mit grossem Lobe heraußstreichen, sind sie doch keine Söhne der Philosophiae, noch der Natur verständig gewesen. Aber wenns gebracht wird zu simplem fixen wesen, so ist es wie der Wein die höchste Medicin unter den Vegetabilien, daß der gleichen in der Welt nicht zu finden. Dancket GOTT, und seyd den Armen gutwillig. Die Dosis davon ist ein Gran einzunehmen des morgens nüchtern und auffn abend alle Tage, biß zum Ende der Kranckheit. Alle Gebrechen werden damit curirt, gleich wie der Mineral Stein auff die Metallen projection thut. Lobet GOTT, und arbeitet fleissig.

Zusammenfassung der Arbeitsgänge

Honig wird im Wasserbad bis zur Trockenheit destilliert, wobei die Elemente Luft und Feuer zuerst übergehen (braucht viel Zeit, 15 bis 20 Tage). Die Luft schmeckt wie Aqua Vitae.

Das Destillat wird zurückgegossen, der Kolben verschlossen und in ein lauwarmes Wasserbad gesetzt. Das Element Feuer wird nun mit der eigenen Luft ausgezogen. Die Destillation wird wiederholt, bis alles Feuer blutrot heraus ist.

Oder als anderer Weg: Nachdem die Luft bis zur Trockenheit abgezogen ist (für später aufheben!), wird der Rückstand mit dreimal destilliertem Regenwasser ausgewaschen. (Im siedenden Wasserbad lösen!) Die Feces lässt man präzipitieren, die Flüssigkeit wird abgegossen, neues destilliertes Wasser kommt auf die Feces, wieder im Wasserbad ausziehen, die Feces präzipitieren lassen und die Flüssigkeit abgießen; dieser Prozess wird so oft wiederholt, bis kein Farbeinschlag mehr erfolgt. Dann werden die Flüssigkeiten zusammengegossen.

Das Feuer-Element wird nun rektifiziert. Das gefärbte Wasser wird im Wasserbad bis zur Trockenheit abdestilliert. Das Destillat wird zurückgegossen und drei Tage lang lösen gelassen. Die Feces präzipitieren lassen, die Flüssigkeit abgießen, neues destilliertes Wasser auf die Feces geben und erneut ausziehen. Die erhaltene Flüssigkeit kommt zur ersten, die Feces kommen zur Erde. Die ausgezogene Flüssigkeit wird destilliert, zurückgegossen, die Feces abgefiltert usw., bis alles rein ist. Das Feuersalz wird dann durch Destillation im Wasserbad eingedampft.

Von der Erde und den Fecibus wird nun das verbrennliche Öl destilliert, das nicht in das Werk eingeht. Aus dem Rückstand wird die Erde mit destilliertem Wasser ausgewaschen (drei Tage im Wasserbad stehen lassen), die Lösung wird abgegossen, mit frischem destilliertem Wasser wird weiter ausgezogen, wieder abgegossen und die Feces werden noch ein drittes Mal ausgezogen, danach werfen wir sie fort.

Das Erd-Salz und das Feuer-Salz werden nun in einen Kolben gegeben, die am Anfang abgezogene Luft daraufgegossen und im Aschenbad die Flüssigkeit abdestilliert bis auf 1 Seidel. (Die Materie im Fraktionierkolben siedet.)

Es folgen nun zehn Kohobationen, wobei das Destillat jedes Mal zurückgegossen und erneut abgezogen wird. Die Erde wird auf diese Weise flüchtig und steigt mit über (vergleiche das Circulatum Minus).

Alles wird nun im Pelikan bei Sommersonnenwärme rotiert. Wenn keine Materie mehr aufsteigt, verstärkt man das Feuer, bis sie wieder unten bleibt. Das Feuer wird so lange verstärkt, bis die Materie fix bleibt, darauf noch einmal 24 Stunden lang starkes Feuer geben, bis die Quinta Essentia (der Stein) nicht mehr aufsteigt.

Solange der Stein noch warm ist, kann man ihn aus dem Pelikan nehmen und gießen oder formen; in der Kälte wird er hart. Er ist von roter Farbe, durchsichtig und fluoreszierend. Man kann den Stein auch im Pelikan bzw. Figierglas hart werden lassen und das Glas dann zerschlagen, um den Stein zu entnehmen.

Zum Schluss folgt noch eine etwas vereinfachte Form des »Opus Vini«, der Arbeit mit dem Wein. Der Text stammt aus der berühmten Sammlung »Aureum Vellus oder Gulden Schatzkammer« von 1598, Hamburger Ausgabe von 1718. Das »Goldene Vlies« ist auch unter dem Titel »Schatzkammer der Alchemie« als Neudruck in der Akademischen Druck- und Verlagsanstalt in Graz erschienen.

Von der Quinteſſenz des Weins

TRACTATVS.

DE QVINTA ESSENTIA

Vini.

ZUm erſten / nimb in dem Namen GOttes klaren Reiniſchen wein / oder andern ſchönen klaren Wein / der von der Mutter ſey gezogen / dann es muß gar kein unklarheit darinnen ſein / dann die Philoſophi ſagen man muß unſern Stein auß einem ding ziehen / ohne einiges frembdes ding zuthuen / alſo nimb ſchönen klaren Wein / der gut vonn Geruch unnd Geſchmack ſey / darauß ſcheide ſeine 4. Element / ſouil als müglich iſt / zuthun / dann die Elementen volkommenlich zuſcheiden / als nemblich zugleich anzuziehen / den Lufft auß dem Fewr / das iſt unmüglich / dann Lufft iſt heiß / und feucht. Alſo mag man die Feuchtigkeit nicht volkommenlichen ſcheyden / von der Hitze / unnd das Waſſer iſt kalt und feucht / ſo kan man nicht volkommenlichen ſcheiden / die Kälte von der Feuchte / auch ſo iſt das Fewr / heyß und trucken / ſo kan man die Hitz nicht von der Trückne ſcheiden / alſo iſt es unmüglich die Elementa gleich von einander zuſcheiden / ſonder ſie müſſen undereinander gemengt werden / unnd bleiben / dann inn einem jeden Element / ſeind zwo Naturen / die ein iſt offenbar / die ander heimlich.

Exemplum, das Waſſer iſt Kalt und Feucht / die Feuchte iſt offenbar / die Kälte iſt heimlich unnd unſichtbar / und iſt eine Seel / ohne Leichnam / unnd iſt verbor-

verborgen under der Feuchtigkeit / der Lufft ist heiß und Feucht / die Feuchtigkeit ist offenbar / unnd sichtig / die Hitzig aber ist ein Geist / unnd heimblich. Das Fewr ist heyß und trucken / und klar / unnd ist beyde Subtil und Geistlich. Die Klarheit und Rötte / ist offenbar / die Hitz ist heimlich als Truckenheit / dann so jhr sehent ein Liecht brennen / so werdt jhr die Klarheit und Röte wol sehen / mit euwern Augen von aussen / aber die Hitz die das Fewr in jhr hat / mögt jhr nicht sehen / aber stossent ein Finger ins Liecht so werdet jhr die unsichtbar Hitz wol fielen oder empfinden. Die Erden ist Kalt und trucken / sein truckner Leichnam ist sichtbar unnd begreifflich / aber sein Kälte / ist unsichtbar / und ein Geist ohne Leichnam.

Also ist es offenbar / das es unmüglich ist / die Elementen von einander zuscheiden / sonder sie müssen v. e. a. gemengt sein / aber doch sollen wirs thun / souil uns müglich zu thun ist. Wir mögen sie scheyden als wir hernach lehren werden / unnd vertificieren / von jhrer unuolkommenheit / unnd mögen sie machen rein / schön / hart / unnd fix / so sie vereinigt seind / das man sie nimmermehr von einander mag scheiden / unnd soll inn ewigkeit ein clarificiert Corpus sein / das von Fewr nicht mag verzert werden.

Aristoteles sagt in einem Büchlein so er gemacht hat / alles / das in der Erden ist / das ist von zweyen Naturen / die eine ist heimlich / die ander offenbar / was von Natur von aussen scheint / deren Contrarium ist von jnnen / was von aussen an heyß unnd trucken ist / das ist von jnnen Feucht und Kalt / darumb laßt uns nun sehen / wie wir alle ding sollen umbkehren / unnd setzen sein jnners aussen / & è conuerso, so mügen wir ein volkommen Werck machen / und das muß geschehen auß einem ding / ohne einichs frömbdes darzu thun.

Darumb sagt Aristoteles / als jhr habt Wasser auß dem Lufft / unnd den Lufft auß dem Fewr / unnd das Fewr auß der Erden / unnd die alsdann volkomlich separiert / von aller unsauberkeit / so habt jhr die rechte Kunst / unnd hierauß kompt ein Stein / unnd er. ist kein Stein / unnd keiner Natur deß Steins / sonder ein ewig vollkomner Leichnam / werent in ewigkeit / unnd diß ist das Secret / das GOtt der Welt gelassen hat.

Also nimb schönen guten klaren Wein / deß besten von Geruch unnd Geschmack / thu jhn in ein grosse steinine Kandten / von 16. oder 20. Maß groß / setz darauff ein Helm wol unnd vest verluttirt / setz inn B. M. leg ein Recipienten für / unnd distilirs mit senfftem Fewr / in 6. schleg / so langsam als die Glock schlecht / und so du sichst tröpfflin am Helm hangen / gleich als obs Thaw were / so nimb den Recipienten ab / und nimb die Kanten / auß dem B. und hab also dann ein andere

Ss 2

re schöne Kandten / je grösser / je besser / thu darein deine Lufft / setz den Alembicum auff die Kandten / lutirs sehr wol zu / leg ein Recipienten für / distilirs mit lawen Fewr / inn 6. schlag / unnd distiliers also mit diser Hitz / biß du sichst den Thaw / inn den Helm kommen / dann nimb den Recipienten ab / und schop jhn satt zu / luttier einen andern Recipienten für / wol vermacht ann die Pfeiffen deß Helms / distilier biß du empfindst / das ein dünn klar Wasser herauß gehet.

Dann nimb disen Recipienten / verstopff jhn mit Wax / nimb den Helm von der Kandten / unnd was noch in der Kandten ist / das geuß zum ersten Wasser / das du am ersten hast behalten / mach dein Kandten wol schön / trückne sie mit einem schönen leynen Thüch / das gar kein Wasserkeit darinnen bleibe / dann geuß das jenig / so du zum letsten hast abgezogen / wider darein / setz den Helm wider auff die Kandten wol verluttiert wie vor / biß du wider sichst den Thaw komen / in den Helm.

Dann hör auff / und nimm den Recipientdeckel / geuß zu dem 1. das du hast abgezogen / und das in der Kanten ist bliben / geuß wider zu dem 1. Wasser / mach dein Kuch rein / mit einem leynen Tüch / geuß allen Lufft / so du gesamblet hast / wider in die Kanten / setz den Helm wider auff / distilier mit der selben Hitz / wie ich vor gelehrt hab / biß du sichst ein Thaw inn den Helm kommen / alsdann nimb den Recipienten ab / und brüff / wies schmeckt / schmeckt es Wässerig / so nimb den Helm von der Kandten / unnd das in der Kandten ist / gieß zu dem ersten Wasser / trückne die Kandten wol / geuß das letst / so du hast abgezogen / wider hinein / ein Helm darauff / biß du Thaw sichst kommen / distiliers / alsdann nimb den Recipienten ab / leg ein andern für / distiliers biß es beynahet alles herüber ist / dann thu den Helm ab / unnd das in der Kandten bleibt / das geuß alles zu dem ersten Wasser.

Dann nimb ein schön Glaß / thu allen deinen Lufft darein / den du hast / setz ein Helm darauff / distiliers auß dem B. mit der selben Hitz / als vor gelehrt ist / die Distilation reiterier so offt / das unden im Glaß nichts bleibt / unnd oben im Helm kein Thaw anhangt / unnd was unden das Gläserin Ports am Boden bleibt / thu alles zu dem ersten Wasser / unnd so es alles klar ubergehet / das im Gläseren Port bleibt / so schon als es war / da du es darein gossest / und du keinen Thaw mehr / in dem Helm kommen sihest / so hast du den Lufft rectificiert / thu denselben in ein Gläserin Viol / stopffes wol und satt zu mit Wax / und bewahr jhn biß du sein vonnöthen bist.

Dann so nimb dein Kandten / da das Wasser jhnnen ist / setz ein Helm darauff / stels inn B. unnd distiliers mit einem kleinen Fewr / im dritten Schlag / und distiliers also / biß das die Materi trucken wirt / und so du sichst /

sichst / das nichts mer Distilieren wil / so sterck das Fewr under den B. M. daß das Wasser starck siede / unnd halts also siedendt 24. Stunden / ob etwas Fewr bey dem Fewr unnd Erden bliben wehre / daß dasselbig alles / und schön mag abgezogen werden / unnd so du sichst das es nicht mer Distiliert / wie starck du auch das B. M. sieden last / so hör auff / und laß kalt werden / unnd nimb den recipienten ab / und nimb ein schone kanten / darein geuß das Wasser aller / die kanten aber da das Wasser und Erden innen ist / setz auß dem B. unnd nimb dem Helm ab / setz jhn auff die kandten / da du alle deine Wasser hingethan hast / setz ins B. distiliers mit senfftem Fewr / also das du mögst 6 zelen / zwischen jeden Tropffen der auß der Pfeyffen deß Alembici fallet / distilirs also biß es nicht mehr traufft / dann sterck das Fewr under dem B. das es siedent werde / 4 oder 5 Stunden lang / so du dann sichst / das es nicht mehr tropfft / so höre auff / unnd distilir nimmer / laß es kalt werden.

Nimb den recipiendten / und Alembicum ab / unnd das so du am Boden der Kandten findest / das thu alles schön herauß / zu dem andern Fewr / unnd Erden / die dir inn der ersten Distilation bliben ist / unnd wäsch die Kanten gar schön auß / unnd geuß alsdann all dein Wasser wider hinein / setz den Helm darauff / setz es wider ins B. leg den Recipienten für / distiliers wider mit kleinem Fewr / wie vor gemeldt ist / unnd so es nicht mehr traufft / so laß es erkalten / unnd nimb den Recipienten ab / mit allem deinem Wasser / und den Helm wider von der Kanten / und was du am Boden finden wirst / das thu wider zu dem Fewr unnd Erden / mach die Kandten wider schön / trückne sie wol auß / mit dem leyninen Tuch / unnd geuß abermalen deine Wasser alle darein / setz den Helm darauff distiliers abermal wievor.

Solche Distilation / must du / so lang thun / hinzt dir nichts mehr dahinden bleibt am Boden der Kandten / sonder das es alles schön ubergehet / als du es hinein gethan hast / unnd die Kandten gleich schön bleibt / hebs herauß / unnd nimb den Recipientem ab / geuß all dein Wasser in ein vyol oder schöne Steinene Kanten / stopfs wol unnd satt zu mit wax / setzes auff ohrt biß du es bedarffst / Alsdann so hast du dein lufft unnd Fewr ein jedes bey jhm selbs / inn einem sondern geschyr / rectificiert und preparirt / von allen jhren humoribus.

Nun laß uns furtter sehen / das wier dis Fewr / unnd Erden scheiden / erstlich so nimb das Fewr alles mit der Erden / auß der khanten / unnd thues alles in ein groß Erdin geschier woll verluttirt Alles mit einander / das nicht dahinden bleibe / darnach nimb Ziegel darmit mann die heuser deckht / die selbigen glüe ein Stund oder zwo / in einem grossen Fewr / unnd laß sie darnach Kalt werden / stoß

Ss 3 sie

sie zu Puluer / sib sie durch ein klein Sib / misch deß Puluers / unnd Fewr auch die Erden / inn dem Test / souil das sie so trucken werden / das sie stieben / wann du solch Puluer darunder thun wilst / so setz den Test auff einen Dreyfüß / mach Fewr darunder / das die Materien heyß wirt / sonst wirst du deß Puluers nicht vil mögen darunder bringen / so das also geschehen / so nimb ein jrdin Vaß / darein thu die Materi / und setz ein Helm darauff verlutiers der massen / das es Fewr ertragen möge.

Das Vaß aber / soll nun den dritten theil voll sein / also das zwey theil leer bleiben / setz das Vaß auff ein Ofen / mit einem Test vol Eschen / leg ein recipienten für / luttier die in Erden wol zu / dann das Fewr ein subtiler Geist ist / alsdann mach ein Fewr in Ofen / die ersten vier Uhren gar sanfft / die andern vier etwas stercker / die dritten vier noch stercker / und in den letsten vier / soll der Test mit der Materi glüend sein / also halts / biß nicht mehr distilieren will / so du das sihest / so laß ungeuerlich noch ein stund in der Glütt stehen / du müstes sittigklich Glüen lassen / dann so es weiß wurde / das were der Erden / (dierweil sie verschlossen ist.) nicht gut.

So du es nun eine Stund inn der Glüth gelassen hast / nach dem es nicht mehr tropfet / so laß es kalt werden / unnd nimb den Recipienten ab / der gleichen den Helm / ab dem Wasser / so findst du am Boden / ein schwartze Materi / als ein Kolen / welche ist ein kostlicher Stein / unnd ist das Blüt der Erden / nimbs herauß / und bewahrs wol / biß du sein bedarffst.

Inn dem Recipienten aber / ist ein dicke schwartze Materi oder Boden / vel terra, darinn ist das Fewr / aber es ist unrein / unnd hat nache bey jhme vom Element der Erden / alsdann nimb ein steinene Kandten / thu darein ein th. von dem clarificierten Wasser / so distilier dreymal souil Wasser / als deß Feurs ist / daß Fewr unnd Wasser thu zusamen in die Kandten / unnd nimb ein hültzin Loffel / mit einem langen Steil / darmit mische das Wasser / und Fewr / wol v. e. a. ein Stund oder zwo ohne underlaß / durch einander schlagent / luttier dann ein Helm darauff mit Luto sapientiæ, das es Fewr ertragen möge / setz inn die äschen / unnd gib jhm erstlich klein Fewr biß die Kandten wol heyß ist / dann so mach das Fewr so heyß / auß den Rören deß Helms.

Im dritten Schlag / halts also inn der Hitze / biß nicht mehr distilieren will / oder mach dann so starck das Fewr / noch ein Stund / ob noch etwas auffgehn wolt / dann wirst du haben im Recipienten / Wasser und Fewr / v. e. a. gemengt alsdann nimb den Helm ab / unnd was du unden in der Kandten findest / das thu herauß / und thu es zu deiner Erden.

Nimb

Nimb dann ein schöne Kandten / thu dein Wasser / unnd Fewr darein / distiliers in B. das du sechs kanst zehlen / zwischen einem Tropfen / so gehet das Wasser herüber / unnd bleibt das Fewr am Boden / nimb die Kandten auß dem B. daß setz inn die äschen / distiliers herüber / was dann am Boden bleibt / thu zu der Erden / nimb das Wasser wider / mit dem Fewr / geuß wider inn die Kandten / rürs mit einem Löffel ein Stund lang / das es sich wol menge / setz dann ein Helm darauff / setz es wider inn die äschen wie vorhin / distiliers biß nichts mehr herauß gehet / unnd distiliers dann wider auß dem B.

Solche Distilation erhole so offt / biß am Boden nichts mehr bleibt / sonder so schön herauß gehet / als dus hinein hast gossen / unnd alles was jeder Zeit dahinden bleibt / thu allemal zu der ersten Erden / so aber nichts mehr dahinden bleibt / so ist es genug / unnd dann ist dein Fewr volkommenlich gescheiden / von seiner Erden / so ist es Rot / Klar / und Subtiler / dann der Lufft / solch Fewr geuß inn ein Violen vonn Glaß / verstopffs wol mit Wax / so ist dann dein Fewr wol Rectificiert unnd separiert / von aller seiner Terrestitet / unnd ist Rein / also hast du Lufft / Fewr / unnd Wasser alle drey Perfect / dein Werck darinn zuvolbringen.

Nun laßt uns sehen fürtter / das wir die schwartze Erden / zu einem Christallinen Stein bringen / und separiren die schwartze Erden / unnser Werck darmit zuvoll machen / nimb alle die schwartze Erden / stoß sie inn einem Mörsel klein / unnd reib sie durch ein kleines Siblein / nimb darnach 5. oder 6. Pfendlein von Erden / die ein glatten Boden / und ein Port eins daumbs hoch / in diß Pfendlein thu dein Erden / eines halben Fingers dick / auff den Boden / unnd setz in ein reuerber Ofen / uñd calciniers biß es gnug ist.

(Das ist.) Halt sie zwölff Stund süssigklich inn einer Glüth / doch das es nur glüe / und nicht weiter / laß darnach kalt werden / und nimb die Pfannen mit der Erden auß und hab ein schön steinen Kanden / oder glaß / das groß / doch ist die stainin kanten besser / stoß al dein Erden zu puluer / unnd sib sie durch ein siblin / thu es in die kanten / und nimb von deinem Recipienten Wasser und geuß auff die Erden / riers wol mit einem hültzin loffel umb / der ein langen stil hab.

Dann setz die Kanten ins Balneum, leg ein stuck von einer bogen auff das mundloch mach Fewr under B. das das Wasser so haiß werde / das du ein Hand darinnen leiden nit magst / rurs alle stund mit dem löffel umb / laß also in solcher hitz 12. stund stehn / darnach laß erkalten / und die Fewr tag und nacht sencken / nimb darnach ein andere steinerne kanten / darein geuß das klar Wasser von den Fæcibus ab / oder zeuchs per philtrum durch ein lappen / als du waist / geuß dan wider dein

Recti-

Rectificiert aqua auff die Erden Fæces, Rürs wider mit dem Löffel umb/ setzs ins B. und thu jme wie vor/ laß darnach sich wider klären/ als vor/ geuß das klar auch wider ab per philtrum, und thus zum andern Wasser das du erst abgezogen hast.

Nimb darnach die kanten mit dem aqua in welchem welchem dein Erden solviert ist/ setz den Helm drauff/ setz ins B. distiliers das Wasser uber/so bleibt die Erden am boden der kanten/ als graw Saltz/ das nimb auß/ stoß zu kleinem puluer/ und thus wider in die pfannen/ als oben steet/ setzs in Reuerber ofen/ gib jm klein Fewr/ das es sitiklich glüe/ wie zuor und lasses in der Glüt zwo stund/ und hab fleissig achtung auff die Erden/ da sie nit Schmeltze/ sonst were sie aller verdorben.

Darumb muß man lindlich Glüen/ gleich als ein Eysen/ das man löchen wil/ sunst wurde die Erden schmeitzen/ gar verderben/ daß sie nachmals nicht solte außgehn mit Distilieren/ darumb Glue sie nit zu haiß/ damit sie nit Schmeltze/dann laß sie kalt werden/ und thu sie auß der Pfannen/ stoß sie zu Subtilem puluer/ und thu sie wider in die kanten/ geuß das Rectificiert Wasser darauff/ ruers mit dem Löffel/ setzs ins Fewr mach das B. haiß/ laß 12. stund steen/ und ruers alle stund mit dem Löffel umb/ unnd laß darnach erkalten/ auch Tag unnd Nacht stehn unnd sincken.

Dann geuß daß klar oben ab/ inn ein andere schöne Kanten/ und viltriers/ geuß wider ander Rectificiert Wasser auff die Feces/ rürs umb und setz es wider ins B. als vor/ so es geschehen ist/ so geuß es zu dem vorigen/ unnd thue wieder den Helm auff die Kanten/ und setz ins B. Distilier das aqua von der erden/ mit kleinem Fewr/ und dein Erd bleibt am boden der Kanten/ unnd soll schier Weiß sein/ dann nimb die Erde auß der Kanten/ stoß sie zu puluer/ oder reib sie auff einem Stein zu Subtilem puluer/ dann thue sie wider in die pfannen/ reuerberiers aber wieuor/ am ersten mit einem kleinen Fewr/ damit sie siessigklichen glue/ ohne schmecken/ und laß sie nit länger stehn in der gluet/ dann das du 3. oder 4. Pater noster sprechen mögest.

Darnach laß es kalt werden/ und nimb die pfannen auß/ reib die Erd wider zu einem reinen puluer auff einem Stein/ thues wieder inn die Kanten/ geuß wider deines Rectificierten Wassers darauff/ rürs umb/ setzs wider ins B. und thue im fehrner in aller maß mehr wie vorsteht/ laß keine Feces mehr dahinden bleiben/ nemblich das puluer Coagulieren/ Distilieren/ abziehen und Calcionieren. So nun die Erd Soluiert ist/ so ist sie dann rein/ wol Rectificiert und Weiß als Schne/ und hast nun die vier Element ein jedes für sich selbs Rectificiert/ derhalben erfrewe dich/ dann du bist jetzt bereit dein Werck zuuerbringen.

Nun

Nun wöllen wir sehen / wie die Element wider zusamen gebracht mögen werden / ein perfect Corpus darauß zumachen ewig bleybend. Ihr solt wissen/ das inn der Erden liget die vollkommenheit deß Steins / und die Kunst / dann Hermes Philosophus sagt : In der Erden ligt alle vollkommenheit aller Werck/ dann ohne die Erden / mag kein ding vollkommen sein / dann die Erden ist vest / und firment aller perfection / und ohne die Erden mag kein ding figiert werden/ noch kein ding macht der Krafft kriegen / dann von der Erden / und ihr solt wissen/ das die Erden sehr klein ist/ aber von grossen Kräfften.

Man sicht von einen kleinen Korn / vil Körner entspringen / dann sehend wol zu / das jr nit nemet frembde ding / sonder sein eigne Erden / dann es seind etliche / die vermeynen aquam vitæ zumachen / und machen aquam mortis : Das ist die ursach / das sie nemmen frembde Erden und sagen / das solches sein eigne Erden seye / die andern sagen / der Wein auß der pressen oder kälter mit den Trauben / und Steinlein / und sagen es sey ein perfecte Erden / ander nemmen Weinreben / die brännen sie zu äschen / und machen ein Laugen darauß / das sie Coagulieren und sagen es sey terra vini, Irren aber alle mit einander / unnd vermeynen aquas vitæ zumachen / so werden es aquæ mortis : Aber die Physici sagen / auß einem ding solt jhr machen das perfect sey / und thüt nichts frembdes darzu. So du aber Trauben auß der Kälter die nicht perfect seind / zu deß Menschen notturfft gebrauchen und die Elementa drauß ziehen wilt wie zuuor gelehrt / unnd die Erde die auch dann bleiben wirdt / ist sein eigne Erde / unnd kein frembde.

Exemplum / wann der Wein auß der Kälter kompt / so ist er faul und unklar / und würfft alle Früling auff / unnd steht seine Fæces unnd Häfen unden am boden / scheidet auch von jhme sein Weinstein an den seyten deß Vaß / welches auch nicht dann Fæces seind / also stosset der Wein alle Fæces und alle böse Humores oben und unden auff dem boden / auch an allen Seyten von sich / und als er klar unnd schön wirdt / auch alle Fæces von jhme gestossen hat / so wirt er auch eines guten geruchs und geschmacks / und sehr lieblich zutrincken auch einzunemen / und als dann so ist es ein ding.

Aber so lang er einiche Fæces oder unklarheit bey jhm hat / so ist es nit ein ding / dann er hat noch ettwas bey sich / das von jhme scheiden muß / ehe dann er lieblich und klar wirdt / auß der ursachen ist offenbar / das man weder Weinstein / Trauben / noch Wein / auß der Kälter oder Häfen nemen / oder äschen von Weinreben brauchen soll / das dise alle zumal böse humores / die der Wein von sich stoßt / ehe dann er bequem wirt zutrincken / unnd die jenigen / die sich mit solchen Wer-

Tt cken

cken wöllen behelffen / die jrren alle mit e. a. meynen zumachen / Aquas vitæ, so machen sie aquam mortis, dann sie nemmen unperfecte ding / und das der Wein von Natur von sich stoßt / ehe dann er bequem wirt zu trincken / als wann ein Artzt neme vil böser Humorum und Materien / die er einem Menschen durch Artzney abtribe / neme dieselbe böse faule materia / unnd wolt einen andern Krancken damit Gesund machen / also ist es mit den jenigen / die solche opiniones haben / von frembder Erden.

Also sagen alle Physici: Man soll unsern Stein machen auß einem ding/ und nimmer nichts frembdes hin zuthun. Also ist es klar und wahr / auß vorgesagten ursachen / das man schönen klaren Wein nemmen soll / unnd darauß machen aquam vitæ, deß Menschen Leben zu underhalten / biß auff sein letsten Terminum nit corrumpiert zuwerden / von einichen zufallenden Humoren / und unß widerzubringen in den ersten Stand der Gesundheit.

Warumb hab ich das gesagt? Darumb das jhr euch hüten sollen/ frembde Erden zu nemmen / und der unwissenden halben / die euch in das Haupt andere Fantaseyen bringen möchten / und euch auß dem weg der jrrung / auff das jhr alle zeit sollendt bleiben in dem rechten weg ohne jrrung / auch so jhr nemet fremde Erden / so mügt jhr nit wissen / wieuil jhr der frembden Erden nemen sollend oder müssen zu dem Lufft / darumb bleibend bey den vorgeschribnen Regulis.

Jhr solt auch wissen / das jr in allen Medicinal dingen / nit solt nemmen das Element Fewr / dann es ist zu heyß / es soll die Natürliche feuchtigkeit der Natur deß Menschen corporis verzehren / und zu nichten machen / dann das Leben aller Menschen und Thier / steht auff zweyerley sachen / das ist auff der wärme / und feuchtigkeit / und je baß dieselben temperiert sein / je stärcker und Gesünder die Natur ist.

Darumb nembt inn keinem Medicinal Werck das Element Fewr/die Lufft ist heiß und feucht / die Erden kül unnd trucken / und mit der kälte der Erden / soltu die hitz deß Luffts temperieren / und dann ein Quintam essentiam oder ein klarificiert Corpus und den Lapidem Philosophorum voll zumachen / und uberleget wol / alß er auß gemacht ist / was Complexion oder Natur er seye und was in jhm beschlossen / als die Erd unnd Lufft v. e. a. figiert sein / und zu einem Cristallen gebracht / unnd ob er auch scheutzlich seye in der wärme / unnd als er inn die kälte kompt / das er sich ringuliert / unnd stunde er Hundert Jahr im Fewr / sein Wesen unnd Natur soll sich nicht verenderen / er soll auch an seinem Gewicht nichts verlieren / uberlesendt dise Lection zum offtermal / so werden jr selbs wol befinden / was Complexion der Stein seye/und was man mit jhme außrichten möge. Auff

Auff das wir aber wider zu unserm Werck unnd propositum kommen/ die Element zuuergadern und zusamen bringen/ so nimb im Namen deß HErren alle deine Rectificierte Erden/ thue sie in ein Gläsern Vaß/ geuß darauff von seinem gerechtificierten Wasser recht/ und eben souiel/ das es dein Erden Soluier und nicht mehr/ unnd das soll geschehen im B. unnd so dein Erden Soluiert ist in klar Wasser/ so nimb ein Gläßlein unnd Alembick darauff/ darein geuß dein Soluierte Erden/ unnd du solt wissen/ das du nit mehr Wasser auff die Erden giessest/ dann das die Erden recht Soluier dauon und nicht mehr/ so du nun dein Erden ins Glaß gethan hast/ so geuß deinen Lufft darauff/ und rüttels wol under einander/ mit der Handt/ setz dann auff ein B. das Glaß oben wol vermacht/ unnd laß darinn stehn 4. oder 5. tag. Dann nims auß/ und setz auff ein ofen in äschen/ lutier den Helm darauff/ und leg ein Recipienten für/ Distilier erstlich mit lindem Fewr/ darnach gemächlich stärcker/ also Continuierent/ biß nit mehr Distiliert/ dann laß es kalt werden/ so soll dein Erden im grundt deß Vaß ligend bleiben/ die nimb auß/ reib sie auff einem Stein mit einem Wein/ deines Rechtificierten Wassers/ reib sie also klein und Subtil/ das man mit einem Bensel damit malen kündte/ dann thue dein geribne Erden wider ins Glaß/ und geuß den Lufft wider darauff/ rürs wol under einander/ unnd setz wider ins B. wol verstopfft 4. oder 5. Tag/ und alle Tag ein mal wol gerürt/ damit er sich wol vermische/ dann nims setzs wider in äschen/ und Distiliers wider per Alembicum herüber/ wie vorgemeldt ist.

Solche Distilation widerhol so offt/ biß die Erden sich gantz heruber Distiliert hat/ und merck es ist noch ein Weeg/ die Erden zu Distilieren/ der ist geringer/ so nun die Erden herüber gangen ist/ so ist es als der Phisicus sagt: Der underst mueß sein/ als der oberst/ oder es mag sonst kein coniunction oder zusamenfügung geschehen/ dann die Erd müß Geistlich gemacht sein.

Darumb so sagen alle Weisen/ machend das underst als das obrist/ und das obrist als das underst/ so habt ihr ein wolgemacht vest Werck/ und wa die Erd flüchtig/ unnd der Lufft Fix gemacht wurden/ unnd gieng die Erden nit mit dem Lufft hinuber/ so kündt sie sich nimmermehr vereinigen oder Figieren/ dann so sie mit einander uber Distilieren/ so fassen sie einander im grund und es geschicht da ein solche vereinigung/ das sie nimmer mögen werden gescheiden/ und es soll ein ewige Coniuncion bleiben/ gleich als in unserm Leichnam und der Seel sein wirdet/ nach dem Jüngsten Tag/ dann es soll da kein mischenheit sein/ der Element/ sonder sie werden ein Simbel Wesen/ ein ding Wesente/ welches in ihm gehalten

Tt 2 ist/

ist / als der Himmel thut / der helt in jm die 4 Element / aber da ist kain mischenheit in / dann die simpel unnd einig / demnach so halt er die vier Elementa.

Also noch mehr ist es eins mit unserm Werck / dann die Erden ist jetzt außgangen / und mit dem Lufft uber distiliert / unnd seind also vereinigt / das sie nun / noch nimmermehr mögen geschaiden werden / und ob schon noch nichts ist Figiert / do ist noch kein Tuschenhait in jhme / in den Elementen / dann sie sind gleich gethailt. Besehend die Lufft / die war Heiß unnd Feucht / die Erden was Kalt unnd Trucken / unnd souil die Lufft zuuil Feucht hat / souil Feuchtigkeit gebrach der Erden / unnd also wirdt jhr Trückne / mit der Feuchtigkeit des Luffts / getemperiert / unnd wie vil der Lufft zu vil Hitz hat / souil war kelte inn der Erden / unnd mit der Hitz deß Luffts wirt die Erde temperirt / die Lüfft ist sehr leicht Geistlich unnd Flüchtig / die Erde ist sehr schwer Leichnamblich / unnd Fix. Nun merck / was für Einigkeit hie ist / zwischen dem Lufft / unnd der Erden.

Die zwey Contrarien ding / die jetzo miteinander verainiget sind / und haben einander also in jhrem Grundt gefaßt / das sie miteinander seind auffgeflogen auß der cucurbit in himmel des Alembici und sind nur ein ding worden / darumb so geht zu ewerm eingen Verstand / was dings das sein möge / ob es nit die 4. Element inn hat / und ob sie nit gleich getheylt seind wie vorgesagt / unnd ob sie nit Schön / Klar / unnd Rein seyen / auß der separation und rectification, so zuuor gelehrt seind / unnd sich ob sie nun noch nicht recht vergädert seindt / dann sie seind mit einander auffgangen / durch den Helm / denck an dise Lection / und nimbs recht in dein Memori / dann dir hie heimliche Secreta und verborgne ding geoffenbaret werden / die von den Alten allezeit seind verborgen gewesen.

Darumb so danck unnd lobe den Allmechtigen GOtt / von wegen seines wunderwercks / und Heyliger gaben / Die er seinen lieben Philosophen geben hat / dann in disem werck seind alle andere secreta eingeschlossen / Kanstus anderst wol und recht verstehn unnd begreiffen / wie dir alhie / die Thür aller secreten auff gethan / darumb lasse dichs nicht verdriessen hierin zustudieren / Auff daß du durch dise Thür mögest eingehn / in domum Philosophorum, damit du dises wunderbarlich ding sehen mügest / nun gnüg von dem.

Nun laßt uns sehen / wie wier dise Elementen / die nun durch den Helm sein Distiliert / Figiren und Ewig machen sollen / und zu jhrer höchsten krafft bringen: So nim im Namen der Heiligen Dreyfaltigkeit / das auß dem Recipienten / und geuß es in das Figier glaß / und schleuß es mit Sigillo Hermetis zu / und setz es in cineres oder äschen / nit tieffer dann die Materi ist / unnd gib jhm die ersten acht tag

tag klein Fewr / die andern acht tag gemehret / dann die Materi begündt grob zu- werden unnd langsamer auffzusteigen / das solt du also sehen und mercken / die Materi kompt unnd steigt vom Boden deß Vaß / biß oben ins Haupt / und steigt wider nider / dann so solt du sehen vil kleiner Aderlein sich ziehen auß dem Haupt deß Glaß / unnd nidergehn biß auff den grund / welcher Aderlein sollen gar vil sein / und unzalbar von wegen jhrer Subtile.

Nun aber sollen die Strömlein was dicker werden / durch denselbigen auff unnd nidergang / wann sie nun begümen dick zuwerden / so erscheinen jhr auch weniger als vor / do sie gar Subtil waren / dann so solt du dein Fewr etwas stärcker machen / dann dein Materi begert zu figieren / dann je dicker und je gröber die Aderlein werden / je weniger derselben werden und je fixer die Materi wirt / auch das Fewr besser ertragen mag. Und nach disem zeichen mustdu dein Fewr stercker machen / biß du sihest das kein aderlein mehr gehet / auff unnd nider im Glaß / dann solstu die Materi / noch 8. Tagen inn solcher Hitz haltten / so wierstu ein anders Zeichen sehen / das die Philosophi / so wunderbarlich darvonn schreiben / unnd es ist ein Zeichen / der perfection.

Dann Aristoteles spricht de secretis Secretorum 15. Capitel / unser Wasser ist kein Wasser oder giessung deß Wassers / ist unser jnstrument / unnd Hamer / Peyel / Feyel / oder Hobel / damit wir wercken müssen / gleich wie ein Schmid mit dem Hammer / müß das Eisen schmiden / soll ers anderst zuseinem willen bringen / unnd daß Eisen nach deß Meisters will ist geschlagen / mit dem Hamer / so henckt er jhn an die wandt / oder der Zimmerman mit dem Peyel wercket / Als aber das werckh gemacht ist so bleibt der Peyel nit bey dem werckh / sonder er henckt jhn an die wand.

Also ist es nun noch mehr mit unserm werckh / dann das Wasser der Wolckhn / das ist der Hamer oder Peyel / damit wir unser werckh machen unnd volbringen müssen / dann mit dem Wasser der Wolcken / müssen wir all unser werck entpinden oder soluiren / auch mit jme müssen wir ziehen und scheyden die Element / unnd so wir sie dann gescheiden haben / so müssen wir sie mit Wasser der Wolcken (gleich wie ein Fraw jhr Leinwat wäscht) im Wasser wäschen / unnd so es schon gewaschen ist / henckt sie es an die Sonnen / als dann bedarff sie das wäschen nit mehr / und seht an die Thuochferber / wann sie wellen thüch oder gewannd ferben / so mögen sie die farb inn das Tüch nicht bringen / ohne daß Wasser der Wolckhen / sie müssen die farb bereiten mit dem Wasser / und sieden die farb ohne das Tüch mit dem Fewr / so dann daß Tüch geferbet ist / so hencken

Tt 3 sie

ſie es auff zu truchnen / das Waſſer truchnet auß / unnd die farb bleibt Fix im Thůch.

Alſo iſt es nun auch mit unſerm Werck / dann mit dem Waſſer haben wir unſer Werck vollmacht / unſern Stein figiert / und bedörffen nun in unſer Werck des Waſſers nicht mehr. Dann bedenck wie du den Lufft und Erden purgiereſt / da ſoluierteſtu die Erden erſt in Rectificiertem Fewr / des du per diſtilationem, erſt von deinem Werck heteſt gezogen / und du reibeſt dein Erden 2 oder 3 auff dem Stein / mit deinem Waſſer / und alles daßſelbig Waſſer iſt bey deinem Werck bliben / und iſt alſo volbracht / GOtt ſey gedanckt / und diß Waſſer gehört zu dem Lapide Philoſophorum, nit. Dann es iſt Waſſer / der Wolcken / es iſt unſer Hafen und Peychel / und wir ſind nicht mer verthan / dann der Stein iſt volbracht / und als er fix iſt / ſo ſolt du diß zaichen ſehen / da du zuvor saheſt die äderlin auff und nider ſteigen / auß dem boden des Vaß / biß oben ins Haupt / da ſolſtu jetz Tropffen im Haupt ſehen / umb und umb im Glaß / und die fallen wider nider auff die fixam Materiam, gleich wie der Taw tropffet / von den blettern / auff die Erden / alſo geſchichts hie / und ſo du diß zaichen erſiheſt / ſo erfrew dich / dann der Stein deß Lebens iſt gemacht / und die Q. E. alſo nachgebracht / als ſie von Menſchen Henden mag gebrait werden / iſt die allerhöchſt Medicin / die GOtt in der Natur hat gelaſſen / dann ſie hat Crafft / alle gebrechen zuuertreiben und den Menſchen zu purgieren / das er lebe ohne verminderung / biß auff ſein letſten Termyn und was mehr drincken kahn / das geſchweige ich / dan die jenigen ſo das Werck verſteen / werden wol wiſſen was Miracul es thun kan / das beuilch ich den jenigen / die es verſteen ſollen.

So du nun die letſten zeichen ſiheſt / ſo laße dein Fewr abgehn / und das Glaß kalt werden / ſo es kalt iſt / ſo wirſtu finden ein herten Stein / im boden deß Waſſers / und daß Waſſer ſteht oben auff dem Stein / unnd wiſſe / wo das Waſſer nit darbey were / und der Stein anfieng zufigieren / ſo wurde er durch das Glaß gehn / gleich wie ain Oel / durch ein trucken Leder.

Darumb laß erſtlichen daß Glaß wol kalt werden / ehe du das Waſſer darvon thuſt / dan das Waſſer bewart / das der Stain nicht durch dringt / dann ſo lang als das Glaß rein iſt / ſo iſt der Stain geſchmoltzen / dann er Soluiert ſich in der haiſſen truckne / und in der kalthen feuchten Lufft Coaguliert er ſich / darumb laß wol kalt werden.

So nun das Waſſer darvon iſt / ſo zerſchlag das Glaß / unnd nimb den König der Ewigkeit auß / welche Cron / unnd müglichkeit er jnimer behalten ſol / und danck dem Almechtigen GOtt für ſeine Heiligen Gaaben / ꝛc. Nun

De quinta essentia Vini.

Nun ist volbracht / der zuvor Gelobet war / unser Stein sol gemacht werden / sagen die Physici auß einem ding / ohne etwas frembdes hinzuthun / under sol in jm haben / die 4 Element / welches dann gnugsam gelehrt und bewisen wirt / bey verstendnussen und Reden / darumb sagt Hermes : Jhr solt ewern beütel nit auff thůn vil kosten zu haben / und Arnoldus de Villa noua, sagt in Nouo Testamento : GOtt der HErr hat unns gegeben zwen Stain / einen zum Weissen / und einen zum Roten / die wir umb sonst mögen haben / da sie wachsen / und man mag jhn haben souil man wil / unnd man darff niemand umb urlaub bitten / und der disen Stein kent / und beraiten kan / als vorstehyt / der darff nit mer vil uncosten haben mit der Kunst.

Darumb behaltend wol in ewer memori, was ich euch hie gezeigt hab / ich hab euch die Thůr auffgethan / so geht nun freudig in das hauß der Philosophey / und gehet mit ewrem kleinen verstand zu werck / so werdend ihr wunderbarliche ding sehen und verstehn / und lesend dise Lection offtermals / ehe jr anfahend zu arbeiten / so wirt euch kein gebräch in euwer Werck fallen mögen / dann ich hab euch alles Clar gesagt und geschriben / ohne ainige verdeckte wort / und habe euch den Weeg geöffnet / welchen ich mit grosser Sorg und Arbeit gewandlet hab / und hab euch ewer Sorg unnd arbeit entlediget / ich hab auch vor allen Gebrechen / unnd Jrrungen / die euch im Werck begegnen möchten / gewarnet / ohne verdunckelte wort / oder mit falschem vermischt / auff das jhr zu Clarem verstand / ohne verlierung der zeit / komend / uud so jhr anderst verstand habend / so mögend jhr vilmehr auß disem werck versteen / dann ich euch beschriben / hab / dann was man in der Kunst thun sol / muß alles auff einen Weeg und Pfad / hinauß gehen / oder man bringt sich in grossen kosten / Jrrung und Fantasey / wirt darob zu Schanden unnd zu Spott / vor jeder Menigklichen.

E N D E.

Vor der Standardisierung wissenschaftlicher und technischer Begriffe in unserer Zeit hatte jede Kunst die ihr eigenen Zeichen und Symbole; dadurch waren die entsprechenden Texte nur Eingeweihten zugänglich. Mißbrauch durch Unbefugte sollte vermieden werden.

Es folgt nun ein Verzeichnis der wichtigsten, in der Pflanzenalchemie gebräuchlichen Zeichen, welches das Lesen alter Werke erleichtern soll.

Natürlich ist dieses Verzeichnis nicht vollständig, in der Bibliographie sind weitere Werke angegeben, welche die Entzifferung alter Texte auch im fortgeschrittenen Studium erleichtern.

Aus welchen Elementen sind die Zeichen gebildet?

Ein Teil der Zeichen besteht aus den Anfangsbuchstaben der entsprechenden lateinischen Termini.

Z. B. *B* = lat. balneum = Bad; *G* = lat. gutta = Tropfen; *CC* = lat. cornum cervi = Hirschhorn, usw.

Eine andere Gruppe stellt Verbindungen von Initialen mit Symbolen dar, z. B. *Ā* = abziehen; *VB* = lat. vaporis balneum = Dampfbad; *TE* = lat. tartarus emeticus = Brechweinstein; *S* = Spiritus.

Das Zeichen -ᴧ- oder Verbindungen mit diesem deuten häufig auf flüchtige Substanzen oder Prozesse der Verflüchtigung, z. B. *D* = destillieren; *S* = digerieren, genau genommen: digerieren durch Zirkulation; *C* = kalzinieren (wobei sich Substanzen verflüchtigen); *V* bedeutet das alkoholische Lebenswasser (Aqua Vitae); *G* bedeutet Feuergrad (wodurch Substanzen in die Höhe steigen). Das Zeichen -ᴧ- selbst kann bedeuten: Geist, ausglühen, sublimieren, Mineral-Terpentin (alter Name Turpeth) usw.

Die Umkehrung des Zeichens bedeutet häufig das Gegenteil von flüchtig, z. B. *HE* = Kristall; -v- = Präzipitat, besonders weißes Präzipitat sowie auch präzipitiert.

Andererseits bedeuten -♁- Jahr; ≏ Pfund; ⚍, -♁- oder ≡v- dagegen Geist.

Es gilt also stets, auf den richtigen Zusammenhang zu achten.

Ein Teil der Symbole stellt die Dinge selbst dar. Z. B. ♁ = Glas; ∷∷ = Sand; ≈ = Wasser; *Ph* = destillieren (über den Helm bringen); ✡ = Elemente, zusammengesetzt aus 🜂, 🜄, 🜁 und 🜃; 🝆 bedeutet filtern usw.

Typisch sind auch die vielen Abkürzungen: Rhab. = Rhabarber; Sem. = lat. semen = Samen; Col. = lat. colaturae = durchseihen; S. et C. = simplex et compositum = einfach und zusammengesetzt; q. p. = quantum placet = soviel beliebt; Spec. = Species.

Das Lesen alter Texte und das sich Einarbeiten in die alchemistische Terminologie und Symbolik gehört zu den fesselndsten Abenteuern des Studiums. Aber erst lange Erfahrung und die Fähigkeit der Zusammenschau aller Einzelheiten beim Studium alter Texte bringen Klarheit.

Abkochung 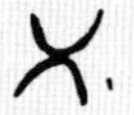

Abziehen 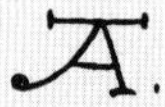

Asche 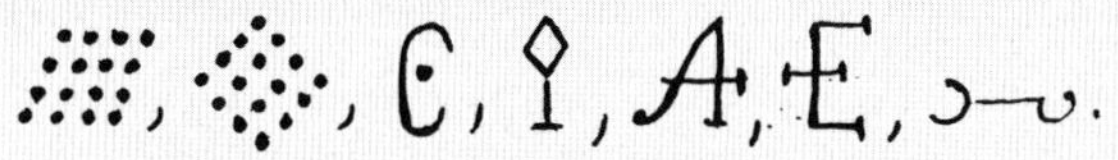

Aschensalz 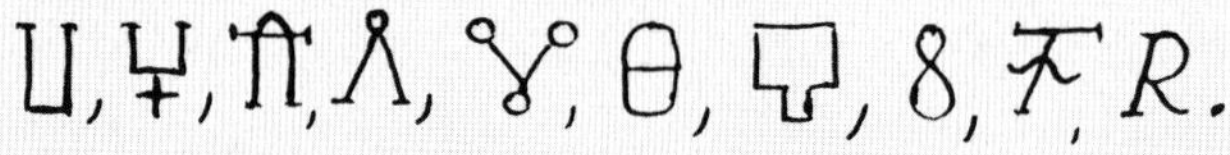

Auflösen 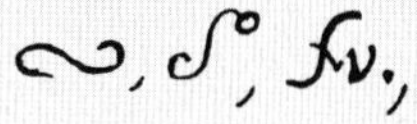

Ausglühen 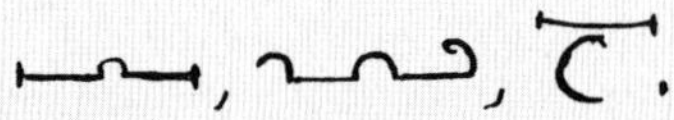

Auslaugen 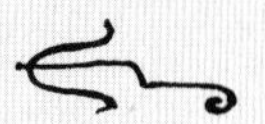

Auszug 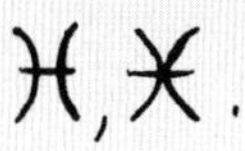

Bad 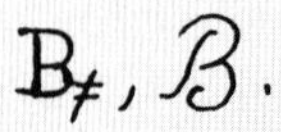

Bad, Dampf- 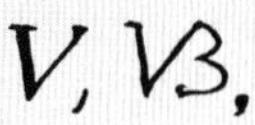

Bad, Wasser- 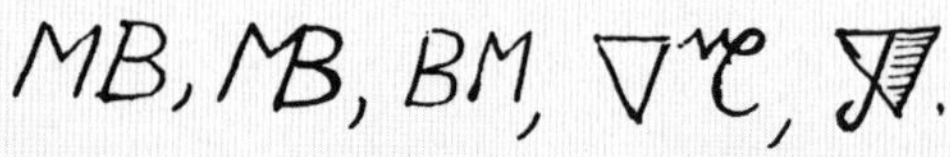

Bis es genug ist 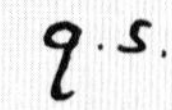

Baumöl (Olivenöl) 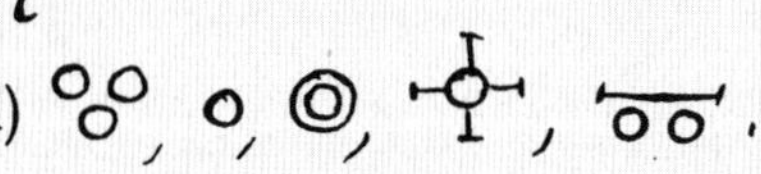

Blei 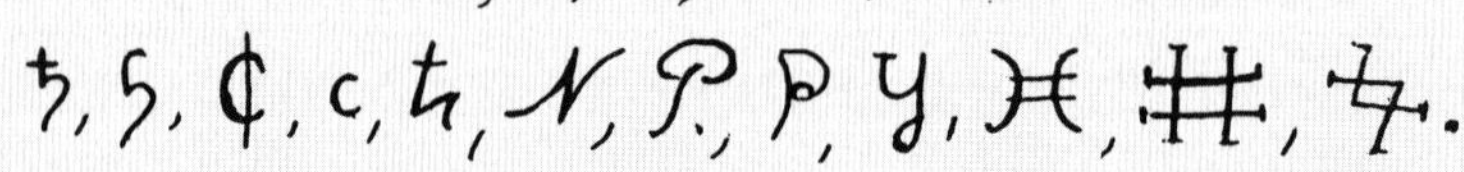

Blinder Kolben 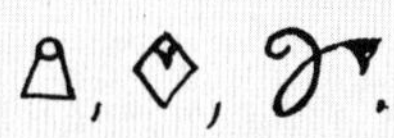

Borax 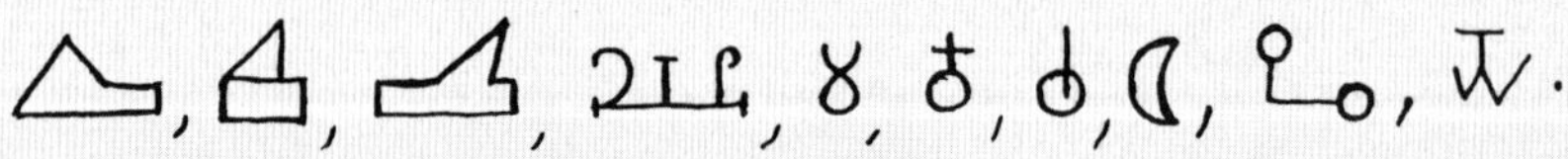

Branntwein 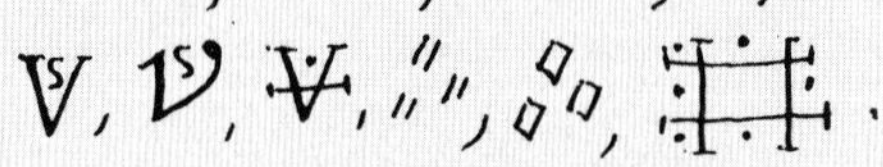

Branntwein, allerstärkster 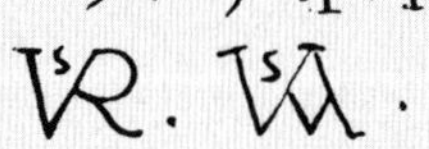

Brechwein 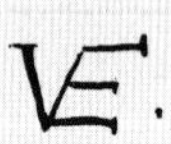

Brechweinstein 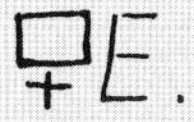

Caput Mortuum 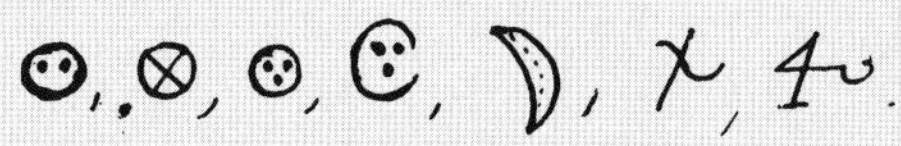

Coagulieren 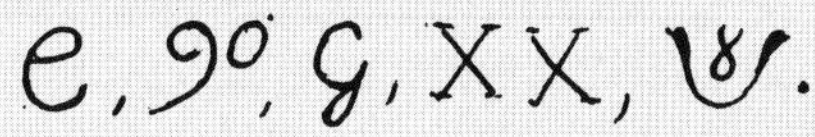

Destillierblase 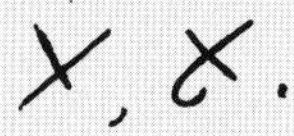

Destillieren 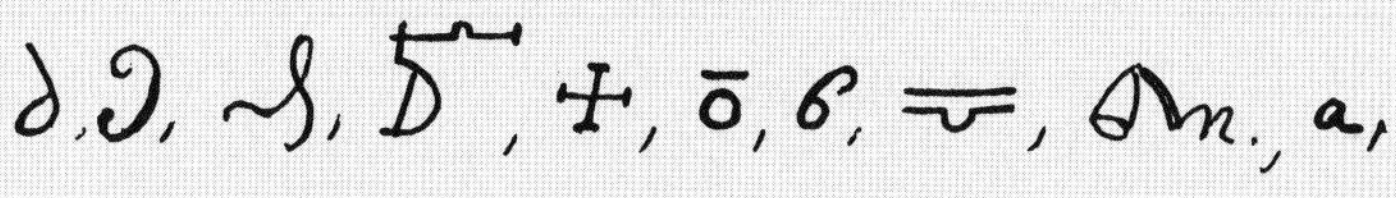

Destillieren, in Asche 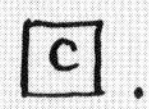

Destillieren, in Sand 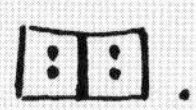

Destillierhelm 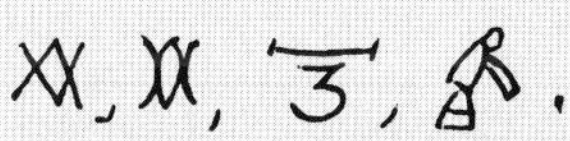

Digerieren 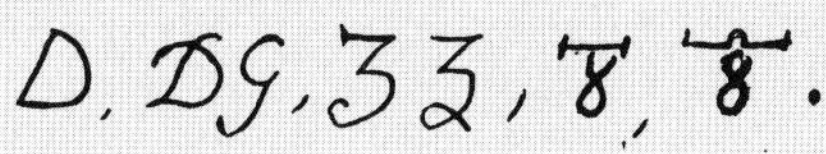

Drachme 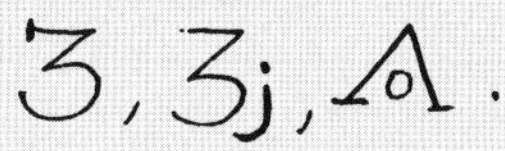

Ei 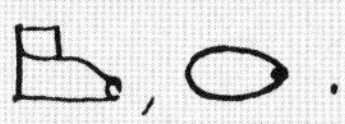

Eidotter 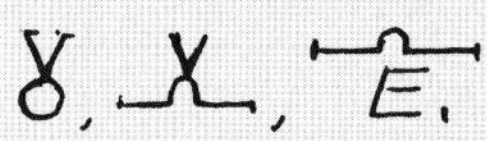

Eisen 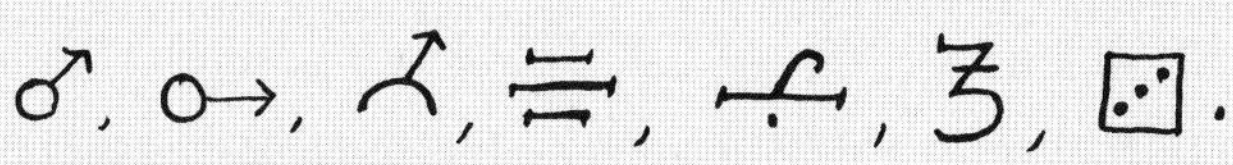

Elcmentc 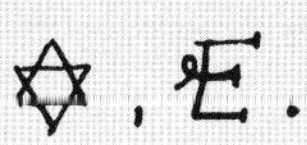

Erde 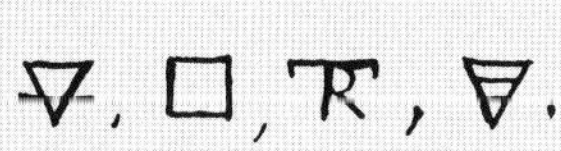

Essenz 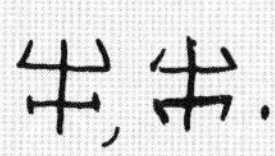

Essig 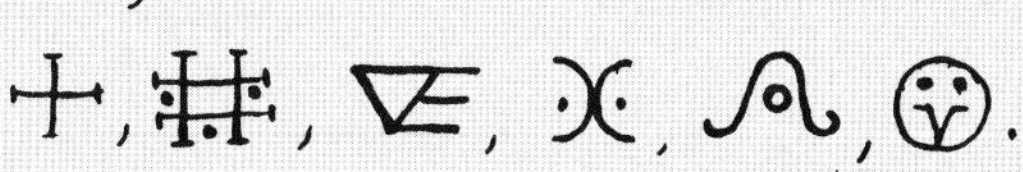

Essig, destillierter 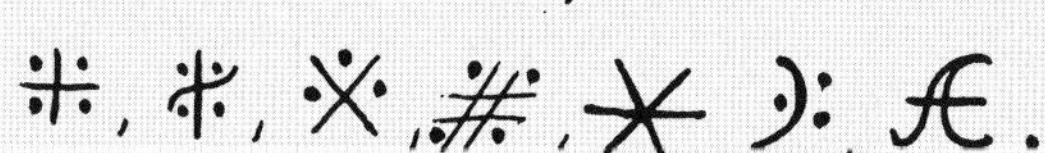

Essig, dreimal destillierter 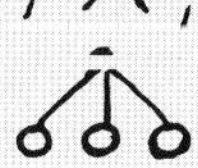

Essig von rotem Wein 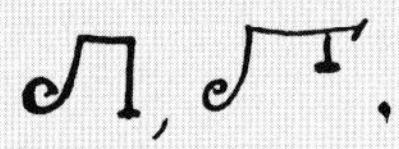

Fäulung 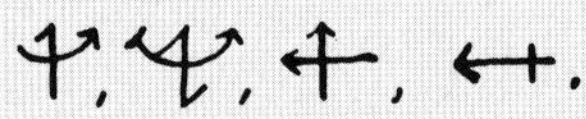

Feuer 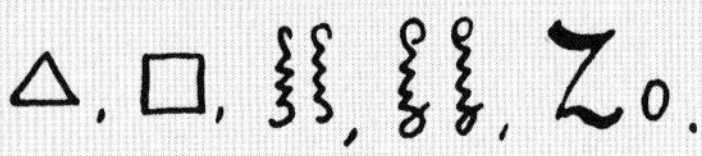

Feuergrad 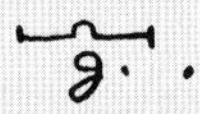

Feuer, langsames 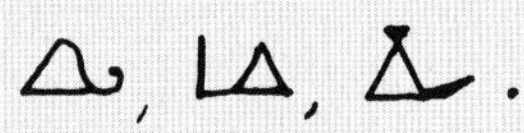

Feuer, Reverberier- 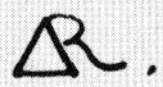

Feuer, starkes 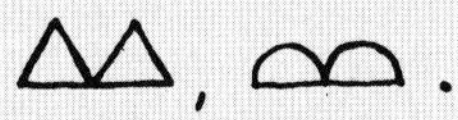

Feuer, Zirkulier- 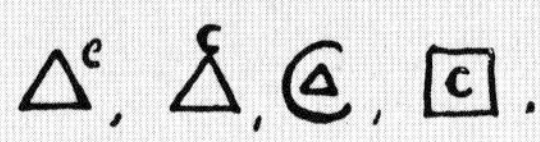

Figiren 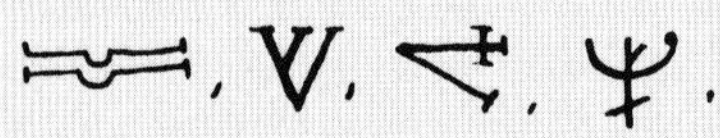

Filtrieren 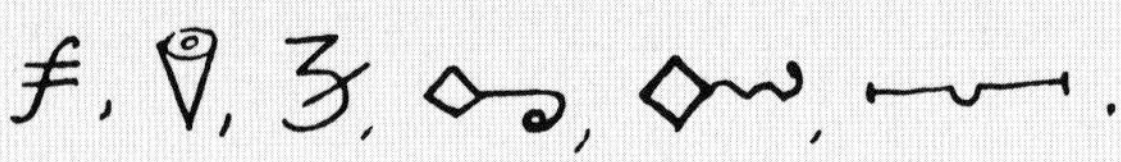

Filterglas 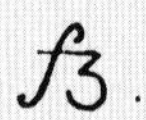

Fische 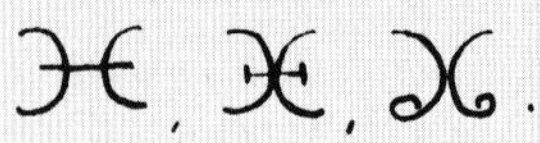

Flasche 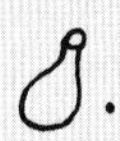

Fließen 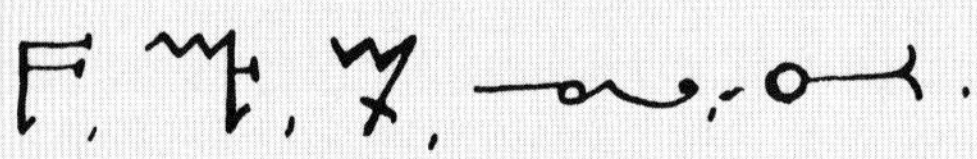

Flüchtig 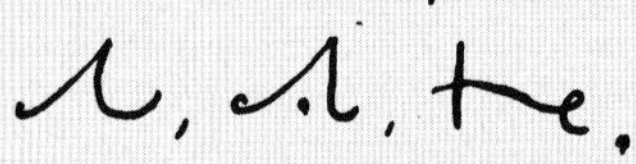

Flüchtiges Salz 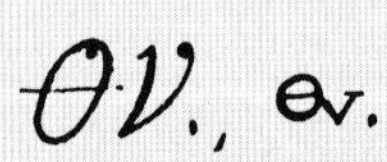

Flüssig machen 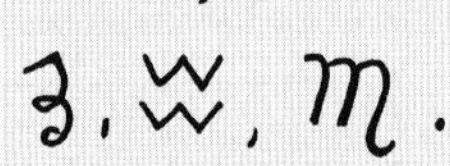

Frucht-Branntwein 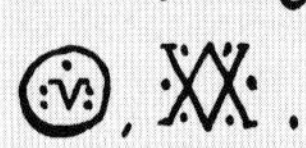

Frühling 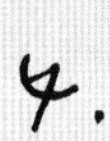

Geist 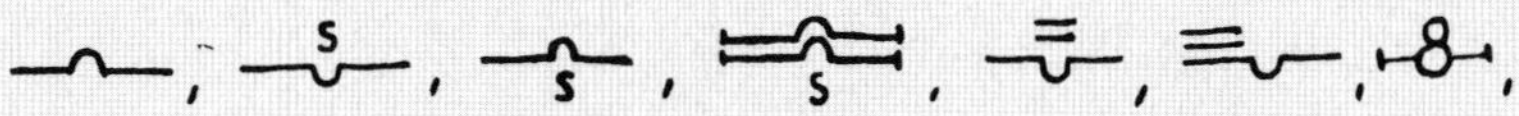

Glas 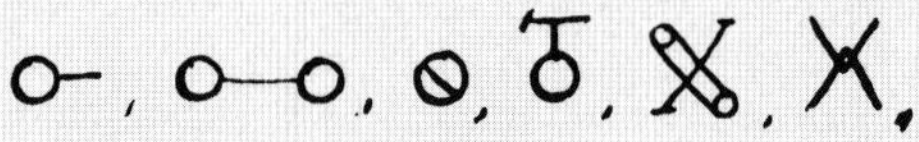

Glaskolben 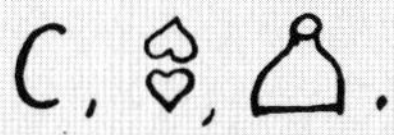

Gold 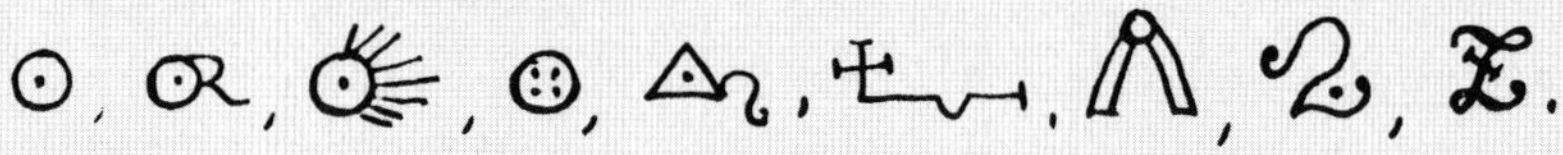

Grad 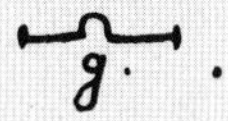

Gran gr, Ɛ.

Grundmaterie 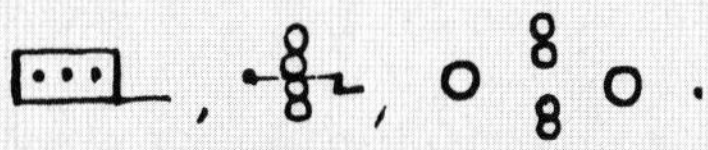

Grundteile der Körper 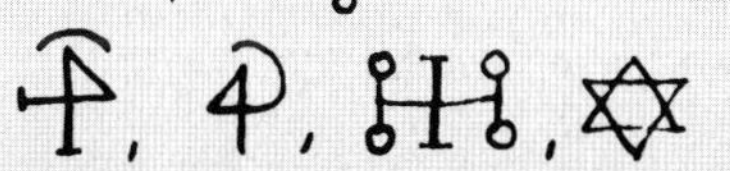

Gummi (Harz) 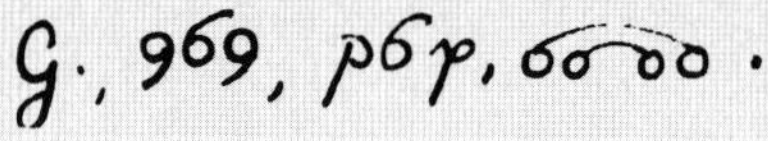

Halb ʃ. β.

Halbe Handvoll, eine Mβ.

Harn 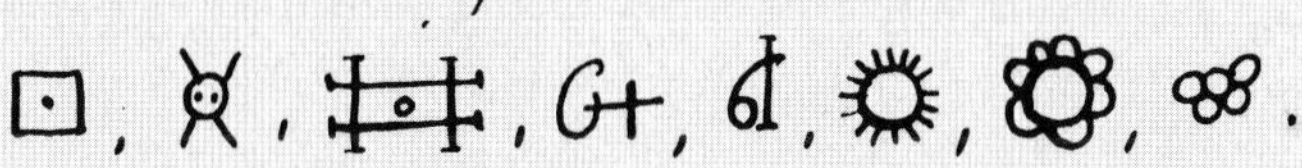

Harnsalze 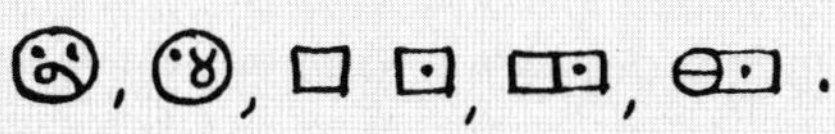

Hefe 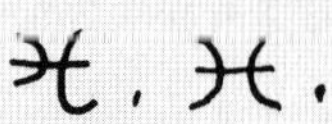

Helm 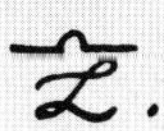

Herbst 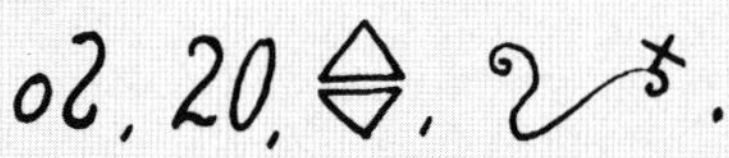

Hermetisch versiegelt H, HB.

Hippokratischer Wein VH, VH.

Hirschhorn CC.

Hirschhorn, gebranntes 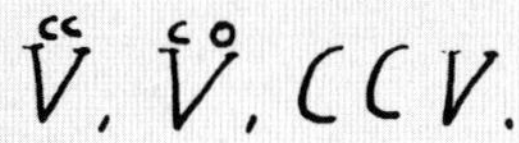

Holz 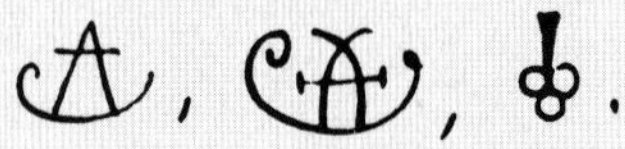

Honig 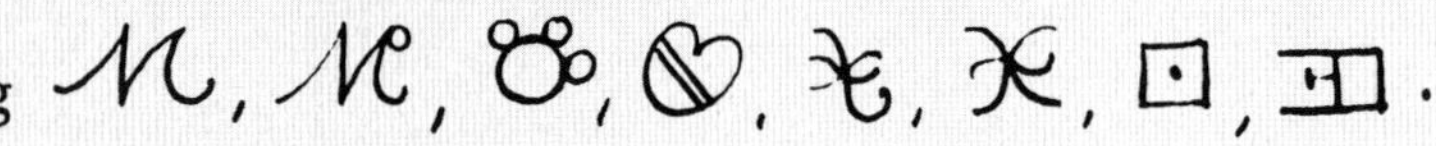

Horn 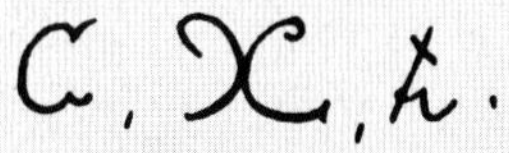

Ingwer 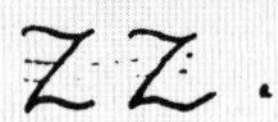

Jahr 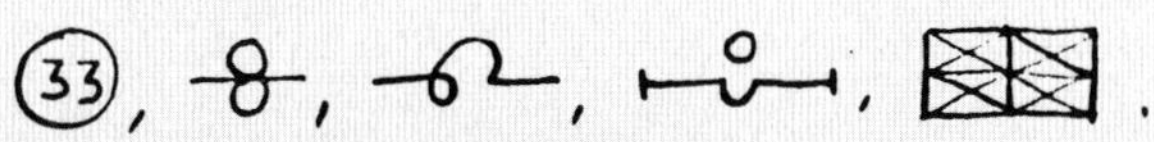

Jedes gleichviel 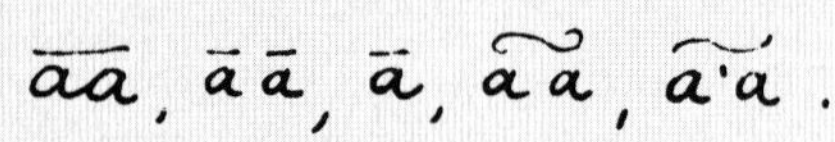

Jungfrau 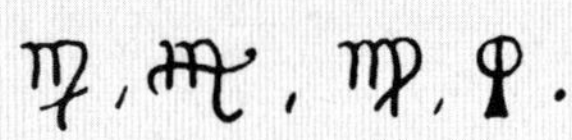

Jungfernerde 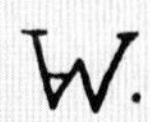

Jungfernwachs 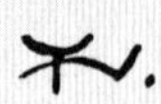

Kalk, ungelöschter 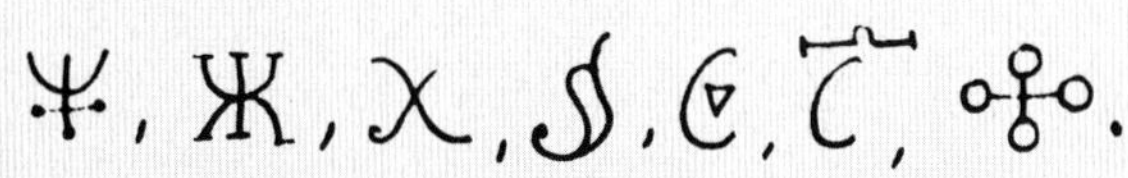

Kampfer 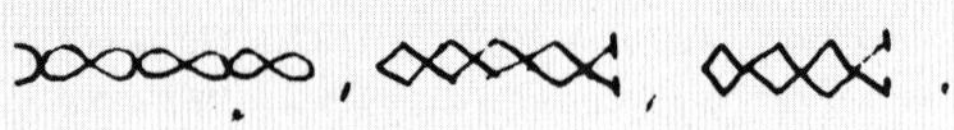

Kalzinieren 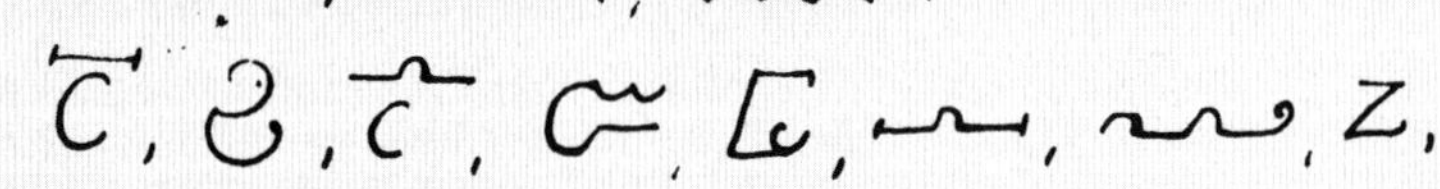

Kiesel 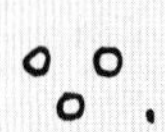

Kobalt 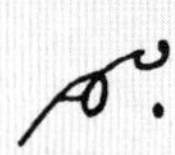

Kochen 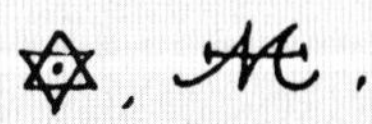

Kohle 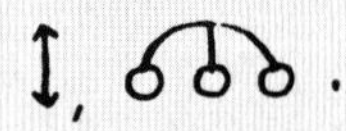

Körper 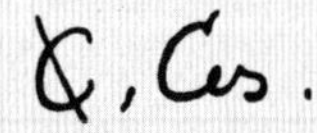

Kraut 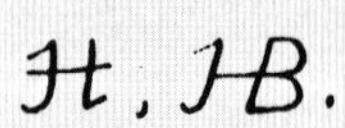

Kräuterwein 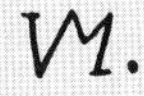

Krebs 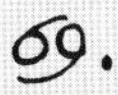

Kreide 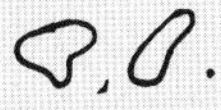

Kristall 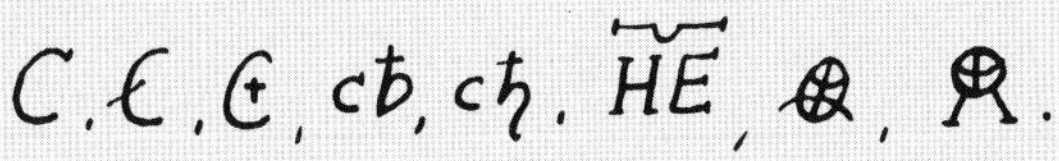

Kupfer 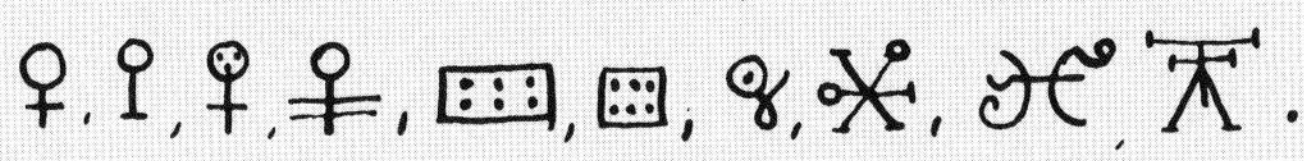

Lauge 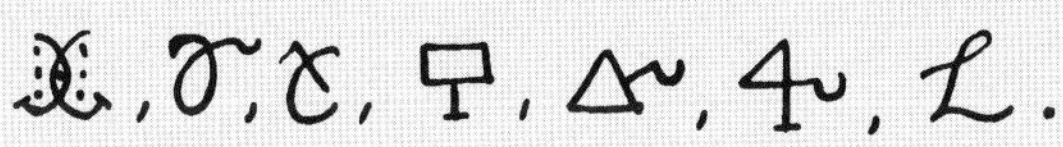

Lebenswasser (Aqua vitae) 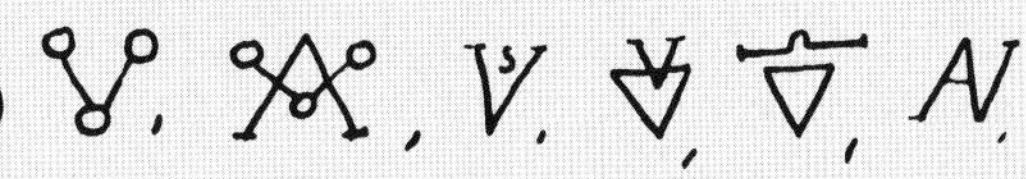

Leim 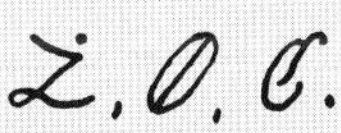

Leim, philosophischer 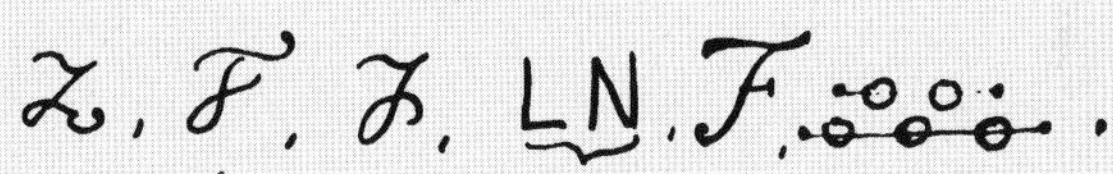

Lösen 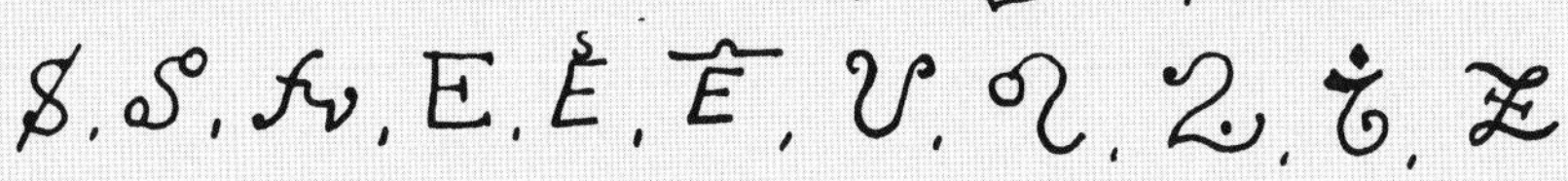

Lösemittel 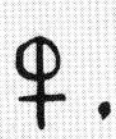

Lösewasser 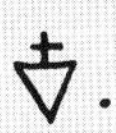

Löwe 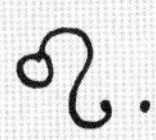

Luft 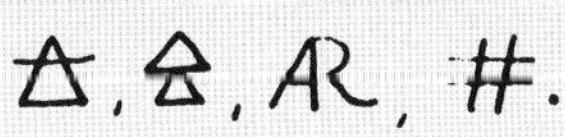

Luftleer machen 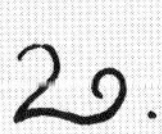

Magnesia 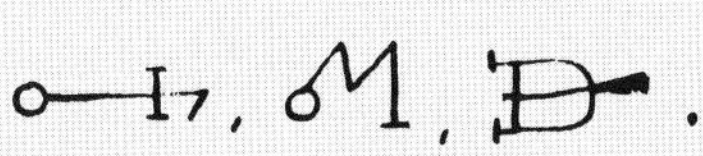

Materie 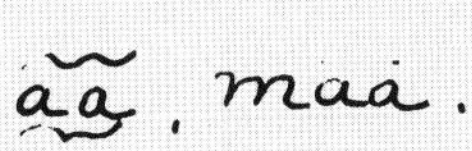

Mehl 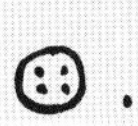

Merkur 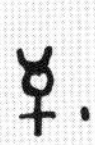

Messing 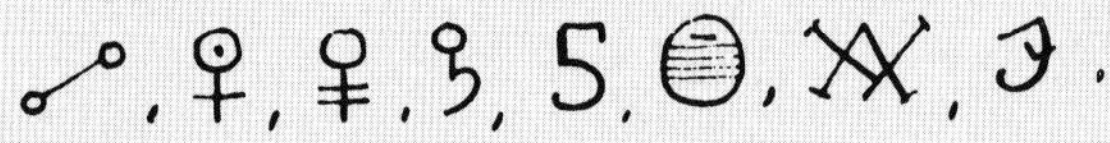

Metall 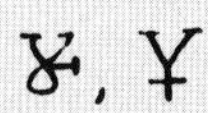

Mische 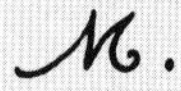

Mischung 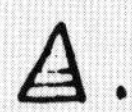

Monat 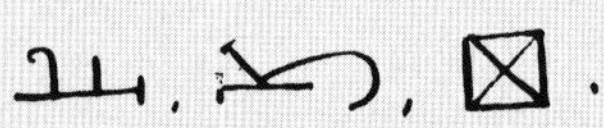

Mond, abnehmender 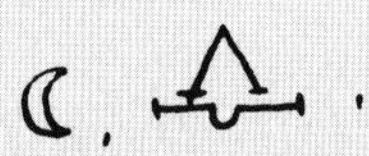

Mond, zunehmender 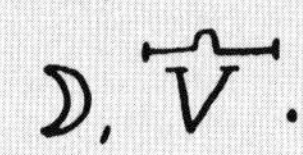

Muskatnuß 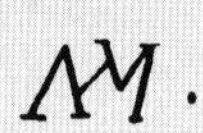

Nacht 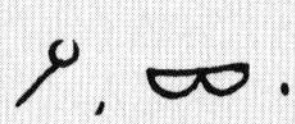

Ofen 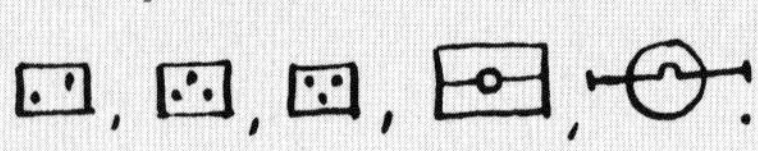

Ohne Wein ſ. v.

Öl 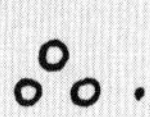

Öl, destilliertes 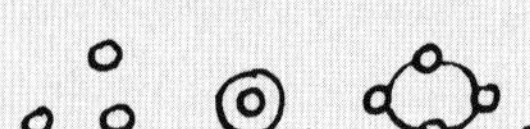

Öl, gekochtes 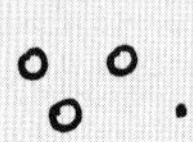

Öl, gewöhnliches 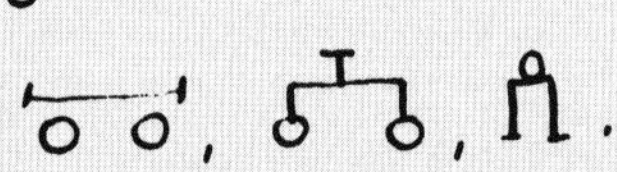

Opposition 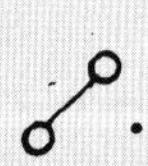

Pferdemist 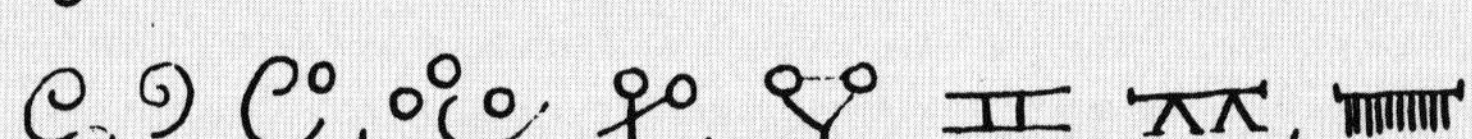

Pfund, gewöhnliches 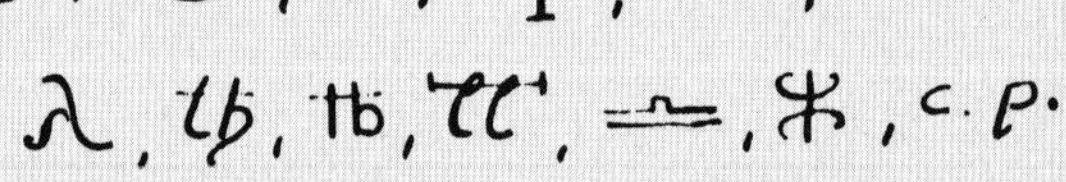

Pfund, Apotheker- m. p.

Pfund, halbes 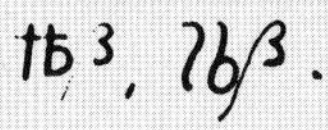

Potasche 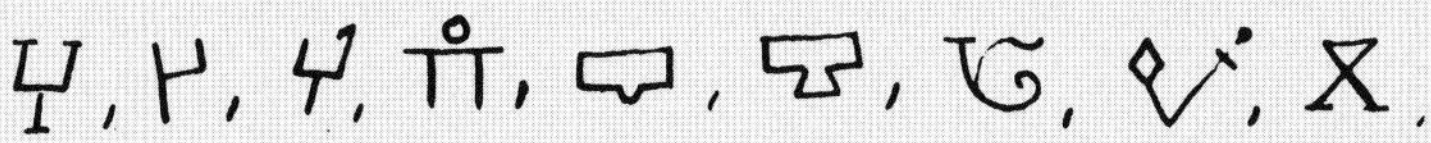

Präparieren 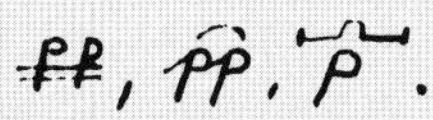

Präzipitat, rotes 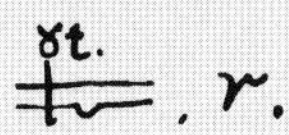

Präzipitat, weißes 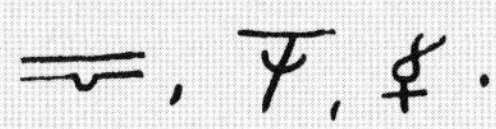

Präzipitiert 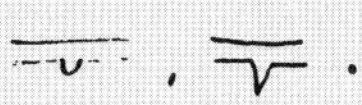

Pulver 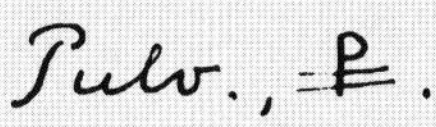

Pulverisieren 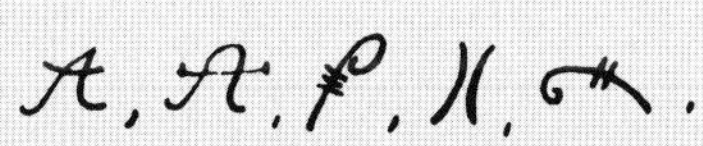

Quecksilber 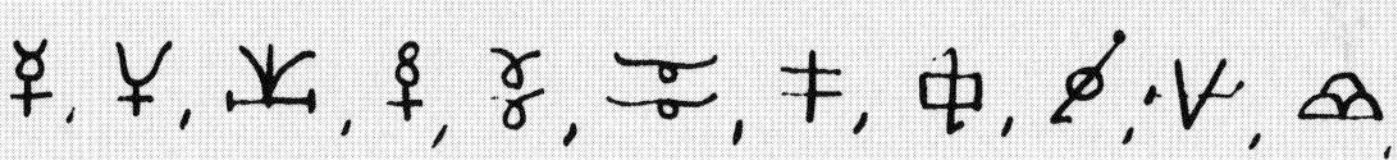

Quintessenz 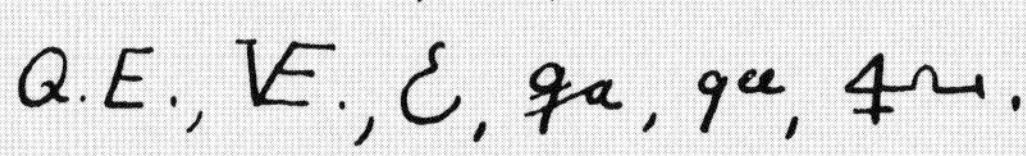

Rauch 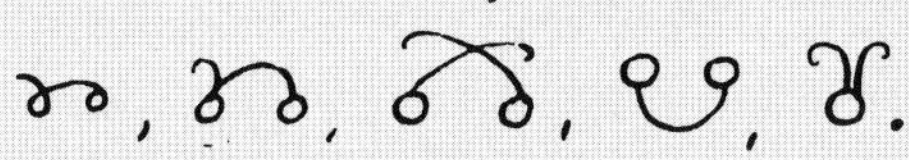

Reduktion 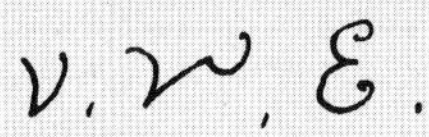

Reiben 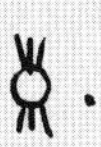

Reinigung 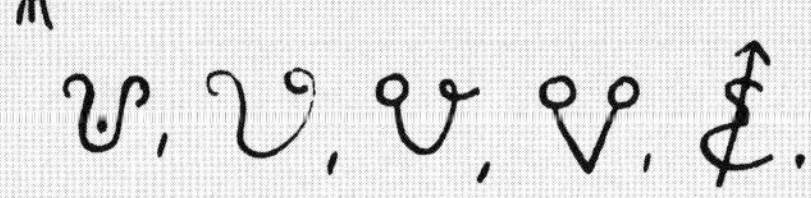

Retorte 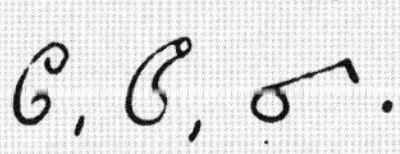

Reverberieren 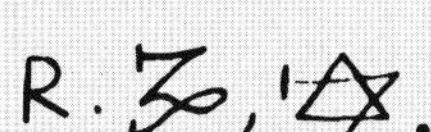

Reverberierofen 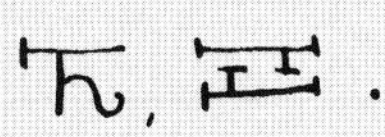

Rezept 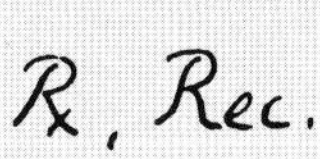

Rezipient 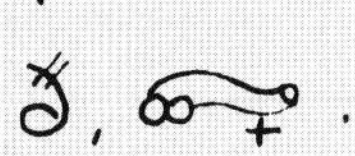

Rohr 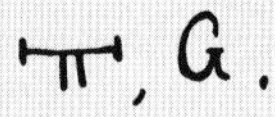

Russ 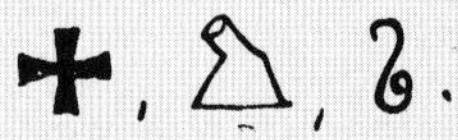

Saffran 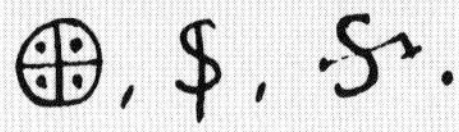

Saft 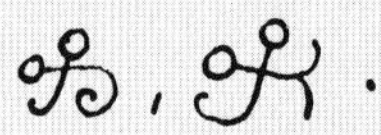

Salmiak 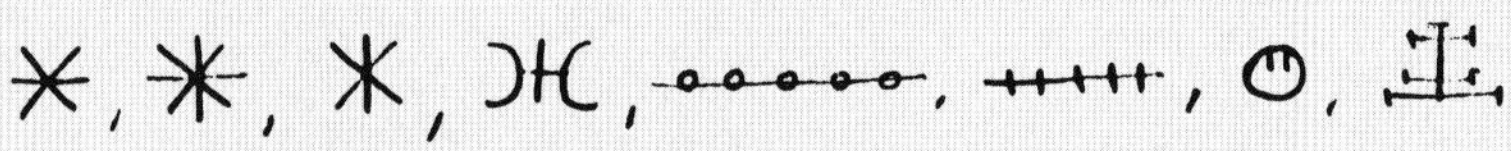

Salpeter 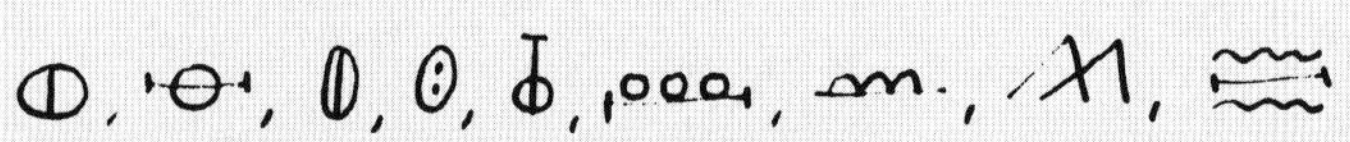

Salz, gemeines 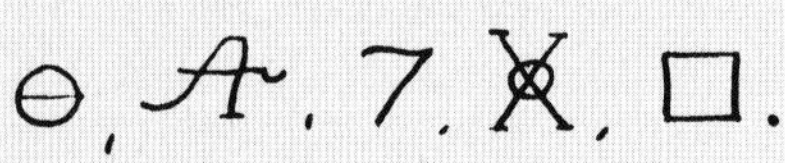

Salz, Meer- 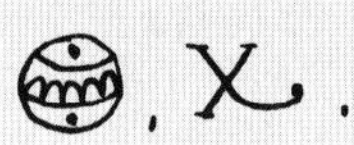

Salz, Stein- 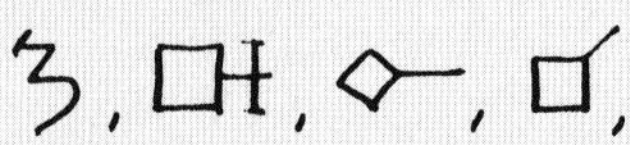 39, 61, 89.

Salzwasser 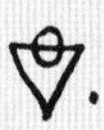

Samen Sem.

Sand 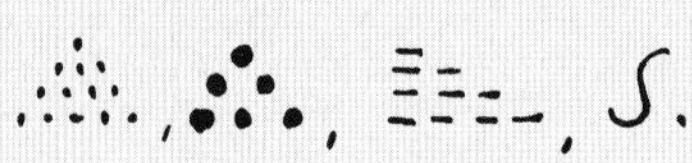

Schmelzen 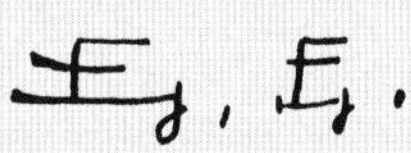

Schmelztiegel 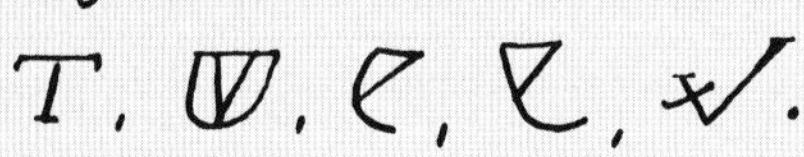

Schütze 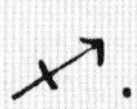

Skrupel 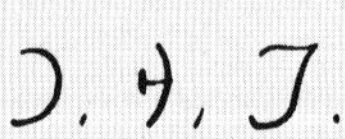

Skrupel, halber 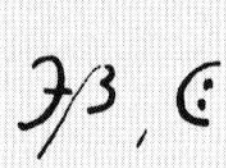

Seife 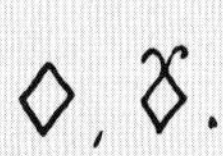

Sextil 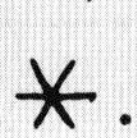

Sieden 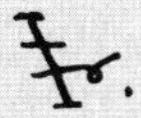

Siegel 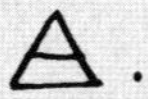

Skorpion 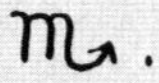

Sommer 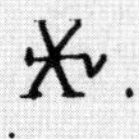

Soviel bleibt 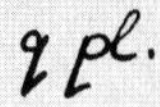

Species 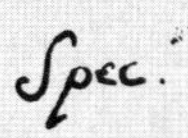

Stahl 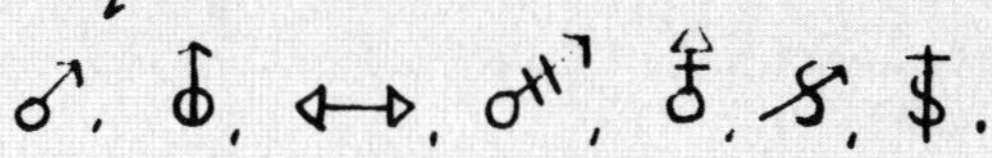

Steinbock 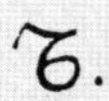

Steine 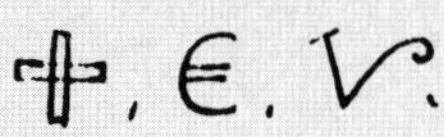

Stier 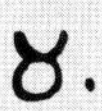

Stunde 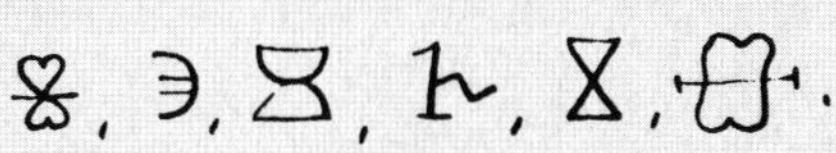

Sublimat 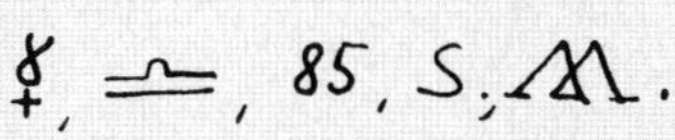

Sublimieren 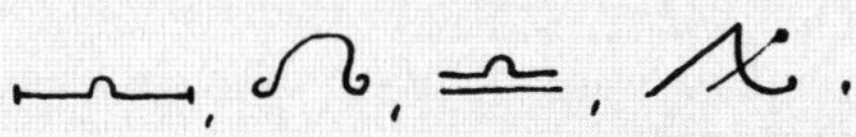

Tag 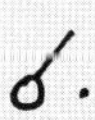

Tag und Nacht 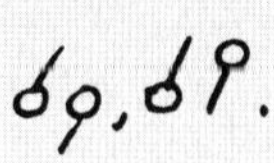

Test 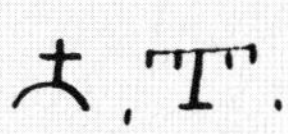

Tiegel 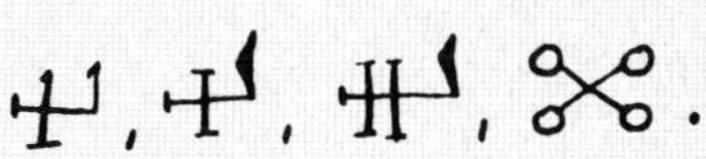

Tingieren 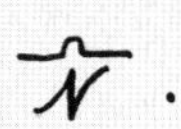

Tinktur 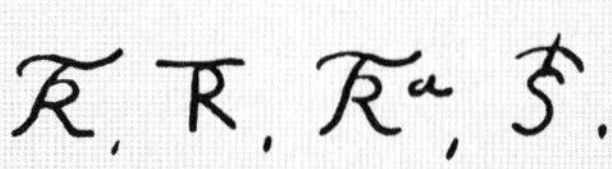

Tränken ✡.

Trocken ∫.

Trocknen 𝔇, D.

Tropfen g, g, gtt.

Tue hinzu add.

Vermischen ℈ʋ, ℈C.

Waage ♎.

Warm ♃.

Wasser ▽, ▽, ♒, Aq.

Wasser, Brunnen- ▽ont.

Wasser, geschmackloses ▽, Ⱶ.

Wasser, gewöhnliches ▽mis, ⊞.

Wasser, heißes ▽.

Wassermann ♒.

Wasser, Regen ▽, ▽, R▽, ▽, ▽.

Wein V, ☽, ✗, ┬.

Wein, gekochter V.

Wein, roter VR, ɤ, VR.

Wein, sublimierter V.

Wein, weißer 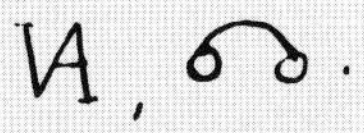

Wein, zirkulierter 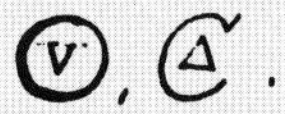

Weingeist 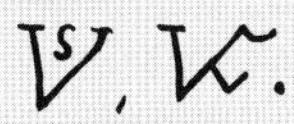

Weingeist, tartarisierter 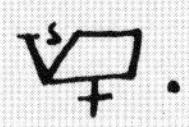

Weines, Quintessenz des 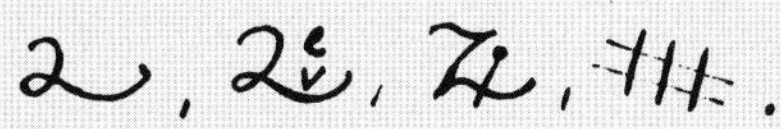

Weinstein 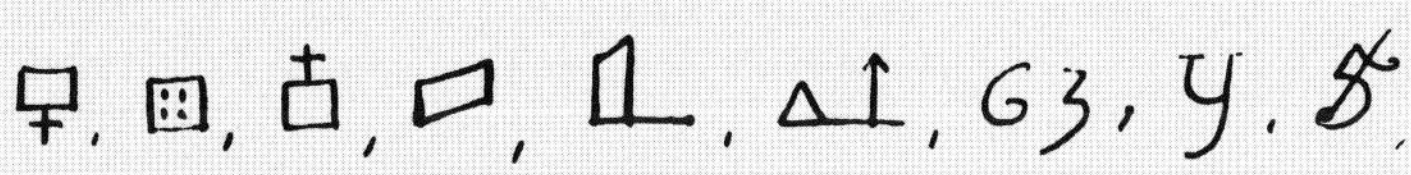

Weinsteinlauge 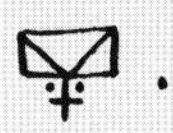

Weinsteinöl 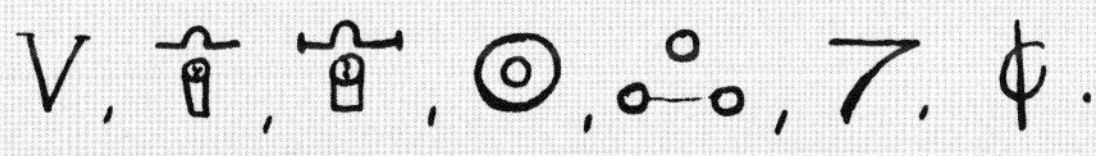

Weinsteinsalz, fixes 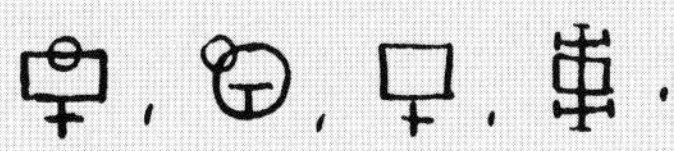

Weinsteinsalz, mit Essig getränktes 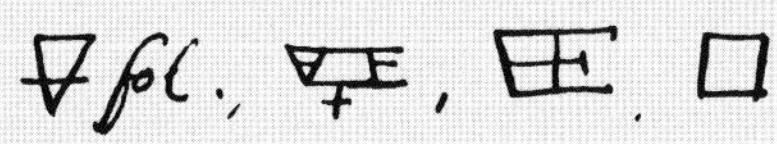

Weinsteintinktur 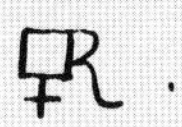

Werde (Fiat) 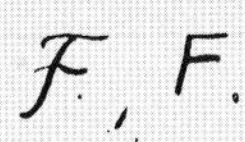

Widder 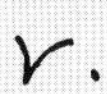

Windofen 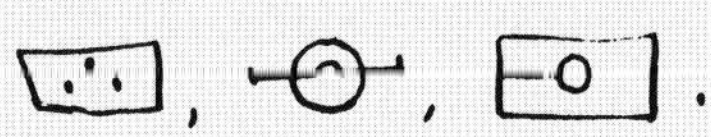

Winter 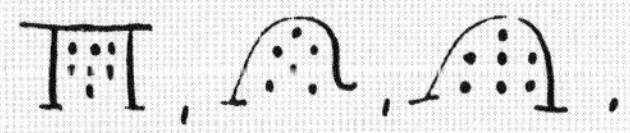

Woche 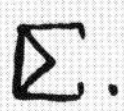

Wochen, drei 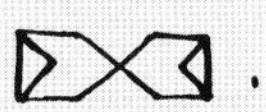

Wochen, vier 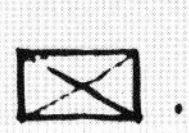

Wochen, zwei 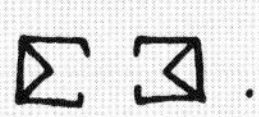

Wolle 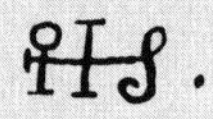

Wurzel *Rad*.

Ziegelmehl 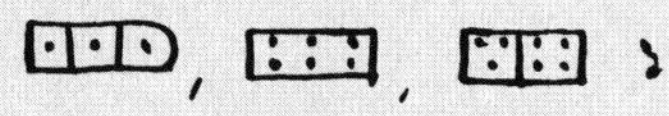

Zink 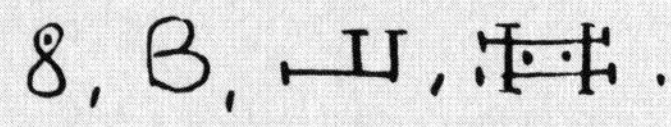

Zinn 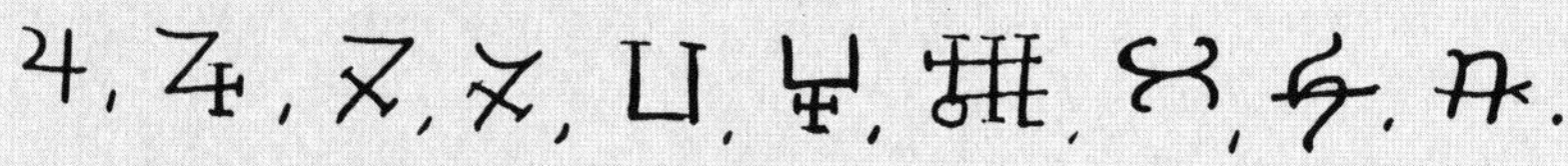

Zucker Σ.

Zwillinge ♊.

Alte Gewichte

Das alte Pfund schwankt zwischen 327,5 und 360 Gramm. In Preußen zum Beispiel betrug das Pfund 350,78 g. Das Verhältnis zwischen dem jeweils gültigen Pfund und den anderen Gewichten bleibt jedoch meist konstant.
Hier folgt eine Übersicht der wichtigsten Gewichte:

gr Gran	℈ Skrupel	ʒ Drachmen	℥ Unzen	℔ Pfund	g Gramm
1	0,05	0,0167	0,0021	0,00017	0,0648
20	1	0,333	0,042	0,0035	1,296
60	3	1	0,125	0,0104	3,888
480	24	8	1	0,0833	31,103
5760	288	96	12	1	373,242

Ferner: 1 Obulus = ½ Skrupel = ℈ß = 10 Gran
1 Lot oder Loth = ½ Unze = ℥ß = 4 Drachmen
M, man., M, M = Handvoll
ß, γß hinter einem Symbol bedeutet: halbe Menge, Mj = 1 Handvoll
Mß = eine halbe Handvoll
i, ı, j, ij hinter dem Symbol bezeichnet die Menge
Mj = 1 Handvoll
Mij = 2 Handvoll
Mijß = 2½ Handvoll
āā = ana = so viel von jedem.

Nachwort von Manfred Junius: Wie können wir heilen?

Der Zustand der Krankheit ist immer ein Zustand der Unordnung, die Verhältnisse des Organismus sind aus dem Gleichgewicht. Das gestörte Gleichgewicht beruht entweder auf einem Mangel oder auf einem Überschuss. Aufgrund des gestörten Gleichgewichts wird der Organismus anfällig. Als Organismus ist hier nicht nur die physische Konstitution zu verstehen, sondern auch die ätherische, astrale, mentale usw.

Ein gesunder Organismus im Gleichgewicht (ausgeglichener Organismus) widersteht Infektionen leichter, er weiß sich auf natürliche Weise zu verteidigen. Ein Organismus mit mangelndem Gleichgewicht hat es schwerer, Angriffen zu widerstehen.

Was dem kranken Organismus fehlt, zum Beispiel Minerale, Vitamine, Energien, Spurenelemente, Katalysatoren usw., muss ihm von außen zugeführt werden, etwa aus dem Pflanzen-, Tier- oder Mineralreich. Was in gefährlichem Überschuss vorhanden ist, muss abgebaut, ausgestoßen oder neutralisiert werden.[95]

Alle großen klassischen Schulen der Medizin betrachten das richtige Gleichgewicht als die Grundlage der Gesundheit.

Die chinesische Medizin betont das notwendige richtige Verhältnis zwischen den Prinzipien Yin und Yang sowie zwischen den Elementen Feuer, Erde, Metall, Wasser und Holz als entscheidend für die Gesundheit. Ist das Verhältnis zwischen diesen gestört, so wird durch Medikamente sowie durch Akupunktur bzw. Akupressur die Ordnung wiederhergestellt. Aus diesem Grunde ist die Akupunktur auch als Ordnungstherapie bezeichnet worden.[96]

Nach Ansicht der indischen ayurvedischen Medizin ist das Verhältnis zwischen den Doṣas, den Dhātus und den Malas sowie der Mahābhūtas entscheidend für den Zustand der Gesundheit. Die drei Dosas, Vāyu (Pneuma, Wind), Pitta (Chole, Galle) und Kapha (Phlegma) sind vor allem für die physisch-chemischen und physiologischen Prozesse des Körpers verantwortlich, während die Dhātus bei der Formierung der Körperzellen ihre Hauptrolle spielen. Die Malas sind Substanzen, die teilweise innerhalb des Körpers absorbiert und teilweise in verwandelter Form als Kot, Urin und Schweiß ausgeschieden werden, nachdem sie ihre Rolle erfüllt haben. Jede der Dosas enthält die fünf Mahābhūtas (Protoelemente) Ākāśa (Raum), Vāyu (Luft), Agni (Feuer), Jala (Wasser) und Pṛthvi (Erde).

Aus naheliegenden Gründen formulierte die ayurvedische Lehre bereits in frühester Zeit eine hoch entwickelte Ernährungswissenschaft, die bis heute gültig ist. Durch buddhistische Mönche in andere Teile der Welt getragen, beeinflusste die Lehre des Ayurveda die chinesische wie auch die griechische und arabische Medizin; auch die tibetische Heilkunde fußt auf ihr. Die Genauigkeit der Diagnose qualifizierter Ayurveda-Ärzte erregt immer wieder Erstaunen.

95 Schon in der antiken Medizin spricht man von einer »schuldigen Materie«, die bei einem Übermaß ausgeleitet wird. (Anm. d. Hrsg.)

96 Gerhard Bachmann: Die Akupunktur – eine Ordnungstherapie, Karl F. Haug Verlag, Heidelberg 1959.

Auch nach der Auffassung der altgriechischen Medizin muss das Verhältnis zwischen den Säften im Gleichgewicht sein. Hippokrates betont das in seiner Humoraltherapie.[97]

Eine genaue Diagnose ist für all diese Systeme Voraussetzung; die Krankheit wird stets im Zusammenhang mit der Konstitution des Patienten gesehen. Patentierte Breitspektrum-Drogen sind in diesen Heilsystemen seltener, meistens werden individuell verordnete Aufbereitungen verabreicht.

Das mangelnde Gleichgewicht des Organismus wird auf vielfache Weise sichtbar: Veränderung der Körpertemperatur, Zustand der verschiedenen Pulse, die an verschiedenen Stellen sowohl oberflächlich wie auch tief erfühlt werden, Zustand und Farbe der Haut, der Augen, der Haare, der Zunge, der Fingernägel, Körpergeruch, Klang der Stimme, Gangart und Gestik und die Analyse des Urins und des Blutes sind Hinweise. In der okkulten Medizin kommt noch die Betrachtung des Horoskops oder auch der Gebrauch des diagnostischen Pendels, als Zugang zum Unbewussten, in Frage.

Zweifellos hat die moderne westliche Medizin große Fortschritte aufzuweisen, vor allem in der Chirurgie und der Technologie, man denke nur an die modernen Kardiografen und Enzephalografen. Die Technik hat auf allen Gebieten zu bedeutenden Errungenschaften und in den Laboratorien zu verfeinerten Analysemethoden geführt. Und dennoch können wir mit unseren wissenschaftlichen Kenntnissen und Analysen keine Musikinstrumente wie Stradivari und Guarneri mehr bauen. Alles an diesen Instrumenten ist vermessen, analysiert und untersucht worden – außer dem, was nicht analysiert werden kann. Das Ergebnis ist eine Unzahl einzelner Daten, Zeichnungen, chemischer Analysen und Literatur über Geigenbau, aber irgendetwas fehlt. »So hat er die Teile in der Hand, fehlt leider nur das geistige Band«, belehrte uns Goethe. Caraka, einer der wichtigsten alten Meister der ayurvedischen Medizin sagte: »Ein restloses Verstehen einer Wissenschaft kann nie erreicht werden, wenn man nur einen Teilbereich davon kennt.« Beide Zitate sagen im Wesentlichen das Gleiche: Die Botschaft kennen wir, aber wir handeln nicht danach. Was macht die berühmten Instrumente von Cremona so einmalig? Es ist die Summe aller Verhältnisse im vollendeten Gleichgewicht, die den Instrumenten ihre Medialität verleiht, nicht irgendwelche Tricks oder Einzelheiten. Die Meister von Cremona, und auch noch viele ältere Meister, die hervorragende Lauten und Gamben bauten, arbeiteten mit Hingabe und Liebe, in »heiliger göttlicher Inspiration«; sie standen »im Lichte der Natur«, um wieder mit Paracelsus zu sprechen.

Wenn der Mensch sich nicht ernsthaft um die Wiedererlangung seines Gleichgewichts bemüht – Gleichgewicht mit sich selbst, seinen Mitmenschen, der Natur und mit Gott –, so wird sein Leben immer abwegiger werden, das ist heute bereits an vielen Symptomen des modernen Lebens erkennbar und gilt auch für die Heilkunst. Die Medizin der Zukunft muss zur großen Gesamtschau zurückfinden; wo nur das »Solve« vollzogen wird und nicht auch das »Coagula«, da entsteht keine wirkliche Meisterschaft. Die echte Alchemie gehört zu den kostbarsten und großartigsten Überlieferungen, viele Vorstellungen der modernen Wissenschaft und Techno-

97 Man spricht bei einer disharmonischen Säftemischung von einer Dyskrasie, die durch die Therapie wieder ins Gleichgewicht gebracht wird (Eukrasie). (Anm. d. Hrsg.)

logie scheinen dagegen geistig verarmt. Es besteht wirklich kein Grund für die moderne Wissenschaft, ihre ehrwürdige Mutter Alchemie zu verachten. Erst wenn der Mensch zum Ganzen zurückfindet, ist vollständige Heilung möglich. Solange die Teile sich benehmen, als seien sie das Ganze, bleibt die Situation unklar. Das gilt ebenso für die Politik und die Religionen.

Einer der edelsten Pfade, der zu einer neuen Gesamtschau führt, ist die Alchemie, welche dieses bescheidene Werk dem Leser näherbringen möchte.

Erinnern wir uns zum Schluss noch einmal an einen Gedanken Rudolf Steiners, der sagte, dass der Labortisch wieder zum Altar werden müsse. Damit ist alles gesagt. Haben es die echten Alchemisten nicht von jeher so gehalten? Wie sähe die Welt aus, wenn der zuletzt ausgesprochene Gedanke überall in der Welt verwirklicht würde? Vielleicht könnten wir dann auch wieder Instrumente vom Format Stradivaris bauen.

Zum Schluss noch einige wenige Ratschläge:

1. Vor jedem Experiment gehe gedanklich alle Prozesse durch. Versichere dich, dass alles zur Hand ist und dass alle Geräte sauber sind.
2. Beim Destillieren sorge für den notwendigen Druckausgleich.
3. Beim Destillieren des pflanzlichen Sulphurs nicht den Hahn am Ölabscheider offen lassen; das ist ein Fehler, der jedem Alchemisten mindestens einmal unterläuft.
4. Wenn du Substanzen miteinander verbinden musst, mache zunächst eine Probe mit kleinen Mengen. Falls die Reaktion heftig ist, zum Beispiel Überschäumen, füge die Substanzen langsam und vorsichtig zusammen. Auf diese Weise lassen sich Mengenverluste vermeiden.
5. Führe ein Labortagebuch, in dem alle Daten, Mengen, Zeitangaben und der Verlauf des Experiments genau aufgezeichnet werden, selbstverständlich auch alle Fehler.
6. Vermeide, besonders am Anfang, alle gefährlichen und giftigen Substanzen.
7. Beurteile jede Aufbereitung offen und kritisch. Es geht darum, immer besser zu werden in der Spagyrik.
8. Die je nach Land unterschiedlichen gültigen Gesetze in Bezug auf Pharmakologie und Medizin sind zu beachten.
9. Das Leitmotiv deiner Arbeit sei der Wunsch nach Erkenntnis der Wunder der Natur und der Wunsch, anderen helfen zu dürfen. Die höchste Form der Medizin ist die Liebe, sagt Paracelsus. Wenn sich der Spagyriker zugleich mit den Experimenten nicht der menschlichen Spagyrik widmet, also der Vollendung seiner Persönlichkeit, nützt alles nur wenig.
10. Sei dir bewusst, dass du nur ein Instrument der weisen Natur und Gottes bist.

Biografie Manfred Junius

23.11.1929	Manfred Junius wird im westfälischen Hagen geboren.
	Ein Stipendium ermöglicht ihm eine Schulausbildung in England.
	Als 18-Jähriger reist Junius nach Spanien, wo er mehrere Jahre verbringt, und über Nordafrika weiter nach Indien reist. Dort studiert er an der von Rabindranath Tagore gegründeten Vishwa Bharati University.
Ab ca. 1955	Studium der indischen Musik. Bei Professor Shushil Bhanja in Santiniketan erlernt er das Sitarspiel. Bald gibt er Konzerte in Rundfunk und Fernsehen, spielt in New Delhi, Hyderabad und Kalkutta, komponiert Musik für Spielfilme und bringt Schallplatten heraus. Er lernt bei berühmten Meistern wie Ustad Asad Ali Khan und Ravi Shankar. Er gilt als einer der besten Interpreten indischer Musik und wird in Bombay als »fremdländischen Magier indischer Musik« gefeiert.
	Indiens größte und bedeutendste Musikakademie, die Prayag Sangit Samiti in Allahabad, beruft ihn zum ordentlichen Professor für indische Musik. Eine Auslandsprofessur ermöglicht ihm Vorlesungen an indischen und europäischen Universitäten. Seine Vorträge auf Kongressen, musikwissenschaftliche Aufsätze und seine Konzerte machen ihn international bekannt.
1964	Teilnahme als Vertreter der indischen Delegation am »East West Music Congress« in New Dehli. Es wird ihm der höchste akademische Titel Indiens, »Acarya«, verliehen.
Ab ca. 1965	Rückkehr nach Europa. Er lehrt u. a. an der Hochschule für Musik und Theater in Hannover, der Musikhochschule Lübeck, dem Istituto Internationale di Musica Comparata in Venedig, der Hochschule von Cosenza und einem amerikanischen Musikinstitut in Vicenza und erhält den Auftrag, für die Unesco eine Sammlung über indische Musik zusammenzustellen.
	Junius hält sich oft in Italien auf, wo er auch verstärkt mit Alchemie in Berührung kommt. Er befasst sich mit hermetischer Philosophie und den Arbeiten von Dr. Albert Riedel, besser bekannt als Frater Albertus. Der Alchemist Augusto Pancaldi, der im schweizerischen Ascona wirkte, wird zu seinem Freund und Lehrer.

1974 Das Internationale Institut für vergleichende Musikstudien und Dokumentation in Berlin gibt sein Lehrbuch »The Sitar. The Instrument and its Technique« heraus.

Über die Jahre veröffentlicht er mehrere Schallplatten und gibt zahlreiche Konzerte, vor allem auf der Surbahar, einer Art Bass-Sitar.

1979 Junius lässt sich in Australien nieder, das von nun an seine Wahlheimat ist. Gemeinsam mit Dr. Krishna Kumar gründet er im australischen Adelaide ein Laboratorium zur Herstellung ayurvedischer und spagyrischer Präparate, die Australerba Herbal Products and Spagyric Laboratories International, die bis heute spagyrische Präparate nach seinen Vorstellungen herstellen.

Manfred Junius veröffentlicht sein »Praktisches Handbuch der Pflanzen-Alchemie«, zunächst auf Italienisch unter dem Titel »Alchimia verde. Spagyrica vegetale«.

Ab 1980 Studium der ayurvedischen Medizin an der Universität in Poona, Indien. Danach ist er als Gastdozent tätig und leitet später als Dekan der Fakultät für Ayurvedamedizin an der Austral-Asian Academy of Natural Medicine die Ausbildung von Ayurveda-Ärzten in Südaustralien.

1983 Das »Praktische Handbuch der Pflanzen-Alchemie« erscheint in deutscher Übersetzung im Ansata Verlag, Interlaken, Schweiz.

Herausgabe einer musikwissenschaftlichen Schrift über »Die Talas der nordindischen Musik«, die bis dahin umfassendste Arbeit zum Thema.

Zu den persönlichen Lehrern von Junius gehört der berühmte Kenner und Übervater des Ayurveda, Vaidya Bhagwan Dash. Gemeinsam veröffentlichen sie ein grundlegendes Lehrwerk des Ayurveda (»A Handbook of Ayurveda«), das inzwischen mehrfach neu aufgelegt wurde.

Ab 1983 Vermehrte Kurstätigkeit zur Alchemie und Spagyrik, ab 1990 auch in den USA.

2004 Manfred Junius stirbt am 7. März 2004.

Erweiterte Bibliografie

AGRICOLA, Johann: *Chymische Medizin*, 1638, überarbeiteter Nachdruck Buchverlag Oliver Humberg, 2000

AGRIPPA VON NETTESHEIM: *Magische Werke*, 2 Bände, Nachdruck Ansata Verlag, Schwarzenburg 1979

ALBERTUS, Frater: *The Alchemist of the Rocky Mountains*, Paracelsus Research Society 1976, Service Press Inc., Salt Lake City, Utah, USA

ALBERTUS, Frater: *The Alchemists Handbook*, Samuel Weiser, Revised Edition, New York 1974

ALBERTUS, Frater: *Praktische Alchemie im zwanzigsten Jahrhundert*, Paracelsus Research Society, Salt Lake City, Utah, USA 1970

BACHMANN, Manuel, HOFMEIER, Thomas: *Geheimnisse der Alchemie*, Schwabe, Basel 1999

BARBAULT, André: *Traité Pratique d'Astrologie*, Editions du seuil, Paris 1961

BARBAULT, Armand: *L'oro del millesimo mattino*, Übersetzung Stefania Binarelli, Biblioteca dei misteri diretta da Gianfranco de Turris, Edizioni Mediterranee, Rom 1972 (Publications Premières, Paris 1969)

BERNUS, Alexander von: *Alchemie und Heilkunst*, Verlag Hans Carl, Nürnberg 1969/1972

BERSEZ, J., MASSON, A.: *Traité de Spagyrie*, Editeur J. B. G., Paris 1977

BESESTI, Violetta: *Astrologia lunisolare*, Casa Editrice MEB, Turin 1975

BHAGAVADGITA, Triest 1975

BRUNSCHWYCK (= Brunschwig), Hieronymus: *Ars Destillandi* (1610), Nachdruck Kölbl Verlag, München 1963

CARRICHTER, Bartholomaei: *Horn des heyls Menschlicher Blödigkeit oder Kreutterbuch darinn die Kräuter deß Teudschenlands auß dem Licht der Natur nach rechter art der himmlischen Einfließungen beschriben* (1606), Nachdruck Kölbl Verlag, Grünwald bei München 1981

CECCHINI, Tina: *Enciclopedia delle erbe e delle piante medicinali*, De Vecchi Editore, Mailand 1977

CORNELL, H. L.: *Encyclopedia of Medical Astrology*, 3. revidierte Aufl., Samuel Weiser Inc., New York 1972

CROLL, Oswald:, *Basilica Chymica*, Johann Friderich Weissen und Gottfrid Tampach, Frankfurt/Main 1623

CROLL, Oswald: *Von den innerlichen Signaturen oder Zeichen aller Dinge*, Johann Friderich Weissen und Gottfrid Tampach, Frankfurt/Main 1623

DA LEGNANO, L. P.: *Le piante medicinali nella cura delle malattie umane*, 3. revidierte und korrigierte Aufl., Edizioni Mediterranee, Rom 1973

DARMSTAEDTER, Ernst: *Die Alchimie des Geber* (1922), Nachdruck Martin Sändig, Walluf-Nendeln 1978

DASH, Bhagwan: *Fundamentals of Ayurvedic Medicine*, Bansal & Co., New Delhi 1978

DASH, Bhagwan: *Ayurveda for Healthy Living*, Hind Pocket Books, New Delhi 1977

DEICHMANN, Hilmar: *Catena Medica*, Karl F. Haug Verlag, Heidelberg 1976

DIOSCURIDES: *Kreutterbuch*, Frankfurt 1610, Nachdruck Kölbl Verlag, Grünwald bei München 1964

EVOLA, Julius: *La tradizione ermetica*, 5. Aufl., Edizioni Mediterranee, Rom 1971

FANKHAUSER, Alfred: *Das wahre Gesicht der Astrologie*, 3. Aufl., Orell Füssli Verlag, Zürich 1952

FANKHAUSER, Alfred: *Horoskopie*, 2. Aufl., Orell Füssli Verlag, Zürich 1946

FIGALA, Karin, PRIESNER, Claus: *Alchemie. Lexikon einer hermetischen Wissenschaft*, C. H. Beck, München 1998

FISCHER, Georg: *Heilkräuter und Arzneipflanzen*, 4. Aufl. (1975), Karl F. Haug Verlag, Berlin/Tübingen/Saulgau 1947

FRITSCHI, Hans-Josef: *Spagyrik. Lehr- und Arbeitsbuch*, G. Fischer, Ulm 1997

FYFE, Agnes: *Die Signatur des Mondes im Pflanzenreich. Kapillardynamische Untersuchungsergebnisse*, hrsg. v. Verein für Krebsforschung, Arlesheim, Schweiz, Verlag Freies Geistesleben, Stuttgart 1967

FYFE, Agnes: *Die Signatur Merkurs im Pflanzenreich. Kapillardynamische Untersuchungsergebnisse*, hrsg. v. Forschungsinstitut Hiscia, Verein für Krebsforschung, Arlesheim, Schweiz, Verlag Freies Geistesleben, Stuttgart 1973

GAMPER, Rudolf, HOFMEIER, Thomas: *Das Alchemiehandbuch des Appenzeller Wundarztes Ulrich Ruosch*, Schwabe Verlag, Basel 2002
GEBELEIN, Helmut: *Alchemie*, Diederichs, München 1991
GEBELEIN, Helmut, WERTHMANN, Rainer: *Johann Rudolph Glauber. Alchemistische Denkweise, neue Forschungsergebnisse und Spuren in Kitzingen*, Verlag Sauerbrey, Kitzingen 2011
GESSMANN, G. W.: *Die Geheimsymbole der Chemie und Medizin des Mittelalters*, Eigenverlag, Graz 1899, unveränderter Nachdruck bei Sändig Reprint Verlag, Walluf bei Wiesbaden 1972
GESSNER, Cunrat: *Von allerhand künstlichen und bewerten Ölen/ Wasseren/ und heimlichen Arzneyen* (1583), Nachdruck Antiqua-Verlag, Lindau 1979
GLAUBER, Johann Rudolph: *Glauberus Concentratus*, Leipzig und Breslau 1715, Nachdruck Karl F. Haug Verlag, Ulm 1961
HAHNEMANN, Samuel: *Organon der Heilkunst*. »Aude Sapere«, 6. Aufl., Karl F. Haug Verlag, Heidelberg 1981
HEINDEL, Max, FOSS-HEINDEL, Augusta: *Astro-Diagnose. Ein Führer zur Heilung*, Rosenkreuzer Gemeinschaft, Darmstadt 1969
HELMRICH, Hermann E.: *Spagyrik. Alter Wein in neuen Schläuchen*, Karl F. Haug Verlag, Heidelberg 1977
Hermetisches A.B.C., 2 Bde., Berlin 1778, Nachdruck Ansata Verlag, Schwarzenburg 1979
HELMSTÄDTER, Axel: *Spagyrische Arzneimittel. Pharmazie und Alchemie der Neuzeit*, Wissenschaftliche Verlagsgesellschaft, Stuttgart 1990
HOCHMEIER, Peter: Der Weg des Sonnenfunkens, Bacopa Verlag, Schiedlberg 2005
HOFMEIER, Thomas: *Michael Maiers Chymisches Cabinet*, Leonhard-Thurneysser-Verlag, Basel 2007
HOLLANDUS, Joh. Isaac: *Opera Vegetabilia*, in: »Sammlung unterschiedlich bewährter Chymischer Schriften«, Joh. Paul Krauss Verlag, Wien 1773
HOLMYARD, E. J.: *Storia dell'alchimia*, Sansoni, Firenze 1959
HORNFISHER, Daniel: *Löwe und Phönix. Das große Handbuch der praktischen Spagyrik und Alchemie*, Aurum-Verlag, Braunschweig 1998
KARL, Josef: *Phytotherapie*, Verlag Tibor Marczell, München 1978
KERVRAN, C. Louis: *Biological Transmutations*, Crosby Lockwood, London 1972
KERVRAN, C. Louis: *A la découverte des transmutations biologiques, une explication des phénomènes biologiques aberrants*, Le Courier du Livre, Paris 1966
KERVRAN, C. Louis: *Preuves relatives à l'existence de transmutations biologiques, echecs en biologie à la loi de Lavoisier d'invariance de la matière*, Maloine, Paris 1968
KERVRAN, C. Louis: *Les transmutations biologiques en agronomie*, Maloine, Paris 1970
KERVRAN, C. Louis: *Alchimie d'hier et d'aujourd'hui. L'alchimie, rêve ou réalité*, Revue des Ingénieurs de l'Institut National Supérieur de Rouen, 1972–73
KINAUER Saltarini, Helene: *Gli astri e la salute*, Giovanni De Vecchi Editore, Mailand 1976
KLOSSOWSKI de Rola, Stanislas: *Alchemie*, Droemer Knaur, München 1974
KLOSSOWSKI de Rola, Stanislas: *The Golden Game. Alchemical Engravings of the Seventeenth Century*, Thames and Hudson, London 1988
KOLISKO, L.: *Sternenwirken in Erdenstoffen. Saturn und Blei. Ein Versuch, die Phänomene der Chemie, Astronomie und Physiologie zusammen zu schauen*, Eigenverlag 1952, J. M. Voith GmbH., Heidenheim 1952
KURTH, Hanns: *Rezepte berühmter Ärzte aus 5000 Jahren*, Ramon F. Keller Verlag, Genf 1974
LATZ, Gottlieb: *Alchemie* (1869), Nachdruck, Fourier Verlag, Wiesbaden 1998
LE FEBURE: *Neuvermehrter Chymischer Handleiter und Guldenes Kleinod*, Nürnberg 1685
LIBAVIUS, Andreas: *Alchemia*. Andreae Libavii Med. D. Poet. Physici Rotemburg, Excudebat Johannes Saurius, Impensis Petri Kopfii, Frankfurt 1597
LIBAVIUS, Andreas: *Alchemia. Commentari* (Zweite Ausgabe der *Alchemia*), Excudebat Johannes Saurius, Impensis Petri Kopfii, Frankfurt 1606
Die Alchemie des Andres Libavius. Ein Lehrbuch der Chemie aus dem Jahre 1597, Verlag Chemie, Weinheim 1964
MESSÉGUÉ, Maurice: *Die Natur hat immer recht*, Molden, Wien 1973
MESSÉGUÉ, Maurice: *Die Kräuter meines Vaters*, Molden, Wien 1974

MESSÉGUÉ, Maurice: *Von Menschen und Pflanzen,* Molden, Wien 1972
MING WONG: *La médecine chinoise par les plantes,* Editions Tschou, Paris 1976
MONROE FOX, Henry: *Lunar Periodicity in the Reproduction of Centrichinus Setosus,* Royal Society of London, Series B, Vol. XVCm, Seite 523–550
Musaeum Hermeticum Reformatum et Amplificatum, Akademische Druck- und Verlagsanstalt, Graz 1970
NEGRI, G.: *Nuovo erbario figurato,* Ulrico Hoepli Editore, Mailand 1976
PAOLI, Alberto: *Introduzione all'astrologia,* Giovanni De Vecchi Editore, Mailand 1973
PARACELSUS: *The Hermetic and Alchemical Writings of Paracelsus,* hrsg. v. Arthur Edward Waite, James Elliot & Co., London 1894, Nachdruck Shambhala Publications, Berkeley 1976
PARACELSUS: *Bücher und Schriften,* Ausgabe Basel 1589–91
PARACELSUS: *Sämtliche Werke,* nach der zehnbändigen Huserschen Gesamtausgabe (1589–1591) zum ersten Mal in neuzeitliches Deutsch übersetzt, mit Einleitung, Biografie und erklärenden Anmerkungen von Bernhard Aschner, 4 Bde., Jena 1926–1932
PELIKAN, Wilhelm: *Heilpflanzenkunde, 3* Bde., Philosophisch-Anthroposophischer Verlag, Dornach 1975
PROELLER, Christoph: *Eine geistige Reise durch den Kosmos,* edition insole, Hohenfurch 2007
Quinta Essentia, Zeitschrift für Alchemie, Astrologie, Qabalah, Paracelsus Research Society, Oberarth/Schweiz, Hefte 1–7
RANQUE, Georges: *La pietra filosofale,* übers. v. Vincenzo Montenegro, Biblioteca dei misteri, diretta da Gianfranco de Turris, Edizione Mediterranee, Rom 1973 (Original: Editions Robert Laffont, Paris 1972)
RING, Thomas: *Astrologie ohne Aberglauben,* Econ Verlag, Düsseldorf/Wien 1972
RING, Thomas: *Astrologische Menschenkunde,* 4 Bde., Rascher Verlag, Zürich/Stuttgart, 1956ff.
RIPPE, Olaf, MADEJSKY, Margret: *Kräuterkunde des Paracelsus,* AT Verlag, Aarau 2006
RIPPE, Olaf, MADEJSKY Margret, AMANN, Max, OCHSNER Patricia, RÄTSCH Christian: *Paracelsusmedizin,* AT Verlag, Aarau 2001
ROOB, Alexander: *Alchemie und Mystik,* Taschen-Verlag, Köln 1996
ROSCHER, Michael: *Astrologie und Psychosomatik. Horoskopkonstellationen aus medizinischer Sicht*, Droemer Knaur, München 1992
KNORR VON ROSENROTH, Christian: *Aufgang der Artzney-Kunst,* 2 Bde., Kösel Verlag, München 1971
SADOUL, Jaques: *Il tesoro degli alchimisti,* übers. v. Jacopo Comin, Biblioteca dei misteri diretta da Gianfranco de Turris, Edizioni Mediterranee, Rom 1972 (Original: Editions Publications Premiers et Editions »J'ai lu«, Paris 1970)
SAGAN, Samuel: *Heilende Planetenkräfte,* Ebertin, Freiburg i. Breisgau 1998
Schatzkammer der Alchemie. Fontes Artis Chymicae, Akademische Druck- und Verlagsanstalt, Graz 1976
SCHELLER, Emil Fritz: *Langlebigkeit mit Paracelsus-Arzneien. Versuch einer Geriatrie nach Paracelsus,* Haug Verlag, Heidelberg 1977
SCHMIEDER, Karl Christoph: *Geschichte der Alchemie* (1832*)*, Nachdruck Arkana-Verlag, Ulm 1959
D. Johann Schröders trefflich versehene Medicin/ Chymische Apotheke/ Oder: Höchstkostbarer Arzeney-Schatz, Nürnberg 1685, 2 Bde., Nachdruck Kölbl Verlag, Grünwald bei München 1963
BONI, Umberto, PATRI, Gianfranco: *Scoprire riconoscere usare le erbe,* mit Zeichnungen von Alessandro Bartolomelli, Fratelli Fabbri Editore, Mailand 1977
SEMENTOWSKY-KURILO, Nikolaus von: *Astrologie, Schicksal im Sternenspiegel,* Aurum Verlag, Freiburg i. Br. 1979
SOLLMANN, Christian: *Pflanzliche Urtinkturen und homöopathische Heilmittel selbst herstellen*, AT Verlag, Aarau 2014
SOUKUP, Rudolf Werner, MAYER, Helmut: *Alchemistisches Gold. Paracelsistische Pharmaka*, Bohlau Verlag, Wien 1997
Spagyrische Arzneimittel-Lehre, Staufen Pharma, Göppingen 1938 und 1953
STOLTZENBERG, Stoltzius v.: *Chymisches Lustgartlein* (1624), Nachdruck, Wissenschaftliche Buchgesellschaft, Darmstadt 1964

TABERNAEMONTANUS, Jacobus Theodorus: *Neu vollkommen Kräuterbuch,* Frankfurt 1610, Nachdruck Kölbl Verlag, Grünwald bei München 1964
THAKKUR, Vaidyaratna Chandrasekhar, G.: *Introduction to Ayurveda,* ASI Publications, New York 1974; deutsche Übersetzung von Dr. Ulrike Killer, Hermann Bauer Verlag, Freiburg i. Br. 1977
THURNEYSSER, Leonhard: *Beschreibung Influenzischer/ Elementischer und naturlicher Wirckungen/ Aller fremden und heimischen Erdgewechssen* (1578), Nachdruck Kölbl Verlag, Grünwald bei München 1981
THURNEYSSER, Leonhard: *Quinta Essentia* (1574), Nachdruck Leonhard-Thurneysser-Verlag, Basel 2007
VAGA, Eugenio, G.: *Dottor Natura. Malattia per malattia, le ricette erboristiche che curano e guariscono,* De Vecchi Editore, Mailand 1974
VALENTINUS, Basilius: *Chymische Schriften,* 2 Bde., Johann Naumanns 1677, Nachdruck Dr. H. A. Gerstenberg, Hildesheim 1976
VALENTINUS, Basilius: *Triumphwagen des Antimons,* mit Kommentar des Theodor Kerckringius, Amsterdam 1685
VALNET, Jean: *Aromathérapie. Traitement des maladies par les essences des plantes,* Maloine Editeur, 1976
VITFRANCESCHI, Giuseppe de: *L'aglio, una pianta medicinale da riscoprire,* Paracelso, Collana di Fitoterapia a cura del Prof. Giuseppe de Vitofranceschi, Mario Solfanelli Editore, Chieti 1978
VÖLLNAGEL, Jörg: *Alchemie die königliche Kunst,* Hirmer Verlag, München 2012
WELLING, G. v.: *Opus Mago-Cabbalisticum et Theosophicum,* Leipzig 1784, Nachdruck G. Wendelholm, Stockholm 1971
WEST, John Anthony, TOONDER, Jan Gerhard: *The Case for Astrology,* Penguin Books, Harmondsworth 1970
WILLFORT, Richard: *Gesundheit durch Heilkräuter,* Rudolf Trauner Verlag, Linz 1977
ZOLLA Elémire: *Le Meraviglie della natura. Introduzione all'alchimia,* Bompiani, Mailand 1975

Internetadressen

www.alchemywebsite.com – Lapis philosophorum zum Thema Alchemie
www.aurorapharma.com – Schweizer Hersteller spagyrischer Arzneien
www.bunkahle.com – Allgemeines zu Astrologie und Medizin
www.fk-alchemie.de – Forschungskreis zur Alchemie
www.heidak.ch – Hersteller spagyrischer Arzneien
www.ighg.ch – Internetseite von Thomas Hofmeier, Autor und Herausgeber alchemistischer Texte
www.levity.com – Zahlreiche Texte und Bilder zur Alchemie (in Englisch)
www.light-of-nature.de –Seminare und Symposien zur Spagyrik, Versand spagyrischer Naturkosmetikprodukte
www.mhiz.unizh.ch – Medizinhistorisches Museum, Zürich; Forschungsprojekt zu Paracelsus (Lexikon)
www.natura-naturans.de – Internetseite des Herausgebers Olaf Rippe mit Veranstaltungen und Texten zur Alchemie
www.paracelsus-gesellschaft.ch – Schweizerische Paracelsus-Gesellschaft
www.paracelsus-ipg.com – Internationale Paracelsus Gesellschaft
www.pekana.de – Hersteller spagyrischer Arzneien
www.peterhochmeier.at – Internetseite von Peter Hochmeier mit Seminaren zur Alchemie
www.pharmaziemuseum.ch – Pharmazie-Historisches Museum in Basel
www.phoenix-spagyrik.de – Hersteller spagyrischer und homöopathischer Arzneien
www.phylak.de – Hersteller spagyrischer Arzneien
www.ritmanlibrary.nl – Texte zur Alchemie (in Englisch)
www.soluna.de – Hersteller spagyrischer Heilmittel
www.spagyra.at – Hersteller homöopathischer und spagyrischer Arzneien
www.spagyrik-pharma.at – Hersteller spagyrischer Arzneien
www.spagyros.de, www.spagyros.ch – Hersteller spagyrischer Arzneien
www.wala.de – Hersteller von Arzneimitteln nach anthroposophischen Gesichtspunkten
www.weleda.de – Hersteller von Arzneimitteln nach anthroposophischen Gesichtspunkten

Der Herausgeber

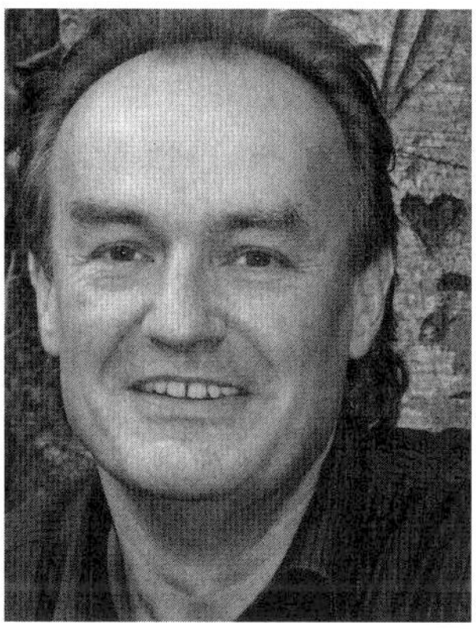

Olaf Rippe

Heilpraktiker in eigener Praxis und Mitbegründer von »Natura Naturans«, Arbeitsgemeinschaft für Traditionelle Abendländische Medizin, München.

Schwerpunkt seiner Praxis- und Seminartätigkeit sind Heilkunde nach Paracelsus sowie Kräuterheilkunde, Astrologische Medizin, Humoralmedizin und Homöopathie.

www.olaf-rippe.de
www.natura-naturans.de

Stichwortverzeichnis

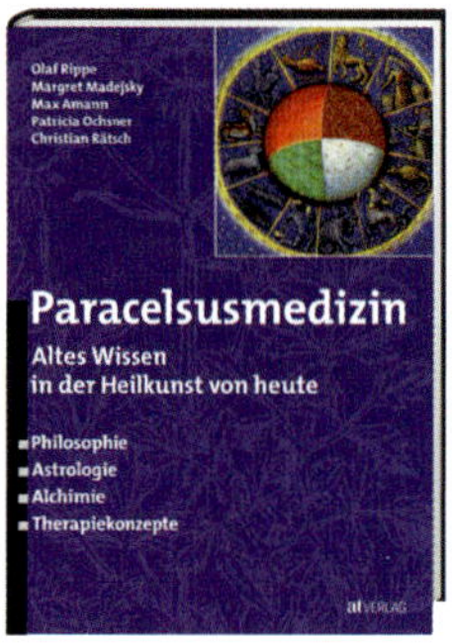

Margret Madejsky,
Patricia Ochsner,
Max Amann, Olaf Rippe,
Christian Rätsch
Paracelsusmedizin
Altes Wissen in der
Heilkunst von heute

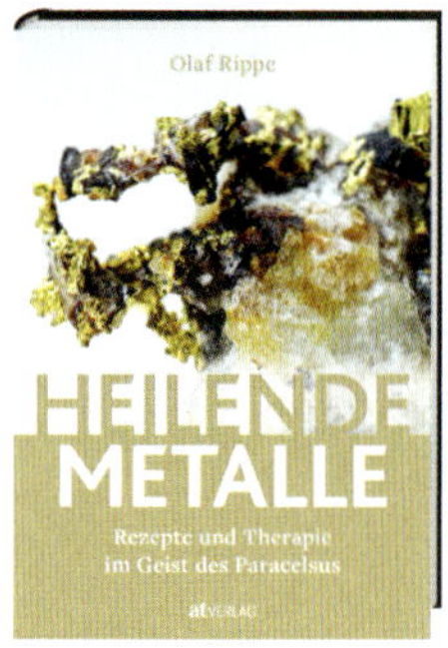

Olaf Rippe
Heilende Metalle*
Rezepte und Therapie
im Geist des Paracelsus

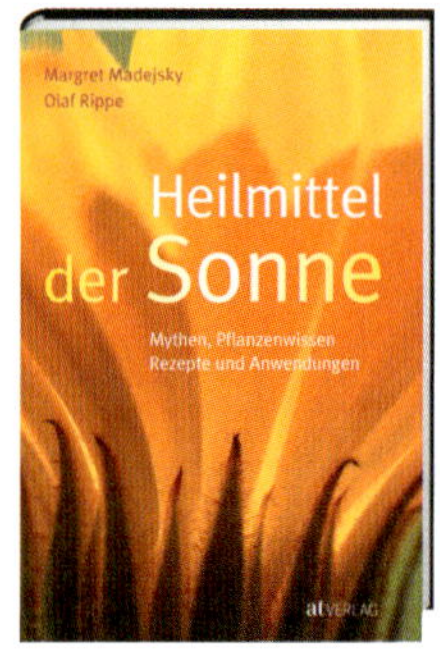

Margret Madejsky,
Olaf Rippe
Heilmittel der Sonne*
Mythen, Pflanzenwissen,
Rezepte und Anwendungen

Olaf Rippe, Margret Madejsky
**Traditionelle Heilpflanzenkunde
und Phytotherapie**
Kräuterwissen im Geist des Paracelsus
Naturphilosophie. Pflanzenporträts.
Therapeutische Anwendungen.

Margret Madejsky
Entgiften mit Heilkräutern
Entgiftungsorgane stärken
Schadstoffe gezielt ausleiten
Praxiswissen für Therapeuten und Betroffene

Margret Madejsky
Praxishandbuch Frauenkräuter*
Mit vielen Rezepten und praktischen
Heilpflanzen-Anwendungen

Margret Madejsky
Lexikon der Frauenkräuter*
Inhaltsstoffe, Wirkungen, Signaturen
und Anwendungen
Mit über 180 Heilkräuterrezepten

James Green
Heilpflanzen für Männer*
Rezepte, praktische Anwendungen
und Pflanzenporträts.
Herausgegeben von Olaf Rippe

Christian Sollmann
**Pflanzliche Urtinkturen
und homöopathische Heilmittel
selbst herstellen***

Chrischta Ganz, Louis Hutter
Gemmotherapie*
Knospen in der Naturheilkunde

Chrischta Ganz, Louis Hutter
Gemmotherapie in der Kinderheilkunde*

Roger Kalbermatten
Wesen und Signatur der Heilpflanzen
Die Gestalt als Schlüssel zur Heilkraft
der Pflanzen

Roger Kalbermatten, Hildegard Kalbermatten
Pflanzliche Urtinkturen
Wesen und Anwendung

Roger Kalbermatten, Hildegard Kalbermatten
Psyche des Menschen und Signatur der Heilpflanzen

Cornelia Stern, Helga Ell-Beiser
Phytotherapie in Theorie und Praxis*
Wirkstoffe verstehen – Heilpflanzen sinnvoll nutzen

Svenja Zuther
Die Sprache der Pflanzenwelt
Begegnungen mit der Pflanzenseele – Signaturenlehre – Ganzheitliche Pflanzenheilkunde

Susanne Fischer-Rizzi
Das große Buch der Pflanzenwässer*
Pflegen, heilen, gesund bleiben mit Hydrolaten

Susanne Fischer-Rizzi
Medizin der Erde*
Heilanwendung, Rezepte und Mythen unserer Heilpflanzen

Johannes Wilkens, Frank Meyer, Ruth Mandera
Arnika – Königin der Heilpflanzen*

Johannes Wilkens
Die Heilkraft der Christrose*

Johannes Wilkens, Gert Böhm
Misteln – Kraftvolle Krebsheiler aus der Natur*
Vorbeugen, lindern, heilen

Wolf-Dieter Storl
Heilkräuter und Zauberpflanzen zwischen Haustür und Gartentor*
Kräuterkunde und Rezepte

Wolf-Dieter Storl
Borreliose natürlich heilen*
Ethnomedizinisches Wissen, ganzheitliche Behandlung und praktische Anwendungen

Steffen Guido Fleischhauer, Astrid Süßmuth, Roland Spiegelberger, Claudia Gassner, Viola Nehrbaß
Wildwachsende Heilpflanzen einfach bestimmen
Die 50 beliebtesten Arten. Mit Rezepten und Anwendungen für die Hausapotheke

Regine Ebert
Beinwell*
Knochenheiler aus der Pflanzenwelt.
Anwendung in Heilkunde, Küche, Kosmetik und Garten

Marianne Ruoff
Schachtelhalm*
Drachenmedizin aus der Urzeit.
Mit vielen Rezepten und Anwendungen.
Mit einem Vorwort von Wolf-Dieter Storl

Marianne Ruoff
Löwenzahn und Löwenkraft
Das Porträt einer starken Heilpflanze.
Mit vielen Anwendungen und Rezepturen.
Mit einem Vorwort von Wolf-Dieter Storl

Christian Rätsch
Räucherstoffe
Der Atem des Drachen

* Auch als E-Book erhältlich

AT Verlag
Bahnhofstraße 41
CH-5000 Aarau
Telefon +41 (0)58 510 63 10
info@at-verlag.ch
www.at-verlag.ch